国家卫生健康委员会"十四五"规划教材

全国高等学校教材
供卫生管理及相关专业用

卫生监督学

Health Supervision

U0208187

第3版

主　审　樊立华
主　编　陈　刚
副主编　娄峰阁　周　令　李　莉

编　委（以姓氏笔画为序）

马　辉	首都医科大学	陈　刚	复旦大学
王　琼	西南医科大学	陈仕学	杭州师范大学
井　淇	潍坊医学院	画宝勇	郑州大学
刘　艳	上海市浦东新区卫生健康委员会监督所	周　令	大连医科大学
刘新研	哈尔滨医科大学	赵灿林	云南省卫生健康综合监督中心
李　莉	浙大城市学院	娄峰阁	齐齐哈尔医学院
杨　星	贵州医科大学	宦成荣	中华人民共和国上海海关
何中臣	重庆市卫生健康综合行政执法总队	贾红英	华中科技大学
张　帆	上海市卫生健康委员会监督所	栾耀君	黑龙江省疾病预防控制中心
张冬梅	安徽医科大学	曹文妹	复旦大学

编写秘书

曹文妹　（兼）

陈仕学　（兼）

人民卫生出版社
·北　京·

图书在版编目（CIP）数据

卫生监督学/陈刚主编. —3版. —北京：人民
卫生出版社，2023.8（2025.2重印）
全国高等学校卫生管理专业第三轮规划教材
ISBN 978-7-117-35196-6

Ⅰ.①卫…　Ⅱ.①陈…　Ⅲ.①医药卫生管理－高等学
校－教材　Ⅳ.①R19

中国国家版本馆CIP数据核字（2023）第155297号

| 人卫智网 | www.ipmph.com | 医学教育、学术、考试、健康，购书智慧智能综合服务平台 |
| 人卫官网 | www.pmph.com | 人卫官方资讯发布平台 |

卫生监督学
Weisheng Jianduxue
第 3 版

主　　编：陈　刚
出版发行：人民卫生出版社（中继线 010-59780011）
地　　址：北京市朝阳区潘家园南里 19 号
邮　　编：100021
E - mail：pmph @ pmph.com
购书热线：010-59787592　010-59787584　010-65264830
印　　刷：人卫印务（北京）有限公司
经　　销：新华书店
开　　本：850×1168　1/16　印张：26　插页：1
字　　数：733 千字
版　　次：2005 年 2 月第 1 版　　2023 年 8 月第 3 版
印　　次：2025 年 2 月第 2 次印刷
标准书号：ISBN 978-7-117-35196-6
定　　价：95.00 元

打击盗版举报电话：**010-59787491**　E-mail：**WQ @ pmph.com**
质量问题联系电话：**010-59787234**　E-mail：**zhiliang @ pmph.com**
数字融合服务电话：**4001118166**　E-mail：**zengzhi @ pmph.com**

全国高等学校卫生管理专业
第三轮规划教材修订说明

我国卫生管理专业创办于 1985 年,第一本卫生管理专业教材出版于 1987 年,时至今日已有 36 年的时间。随着卫生管理事业的快速发展,卫生管理专业人才队伍逐步壮大,在教育部、国家卫生健康委员会的领导和支持下,教材从无到有、从少到多、从有到精。2002 年,人民卫生出版社成立了第一届卫生管理专业教材专家委员会。2005 年出版了第一轮卫生管理专业规划教材,其中单独编写教材 10 种,与其他专业共用教材 5 种。2011 年,人民卫生出版社成立了第二届卫生管理专业教材评审委员会。2015 年出版了第二轮卫生管理专业规划教材,共 30 种,其中管理基础课程教材7 种,专业课程教材 17 种,选择性课程教材 6 种。这套教材出版以来,为我国卫生管理人才的培养,以及医疗卫生管理事业教育教学的科学化、规范化管理作出了重要贡献,受到广大师生和卫生专业人员的广泛认可。

为了推动我国卫生管理专业的发展和学科建设,更好地适应和满足我国卫生管理高素质复合型人才培养,以及贯彻 2020 年国务院办公厅发布《关于加快医学教育创新发展的指导意见》对加快高水平公共卫生人才培养体系建设,提高公共卫生教育在高等教育体系中的定位要求,认真贯彻执行《高等学校教材管理办法》,从 2016年 7 月开始,人民卫生出版社决定组织全国高等学校卫生管理专业规划教材第三轮修订编写工作,成立了第三届卫生管理专业教材评审委员会,并进行了修订调研。2021 年 7 月,第三轮教材评审委员会和人民卫生出版社共同组织召开了全国高等学校卫生管理专业第三轮规划教材修订论证会和评审委员会,拟定了本轮规划教材品种 23 本的名称。2021 年 10 月,在武汉市召开了第三轮规划教材主编人会议,正式开启了整套教材的编写工作。

本套教材的编写,遵循"科学规范、继承发展、突出专业、培育精品"的基本要求,在修订编写过程中主要体现以下原则和特点。

1. 贯彻落实党的二十大精神,加强教材建设和管理 二十大报告明确指出,人才是第一资源,教育是国之大计、党之大计,要全面贯彻党的教育方针、建设高质量教育体系、办好人民满意的教育,落脚点就是教材建设。在健康中国战略背景下,卫生管理专业有了新要求、新使命,加强教材建设和管理,突出中国卫生事业改革的成就与特色,总结中国卫生改革的理念和实践经验,正当其时。

2．凸显专业特色，体现创新性和实用性　本套教材紧扣本科卫生管理教育培养目标和专业认证标准；立足于为我国卫生管理实践服务，紧密结合工作实际；坚持辩证唯物主义，用评判性思维，构建凸显卫生管理专业特色的专业知识体系，渗透卫生管理专业精神。第三轮教材在对经典理论和内容进行传承的基础上进行创新，提炼中国卫生改革与实践中普遍性规律。同时，总结经典案例，通过案例进行教学，强调综合实践，通过卫生管理实验或卫生管理实训等，将卫生管理抽象的知识，通过卫生管理综合实训或实验模拟课程进行串联，提高卫生管理专业课程的实用性。以岗位胜任力为目标，培养卫生领域一线人才。

3．课程思政融入教材思政　育人的根本在于立德，立德树人是教育的根本任务。专业课程和专业教材与思想政治理论教育相融合，践行教育为党育人、为国育才的责任担当。通过对我国卫生管理专业发展的介绍，总结展示我国近年来的卫生管理工作成功经验，引导学生坚定文化自信，激发学习动力，促进学生以德为先、知行合一、敢于实践、全面发展，培养担当民族复兴大任的时代新人。

4．坚持教材编写原则　坚持贯彻落实人民卫生出版社在规划教材编写中通过实践传承的"三基、五性、三特定"的编写原则："三基"即基础理论、基本知识、基本技能；"五性"即思想性、科学性、先进性、启发性、适用性；"三特定"即特定的对象、特定的要求、特定的限制。在前两轮教材的基础上，为满足新形势发展和学科建设的需要，与实践紧密结合，本轮教材对教材品种、教材数量进行了整合优化，增加了《中国卫生发展史》《卫生管理实训教程》。

5．打造立体化新形态的数字多媒体教材　为进一步推进教育数字化、适应新媒体教学改革与教材建设的新要求，本轮教材采用纸质教材与数字资源一体化设计的"融合教材"编写出版模式，增加了多元化数字资源，着力提升教材纸数内容深度结合、丰富教学互动资源，充分发挥融合教材的特色与优势，整体适于移动阅读与学习。

第三轮卫生管理专业规划教材系列将于2023年秋季陆续出版发行，配套数字内容也将同步上线，供全国院校教学选用。

希望广大院校师生在使用过程中多提宝贵意见，为不断提高教材质量，促进教材建设发展，为我国卫生管理及相关专业人才培养作出新贡献。

全国高等学校卫生管理专业
第三届教材评审委员会名单

顾　　问　李　斌

主 任 委 员　梁万年　张　亮

副主任委员　孟庆跃　胡　志　王雪凝　陈　文

委　　员（按姓氏笔画排序）

马安宁　王小合　王长青　王耀刚　毛　瑛
毛宗福　申俊龙　代　涛　冯占春　朱双龙
邬　洁　李士雪　李国红　吴群红　张瑞华
张毓辉　张鹭鹭　陈秋霖　周尚成　黄奕祥
程　峰　程　薇　傅　卫　潘　杰

秘　　书　姚　强　张　燕

主审简介

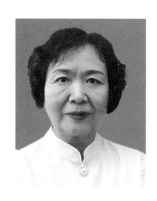

樊立华

女，二级教授，博士研究生导师，1954 年 12 月出生于黑龙江省望奎县。曾任哈尔滨医科大学医学教育研究所所长，哈尔滨医科大学公共卫生学院副院长，中国研究型医院学会 QSHE 管理专业委员会副主任委员，中国卫生法学会常务理事。卫生部有突出贡献中青年专家，省教学名师，省优秀中青年专家，省杰出法学工作者，省优秀研究生导师。国家级精品课程、精品资源共享课程"卫生法学"课程负责人。

从事卫生管理、卫生监督、卫生法教学科研及医学教育行政管理 44 年。主持国家自然科学基金课题 3 项，参加 6 项；主持博士点基金课题 1 项；主持省部级课题 16 项；参加国际合作课题 2 项。作为第一作者或通讯作者在国内、外期刊公开发表论文 189 篇，其中 SCI 收录 39 篇。获得国家级优秀教学成果奖二等奖 1 项，省级优秀教学成果奖一、二等奖共 9 项，中华医学科技奖卫生管理类 1 项，华夏医学科技奖卫生管理类 1 项，省科学技术进步奖二等奖 1 项，省社会科学优秀科研成果奖二、三等奖及佳作奖共 4 项，厅级科学技术进步奖 4 项。主编国家级规划教材《卫生监督学》第 1～2 版，《卫生法学》第 1 版，《卫生法学概论》第 1～3 版，《卫生法律制度与监督学》第 1～4 版；主编《中华医学百科全书 卫生法学、卫生监督学》分册。主撰研究专著《卫生监督人员胜任力模型构建与素质测评研究》《基本公共卫生服务均等化理论与实践》《严重危害医疗秩序失信行为透视及应对措施》。开发管理软件《预防暴力伤医事件风险防控管理信息系统》获得软件著作权。

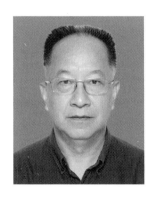

陈　刚

　　男，博士，教授，博士研究生导师，1962年2月出生于安徽省定远县，现任复旦大学公共卫生学院卫生法学与卫生监督教研室副主任（主持工作）。

　　国家卫生和计划生育委员会国家基本公共卫生服务项目专家组成员，国家卫生和计划生育委员会医药卫生体制改革专家咨询组专家，中国卫生监督协会专家咨询委员会专家，中国卫生法学会会员、中国卫生法学会教学委员会理事。主编人民卫生出版社中国医学教育题库（临床医学题库）之《卫生法》，为《卫生监督学》（第2版）副主编。任《中国卫生监督杂志》《医学与哲学》《西北医学教育》《上海预防医学》和《中华医学教育探索杂志》等杂志编委。

　　自1984年至今，从事医学教育、卫生法学、卫生监督学等教学与研究工作38年。主编国家卫生部、卫生健康委员会规划教材2部，参编2部。发表教学研究论文10余篇。主持国家自然科学基金2项，国家社会科学基金重大项目子课题1项，国家卫生部、卫生和计划生育委员会、卫生健康委员会课题15项，省级课题80余项，国际合作课题1项。公开发表学术论文200余篇（其中SCI论文18篇），撰写学术专著1部、译著2部。

副主编简介

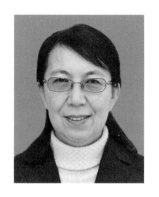

娄峰阁

女，硕士，教授，硕士研究生导师，1964 年 4 月出生于黑龙江省齐齐哈尔市，现任齐齐哈尔医学院公共卫生学院副院长。省卫生系统突出贡献中青年专家、市领军人才梯队带头人、市政府特殊津贴专家、校级教学名师。兼任中华预防医学会伤害预防与控制分会妇女和老年人伤害研究学组常务委员、《医学研究杂志》审稿专家、黑龙江省营养学会常务理事、齐齐哈尔市健康教育协会会长等。

从事教学工作 20 年。主要研究领域是卫生监督、营养与慢性病及突发公共卫生事件防控。主持国家、省、市级课题 16 项，发表学术论文 30 余篇，参编卫生部、国家卫生和计划生育委员会规划教材 8 部，主编专业著作 4 部。获得省自然科学技术奖一等奖 1 项、二等奖 3 项、三等奖 3 项；省级教学成果奖二等奖 2 项、三等奖 1 项等。

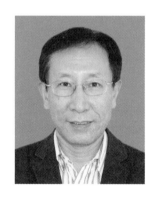

周　令

男，硕士，教授，硕士研究生导师，1964 年 7 月出生于辽宁省本溪市，现任大连医科大学公共卫生学院卫生事业管理学教研室主任。中华预防医学会卫生事业管理分会委员，中国医疗保健国际交流促进会基层卫生健康分会常务委员，中国卫生经济学会基层卫生经济专业委员会委员。大连市食品安全检验评估专家委员会副主任委员，大连市食品药品安全应急专家委员会副主任委员。

从事教学工作 35 年。发表论文 140 余篇，其中 SCI 论文 20 篇。主编、参编教材 36 部。荣获辽宁省政府社会科学奖二等奖、省医学科技奖三等奖各 1 项，大连市政府社会科学奖一、二等奖各 1 项，市科学技术奖二、三等奖各 1 项。

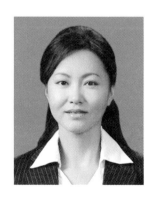

李　莉

女，教授，1978 年 10 月出生于黑龙江省齐齐哈尔市，现就职于浙大城市学院法学院。中国卫生法学会理事，中华预防医学会卫生事业管理分会委员，中国老年医学学会医养结合促进委员会委员。

自 2003 年至今从事卫生法学、卫生监督学等教学工作 19 年。省级虚拟仿真课"医疗机构监督检查模拟和演练"课程负责人；参编教育部国家级规划教材 2 部，卫生健康委员会规划教材 6 部；获省级教学成果奖 2 项，发表教学论文 10 余篇。主持国家自然科学基金 2 项，省部级课题 10 余项；获省部级科研成果奖 1 项，第五届黑龙江省归国留学人员报国奖 1 项，发表科研论文 50 余篇。

前　言

人民健康是民族昌盛和国家强盛的重要标志。卫生监督是深入推进依法行政、有效推动法治政府建设、促进国家治理能力现代化，维护公众健康的重要保障。党的二十大用专章对新时代全面依法治国作出战略部署，提出"全面依法治国是国家治理的一场深刻革命，关系党执政兴国，关系人民幸福安康，关系党和国家长治久安。必须更好发挥法治固根本、稳预期、利长远的保障作用，在法治轨道上全面建设社会主义现代化国家。"中共中央《法治中国建设规划（2020—2025 年）》明确，到 2035 年，法治国家、法治政府、法治社会基本建成，中国特色社会主义法治体系基本形成，人民平等参与、平等发展权利得到充分保障，国家治理体系和治理能力现代化基本实现的总体目标。为了更好地服务健康中国战略，培养学生的专业知识、专业能力和专业精神，规范卫生监督执法行为，推进综合监督执法，适应法治中国建设的发展要求，响应法治中国建设目标，第三届卫生管理专业教材评审委员会和人民卫生出版社共同组织了本教材的修订工作。

《卫生监督学》（第 3 版）是在前两版教材的基础上，由复旦大学作为主编单位，组织 13 所高等院校和 6 家执法机构的 20 位长期从事卫生监督学教学、研究和实践的教师与执法领域的专家共同编写完成。

本版教材在传承前两版教材科学性、系统性和实用性的基础上，结合我国卫生法治与卫生监督发展特点及使用本教材的院校师生、执法人员反馈的意见，依据全国高等学校卫生管理专业第三轮规划教材修订原则和基本要求，厘定了《卫生监督学》（第 3 版）的修订思路。主要包括：①遵循"三基、五性"编写原则、体现课程思政元素原则和强化岗位胜任力培养原则；②注意"理论联系实际"，体现"新变化"；③注意章节内容"统筹"，避免"重复"；④体现卫生法治建设和卫生监督体制改革成果。

鉴于《中华人民共和国基本医疗卫生与健康促进法》对大卫生框架的确认，本版教材内容范围涉及卫生健康监督执法、食品药品监督管理和国境卫生检疫监督等。为反映卫生监督体系改革与智能化监管的发展成果，在第 2 版"卫生监督理论"和"执法实务"的基础上，充实了卫生监督方法学的内容，增加了"卫生监督现场快速检测"与"卫生监督信息管理"2 章；并对第 2 版教材中卫生监督理论部分的相关章节进行了合并，包括"绪论 + 卫生监督历史与发展""卫生监督法律关系 + 卫生监督主体""卫生监督手段 + 卫生监督程序""卫生监督依据 + 卫生监督调查取证""卫生监督法律救济 + 卫生监督稽查及法律责任"。

第 3 版教材的二十一章内容分为三个板块：第一章至第六章为卫生监督理论部分，包括绪论、卫生监督概述、卫生监督法律关系、卫生监督依据、卫生监督手段和程序、卫生监督法律救济与法律责任；第七章至第九章为卫生监督方法学部分，包括卫生监督现场快速检测、卫生监督文书、卫生监督信息管理；第十章至第二十一章为卫生监督执法实务部分，包括医疗服务监督、医疗卫生人员监督、传染病防治监督、国境卫生检疫监督、职业卫生监督、放射卫生监督、公共场所卫生监督、学校及托幼机构卫生监督、生活饮用水及涉水产品卫生监督、食品安全监督、药品监督管理、健康相关产品监督。

　　本教材既可供高等院校卫生管理、卫生监督、预防医学等专业的本科生和硕士生使用，也可以作为相关卫生行政执法机构执法人员的培训教材使用。由于编写时间紧，加之作者水平有限，难免存在一些缺陷或不足。不妥之处承蒙同仁和读者不吝指正，甚为感谢。

主编

2022 年 11 月

目　录

第一章　绪　论

卫生监督学是研究卫生监督制度和卫生监督实践，揭示卫生监督工作一般规律的综合性学科。本章将阐述卫生监督的概念、卫生监督学的研究对象及其同相关学科的区别与联系等。重点就我国卫生监督体系建设、发展、改革与完善进行系统介绍，同时也简要介绍美国、英国和日本的卫生监管制度。

第一节　卫生监督学概述

一、卫生监督学的概念与研究对象

（一）卫生监督学的概念

卫生监督学（science of health supervision），是指研究卫生监督制度和卫生监督实践，揭示卫生监督工作一般规律的综合性学科。卫生监督学的理论基础是卫生法学、预防医学、行政法学、监督学、社会学等学科。

人类依靠自然界生存和繁衍，为了发展又能动地改造自然界，使自然界按照人们的目的发生变化，并推动社会进步。如果人们在生活、娱乐、学习、生产、工作与劳动中不遵循卫生规律，甚至破坏和污染环境，就会遭到诸如传染病、食源性疾病和职业病等的侵袭。因此，为维护人群健康和社会利益，政府需要充分运用各种手段与致病因素及违法行为作斗争。随着社会的进步和发展，各种保护人体健康的技术和措施应运而生。但是要使这些技术和措施能够应用或落实，就需要明确人与自然、人与人之间的权利、义务关系，并使这些权利和义务的实现得到保障，于是便产生了卫生监督。卫生监督从诞生之日起就显示出了强大的生命力，发展至今已成为一项国家法律制度。

（二）卫生监督学的研究对象

凡是一门学科，都必须有其特定的研究对象和不同于其他学科的性质。卫生监督学作为自然科学和社会科学相互作用、相互渗透的产物，选择了卫生与健康领域的各种制度、工作实践及其运行规律等特有的矛盾运动作为自己的研究对象。如果把卫生监督作为一个客体来考察，卫生监督学研究的对象就是卫生监督管理活动的整体运行过程和机制。

卫生监督学的脱颖而出是不以人的意志为转移的。它顺应社会进步的需要，合乎科学发展的一般规律。卫生监督研究对象的选定，有其可靠理论基础和实践依据。

首先，现代社会正常稳定的发展离不开卫生监督。卫生监督制度和卫生监督实践在各国的称谓不尽相同，却是当今世界各国最普遍存在的现象之一。从经济发展到社会生活，卫生监督几乎无处不在、无时不有，覆盖了社会的各领域。现代社会犹如一部庞大的机器，在其运转中若离开了必要的监督和制约，就会发生故障或偏差。作为整个社会运行协调机制之一的卫生监督若不能发挥应有作用，社会经济和社会生活在卫生健康领域就会发生紊乱与无序现象。因此，若要保障现代社会正常稳定地发展，就必须强化包括卫生监督在内的各种监督制度的建设并付诸实践。

其次，卫生监督制度是国家基本管理制度之一。正是由于现代社会离不开卫生监督，国家才把卫生监督制度作为国家的基本法律制度，并设立了各种专门的与本国国情相适应的卫生监督机关来行使监督权。如国家卫生健康委员会及地方各级卫生健康委员会（局）专门负责医疗服务、公共卫生等方面的监督管理，从而在机制和制度上谋求国家在保护公民健康中的作用。

第三，卫生监督制度是经济基础的反映。卫生监督是上层建筑的组成部分，它由经济基础所决定，并通过它对社会经济和社会活动的控制，又作用于经济基础。辩证地说，当卫生监督制度适合于社会经济发展水平时，就会促进社会生产力的发展和社会进步。卫生监督制度的确立必须适合国情，适合经济发展水平，既不能超前也不能滞后。这已被各国不同的卫生监督实践所证明。

二、卫生监督学的研究内容

卫生监督学是一门新兴学科，其完整、统一的学科体系研究尚处于起步阶段。卫生监督制度和卫生监督实践内容纷繁复杂，几乎涉及社会经济和社会生活的各个方面，卫生监督学研究的范围和领域十分广泛。卫生监督学的研究内容随着公众健康需求的变化、科技与卫生事业的发展而不断拓展，包括卫生监督一般规律研究和卫生监督执法实务研究。

（一）卫生监督一般规律研究

卫生监督一般规律研究，一方面聚焦卫生监督的定义、功能、特征、基本原则以及作用和意义等卫生监督内涵、外延与性质等概念的界定，另一方面则围绕卫生监督执法过程中涉及的卫生监督法律关系、依据、手段与程序、调查取证与卫生监督文书等一般规律的凝练。

本教材中相关内容包括卫生监督概述、卫生监督法律关系、卫生监督依据、卫生监督手段和程序、卫生监督法律救济与法律责任、卫生监督现场快速检测、卫生监督文书、卫生监督信息管理等。

（二）卫生监督执法实务研究

卫生监督执法实务研究则是在卫生监督一般规律研究的基础上，结合卫生监督不同专业领域的特点，为保证具体专业领域执法工作的公正、公平开展，提高执法效率而形成的"个性化"的阐述。

本教材中相关内容包括医疗服务监督、医疗卫生人员监督、传染病防治监督、国境卫生检疫监督、职业卫生监督、放射卫生监督、公共场所卫生监督、学校及托幼机构卫生监督、生活饮用水及涉水产品卫生监督、食品安全监督、药品监督管理、健康相关产品监督等。

三、卫生监督学的研究方法

卫生监督学的研究方法服从于卫生监督学学科性质及其研究目的，并随着学科内容和研究目的的变化而不断完善。卫生监督学是具有独特的理论性和实践性、独立性和综合性的学科，探索其一般规律与特征等需要相关的研究方法来支撑。卫生监督学建立伊始，就不断探索相关的研究方法在卫生监督学中的应用。目前，卫生监督学研究的主要方法包括案例研究法、比较研究法、定量研究法和历史研究法。

1. 案例研究法　通过对卫生监督执法实践中发生的典型案例进行整理与系统分析，把握不同情况下解决卫生监督问题的不同手段，掌握卫生监督原则、手段、程序等提高卫生监督执法技能的方法。

2. 比较研究法　通过对不同监督理论或监督实践的研究，总结其优劣，以借鉴或归纳出具有普遍指导意义的卫生监督执法规律的方法。

3. 定量研究法　运用自然科学相关知识，对卫生监督执法活动与监督管理现象内在的数量特征、数量关系和数量变化等方面进行研究,把握其内在规律的方法。

4．历史研究法 通过对前人的卫生监督执法实践、监督思想和监督理论进行总结概括,找出普遍承认的公理与规律的方法。

四、卫生监督学与其他相关学科的关系

卫生监督学是一门理论性和实践性较强的综合性应用学科。一方面,卫生监督学与其他相关学科存在许多交叉融合关系,构成了一门新兴的学科体系;另一方面,要卓有成效地进行这门学科的研究和运用,又必须吸收和借助不同学科的研究成果。卫生监督学与卫生法学、预防医学、行政法学、监督学、社会学的关系较为密切。

(一)卫生监督学与卫生法学

卫生监督学与卫生法学的关系主要体现在两方面:一方面,卫生监督学除重点研究卫生监督主体、手段、程序、责任等卫生行政执法理论外,还结合卫生法基本内容形成理论指导下的卫生行政执法实践;卫生法学除研究涉及卫生的各专业法以外,还涉及卫生行政执法理论的研究;所以二者是相互渗透交叉、紧密联系的。另一方面,卫生法学具有法律的一般属性,所调整的对象是围绕人体健康而产生的各种社会关系,它不仅要受经济、政治、文化的影响和制约,而且要受自然规律和科学技术发展水平的影响和制约。卫生监督从某种意义上说,就是把卫生法适用到社会经济和社会生活中的卫生活动中去,以引起某种法律关系变化或消灭的卫生行政执法行为。而卫生法学则仅从卫生法的概念、渊源、产生和发展及其调整的对象、方法、卫生法律关系等方面来研究卫生法律问题。卫生法学的范围是围绕卫生法律而展开的。在社会实践中只有实施卫生行政执法行为,卫生法的立法意图才能最终得以实现。同理,卫生监督活动又必须依据卫生法的具体规定,才具有法律效力。二者互为条件、互为因果。

(二)卫生监督学与预防医学

预防医学是一门综合性学科,它以人群为主要研究对象,用预防为主的思想,针对人群中疾病的消长规律,采用基础医学、临床医学、环境卫生学和社会医学等理论和方法来探索自然与社会环境因素对人群健康和疾病作用的规律,提出改善不良环境因素的卫生要求和卫生措施,以达到预防控制疾病、增进健康、延长寿命和提高生命质量的目的。卫生监督学则是研究如何运用法律手段使卫生要求和卫生措施得以实现,达到保护人群健康的目的。卫生监督学和预防医学都是以研究如何保护人群健康为最终目的,但二者在运用的方式、方法上有所不同。卫生监督学运用的是法律手段,预防医学采用的是技术和行政手段。卫生监督学是以预防医学为基点脱颖而出的,并且在卫生监督实践上有赖于预防医学的技术手段来达到监督目的。卫生监督学专业性的特征是由预防医学的基本概念、知识和技能所决定的。预防医学和卫生监督学二者是相互联系、相互作用的。卫生监督学的创立,又是预防医学发展、丰富的必然结晶。

(三)卫生监督学与行政法学

行政法学是以行政法以及与行政相关的法律现象或法律关系作为研究对象的一门法律学科。行政法学主要研究行政法产生和发展的规律,行政法的目的与本质、内容与形式,行政法的地位与作用,行政法的制定、执行和遵守。卫生行政管理和行政执法中所涉及的卫生法律规范主要属行政法的范畴,是行政法学研究对象的组成部分,而卫生行政法律规范也正是卫生监督学的研究对象之一,从这个意义上可以说卫生监督学是行政法学的分支学科。行政法学研究聚焦行政法的基础理论研究,卫生监督学则是基于行政法学的基础,突出卫生监督的应用性、实践性的特点,聚焦卫生行政法律规范的实施研究。由于卫生监督学将研究重点放在卫生法律规范的实施上,从行政执法角度来讲,卫生监督是行政执法的组成部分,它与公安、市场监管、生态环境与自然资源等行政执法一起构成我国的行政执法体系。

（四）卫生监督学与监督学

监督学研究的对象是整个社会运行过程，是一门综合运用社会科学、自然科学、技术科学的原理和方法，联系生产力和生产关系、经济基础与上层建筑，研究对社会运行过程、机制进行总体监督和具体制衡的学科。

卫生监督学则是监督学体系中的一个分支，其任务是把卫生监督执法机关、卫生监督制度作为一个整体进行全面而系统的研究，使卫生监督执法机关和作为国家监督制度主要组成部分的卫生监督制度同时成为监督学和卫生监督学研究的内容。这是两门学科相互联系、相互贯通之处，也是卫生监督学作为监督学一个分支学科的重要依据。卫生监督学研究的内容具有极强的专业性的特点，卫生监督学拥有自身的规律和特点，不能被监督学所代替，并最终使其从监督学中独立出来。监督学的精髓哺育了卫生监督学，卫生监督学的诞生又丰富了监督学的研究内容，完善了监督学的体系。

（五）卫生监督学与社会学

社会学是一门研究社会行为、社会关系、社会结构、社会组织和社会生活方式及其发展规律的学科。保护人民健康，反映整个社会意志，是全社会为之奋斗的总体目标。卫生监督作为一种社会现象，是一个复杂的社会系统工程。对于这样的一个社会系统工程的研究，自然离不开社会学的知识和技能。在研究卫生监督学时，借助社会学知识来分析各种卫生违法行为的社会成因及其社会规律，是十分必要的。在卫生监督中对卫生违法行为的认定，若忽视了社会因素的影响，既不客观也不符合我国的国情。掌握社会学知识，对于实施卫生监督，增强卫生监督的社会效果，减少卫生违法行为的发生均有其积极意义和作用。

除上述五门学科与卫生监督学密切相关外，行政学、管理学、卫生政策学、心理学、证据学、系统工程学、信息科学以及其他有关的自然科学，对于卫生监督学的研究也都具有重要的价值和意义。

五、学习和研究卫生监督学的意义

卫生监督学的性质、研究对象、研究内容等决定了卫生监督学的目的就是对卫生监督的一般规律和特殊规律进行探究，从理论与实践层面明晰卫生监督的目的、依据、方法、手段和程序以及"为谁做""做什么""如何做"等问题。因此，通过卫生监督学的学习和研究，可以了解卫生监督的概念、性质、分类、法律关系等，掌握卫生监督的依据、内容、手段、程序以及卫生法律适用等相关基本知识与技能，指导卫生监督执法实践，保证规范、公正执法，减少或避免违法和不当卫生监督行为、卫生行政复议和诉讼的发生。

第二节　中国卫生监督历史与发展

一、中国近现代卫生监督

中国是世界古代文明发源地之一，也是最早用法律手段管理医药卫生的国家之一。医药卫生法以及作为卫生监督重要内容的疾病预防与卫生保健等在我国浩繁的史籍中时有记载，尤以近代特别是中华民国以来的记载更为系统与全面。

（一）中国近代卫生监督

1. 中华民国时期的卫生监督　1911 年，武昌起义清朝覆灭，次年 1 月 1 日，中华民国建立。中华民国政府成立后，公布了一系列医药卫生法规，如《传染病预防条例》，在《民法》《刑法》中也有相应的规定。《民法》指明，人身体之健康受到侵犯，被害人因此而丧失或减少劳动能力或增加生活之需要时，加害人员负赔偿责任。《刑法》在公共危险罪中规定了"妨害公共饮水罪"，违背预防传染病法令罪及散布传染病菌罪等维护生命健康条款。

1927年，国民政府在内政部下设置卫生司，掌管全国卫生行政，1928年改为卫生部，下设总务、医政、保健、防疫及统计五司，分管各项卫生事宜。1928年之前，各省市均无卫生专管机关，依当时省政府卫生组织法规定，卫生行政属民政厅掌管。1928年12月，国民政府公布的《全国卫生行政系统大纲》规定省设卫生处，市、县设卫生局，对辖区内的卫生事务进行监管。地方卫生行政部门的设置情况以省、市、县各有不同。①省级：各省级卫生处设置与否、规模大小、编制等则根据各地需要及财政状况而定；②市级：按照国民政府组织法规定，卫生局不在必设之列，故各市卫生行政机关有设卫生局者，有设卫生事务所者，有设卫生院者，亦有在市政府内设置卫生科者；③县级：1929年颁布的县组织法规定，县卫生工作属公安局执掌，县政府于必要时，得呈请省政府设置卫生局，专理卫生事项；1934年卫生署通过《县卫生行政方案》，规定县设卫生院。1937年卫生部颁布《县卫生行政实施办法纲要》，规定县卫生院掌理全县卫生行政及技术工作，如传染病管理、环境卫生、学校卫生、医药管理、生命统计及一般卫生行政等。

2. 革命根据地的卫生监督 早在建党初期，中国共产党就十分重视卫生事业和广大劳动人民的健康。1922年，中国共产党第二次全国代表大会通过的纲领中明确规定了保护劳动者健康及福利的要求。1931年1月，党的六届四中全会通过了卫生防疫决议案，公布了《暂行防疫条例》。1931年，中华苏维埃共和国临时中央政府成立，内务部下成立卫生管理局，局下设医务和保健两科，省、市、县、区的苏维埃政府也都设卫生科（股），并在居民中成立卫生委员会和卫生小组，从而保证了地方卫生工作的开展。1932年，中央军委总后卫生部第三次会议颁布了《卫生法规》，制定了一系列的卫生工作方针、政策，建立了规章制度，同年中央军委发布《暂行传染病预防条例》，规定鼠疫、霍乱、痢疾、疟疾等为传染病及疫情报告、消毒隔离制度。1933年，苏维埃临时中央政府颁布了《卫生运动纲要》《卫生防疫条例》，要求苏维埃注意卫生防疫，研究疾病防治，检查工厂安全卫生和饮水卫生。

抗日战争时期，党和各抗日根据地政权重视疾病控制相关卫生法制建设。1939年，《陕甘宁边区第一届参议会对陕甘宁边区政府工作报告的决议》号召"发展卫生保健事业，增进人民健康"。同年边区政府制定了《陕甘宁边区卫生委员会组织条例》和《陕甘宁边区卫生处组织条例》。1940年，党中央在边区召开防疫会议，开展防疫运动周，使污水、垃圾处理、个人卫生、食品、商店卫生有例可循。1946年成立的延安中央军委总卫生部，明确"预防第一"的卫生工作方针，并制定了《传染病预防管理规则》等，加强传染病防治管理工作。

解放战争时期，各解放区政府把加强卫生工作，贯彻预防为主、防止疫病蔓延作为施政纲领的重要内容。1946年6月，《晋察冀边区高等法院关于特种案犯运用刑法的指示》，把散布传染病等伤害他人之身体健康，或者故意以重病传染他人致伤人身体或致人死亡，作为特种罪打击。这些法规的颁布与执行既对改善卫生状况，保障军民健康，支援革命战争，推翻国民党反动统治发挥了重要作用，也为我国社会主义时期的公共卫生立法及其实施提供了丰富的经验。

（二）新中国的卫生监督

1949年10月1日，中华人民共和国成立，标志着我国的卫生立法与卫生监督工作进入一个新的历史时期。卫生监督不仅从法规上逐步完善，在组织、管理体制上也经历了从无到有、从有到全，向具有中国特色的卫生监督体系过渡。从我国卫生法治、卫生监督建设与经济体制改革的历程来看，我国的卫生监督大致可分为开创、恢复与发展、法制管理等3个阶段。

1. 开创阶段（1949—1976年）

（1）初创期（1949—1956年）：为有效实施疾病预防控制的指导、管理和监管工作，新中国成立伊始，党和政府就十分重视卫生法制与卫生监管工作。1949年9月，中国人民政治协商会议通过的《共同纲领》规定：提倡国民体育，推广医药卫生事业，并保护母亲、婴儿和儿童的健康。1949 年 10 月 27 日，周恩来总理指示组建中央防疫委员会。1949 年 11 月，成立中央人民政府卫生部，颁布了《中央人民政府卫生部工作方针与任务草案》，把防止各种传染病流行，杜绝地方病、社会病、职业病的蔓延作为当时的首要任务。

1950 年 2 月，中央人民政府政务院发布了《关于严禁鸦片烟毒的通令》。1950 年 8 月召开了第一届全国卫生会议，对组建中央防疫总队，恢复和新建各地海陆空检疫机构及寄生虫病防治专业机构，建立和实行传染病报告制度作了规定。1950 年 11 月，经政务院批准，卫生部颁布了《管理麻醉药品暂行条例》，对麻醉药品的处方、使用等实行监督管理。同年 12 月，卫生部颁布了《交通检疫暂行办法》，对各口岸及国内交通实行卫生监督。为加强传染病的控制工作，还发布了《种痘暂行办法》。

为保证国家有关疾病控制相关政策的有效实施，1953 年政务院第 167 次政务会议决定在全国成立各级卫生防疫站，把卫生监督作为主要任务之一。1954 年 8 月，政务院批准了《第一届全国工业卫生会议决议》，对加强工业卫生、逐步开展卫生监督提出了具体要求。第三届全国卫生行政会议明确提出"应逐步建立国家卫生监督制度"，把卫生监督从部门监督提升到国家监督的高度。在此期间，卫生部成立了卫生监督室，各省、自治区、直辖市卫生厅相继建立了卫生监督机构，卫生部颁布的《卫生防疫站暂行办法和各级卫生防疫站组织编制规定》明确规定了卫生防疫站的任务是预防性、经常性卫生监督和传染病管理。1955 年 7 月，经国务院批准，卫生部发布了《传染病管理办法》，对传染病暂定为两类 18 种，并对传染病疫情报告及防治处理措施作了具体规定，成为中华人民共和国成立后卫生防疫工作的第一个法定性文件。1956 年，国家建设委员会、卫生部联合颁布了《工业企业设计暂行卫生标准》《饮用水水质标准》，充实了卫生监督的内容。

自 1953 年国家开始建立卫生防疫站以来，逐步形成了省、市、县自上而下的卫生防疫组织机构体系。在各级卫生行政部门领导下开展预防性、经常性卫生监督和传染病管理工作，标志着我国卫生监督工作进入起步阶段。

（2）建设期（1957—1965 年）：1957 年 12 月，第一届全国人民代表大会常务委员会第 88 次会议通过了《中华人民共和国国境卫生检疫条例》，这是我国第一个以国家最高权力机关名义颁布的卫生法律，以法律形式对卫生监督制度及机构予以确认。在食品卫生监督管理方面，国务院1964 年转发了卫生部、商业部等五部委共同发布的《食品卫生管理试行条例》，并于 1979 年修改为《中华人民共和国食品卫生管理条例》，由国务院正式颁布。同时卫生部还组织制定了多类食品、食品添加剂卫生标准和管理办法，在全国试行。在放射卫生监督管理方面，1957 年，卫生部将放射病列入职业病管理；1960 年，国务院批准颁发《放射性工作卫生防护暂行规定》。在这一阶段，国务院发布或批准发布了 31 部卫生法规。这些法规的颁行，使我国公共卫生事业逐步从行政管理、技术管理向法制管理的轨道转变。在此期间，各级卫生防疫机构建立相应专业科室，开展相应的监督监测和技术服务及指导工作。到 1964 年，在全国 22 个省、自治区、直辖市及所属地、市、县（旗）建立起 2 499 个卫生防疫站，铁路系统、较大的厂矿企业也相继建立了卫生防疫站，公共卫生监督执法工作进一步加强。

（3）停滞期（1966—1976 年）：这一时期我国的卫生立法基本上处于停滞状态，原本就不够健全且位阶不高的卫生法律法规受到了极大冲击，许多卫生防疫机构被取消，专业人员队伍被拆散，卫生法制建设和卫生监督执法工作基本上处于停滞状态。

新中国成立到"文化大革命"结束这一阶段，我国卫生监督的特点是：①由于卫生法制建设还不够完善，执法依据以卫生部门规章为主、卫生行政法规为补充；规范内容主要限于业务技术规范和道德行为规范。②卫生防疫机构实施卫生监督执法，也大多限于行政业务管理、技术服务和技术指导，卫生监督不能发挥其应有的作用。

2. 恢复与发展阶段（1977—1990 年） 1976 年，粉碎"四人帮"，"文化大革命"结束以后，特别是 1978 年党的十一届三中全会确立了全面改革开放的总方针，为促进经济建设的发展，我国社会主义民主法制建设得到了空前的发展。我国的卫生法制建设和卫生监督工作也得到了迅速发展。

自 1982 年《中华人民共和国食品卫生法（试行）》颁布以来，到 1990 年全国人民代表大会常务委员会陆续颁行了《中华人民共和国药品管理法》《中华人民共和国国境卫生检疫法》《中华人民共和国传染病防治法》等卫生法律。国务院还颁行了一批行政法规，如 1987 年颁行了《公共场所卫生管理条例》《医疗事故处理办法》《麻醉药品管理办法》《中华人民共和国尘肺病防治条例》《艾滋病监测管理的若干规定》等；1988 年颁行了《女职工劳动保护规定》《医疗用毒性药品管理办法》《精神药品管理办法》等；1989 年颁行了《放射性药品管理办法》《中华人民共和国药品管理法实施办法》《中华人民共和国国境卫生检疫法实施细则》《放射性同位素与射线装置放射防护条例》《化妆品卫生监督条例》等；1990 年颁行了《学校卫生工作条例》等。此外，卫生部还制定了大量的卫生规章。各省、自治区、直辖市也根据各地情况，制定颁布了大量的地方性卫生法规和规章。上述法律法规既是我国卫生法律体系的重要组成部分，也是卫生监督的重要依据。尤其是1982 年颁发的《中华人民共和国食品卫生法（试行）》是我国公共卫生执法发展史上的一个重要转折，标志着我国公共卫生管理从传统的卫生行政管理开始转向法制管理的新阶段。

在这一阶段，随着卫生法制建设的发展，公共卫生法律法规的不断完善，国家卫生监督制度开始建立。随着卫生监督机构从中央到地方逐步建立，已经形成了一支专职的卫生监督队伍，基本形成了劳动卫生、食品卫生、环境卫生、学校卫生、放射卫生、药品及传染病的监督监测网络，开展了大量的卫生监督执法活动。一是把住预防性卫生监督关，对新建、改建、扩建的工矿企业、食品生产经营企业、公共场所、放射性工作场所等工程的选址、设计进行卫生审查和竣工验收，对生产经营部门和企业核发卫生许可证。二是通过巡回检查、定期监测和不定期抽检等方式开展经常性卫生监督。1989 年，卫生部成立了卫生监督司，由卫生防疫司、卫生监督司、地方病防治办公室承担全国卫生监督工作的宏观指导。

1990 年 5 月，我国召开了新中国成立后首次全国卫生监督工作会议，总结了新中国成立以来特别是党的十一届三中全会以来，我国卫生监督工作的发展现状、存在的问题等，提出了深化改革、强化国家监督，开创我国卫生监督工作新局面的任务。会议提出了"中国卫生监督立法体系"的规划设想和卫生监督职能的"中国卫生监督体系"方案，将我国卫生监督工作向综合管理、系统管理、科学化管理、法制化管理推进了一大步。

3. 法制管理阶段（1991—） 1991 年以来，随着我国改革开放和社会主义市场经济体制的逐步确立，为卫生监督工作的开展带来了新的机遇与挑战。卫生监督工作既要在改善公共卫生状况、提高社会卫生水平和人民生活质量方面发挥作用，也要为公众获取安全、有效、规范、可及的医疗服务保驾护航，还要在调整卫生保健服务经营行为与保护消费者权益，规范市场经济秩序，优化投资环境，促进经济发展方面发挥积极作用。自 1990 年全国卫生监督工作会议以后，我国卫生监督工作进入一个法制管理的新阶段。

（1）法律体系日臻完善，卫生监督执法有据：卫生立法从 20 世纪 80 年代的公共卫生立法为主，到 90 年代强调医疗服务，21 世纪以来则进一步转向综合平衡立法。经过 40 多年的发展，特别是《中华人民共和国基本医疗卫生与健康促进法》——一部涉及公共卫生、医疗服务和药品管理等卫生领域的基础性、综合性法律于 2020 年 6 月 1 日起生效施行，一个以法律为躯干，以行政法规为主要形式，以规章为重要补充的涵盖公共卫生、医疗服务和药事管理的卫生法律体系基本形成。

公共卫生法律体系主要包括《中华人民共和国食品安全法》《中华人民共和国国境卫生检疫法》《中华人民共和国传染病防治法》《中华人民共和国职业病防治法》《中华人民共和国国境卫生

检疫法实施细则》《中华人民共和国传染病防治法实施办法》《国内交通卫生检疫条例》《病原微生物实验室生物安全管理条例》《疫苗流通和预防接种管理条例》《艾滋病防治条例》《中华人民共和国尘肺病防治条例》《使用有毒物品作业场所劳动保护条例》《放射性同位素与射线装置安全和防护条例》《公共场所卫生管理条例》《学校卫生工作条例》《突发公共卫生事件应急条例》《化妆品监督管理条例》《生活饮用水卫生监督管理办法》《消毒管理办法》等。

医疗服务法律体系主要包括：《中华人民共和国医师法》《中华人民共和国献血法》《中华人民共和国母婴保健法》《中华人民共和国人口与计划生育法》《中华人民共和国中医药法》《中华人民共和国精神卫生法》《医疗机构管理条例》《乡村医生从业管理条例》《护士条例》《中华人民共和国母婴保健法实施办法》《人体器官移植条例》《医疗事故处理条例》《医疗废物管理条例》《血站管理办法》《人类辅助生殖技术管理办法》等。

药事管理法律体系主要包括《中华人民共和国药品管理法》《中华人民共和国疫苗管理法》《中华人民共和国药品管理法实施条例》《医疗用毒性药品管理办法》《放射性药品管理办法》《血液制品管理条例》《麻醉药品和精神药品管理条例》《医疗器械监督管理条例》《医疗器械临床使用管理办法》《抗菌药物临床应用管理办法》等。

为规范行政执法活动，全国人民代表大会常务委员会自 1989 年颁布《中华人民共和国行政诉讼法》以后，陆续颁行了《中华人民共和国国家赔偿法》《中华人民共和国行政处罚法》《中华人民共和国行政复议法》《中华人民共和国行政许可法》《中华人民共和国公务员法》和《中华人民共和国行政强制法》等法律，这些法律对规范行政执法行为、依法行政、加强行政执法监督、提高行政效能具有重要意义。

（2）卫生监督体系建设成就显著、执法能力不断提高：为强化卫生监督法制管理，1996 年，上海率先进行了卫生监督机构改革试点，将原先的集业务指导、管理、监督于一身的卫生防疫站，分为专司卫生监督职能的卫生监督所和专司疾病预防与控制职能的疾病预防控制中心。从 2000 年开始，经过 20 多年的建设与发展，一个从中央到省、市、县四级，逐步覆盖农村地区的卫生监督组织机构体系基本形成，国家公共卫生和医疗服务监督职能的履行有了组织上的保障。为了提高卫生监督员的执法能力，国家和地方举办了不同层次的卫生监督员执法和专业培训班。与此同时，国家有计划地改善卫生监督机构的条件和装备，统一了卫生监督执法文书等，推动了卫生监督工作的全面开展，提高了卫生监督的水平和质量，对促进经济建设和社会发展起到了重要的作用。

二、中国卫生监督体制改革、建设与发展

新中国成立以来，我国卫生监督工作一直参照苏联模式，卫生监督由卫生防疫机构实施，按专业监管，如食品卫生、公共场所卫生、学校卫生监督等。卫生监督进入法制化管理后，虽然卫生行政部门是卫生监督的执法主体，但是受上述体制的影响，卫生监督工作仍由其所属的卫生防疫站、职业病防治院（所）等单位承担。然而，随着社会经济的发展，特别是随着我国社会主义市场经济的建立与依法治国方针的确立，这种体制下的弊端逐渐显露：卫生监督与有偿技术服务活动不分，不利于公正执法；卫生监督执法主体与卫生监督队伍分离，卫生监督队伍分散，不符合依法行政的要求。这些弊端不仅影响卫生监督事业的发展，也不能适应社会经济日益发展的需求。

（一）卫生监督体制改革的启动

1996 年，卫生部下发《关于进一步完善公共卫生监督执法体制的通知》，力求科学划分行政管理行为和业务技术行为，解决执法主体与执法队伍相分离的状况，依法开展卫生监督监测工作，从而揭开了卫生监督体制改革的序幕。1997 年，党的十五大确立依法治国，建设社会主义法

治国家的基本方略。对建立法治政府、推进依法行政提出了更高的要求。我国的卫生法制建设进程进一步加快,为卫生监督事业改革发展提供了良好的宏观环境。

1996 年 12 月,《中共中央　国务院关于卫生改革与发展的决定》(中发〔1997〕3 号)明确指出:"到 2000 年初步建立起具有中国特色的包括卫生服务、医疗保障、卫生执法监督的卫生体系。""各级政府要强化卫生行政执法职能,改革和完善卫生执法监督体制,调整并充实执法监督力量,不断提高卫生执法监督队伍素质,保证公正执法。努力改善执法监督条件和技术手段,提高技术仲裁能力。坚决打击和惩处各种违法行为。"这份对我国卫生改革具有重要指导意义的纲领性文件,指出了卫生监督体制改革是医疗卫生事业改革的重要内容,明确了我国卫生监督体制改革的总体方向,从而全面推动包括卫生监督体制改革在内的卫生体制改革。1998 年,卫生部在卫生监督司的基础上成立了卫生法制与监督司,负责卫生立法以及公共卫生监督管理工作。1999 年,在全国卫生工作会议上,卫生部明确提出了卫生监督体制改革作为卫生工作三项重点之一,开启了卫生监督体制改革的序幕。

2000 年 1 月,经国务院同意,并经中央编办、财政部、国务院法制办同意,卫生部下发《关于卫生监督体制改革的意见》,提出要适应社会主义市场经济体制建立和法制建设的要求,"按照依法执政、政事分开和综合管理的原则,调整卫生资源配置,理顺和完善现行卫生监督体制,建立结构合理、运转协调、行为规范、程序明晰、执法有力、办事高效的卫生监督新体制。"该文件还明确指出,"卫生监督所是同级卫生行政部门在其辖区内,依照国家法律、法规行使卫生监督职责的执行机构。"随着该文件的下发,卫生监督体制改革正式全面推展开来。

2000 年 2 月,卫生部等八部委出台了《关于城镇医药卫生体制改革的指导意见》,指出"实行卫生工作全行业管理。卫生行政部门要转变职能,政事分开,打破医疗机构的行政隶属关系和所有制界限,积极实施区域卫生规划,用法律、行政、经济等手段加强宏观管理,并逐步实行卫生工作全行业管理。完善有关规章制度,健全医疗服务技术规范。合理划分卫生监督和卫生技术服务的职责,理顺和完善卫生监督体制,依法行使卫生行政监督职责。禁止各种非法行医。有关部门要建立和完善医疗机构、从业人员、医疗技术应用、大型医疗设备等医疗服务要素的准入制度。"

2001 年,卫生部发布《关于卫生监督体制改革实施的若干意见》,对卫生监督执行机构设置、工作职责、监督队伍、执法经费、执行机构内部制度建设和卫生监督检验机构的管理等问题进行了比较详细的阐述,卫生监督工作进入一个崭新的发展时期。同时,卫生部还出台了《关于疾病预防控制体制改革的指导意见》,重新划分了疾病预防控制机构与卫生监督机构的职责和任务,"两项体制改革"在全国各地全面展开。卫生体制在原有基础上加快了改革步伐,卫生监督职能得到强化。2002 年,卫生部卫生监督中心正式成立。

在卫生监督体制改革逐步展开的过程中,有关财政补助、人事编制等方面相应的配套政策也陆续出台。2000 年 7 月,财政部、国家计委与卫生部下发《关于卫生事业补助政策的意见》,明确了政府对各类卫生事业的财政补助范围和补助方式,卫生监督机构与卫生行政部门财政补助的范围和方式相同。

(二)卫生监督体制建设与发展

2003 年,"全国防治非典工作会议"上明确指出:"公共卫生建设的目标是,争取用三年左右的时间建立健全我国突发公共卫生事件应急机制、疾病预防控制体系和卫生执法监督体系。"卫生监督事业的改革与发展迎来难得的历史性发展机遇。2004 年,为进一步加强卫生监管职能,卫生部成立卫生执法监督司,专门负责公共卫生和医疗服务监督工作。

为贯彻落实党中央要求,加强卫生监督体系建设,2005 年 1 月,卫生部发布了《关于卫生监督体系建设的若干规定》(卫生部第 39 号令),明确了卫生监督工作的地位和作用,遵循属地化原则,明确划分了各级卫生监督机构的职责和任务,强调综合执法,加强行业监管,规范卫生监督机构设置和监督队伍管理,强调落实卫生监督工作保障措施等。这对新时期继续深化卫生监督体制改革,加强卫生监督体系建设,全面推进依法行政,加强卫生行政部门的执法能力,均具有重要的指导意义。卫生部相继出台了一系列文件,以指导卫生监督体制改革和体系建设,如《卫生监督机构建设指导意见》《卫生监督信息系统建设指导意见》《2005—2010年全国卫生监督员教育培训规划》《卫生行政执法责任制若干规定》和《卫生监督稽查工作规范》等。

经国务院同意、中央编办批复,2006年年初,卫生部在卫生执法监督司的基础上组建成立卫生部卫生监督局,增加了人员编制,从组织机构上进一步加强其卫生监管职能,特别是加强了医疗服务监督工作。为进一步贯彻落实卫生部第39号令,指导全国的卫生监督体系建设,2006年6月,卫生部发布《关于卫生监督体系建设的实施意见》,在明确指导思想和工作思路的前提下,要求逐步规范卫生监督机构设置和人员编制,加强人员管理,落实卫生监督经费,同时加强技术支持能力建设以及农村卫生监督网络建设,提供多种保障措施,确保卫生监督体系建设良性发展。

2008年,随着职能调整,卫生部新的"三定"方案规定,卫生部负责食品安全综合协调、标准制定、风险评估及大案要案查处等职责,卫生监督局更名为食品安全综合协调与卫生监督局。面对食品安全的严峻形势,2010年,卫生部下发了《关于切实落实监管职责 进一步加强食品安全与卫生监督工作的意见》,明确切实落实监管职责,进一步加强食品安全与卫生监督工作的4项意见:①进一步提高思想认识,增强依法全面履职的意识;②进一步理顺工作机制,全面履行食品安全与卫生监督职责;③进一步深化体制改革,深入推进卫生监督综合执法;④进一步完善机构建设和管理,大力加强卫生监督能力建设。

针对农村地区卫生监督工作薄弱,食品安全、职业卫生、饮用水卫生、学校卫生、非法行医和非法采供血等方面卫生监督问题严重等,2011年,卫生部把卫生监督协管服务工作纳入国家基本公共卫生服务项目。在基层医疗卫生机构开展卫生监督协管服务,充分利用三级公共卫生网络和基层医疗卫生机构的前哨作用,解决基层卫生监督相对薄弱的问题,从而进一步建成横向到边、纵向到底,覆盖城乡的卫生监督网络体系,及时发现违反卫生法律法规的行为,保障广大群众的公共卫生安全。

2012年,国家发展和改革委员会投入卫生监督体系建设项目资金45亿余元,用于2 450所县级卫生监督机构房屋建设,同年财政部投入21亿余元用于中西部地区县级卫生监督机构执法装备配备,加强县级卫生监督机构能力建设。

(三)卫生监督体制调整与完善

2013年3月,国务院机构改革和职能转变方案发布,方案指出将卫生部的职责、国家人口和计划生育委员会的计划生育管理和服务职责整合,组建国家卫生和计划生育委员会,其主要职责是统筹规划医疗卫生和计划生育服务资源配置,组织制定国家基本药物制度,拟订计划生育政策,监督管理公共卫生和医疗服务,负责计划生育管理和服务工作等。

2015年11月,国家卫生和计划生育委员会等六部门联合印发的《关于进一步加强卫生计生综合监督行政执法工作的意见》明确指出,卫生监督体系建设要全面贯彻落实《中共中央关于全面推进依法治国若干重大问题的决定》要求,遵循整合资源、转变职能、综合执法、提高效率的原则,完善卫生计生综合监督行政执法体系,发挥卫生计生综合监督行政执法在行政执法中的关键性作用。卫生计生监督行政执法资源整合过程中,改革和完善卫生计生综合监督行政执法工作,加强卫生计生综合监督行政执法队伍建设,推进综合监督行政执法。通过健全行政执法制度,规范行政执法,强化执法监督,落实问责追责,确保严格规范公正文明执法。强化监督执法能力保障,充实配备监督执法人员,建立健全卫生计生综合监督行政执法工作的保障机制。

2015年,国务院办公厅发布《关于推广随机抽查规范事中事后监管的通知》,国家在各领域推广"双随机、一公开"监管模式。所谓"双随机",即随机抽取执法人员和随机抽取监管对象,由被抽取的执法人员对随机抽取的被检查对象完成规定的监督检查;"一公开"即抽查结果及时向社会公开。在国务院下发文件后,国家卫生计生委办公厅发布配套的实施方案,要求在卫生计生监督领域推广随机抽查、规范事中事后监管。文件中明确要"充实并合理调配一线执法检查力量""加强执法人员培训，转变执法理念"。

2017年，国家卫生和计划生育委员会制定了《"十三五"全国卫生计生监督工作规划》。该规划充分显示了国家对推动卫生计生执法监督体系建设的决心，在规划中提出要加强对监督执法机构资源配置及规范化建设的重视，确保提高行政执法效能，提升卫生计生监督执法水平。

2018年3月，国务院大部制改革方案推出。根据方案，组建国家卫生健康委员会，明确其主要职责是拟定国民健康政策，协调推动深化医药卫生体制改革，组织制定国家基本药物制度，监督管理公共卫生、医疗服务、卫生应急，负责计划生育管理和服务工作，拟订应对人口老龄化、医养结合政策措施等。不再保留国家卫生和计划生育委员会，组建国家医疗保障局，国家市场监督管理总局，单独组建国家药品监督管理局，不再保留国家食品药品监督管理总局。

2018年，国务院办公厅印发的《关于改革完善医疗卫生行业综合监管制度的指导意见》指出，卫生监督要从重点监管公立医疗卫生机构转向全行业监管，从注重事前审批转向注重事中事后全流程监管，从单项监管转向综合协同监管，从主要运用行政手段转向统筹运用行政、法律、经济和信息等多种手段，提高监管能力和水平，为实施健康中国战略、全方位全周期保障人民健康提供有力支撑。明确了医疗卫生行业综合监管制度的建立要坚持"政府主导，综合协调；依法监管，属地化全行业管理；社会共治，公开公正；改革创新，提升效能"的原则。推动综合监管制度要明确监管主体和责任、加强全过程监管和创新监管机制等三方面的政策措施。明确了七项创新监管机制，即：完善规范化行政执法机制，全面推行"双随机、一公开"抽查机制，建立健全医疗卫生行业信用机制，健全信息公开机制，建立风险预警和评估机制，形成网格化管理机制，建立综合监管结果协同运用机制等。

2020年6月1日起实施的《中华人民共和国基本医疗卫生与健康促进法》规定"国家建立健全机构自治、行业自律、政府监管、社会监督相结合的医疗卫生综合监督管理体系。县级以上人民政府卫生健康主管部门对医疗卫生行业实行属地化、全行业监督管理。""县级以上地方人民政府卫生健康主管部门及其委托的卫生健康监督机构，依法开展本行政区域医疗卫生等行政执法工作。"从法律层面确立了"医疗卫生综合监督管理"和"卫生监督机构委托执法"的定位与地位。

2021年5月13日，国家疾病预防控制局正式挂牌，明确国家疾病预防控制局是国家卫生健康委员会管理的国家局，为副部级。撤销国家卫生健康委员会疾病预防控制局、综合监督局。2022年2月，《国家疾病预防控制局职能配置、内设机构和人员编制规定》出台，明确国家疾病预防控制局设立10个内设机构（副司局级），包括卫生监督相关的综合监督一司和综合监督二司。综合监督一司承担医疗机构疾病预防控制监督工作，组织对医疗机构开展疾病预防控制工作的督导、检查和考核，依法组织查处传染病防治重大违法行为，指导建立疾病预防控制监督员制度。综合监督二司承担公共卫生监督工作，组织指导地方开展职业卫生、放射卫生、环境卫生、学校卫生、公共场所卫生、饮用水卫生监督检查工作，依法组织查处公共卫生重大违法行为，完善卫生健康综合监督体系。省、市、县卫生监督体系将随国家疾病预防控制局职能确定而进行相应的调整，以便适应维护公众健康安全的需求。

三、中国港、澳、台地区卫生监督简介

（一）香港特别行政区卫生监督

香港食物及卫生局是政府负责卫生事务的行政机关，负责食物安全、环境卫生及健康等相关业务。食物及卫生局下设卫生署、食物环境卫生署、渔农自然护理署和政府化验所等行政机构，以及按照非政府部门公营机构设立的医院管理局。

卫生署是公众卫生事务监管机构，负责执行政府卫生政策和法定职责，包括促进健康、预防

疾病、医疗护理和康复服务。卫生署下设卫生防护中心，负责传染病、紧急应变及项目处理、健康促进、感染控制、非传染病、公共卫生化验服务、公共卫生服务等业务。

食物环境卫生署承担食物安全、环境卫生、行政及发展、私营骨灰安置4项业务。为了确保食物安全，食物环境卫生署下设有食物安全中心，负责制定和推行有效的食物安全监管措施，设立食物安全标准、抽取食物样本、追踪食物事故、开展宣传教育，并且以食物监测计划及食物安全计划控制食物安全问题并保障公众健康。自2007年起，食物安全中心推行3个层面的食品监测策略，包含日常食品监测、专项食品调查、时令食品调查。

渔农自然护理署负责进出口动植物检疫，防止动植物传染病传入香港；同时负责进出口食品检疫，确保香港食物的安全。

政府化验所负责为其他政府部门在法医、公众卫生及安全、环境保护和消费者权益等各方面提供全面的分析、调查和咨询服务。

医院管理局是1990年根据《医院管理局条例》成立的，职责包含设立及规管公立医院、医院相关人才培养、向政府及其食物及卫生局提供政策意见。作为法定非政府部门的公营机构，通过其管辖的医疗护理设施网络，负责管理香港所有的公立医院，向香港市民提供极低费用的医院服务、专科门诊服务和外展医护服务。

香港的卫生督查业务包含巡查食物业/非食物业处所、牌照事务，检控、肉类检验等，小贩管理与街市管理，规管食物及食物安全，卫生教育、其他环境卫生和食物相关的事务监管。

（二）澳门特别行政区卫生监督

澳门特别行政区政府卫生局是专司澳门特别行政区的医疗及食物安全以及执行政府的医疗卫生政策的政府部门，是具有行政、财政及财产自治权的公共机构，并受澳门特别行政区政府社会文化司监督。其主要职责是保障市民健康，预防疾病、提供医疗护理及康复服务、培训卫生专业人员、辅助并监督私人医疗机构，以及提供法医服务。卫生局还设有疾病预防及控制中心作为从属机构，开展相应的检验、监测工作。

疾病预防及控制中心于2001年按照社会文化司批示成立，在2021年改组为由卫生局管辖的附属单位，主要设有传染病防控处、环境及食物卫生处、社区卫生工作组等部门。环境及食物卫生处负责职业卫生监测、航机食物卫生监测及突发公共卫生事件应对及处置工作。社区卫生工作组在指定的范围内协助卫生监督实施工作，对社区环境及重点场所，包括饮食场所、教育机构、社会服务场所、娱乐场所等，进行预防性、经常性、事故性卫生监测，并协助卫生检测工作。

澳门的卫生监督由市政署及卫生局负责。市政署在行政法务司的监督下，为居民提供文化、康乐、环境卫生等方面的服务，并就有关事务向区政府提供咨询意见。市政署在卫生监督的职责包含确保市政署管理的公共地方清洁及动植物监管检疫，以及坟场及安葬业务。督查辖区涉及公共卫生、食品安全等相关主体的法律规范遵守情况，相关行为、项目及活动等许可或持照情况查验等。另外，根据《卫生督察职程制度》规定，卫生督察工作内容涵盖社区和口岸卫生、传染病检疫、预防及控制吸烟，卫生环境及卫生设施定期巡视等常规监察。卫生督察人员的职级分为6个等级，分别为二等卫生督察、一等卫生督察、首席卫生督察、特级卫生督察、首席特级卫生督察及顾问卫生督察。

（三）台湾地区卫生监督

台湾卫生福利主管部门是台湾主管医疗照护、健康促进、疾病防治、食品药物管理、福利服务、社会安全等卫生及社会福利行政事务的最高管理机关，同时负责监督、指导、协调各级地方卫生及社会福利机关。该部门主要由医事处、药政处、食品卫生处、护理及健康照护处组成，下设疾病管制署、食品药物管理署、健康保险署、国民健康署、社会及家庭署等机构。

疾病管制署的前身为疾病管制局，该机构统筹负责传染病预防、管制、监测及检验等业务。疾病管制署设有企划组、急性传染病组、慢性传染病组、新兴传染病整备组、感染管制及生物安全组、检疫组、检验及疫苗研制中心、疫情中心共 8 个业务单位。

食品药物管理署的前身为食品药物管理局，负责食品、药物、新兴生物科技产品、化妆品的管理及风险评估工作。食品药物管理署下设 7 个业务单位：企划科及科技管理组、食品组、药品组、医疗器材及化妆品组、管制药品组、品质监督管理组、研究检验组。另设有北、中、南三区管理中心，负责食品、药物及化妆品输入查验、流通稽查与检验。食品管理通过执行源头控管、重建生产管理、加强检验、加重恶意黑心厂商责任、全民监督食安，落实"食安五环"，确保产品从原料生产制造到销售流通各环节的卫生与安全。通过健全食品法规、强化食品产销监管、强化输入与输出食品管理、推行食品第二级品管验证、食品风险管控、精进食品新兴检验技术等策略巩固食品安全管理。

台湾的卫生稽查由各地卫生局落实，各地方的卫生局拥有负责医政、药品、护理、食品、烟害防止、营养卫生等 6 大卫生法规的稽查人员。卫生局下设 9 科 6 室，其中在疾病管制科、食品药物管理科、医事管理科、健康管理科、长期照护科均设有专门人员负责相关业务管理；现场稽查工作开展由卫生稽查科负责。另外，在食品药物管理科又设有食品、药品、化妆品专业的稽查人员；疾病管制科有专人负责老人福利机构、长期照护服务机构及身心障碍福利机构的环境清洁、防疫制度、隔离空间设置、医疗照护执行情况、人员感染管制培训等情况的评核。卫生稽查人员通过例行性稽查、计划性稽查、机动性稽查方式开展相关工作。

第三节　国外卫生监督简介

一、美国的卫生监督

（一）美国卫生监督概况

美国是一个高度分权的国家，其卫生体制中没有统一的卫生监督机构，各部门自成体系，在自己的专业范围内开展监督工作。卫生部门仅负责部分卫生执法任务，整个卫生执法工作涉及卫生局、食品和药品管理局、职业安全与卫生管理局、环境保护局、农业部、联邦贸易委员会等部门，各部门分别承担不同的职责。

1. 卫生局　美国各州均设有州公共卫生局，作为州政府的职能机构，享有在本州行使监督权不受约束的自由，它与国家级卫生主管机关之间是一种协作关系。州公共卫生局的基本职责包括人口统计、疾病报告和流行病控制、环境卫生管理（包括水质、食品、药品、餐馆的管理、放射物控制和有毒物质测试等）、公共卫生实验室服务、妇幼卫生（包括学校卫生）以及卫生教育 6 大方面。美国县一级政府单位大多按行政区设立相应的卫生行政机关。

2. 食品和药品管理局　食品和药品管理局（FDA）是负责美国食品与药品质量监督和卫生管理的一个权威性执法机构，1953 年成为美国卫生与公众服务部领导下的一个直属机构。FDA 实行监督员制度，形成了一支有技术支撑的专业化队伍，由专门的监督员在职责范围内开展工作。FDA 会定期或不定期地通过及时向社会公众发布新闻公告、会议或听证的形式与企业和公众进行沟通，鼓励他们积极参与政策制定，其主要任务是制定法规、审批颁发执照、实行监督保证食品及药品的安全，具体包括以下 5 方面的职责：①起草制定各项法规，审批新药、食品添加剂和某些医用装置，颁发营业执照；②通过监督保证食品安全和符合卫生要求，药品、生物制剂、医用仪器设备安全、有效，化妆品安全，射线装置安全；③对有关生产部门进行监测，分析样品；④对有关商品的虚假宣传及内容不确切的标签或说明书进行干预；⑤对不符合规定的行为进行处理，处理的形式包括书面警告、责令停产停业或停售、收回（销毁）或没收，直至向法院提起诉讼追究刑事责任。除了处罚，FDA 更注重日常监管，主要通过督促企业自律确保食品安全，保证公众消费安全。

3. 职业安全与卫生管理局 是职业卫生方面的监督机构,依据美国国会于 1970 年通过的《职业安全与卫生法》成立,隶属于劳工部。该局在全国设立 10 个地区性办事处和 4 个研究中心,其职责主要是制定和颁布有关职业危害的法令与标准,对企业实施卫生监督检查和评价,监督各州职业安全与卫生计划及其执行情况;此外,它还建立了全国性车间监测网络,为企业提供义务咨询和工作环境的监测。美国各州也设有职业卫生管理机构,卫生部门负责职业健康与安全的科学技术、卫生标准的研究和高层次职业卫生技术人员的培训。

4. 环境保护局 成立于 1970 年,归属总统办公室直接领导,是代表政府进行执法的机构,全国设立 10 个分部。环境保护局的主要任务是保护人的健康和环境,控制、减少和消除包括大气、水、噪声、农药、辐射和固体废弃物等造成的环境污染,制定环境卫生标准并实施监督。该局设有专门法官负责处理有关环境卫生的案件,并在全国设有固定的监测站负责进行污染物的长期监督工作。

5. 农业部 负责对禽、畜肉及其制品标签以及新鲜水果、蔬菜的监督管理。

6. 联邦贸易委员会 负责食品、非处方药、药品、兽药、化妆品等的广告管理,FDA 负责对这些产品的标签进行管理。

(二)美国多部门监管的特点

多部门监管方式可能会导致不同部门间在政策制定和监管协调上出现矛盾,可能滋生官僚作风,重复工作可能会导致效率低下。例如肉制品监测归卫生部管,而肉制品检验则通常由农业部承担,两部门间如果不能紧密联系则很可能会导致监管中存在真空地带。食品安全监管体系通常可以分为国家级、州级、地方级,食品安全监管职能的落实很大程度上依赖于不同级别部门的工作能力和效率,因而各地居民很难得到安全保障相同的食品,也很难形成统一的方法对不同级别、不同部门的工作质量进行标准化判断。总体而言,多部门监管模式存在以下不足:①缺乏国家层面的统一协调,常出现由于职责不清导致效率低下的情况;②各地资源分布不均,执行力不一致;③公共卫生目标与经济发展目标冲突,在政策制定时缺少科学化支持的能力。

二、英国的卫生监督

(一)英国卫生监督概况

英国是一个传统的法治国家,卫生监督体系独立于卫生系统之外,自成体系独立开展工作。早在 1875 年,英国就颁布了《公共卫生法》;1982 年,卫生服务制度改组后,根据公共卫生服务及监督不同的内容,分别由中央、地方政府机构以及一些私营单位等来承担卫生监督的职能。

1. 医疗质量委员会(Care Quality Commission,CQC)**和监管局**(Monitor) 是负责英国医院监管的两大主要机构,CQC 负责医疗机构的质量和安全监管,Monitor 则负责医院的经济监管。CQC 是依据 2008 年《卫生与社会保健法案》(Health and Social Care Act)设立的一家负责英格兰所有医疗和社会照顾服务提供方的独立的监管机构,其性质是非政府部门公共机构。CQC 的职责是对监管对象进行监测和监管,确保服务符合质量和安全标准,并发布检查结果引导公众选择。CQC 监管手段主要包括注册、智能监测、实地检查、对机构进行评级及强制执行权(enforcement)。Monitor 成立于 2004 年,是一家负责公立医疗机构经济监管的机构,通过对医疗机构的经济和运营进行监督检查,以确保他们为患者提供最有益的服务。Monitor 最主要的监管手段是颁发营业执照,对于发现有问题的机构,Monitor 有权采用从合规要求、罚款、到撤换管理层直至吊销执照等一系列行动。

2. 环境、食品及农村事务署 在食品安全管理上,英国食品安全管理职能分别归环境、食品及农村事务署管理,这些部门的主要职责是制定相关卫生标准。各郡、区也设立相应机构,采取垂直管理的模式。继 1984 年《食品法》之后,英国于 1990 年颁布了《食品安全法》,该法吸收了《欧洲食品安全法》的有关条文,主要调整食品的质量和标准。该法的内容几乎涵盖了食品安全的各领域,管理范围包括从农场、养殖到商店、餐馆整个食物环节链,甚至牲畜食物源、兽医药物、杀虫剂等也在其规定的管理范围内。自发现第一例疯牛病起,英国政府更加重视对食品生产和销售的管理监督,并进一步强化了监管措施,其中,最重要、最有效的举措是从 2000 年 6 月开始,英国农业联合会和全英国 4 000 多家超市进行密切合作,建立了严密的食品安全"一条龙监督控制机制"。英国公民在市场上购买任何食品,如蔬菜、水果、肉类、奶制品等,若发现问题进行投诉后,监督管理人员可以迅速通过计算机记录找到该食品的来源。这个覆盖全英国的食品安全监督控制系统,为保障食品安全发挥了很大作用。

3．环境卫生医学官员　环境卫生工作由地方政府任命的环境卫生医学官员负责。环境卫生医学官员主要起咨询监督的作用,其工作职责范围包括住房监测、清洁空气、噪声、食品卫生、工作场所卫生安全、传染病防治、港口卫生等方面。在人员编制上每 10 万人口配备 11.6 名监督员,监督员均经过环境卫生、化学、工程或农业大学专门训练,需有 5 年以上实际工作经验,并经注册登记,或通过公务员委员会公开招聘。环境卫生服务部门在区(20 万人口左右)一级设有专门机构,工作中常与国家研究机构或一些民间团体联合行动。

(二)英国卫生监管的特点

英国政府将卫生监管作为自身职责,实行垂直管理的模式,人员、经费能够得到充分的保证,卫生监督管理体制、职责设置和具体运作上都十分重视法律依据,各项卫生法律、法规和政策、标准能够得到贯彻实施,为保障国民健康、推动经济社会发展、提高政府声誉等起到了积极作用。

三、日本的卫生监督

(一)日本卫生监督概况

日本卫生监督由中央与地方两级政府共同进行管理,地方政府按照地域管辖范围划分各自职责。中央与地方在监督职能方面明确分工、协调合作,形成统一的体系。中央一级的卫生监督工作由厚生劳动省、文部科学省和环境厅等多部门共同承担。厚生劳动省设有 11 个局 7 个部门,主要负责日本的国民健康、医疗保险、医疗服务提供、药品和食品安全、社会保险和社会保障、劳动就业、弱势群体社会救助等职责。

1．厚生劳动省　承担大部分卫生监督职能,主要负责食品卫生、公共场所卫生、生活化学品卫生、饮用水卫生、废弃物处理、口岸检疫、畜牧兽医卫生、化妆品卫生以及医药和医疗器械安全性的监督检查。食品安全部负责食品卫生,依据《食品卫生法》的一般卫生要求,对于没有制定食品标准的食品和腐败变质、有毒有害物质污染或是含有致病菌等的食品,给予停止销售、销毁、罚款甚至追究刑事责任的处罚。医药食品局负责化妆品的卫生管理,由地方政府卫生局负责相应的执法任务,包括对生产经营场所的监督、对无证企业管制、监管进口化妆品和广告宣传。劳动基准局根据《劳动基准法》《劳动安全卫生法》《尘肺法》等开展劳动卫生监督工作。

2．文部科学省体育局　文部科学省体育局设有学校保健科、学校营养科、体育科和运动竞技科等,负责学校保健行政工作。

3．环境厅　设大气防护局、规划调整局、环境保护局、自然保护局、水质保护局等,负责防治大气、水质、土壤污染等。

(二)日本食品卫生监管介绍

日本是世界上食品安全保障体系最完善、监管措施最严格的国家之一。日本的食品安全监督管理由中央和地方两级政府共同承担,中央政府主要负责有关法律规章的制定、进口食品的检疫检验管理、国际性事务以及国际合作等;地方政府主要负责国内食品卫生及进口食品在国内流通过程的监管。在日本,农产品和以农产品为原料的食品类商品的安全管理涉及原料的生产、加工和卫生检疫检验以及产品的商标标识方式等多方面,因此在管理体制上也涉及农业、卫生和商业等多部门。多年来,日本食品安全管理上主要由农林水产省和厚生劳动省负责实施具体的管理工作,农林水产省负责农产品生产环节的安全监管,厚生劳动省负责食品卫生监管。

食品卫生监督指导由县厅下设的健康福利部、农林水产部两个部门及其下辖的相关单位负责实施。健康福利部(相当于省级卫生厅局)的相应工作主要由药事卫生科承担,负责监督指导计划以及全县的政策制定与发布;向居民提供有关食品卫生的信息;以及与县厅其他部门、其他地方政府以及厚生劳动省的联系。农林水产部由数个部门及相关单位参与此项工作,如其下属的消费流通科负责对农药的适量使用进行监督指导、对食品的正确标识进行监督指导、提供关于家畜水产物的安全安心情报;下属的农畜科负责制订农作物病虫害防治的计划,裁定关于动物用的药物、饲料的安全性以及在家畜生产阶段的卫生管理等检查实施计划,向居民提供关于家畜卫生、动物用的药品以及饲料的安全使用等情报;下属的水产科则负责向养殖业者传授卫生管理知识,提供卫生管理情报。

依据《食品卫生法》,根据各行业过去食品中毒发生的频率、食品制造、销售、流通的广域性等状况,实行分类监督管理,根据需要监督的程度分为 A、B、C、D 四类。其中 A 类企业每年被监督行业监督 6 次,这类企业主要包括大型乳制品业[危害分析及关键控制点(Hazard Analysis and Critical Control Point,HACCP)认证企业除外]、大型批发市场等;B 类企业每年被监督行业监督 3 次,这类企业主要是指大量烹调食物或者大范围流通、食物中毒发生频率高的行业以及过去 3 年中违法事件多发的行业,例如大型旅馆、大型海鲜市场、肉类加工厂、食用鸡加工厂、大型食堂等;C 类企业每年被监督行业监督 1 次,这类企业主要是指食物中毒发生率为中度、有必要接受监督指导的行业,例如料理店、豆腐制造业、肉类销售业等;D 类企业被监督行业根据需要在更新营业许可时实行(每 3~5 年 1 次),这类企业主要是指食物中毒发生率为低度、A 至 C 类以外的行业,例如罐头食品制造业、酒类制造业、自动售货机等行业。

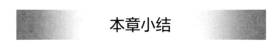

本章小结

本章主要介绍了卫生监督学的概念、研究对象、研究内容、研究方法以及开展卫生监督学研究的意义,并对我国近现代卫生监督发展历程进行了阐述,重点介绍了 20 世纪 80 年代以来我们卫生监督体制改革、建设、发展与完善状况,介绍了我国香港、澳门、台湾地区的卫生监管概貌。此外还对美国、英国和日本的卫生监督进行了简要介绍。

思考题

1. 卫生监督学的主要研究内容是什么?
2. 学习卫生监督学有何意义?
3. 简述我国卫生监督发展的主要特点。
4. 国家疾病预防控制局成立后,地方卫生监督体制如何改革?

（陈　刚）

第二章　卫生监督概述

食品安全、医疗卫生、职业卫生、传染病防治等是除疾病外影响人民群众健康的主要因素,如何通过有效措施和手段,避免和减少上述因素带来的健康风险显得尤为重要。卫生监督则是有关行政部门代表政府,通过贯彻实施卫生法律法规,管理和规范社会行为,最大限度地减少危害因素,进而达到维持和增进健康的目的。因此,围绕做好卫生监督,需要对什么是卫生监督的概念、功能、特征、作用以及卫生监督行为等基本知识进行学习和掌握,为指导卫生监督实践提供理论基础。

第一节　卫生监督的概念、功能及作用

一、卫生监督的概念和性质

1. 卫生监督的概念　卫生监督(health supervision),是指政府有关行政部门依据卫生法律法规的规定对个人、法人或者其他组织从事与卫生有关事项的许可,对执行卫生法律规范的情况进行监督检查,并对其行为作出处理的行政执法活动。卫生监督的目的是行使国家卫生健康职能,实现国家对社会卫生健康事务的行政管理,保护人民健康。

2. 卫生监督的性质　卫生监督属于国家监督,是国家行政监督的一部分,同时也是国家卫生行政管理的重要环节。从卫生监督的定义可以看出,卫生监督的主体必须是由法律授权的行政部门,监督对象是管理相对人。这就表明卫生监督是政府行为,是行政职能,具有行政性,体现了政府公共职能。其含义是:第一,任何政治统治的实现必须以完成一定的公共职能为前提。没有管理、协调、监督等公共职能的实施,政治统治本身无法实现。第二,国家的本质必须通过一定的公共职能活动得以体现。国家直接通过管理、协调等公共职能来维护公众的利益,并保证社会的长治久安。国家与公共职能的存在休戚与共,公共职能随着国家不断发展而变化。而卫生监督就是一种既独立存在,又与其他国家职能密切相关的公共职能,即公共管理职能。

在我国,随着法治建设和经济社会的发展,卫生监督作为一种行政执法行为已成为一种制度,它是通过实施卫生法律法规,管理和规范社会行为,最大限度地减少危害,控制环境,进而达到增进健康的目的。目前,这一制度已由国家以立法的形式加以确立。如《中华人民共和国职业病防治法》第九条规定:"国家实行职业卫生监督制度。"

我们强调卫生监督行政性的同时,又必须承认它的技术性,这是卫生监督区别于其他许多行政工作的显著特点。卫生监督的许多实际工作,如判定行为是否合法,是以检测检验数据作为判定标准,没有这些数据是难以进行判断的。因此,技术手段是开展卫生监督的必要条件,卫生监督的有效实施有赖于许多卫生技术手段,卫生监督的行政性与技术性是协调一致的。

二、卫生监督的功能和特征

(一)卫生监督的功能

卫生监督的功能就是卫生监督所具有或应发挥的效能。主要包括以下几方面:

1. 规范功能 即有规范和指引人们行为的作用。它通过对守法者的认可和对违法者的惩罚,指出何种行为是合法的,或者是法定必须执行的;何种行为是违法的,是必须禁止的。基于卫生法律规范有授权性规范与义务性规范之分,卫生监督的规范作用可分为确定性规范和选择性规范。所谓确定性规范,是卫生监督主体通过强制相对人的具体行为而体现出来的命令性和禁止性要求。选择性规范则是通过卫生监督保障法律授予人们的选择权。通过对具体卫生违法案件的处理,规范人们行为的选择。

2. 制约功能 是指卫生监督主体的监督行为对相对人有关权利的限制和在具体行为上的牵制。例如,对生产经营活动的各环节、各阶段从卫生的角度进行检查、制约或限制,以纠正每项具体活动的偏差,从而实现社会生活的各方面协调运作。这种制约作用便是政府公共职能的体现。

3. 预防功能 是预防为主卫生健康工作方针的具体化,是强制和规范社会卫生健康事务或行为的一种制度,起到防患于未然的作用。卫生监督不是消极被动的监督,不是孤立的仅针对一个或某些阶段的监督,而是指向监督对象的整个运作过程,提前发现和排除可能发生危害健康的各种问题及潜在的因素。

4. 促进功能 卫生监督的目的不仅是发现问题,查处卫生违法行为,而且还要通过对问题或违法行为的分析,发现并找出工作中的薄弱环节和产生问题的根源,总结经验教训,提出有针对性的补救措施和解决办法,不断改善和调整涉及卫生活动各方面、各环节、各要素之间的不和谐现象,以促使社会整个运行过程协调一致,和谐同步发展。为卫生监督的决策者和执行者提供改进工作的科学依据,进而在管理制度和立法上最终完善保护人民群众健康的运行机制。总之,卫生监督在很大程度上能促进社会系统的各方面、各环节、各领域特别是涉及卫生活动的各方面不断完善,从而有效地保护人民的健康和生产力水平不断提高。

综上所述,在卫生监督的功能体系中,制约功能显示了卫生监督的目标,规范功能反映了卫生监督的效果,预防功能突出了卫生监督的重心,促进功能明确了卫生监督的结果。这些功能,它们各自既有特定的含义和作用,相互间又有联系,密切配合,形成了卫生监督的整体功能,共同发挥作用。所以,卫生监督的各种功能是一个相辅相成、缺一不可的辩证体系和不可分割的系统性整体。

(二)卫生监督的特征

卫生监督的性质、内容、任务及形式,均由社会生产力的发展水平和现存生产关系所决定。基于上述认识,可知卫生监督具有如下特征:

1. 健康权与合法权益保护性 保障国家、组织和个人在特定经济、社会活动中,有关卫生方面的合法权益不受侵害;防止各种有毒有害因素对人体健康产生影响和危害,以保证人们在良好环境状态下进行生活、学习、工作和劳动,是我国卫生立法的根本目的。而卫生监督就是使这一目的得以实现的执行过程。目前,卫生监督已成为现代社会组织和社会生活的重要组成部分,在保障公民享有健康权的实现以及保障公民和组织合法权益的获得等方面的作用不可替代。其中保护"公民健康权"是卫生监督特有的作用,这也是卫生监督区别于其他行政执法的主要标志。所以,保护性是卫生监督的显著特征。

2. 法定性与授权性 卫生监督是卫生监督主体为管理社会卫生事务,保障人民的身体健康,正确行使卫生管理方面职权的具体行政行为。这种行为是依照国家法律法规规定而行使,如《中华人民共和国传染病防治法》第六条规定"县级以上地方人民政府卫生行政部门负责本行政区域内的传染病防治及其监督管理工作"。监督主体资格的取得必须符合以下特定条件:①其成立由法定机关批准;②已由组织法或者组织规则确定了职责权限;③有法定编制并按编制配备了人员;④有独立的行政经费;⑤有办公地点和必要的办公条件;⑥通过一定的方式宣告成立。

3. 行政性与技术性 卫生监督是对预防医学理论和技术等自然科学知识与卫生政策法规等人文社会科学知识的综合运用。与一般的行政执法相比,具有很强的专业技术性。这是因为卫生法律法规保护的是人群健康这一特定对象，需要运用自然科学措施与现代科学技术手段。其在专业知识上表现为自然科学技术与社会科学知识的综合；在手段上表现为预防医学技术与行政法制手段的综合；在方式上表现为业务管理、专业指导、行政执法等措施的综合；在依据上表现为有关卫生法律法规、卫生标准和卫生技术规范的综合，这均体现了卫生监督的行政性与技术性。

4．广泛性与综合性　由于影响人体健康的因素众多，因此，调整人体健康问题的法律规范纷繁复杂，且互相融合，兼有社会与自然属性，它几乎涉及社会生活全部领域。这就决定了卫生监督行为的广泛性与综合性。它不仅涉及公民健康权和其他权利的关系，而且涉及因卫生健康问题而产生的复杂的经济与人际关系。此外，由于现代预防医学、临床医学、生物医学、生态学、工程学、建筑学、水文地质学、环境学、经济学、教育学和社会学等科学技术发展的高度综合，也决定了卫生监督的综合性。

5．强制性与教育性　卫生监督具有强制性是法律的属性之一。如《中华人民共和国食品安全法》（以下简称《食品安全法》）第三十四条规定了 13 类禁止生产经营的食品，在卫生监督检查中，一旦发现违法违规行为即可采取相应的控制和处罚措施，起到"罚一儆百"的强制性作用。卫生监督也具有教育功能。如行政处罚作为法律制裁的一种形式，罚不是目的，而是一种方式或手段，单纯靠处罚并不能保障法律法规贯彻实施，关键是教育人们加强对法的理解与支持，只有知法，才能守法。《中华人民共和国行政处罚法》（以下简称《行政处罚法》）第六条规定"实施行政处罚，纠正违法行为，应当坚持处罚与教育相结合，教育公民、法人或者其他组织自觉守法"。

三、卫生监督的作用和意义

（一）卫生监督的作用

1．保障和提高公众的健康水平　卫生监督是卫生法律法规的立法目标得以实现的基本保证。在公众的居住、旅行、工作、学习、劳动、生活、娱乐及饮食、医药等各方面发挥保护者的作用，使公众生活在安定、安全和卫生的社会中，提高人们健康水平，实现卫生健康立法意图。

2．实施国家职能打击违法活动　随着我国市场经济体制逐步完善，政府职能逐步转变，以往单纯依靠行政手段进行管理的方式，已过渡到以法律手段、行政手段和经济手段并用的管理方式。可以对违反卫生法律法规的行为，给予必要的制裁。

在新形势下，卫生监督工作显得尤为重要，卫生监督职能的有效实施是各项卫生措施和各种疾病管理制度得以全面贯彻落实的切实保障，特别是对于打击违反卫生法律法规活动，制止危害人民健康行为的发生有着不可估量的作用。

3．保护国家、集体、个人有关卫生健康方面合法权益　随着经济建设的飞速发展，某些卫生问题日益突出。如工业三废、粉尘、噪声、毒物等有毒物质不断增加，使生产环境恶化，直接威胁着从业人员的身体健康。通过卫生监督可以控制和改善生产环境的卫生状况，防止各种有害因素对从业人员的危害，从而达到保护劳动力，促进社会生产的发展以及间接为社会创造物质财富的目的。

4．促进卫生法律制度的完善　首先，卫生监督能把法律所固定下来的卫生监督主体的各种管理关系加以确认落实，从而促进整个卫生管理系统合理有序、有规律地运行；其次，卫生监督有促进和完善卫生立法的作用。通过卫生监督实践，可以发现已制定的卫生法律、法规某些不够完善或难以操作之处。所以，实施卫生监督的同时，还能为卫生立法反馈有价值的信息，以利于卫生法律法规的修改和完善，促进卫生立法质量的提高。

5．增强人们法治意识　卫生监督活动的开展，无疑能够促进社会主义精神文明建设与发展，提高各级公务人员和人民群众的卫生法治观念，增加依法办事的自觉性，促进公民更好地知法、守法，认真地履行卫生法律法规所规定的义务，自觉地与违法行为做斗争。特别是通过卫生监督，可使公民直观地懂得何为卫生法律法规所提倡、禁止、鼓励和反对的内容，从卫生法律规范中明确判断是非的标准，指导自我行为，进而增强卫生法治观念和提高卫生知识水平，规范公民的行为。

6. 践行"大卫生""大健康"理念　根据新时代发展要求、社会需求与疾病谱的改变，人口结构变化，"大卫生""大健康"理念逐步呈现。一方面通过卫生监督可以引导全社会树立大健康意识，营造全方位、一体化的卫生健康环境，实现人人享有健康的卫生健康战略目标。另一方面，卫生监督本身作为"大卫生""大健康"的重要组成部分，肩负着通过各级行政部门，依法依规开展相关卫生监督活动的重担，这在践行"大卫生""大健康"的理念过程中不可或缺。

（二）卫生监督的意义

我国是社会主义国家，人民是国家的主人，卫生监督既体现了党和国家对人民健康的高度重视和关怀，又保障了人民卫生安全的正当权益和要求。同时卫生监督也是维护法律尊严，保证法律贯彻实施的一项制度，是促进和保障经济、社会发展的重要手段，还是发展和践行"大卫生""大健康"理念的重要保障。

第二节　卫生监督行为

一、卫生监督行为的概念

卫生监督行为（health supervision behavior），是指卫生监督主体在其法定职权范围内实施卫生监督活动、管理社会卫生健康事务、行使卫生监督职权的过程中，作出的具有法律意义或法律效力的行为。根据卫生监督的性质和特点，卫生监督行为实质上是一种行政行为，该行为应具备以下要件。

1. 须为行使行政权的行为　运用行政权是以享有行政权能为前提。因此，只有享有行政权能并实际上运用行政权所作出的行为才是行政行为；而没有运用行政权所作出的行为，即使实施者是享有行政权的组织或个人，也不是行政行为。行政权的实际运用可以称为行政行为成立的权力要件。

2. 具有法律效果的存在　行政行为是一种法律行为，必须具有法律效果或法律意义。所谓法律效果，是指行政主体通过行政管理意志所设定、变更或消灭的某种权利义务关系及所期待取得的法律保护。如果一种行为没有针对相对人，或者没有设定、变更或消灭相对人的某种权利义务，或者尚未形成或完成对相对人的某种权利义务的设定、变更或消灭，则该行为不具有法律意义，因此不是法律行为。法律效果的存在可以称为行政行为成立的法律要件或内容要件。

3. 具有表示行为的存在　行政行为是行政主体的一种意志，是表现于外部的、客观化了的意志，即意思表示。行政主体只有将自己的意志通过语言、文字、符号或行动等行为形式表示出来，并告知行政相对人后，才能成为一种行政行为。否则，就应视为行政行为不存在或不成立。表示行为的存在可以称为行政行为成立的形式要件。

二、卫生监督行为的种类

（一）按卫生监督的过程分类

1. 预防性卫生监督（preventive health supervision）　是指卫生监督主体依据卫生法律法规对新建、改建、扩建的建设项目所开展的卫生审查和竣工验收。开展预防性卫生监督旨在使工作场所达到卫生要求，从"源头"上消除可能对公共卫生秩序、从业人员和人民群众健康损害或伤害的潜在隐患或风险,防止"先危害、后防治"的不良后果。

2. 经常性卫生监督(regular health supervision) 是指卫生监督主体定期或不定期地对管辖范围内的单位、组织或个人遵守卫生法律规范的情况进行的日常性监督活动。经常性卫生监督属于事中事后监督,可以是定期的,也可以是不定期的。

(二)按卫生监督的行为方式分类

1. 羁束卫生监督行为与自由裁量卫生监督行为 卫生监督行为以受卫生法律法规拘束的程度为标准,可分为羁束卫生监督行为和自由裁量卫生监督行为。

羁束卫生监督行为(restricted action of health supervision),是指卫生法律法规对行为的内容、形式、程序、范围、手段等作了较详细、具体和明确的规定,卫生监督主体严格依法而实施的卫生监督行为。羁束卫生监督行为对卫生监督主体是一种严格的约束,卫生监督主体实施羁束卫生监督行为时,必须严格依法办事,限制以自己的评价、权衡参与其中,不能带有随意性,否则就是违法行为。严格的羁束卫生监督行为有利于规范卫生监督主体的执法行为,但在某种情况下也可能束缚卫生监督主体的手脚,影响行政效率。

自由裁量卫生监督行为(freely considered action of health supervision),是指卫生监督主体有一定自由度的卫生监督行为。法律规范在规定行为的内容、形式、程序、范围和手段等方面留有一定的选择余地或幅度,或者只作原则规定,给卫生监督主体留了一定的自由选择权和决定权,可以由卫生监督主体根据对法律规范的理解和对相对人的行为状况的了解给予综合考虑,在法律法规规定的范围内采取卫生监督行为。即这类行为是卫生监督主体可以斟酌、选择、融入自己的意志于其间的行为,但是监督标准必须一致。羁束与自由裁量的卫生监督行为两者划分并不是绝对的。羁束是相对于"自由"而言的,羁束行为一般也存在一定的自由裁量的成分,卫生法律法规不可能对卫生监督在所有情况下作出的行为都作出详细、具体、明确的规定。从目前适用的卫生法律规范的总体情况看,卫生监督主体所实施的行政处罚,绝大部分都有自由裁量的余地或幅度。所以,在卫生监督活动中,卫生监督主体和卫生监督人员不能滥用自由裁量权,自由裁量也必须合法、适当。卫生监督主体在实施自由裁量行为时,不准违反授权法的目的,更不能超越卫生法律法规所规定的自由裁量范围。否则,依法行政就会变成专制行政、违法行政。在卫生监督中,划分羁束行为和自由裁量行为的意义在于,便于对不同卫生监督行为提出不同的要求;便于在卫生行政诉讼中,对不同卫生监督行为进行相应的司法审查、作出不同判决。

在卫生行政诉讼中,法院对于羁束行为一般只确定行为是否存在违法问题,若确定其违法,违反了法律规定的作为义务或不作为义务,即可以撤销卫生行政行为;而对于自由裁量行为一般只确定行为是否适当的问题,法院在卫生行政诉讼中只审查其是否违反授权法的目的,是否滥用自由裁量权和是否越权等。而对其行为的方式、实施程序或限度的确定等,除非显失公正,法院一般不予审查和变更。

2. 依职权卫生监督行为与依申请卫生监督行为 依据法律所赋予的权力和监督程序的要求,将卫生监督行为分为依职权行为与依申请行为。

依职权卫生监督行为(health supervision in accordance with authority),是指卫生监督主体依据卫生法律法规赋予的职权,无须相对人申请而由卫生监督主体主动作出的行为。因其是不待请求而主动为之的行为,故又称为主动监督行为。例如,国境卫生检疫机关对我国口岸实施的卫生检疫行为、卫生监督检查、对违法行为的行政处罚等。采取依职权卫生监督行为应注意的是:首先,卫生法律法规规定无须相对人申请的行为,卫生监督主体须主动作出,否则即为失职;其次,必须依职权作出,即卫生监督主体必须有作出监督行为的职权,并且这种职权必须在其权限范围内正确实施,超越职权及其权限实施卫生监督行为,都是法律所禁止的,同样要依法追究责任。

依申请卫生监督行为(health supervision in accordance with application),是指卫生监督主体在被动情况下作出的行为,只有在相对人申请的条件下,才能依法采取的卫生监督行为。如对生产特殊化妆品进行审核,并发给批准文号等审批行为。申请是相对人根据卫生法律法规的规定,为获得某种权利的单方意志体现,它是卫生监督主体被动的监督行为的先决条件。针对该类行为,卫生监督主体则负有作为的义务。相对人的申请,卫生监督主体必须给予一定的答复,无论是拒绝或者是批准,不得无故拖延或拒不答复。

3. 要式卫生监督行为与非要式卫生监督行为 依据卫生监督是否必须具备一定的法定形式为标准,还可以将卫生监督行为分为要式行为和非要式行为。

要式卫生监督行为(essential action of health supervision),是指卫生监督主体必须依据法定方式实施,同时必须具备一定的法定形式才能产生法律效力和后果的卫生监督行为。例如卫生行政许可行为、卫生行政处罚行为,必须以法定的方式表现出来,否则就不具有效力。

非要式卫生监督行为(unessential action of health supervision),是指卫生监督主体行使职权时,卫生法律法规未规定具体方式或形式,允许卫生监督主体依据情况自行选择适当方式或形式进行的卫生监督行为。这类行为无论是采用口头形式、书面形式,还是电话、公示等形式,都可以生效。

划分要式行为和非要式行为,是基于卫生法律法规对于不同的卫生监督行为作出不同的要求,从而达到既能保障卫生监督行为的严肃性,又能保证卫生监督行为效率的目的。对于大多数卫生监督行为,由于它们直接涉及相对人的权益,卫生法律法规规定了明确的形式,以防止事后发生争议,一旦事后发生争议,也便于查明责任归属和解决争议。这也是贯彻依法行政原则的具体体现,即卫生监督主体的监督活动要执法有据,无法律根据不得为之。而少数卫生监督行为,不直接涉及相对人权益或特别需要赋予卫生监督主体自由裁量权,卫生法律法规将行为方式或形式的选择权留给卫生监督主体,以有利于提高卫生监督行为的效率。一般非要式行为仅限于特定的场合和条件。法院在处理卫生行政诉讼中,对于要式行为主要审查其形式的合法性,而对于非要式行为只审查其形式是否有越权和滥用自由裁量权的现象。

三、卫生监督行为的效力

(一)卫生监督行为的有效成立

卫生监督行为的成立必须具备一定的要件。这里的成立要件是指卫生法律法规要求卫生监督主体实施监督行为时所必须遵守的条件。只有遵守或符合这些条件,卫生监督行为才能有效成立,并具有法律效力。否则,该行为就不具有法律效力,为无效行为或可撤销的行为。卫生监督行为有效成立的一般要件,包含以下几方面:

1. 行为的主体合法 卫生监督行为的成立,首先要求实施行为的主体合法。只有具备卫生监督主体资格的行政部门才能进行卫生监督活动。相反,不具有卫生监督主体资格的部门就不能行使卫生监督职权,其作出的行为也没有法律效力。卫生监督的主体资格都是由卫生法律法规规定的。如,卫生行政部门进行职业卫生监督的主体资格是依据《中华人民共和国职业病防治法》而获得。只有卫生法律、法规设定的卫生监督主体,其卫生监督行为才是有效的。

2. 行为不超越权限 卫生法律法规确定了卫生监督主体的职责权限,所以卫生监督主体只能在卫生法律法规规定的职权范围内代表国家行使其权力,所实施的卫生监督行为必须在法定职权范围之内,而不得超越权限。一般判断权限范围的标准有地域、事项、级别以及授权的法律、法规等。

3. 行为内容合法 这里所讲的行为内容合法是指卫生监督行为的内容要合乎卫生法律法规的规定。例如,卫生健康行政部门对学校卫生方面的违法行为所给予的处罚是依据《学校卫生工作条例》实施的,其处罚的客体、范围、程度都必须符合条例的规定,不得与法规规定相抵触。如该条例规定对供学生使用的文具、娱乐器具、保健用品,不符合国家有关卫生标准且情节严重的,可处以非法所得两倍以下罚款。若卫生行政部门对直接责任单位处以非法所得三倍的罚款,就是明显的不合法行为。合法还包括卫生监督的内容要适当、明确,符合社会公认的基本原则,不损害个人、法人或者其他组织的合法权益以及社会公共利益。只有符合卫生法律法规规定,合乎公共利益的卫生监督行为才能合法成立。

4. 行为符合法定形式 对于卫生法律法规要求有特定形式的要式行为,卫生监督主体在具体实施中必须遵照法定形式实施其行为才能有效成立。对于各种卫生法律法规明确规定形式要求的,卫生监督主体必须严格遵守。至于那些卫生法律法规未作特别形式要求的非要式行为,卫生监督主体则可以任选一般卫生法律法规允许的各种形式,但仍不得违背卫生法律法规的限制性要求。

5. 行为符合法定程序 程序是保证卫生监督行为正当、合法的必要条件,卫生监督行为必须按照法定程序进行,才能合法成立。此处的程序是指卫生监督行为实施时的过程、步骤、时限等。任何一项卫生监督行为都有一定的程序约束,不受程序约束的卫生监督行为,原则上并不存在,也是违法的。卫生监督严格按照程序进行,对保护相对人的合法权益不受侵犯,保障卫生监督行为的科学性和正确性,维护卫生监督主体的整体形象均有重要的现实意义。

(二)卫生监督行为的法律效力

行为的效力是由行为性质所决定的。卫生监督行为是卫生监督主体代表国家依法实施的具体行政行为,一旦作出并成立将产生相应的法律效力。一般认为,卫生监督行为的法律效力包括4方面,即公定力、确定力、拘束力和执行力。

1. 公定力(determination) 是指卫生监督行为一经作出,除非有重大、明显的违法情形,即假定其合法有效,任何机关、组织和个人未经法定程序,均不得否定其法律效力。卫生监督行为的公定力是对世的,即此种效力不仅及于卫生监督相对人和卫生监督主体本身,而且及于其他任何机关、组织、个人。其他任何机关、组织、个人在其行为或活动中,都要尊重相应的卫生监督行为,不得违反,也不得作出与之相抵触的行为。国家权力机关可以对卫生监督行为进行监督,人民法院在行政诉讼中也可以对卫生监督行为进行监督,可以依法撤销违法的具体卫生监督行为;上级卫生监督主体可对下级卫生监督主体的卫生监督行为进行监督,可以撤销下级卫生监督主体违法、不当的卫生监督行为。但是,无论国家权力机关还是人民法院,或者上级卫生监督主体,对于未依法定程序撤销(包括废止、宣布无效)的卫生监督行为,都不得否定其效力。

2. 确定力(confirmation) 是指卫生监督行为依法有效成立后,即产生不可变更力,非依法定事实和程序不得随意变更或撤销。其含义是:①卫生监督主体没有法定理由和依据法定程序,不得随意改变行为内容,也不得就同一事项重新作出行为。②卫生监督管理相对人既不得自行否认、也不得随意改变卫生监督行为内容,同时没有法定理由或依据法定程序也不能请求改变卫生监督行为。③其他国家机关、社会组织也不能否认或拒绝卫生监督行为所确定的事实和法律关系。卫生监督行为的确定力是卫生法治稳定的基本因素之一,它对于保障相对人对卫生监督行为的信任无疑非常重要,假如已实施的卫生监督行为可被任何一个国家机关或卫生监督主体任意变更和撤销,那么相对人的权利和义务就会随时处于一种不稳定的状态中。确定力是维护卫生监督主体权威性和法律严肃性的重要保障。

3. 拘束力(restriction) 是指卫生监督行为依法有效成立,行为的内容对有关组织和人员具有约束和限制的效力,必须遵守、服从。有效的卫生监督行为,对卫生监督主体及相对人具有相同的约束力。其含义是:①卫生监督行为对卫生监督主体有约束力,无论是作出卫生监督行为的卫生监督主体,还是其上级机关或下级机关,以及其他有关机关,在该行为未被合法撤销或变更之前都要受其约束;②卫生监督行为对行政管理相对人有约束力,卫生监督行为是针对管理相对人作出的,首先要约束相对人。对依法生效的卫生监督行为,相对人必须遵守、服从和执行,按照卫生监督行为内容履行卫生监督行为设定的义务,不得作出与该行为相抵触的行为,否则将承担法律后果。

4．执行力（execution） 是指卫生监督行为依法生效后，相对人应当自觉履行卫生监督行为设定的义务；对不自觉履行的，卫生监督主体有权依法采取必要手段和措施强制相对人履行，使卫生监督行为的内容得以完全实现。卫生监督的目的是维护公共卫生秩序、保护公民健康和公众利益的重要措施，卫生监督行为相对方都必须严格遵守和执行。如不遵守和执行，卫生监督主体可依法采取一定手段强制执行。在复议或诉讼期间，原则上卫生监督行为不停止执行。

总之，公定力、确定力、拘束力与执行力是卫生监督行为效力的四种表现形式，四者相互联系、互为条件、缺一不可。

（三）卫生监督行为的效力变化

1．卫生监督行为的撤销（cancellation of health supervision） 是指卫生监督行为存在不符合生效要件的情况，由有权机关依法予以撤销，使该行为向前向后均失去效力。撤销的卫生监督行为其法律后果是使该行为在整个被适用过程中自始至终无效，相对人因该行为获得的利益应当上缴或返还，承担的义务应当被解除且应得到补偿；监督主体因违法而侵害了相对人合法权利的，不仅该行为向后失去效力，而且行为主体应对已造成的损害承担责任。因卫生监督行为违反法律规定就根本不应存在，卫生监督行为的撤销遵循有溯及力原则。

2．卫生监督行为的废止（abrogation of health supervision） 是指卫生监督行为在成立时是合法的，后来由于情况发生变化，不宜继续存在，使其失去效力，这便是卫生监督行为的废止。被废止的卫生监督行为自废止之日起不再有效，而废止前的行为后果则依然有效。它只是效力的终止。导致卫生监督行为废止的原因是多方面的，有源于法规及政策发生变化而引起卫生监督行为废止的情况，一般是否废止卫生监督行为应由作出行为的原卫生监督主体或其上级机关来决定。

应注意区别的是，废止与撤销两者性质是完全不同的，卫生监督行为的撤销是因其违法或不当而引起撤销，废止则是因情况的变化而造成过时，本身并无违法或不当现象。因此，我们在卫生监督实践中对这两个概念一定要严格区分。

3．卫生监督行为的变更（alternation of health supervision） 是指对已经发生效力的卫生监督行为，发现其不当或因情况变迁，使原行为变得部分不适用，从而对部分行为加以改变或使部分行为失去效力。而所谓情况变迁是指卫生监督主体作出的监督行为一般都允许相对人有一定的履行期限，在此期限内，具体适用情况和条件有可能发生很多变化。如政策形势变化、相对人的条件变化、相应法规的废止等，都可能导致一部分卫生监督行为不再适用。在此情况下，对已作出的卫生监督行为应及时变更。

4．卫生监督行为的消灭（elimination of health supervision） 是指卫生监督行为的效力完全停止、不复存在。一般是因撤销或废止而使卫生监督行为消灭。除上述原因外，还有其他情况可以导致卫生监督行为的消灭，如：①卫生监督行为的对象已不复存在，如食品加工企业的破产或倒闭；②许可期限届满；③科以相对人的义务已充分履行完毕。

第三节　卫生监督原则

在卫生监督活动中不仅要遵循"有法可依，有法必依，执法必严，违法必究"的基本要求，还应注意遵循以下原则。

一、合法性原则

合法性原则是法治国家、法治政府的基本要求。在我国，合法性原则主要包括下述要求：首先，依法行政的"法"，包括宪法、法律、法规和规章。依法行政首先要求依宪法、法律、法规和规章,只有符合宪法、法律、法规和规章规定时,才能作为行政行为的依据;其次,依法行政不仅要求依据法的明文规定,还要依据法的原理、原则;最后,依法行政要求政府对行政相对人依法实施管理。此外,卫生监督合法性原则还包括以下几方面的内容:

1. 卫生监督主体的设立必须合法　卫生监督主体是能以自己的名义拥有和行使卫生监督职权,并能以自己名义为行使卫生监督职权的行为产生的后果承担法律责任的机关或组织。卫生监督主体是卫生监督职权的拥有者和行使者,合法性原则要贯彻实施,首先就必须保证卫生监督主体的合法性。监督主体不合法,其任何"监督行为"都不会具有法律效力。

2. 卫生监督职权的拥有应当合法　一切监督行为都以监督职权为基础,无职权便无监督。而监督职权的拥有必须有法律依据,监督主体若无任何法律依据就能拥有监督职权,就与现代行政法的民主法治精神相背离。

3. 卫生监督职权的行使应当合法　监督主体必须在法定权限范围内作出卫生监督行为。一切超越法定权限的行为无效,不具有公定力、确定力、拘束力和执行力,即越权无效。

4. 违法行使监督职权应当承担法律责任　任何监督主体或依法以监督主体的名义行使监督职权的组织和个人,违法行使监督职权,作出监督行为,侵犯了个人、法人或者其他组织的合法权益,都应当承担相应的法律责任。

二、合理性原则

卫生监督合理性原则,是指卫生监督主体的设立、拥有监督职权、行使监督职权、追究违法行为和实施行政救济等必须正当、客观、适度。具体体现在以下几方面:

1. 公平、公正原则　公平、公正的基本精神是要求卫生监督主体办事公道、不徇私情,平等对待不同身份、民族、性别和不同宗教信仰的管理相对人。公平、公正是社会主义法治国家的要求。国家是全体人民的国家,因此,全体人民在自己的国家内应享有同等的权利和机会,监督主体应平等地对待任何相对人,不能厚此薄彼。因此,卫生监督公平原则的基本要求是平等对待相对人、不歧视。

2. 比例适当原则　基本含义是卫生监督主体实施监督行为应当兼顾监督目标的实现和保护相对人的权益,如果为实现监督目标可能对相对人权益造成某种不利影响时,应当使这种不利影响限制在尽可能小的范围和限度内,保持二者处于适度的比例。同时,也要掌握过罚的适当,也就是违法行为和处罚力度相适应。判断标准是看行政机关所采取的措施对实现行政目的是否有利和必要。

此外,卫生监督具体实施过程中可能会遇到不可抗力等影响,需要行政机关在选择具体措施和手段时将法律规定之外的情形作为参考。如地震、洪灾、重特大火灾、重大传染病疫情等突发公共事件的发生,会对卫生监督工作的开展、执行带来巨大影响,由于新情况的不断出现,则会产生某些监督职能原权限中未列入或明确的事项。

三、程序正当原则

程序正当原则的基本含义是卫生监督主体作出影响管理相对人权益的监督行为,必须遵守正当的法律程序,包括事先告知相对人,向相对人说明行为的根据、理由,听取相对人的陈述、申辩,事后为相对人提供相应的救济途径等。

1. 行政公开　其价值在于增加程序参加人参与程序活动的目的性和针对性,使监督活动的整个过程中出现的错误能及时被发现并纠正。在监督行为的决定以及执行阶段,除公开会损害公共利益情况外,卫生监督主体有义务将所有与监督行为有关的情况公开,以接受公众的监督。

行政公开的核心是咨询公开、信息公开。

2．说明理由　卫生监督主体作出任何行政行为，特别是作出对管理相对人不利的监督行为，除非有法定保密的要求，都必须说明理由。

3．听取陈述和申辩　卫生监督主体作出任何监督行为，特别是作出对管理相对人不利的监督行为，必须听取管理相对人的陈述和申辩。卫生监督主体作出严重影响管理相对人合法权益的监督行为，还应依管理相对人的申请或依法主动举行听证，通过管理相对人与卫生监督人员质证、辩论，审查卫生监督主体据以作出监督行为的事实、证据的真实性、相关性与合法性。

4．回避　卫生监督主体及其工作人员处理涉及与自己有利害关系的事务或裁决与自己有利害关系的争议时，应主动回避或应当事人的申请回避。回避原则通过管理相对人对卫生监督主体中立性态度的挑剔，与卫生监督人员的自我回避，来维护监督权行使的权威性和客观公正性。

四、信赖保护原则

信赖保护原则的基本内涵是卫生监督主体对自己作出的行为或承诺应守信用，不得随意变更，不得反复无常。信赖保护原则的要求主要有四个方面：其一，监督行为一经作出，非经法定事由和法定程序，不得随意撤销、废止或改变，即行政行为具有公定力和确定力。其二，卫生监督主体对管理相对人作出授益监督行为后，事后即使发现有违法情形，只要这种违法情形不是因相对人过错造成，卫生监督主体不得撤销或改变，除非不撤销或改变此种行为会严重损害国家、社会公共利益。其三，监督行为作出后，如事后据以作出该监督行为的法律法规修改或废止，或据以作出该监督行为的客观情况发生重大变化，为了公共利益的需要，卫生监督主体可以撤销、废止或改变已经作出的监督行为。但是卫生监督主体在作出撤销、废止或改变已经作出的监督行为的决定之前，应当进行利益与代价分析。只有通过利益分析确认撤销、废止或改变已经作出的监督行为所获得的利益确实大于管理相对人将因此损失的利益时，才能撤销、废止或改变相应监督行为。其四，卫生监督主体撤销或改其违法作出的监督行为，如这种违法情形不是因管理相对人过错造成，要对管理相对人因此受到的损失予以赔偿或补偿。

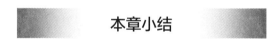

本章小结

卫生监督是政府有关行政部门依据卫生法律、法规的规定，对个人、法人或者其他组织从事与卫生有关事项的许可，对执行卫生法律规范的情况进行监督检查，并对其行为作出处理的行政执法活动。通过本章学习，将对卫生监督的概念、性质、作用，卫生监督的功能和特征，卫生监督行为种类，卫生监督行为的效力，卫生监督的原则有所了解和掌握，可以为卫生监督实践提供理论支撑。

思考题

1. 卫生监督的性质是什么？
2. 卫生监督有哪些功能？
3. 卫生监督的作用有哪几方面？
4. 卫生监督行为的法律效力有哪些？

（井　淇）

第三章　卫生监督法律关系

卫生监督法律关系是卫生监督学重要的理论问题。随着我国依法行政与卫生监督内容和作用的不断扩大，错综复杂的卫生监督法律关系已广泛地渗透到社会生活的各个方面。正确理解和掌握卫生监督法律关系的概念、特征、构成三要素与法律关系的变更，对于做好卫生监督，实现卫生立法目的，履行卫生监督职能有着十分重要的意义。

第一节　卫生监督法律关系概念和特征

一、卫生监督法律关系相关概念

（一）法律关系

法律关系（legal relationship），是指在法律规范调整社会关系的过程中所形成的主体之间的权利和义务关系。法律关系是合乎法律规范的社会关系。法律关系是一个基本的法律概念，它是法律付诸实施的基础和平台，其他的法律概念如法律事实、法律责任和法律制裁等，大多都直接或间接地同此概念相关联。作为一种特殊的社会关系，法律关系与一般的社会关系相比较，具有以下几个特征。

1. 是以法律规范为前提的社会关系　法律关系是法律规范实现的特殊形式。法律关系是由法派生出来的现象，如果没有相应的法律规范的存在，就不可能产生法律关系。有些社会关系领域，比如友谊关系、社团的内部关系等，一般不由法律调整，不存在相应的法律规范，所以也就不存在法律关系。还有些社会关系领域，虽然应该得到法律调整，但由于种种原因尚未形成法律规范，社会关系调整缺乏法律根据，因此也不能产生法律关系。法律规范与法律关系都包含着主体的权利与义务，但他们在法律规范和法律关系中的表现形态不同。法律规范中的权利与义务属于可能性的领域，而法律关系中的权利与义务属于现实性的领域。

2. 是以法律权利与法律义务为内容的社会关系　法律关系与其他社会关系的重要区别，就在于它是法定的权利、义务关系，是一种明确、固定的权利和义务关系。这种权利和义务可以是由法律明确规定的，也可以是由法律授权当事人在法律的范围内自行约定的。

3. 是以国家强制力作为保障手段的社会关系　在法律关系中，一个人可以做什么、不得做什么和必须做什么都是国家意志的体现，反映国家对维持社会秩序的一种态度，而通过社会舆论和道德等约束来实现的社会关系具有不稳定性和非强制性。当法律关系受到破坏时，就意味着国家意志所赋予的权利受到侵犯，意味着国家意志所设定的义务被拒绝履行。权利受侵害一方有权请求国家机关运用国家强制力，责令侵害方履行义务或承担未履行义务所应承担的法律责任，即对违法者予以相应的制裁。因此，一种社会关系如果被纳入法律调整的范围之内，就意味着国家对它实行了强制性的保护。这种国家的强制力主要体现在对法律责任的规定上。

（二）卫生法律关系

卫生法律关系（health legal relationship），是指公民、法人或其他组织在卫生活动过程中，依据卫生法律规范所形成的权利与义务关系。

卫生法律关系是法律关系的一种,同时又是有别于其他法律关系的一种特殊法律关系。因此,它不仅具有法律关系的一般特征,还具有自身独有的特征。

1. 是由卫生法所调整的社会关系　卫生法律关系的形成,必须以相应的卫生法律规范的存在为前提。国家制定的卫生法律规范,规定了公民、法人或其他组织之间一定的权利和义务关系,从而使他们之间的关系具有法律性质。我国卫生法律规范的存在是我国卫生法律关系产生的前提,卫生法律关系是由卫生法所调整的社会关系。

2. 是卫生法律规范实现的特殊形式　卫生法律规范在实际中的运用和实现表现为卫生法律关系。法律规范在逻辑上表现为假定、处理、法律后果三部分,是在假定某一事实存在的情况下,设定人们有某种权利和义务,并不表示人们的现实行为。而卫生法律关系则是在卫生法律规范所假定的事实已经存在的情况下,实际产生的权利和义务关系。

3. 是一种纵横交错的权利义务关系　在卫生法律关系中,不仅有纵向卫生法律关系,而且还有横向卫生法律关系。纵向卫生法律关系,是指双方当事人法律地位的不平等,具体是指国家机关在实施卫生管理中,与企事业单位、社会组织和公民之间发生的组织、计划、指挥、调节和监督等隶属关系。这种关系可分为社会管理关系和内部管理关系。横向卫生法律关系是指双方当事人法律地位是平等的,具体是指卫生服务提供者同国家机关、企事业单位、社会组织和公民之间,在卫生服务过程中所发生的权利义务关系。在这种服务关系中,双方当事人的地位是平等的,每一方当事人既享有一定的权利,又承担一定的义务,而且双方当事人所享有的权利和承担的义务又是对等的。纵向关系和横向关系相互交错、相互结合,形成一个统一的有机整体。

4. 主体具有特殊性　卫生法是一个专业性很强的法律领域,这就决定了卫生法律关系主体的特殊性。卫生法律关系要求主体一方具有专业性和特殊性,但并非有卫生管理机构和卫生服务机构参与的法律关系都是卫生法律关系。这些机构内部及其相互之间,以及他们与其他的国家机关、企事业单位、社会组织和公民个人之间,也可能发生其他法律关系,只有以卫生管理和卫生服务为内容,为我国现行的卫生法律规范调整所形成的法律关系才是卫生法律关系。

(三)卫生监督法律关系

卫生监督法律关系(legal relationship of health supervision),是指由卫生法律规范所调整的,卫生监督主体在卫生监督过程中与监督管理相对人之间形成的权利与义务关系。

二、卫生监督法律关系的特征

卫生监督法律关系既是一种法律关系,又是卫生法律关系的一种特殊形式,既有法律关系和卫生法律关系的普遍特征,同时还具有自身的特点。

(一)调整为主的法律关系

按照法律关系产生的依据、执行的职能和实现规范的内容不同,可以分为调整性法律关系和保护性法律关系。调整性法律关系是基于人们的合法行为而产生的、执行法的调整职能的法律关系,它所实现的是法律规范(规则)的行为规则(指示)的内容。调整性法律关系不需要适用法律制裁,法律主体之间即能够依法行使权利、履行义务,如各种依法建立的民事法律关系、行政合同关系等。保护性法律关系是由于违法行为而产生的、旨在恢复被破坏的权利和秩序的法律关系,它执行着法的保护职能,所实现的是法律规范(规则)的保护规则(否定性法律后果)的内容,是法的实现的非正常形式。

卫生监督法律关系可以归类为以调整性为主,保护性为辅的法律关系。在卫生监督活动中,卫生监督主体的主要任务是维护卫生监督管理相对人在从事卫生活动中的权利,为其合法经营行为保驾护航,维护公众的健康。需要制裁的违法行为毕竟是少数,因此,卫生监督法律关系主要表现为调整性的法律关系。

（二）纵向的法律关系

按照法律主体在法律关系中的地位不同，可以分为纵向的法律关系和横向的法律关系。纵向的法律关系是指在不平等的法律主体之间所建立的权力服从关系。其特点为：①法律主体处于不平等的地位。如行政管理关系中的上级机关与下级机关，在法律地位上有管理与被管理、命令与服从、监督与被监督诸方面的差别。②法律主体之间的权利与义务具有强制性，既不能随意转让，也不能任意放弃。与此不同，横向法律关系是指平权法律主体之间的权利义务关系。其特点在于法律主体的地位是平等的，权利和义务的内容具有一定程度的任意性，如民事财产关系，民事诉讼之原、被告关系等。

卫生监督法律关系属于纵向的法律关系，其性质是在不平等的法律主体之间所建立的权力服从关系。卫生监督法律中均是以卫生监督主体对卫生监督管理相对人的规范性管理为内容，体现的是管理与被管理之间、监督与被监督之间的法律关系。

（三）监督主体的法定性

卫生监督法律关系主体的双方，必有一方是卫生监督行政机关或法律、法规授权组织。卫生监督行政机关是国家卫生行政权力的代表和实施者，其依据法律赋予的权力实施的卫生监督，是国家意志及国家权力的反映。任何其他国家机关、企事业单位、社会团体或公民个人都不可能拥有这种权力。因此，卫生监督法律关系的一方必须是卫生监督行政机关。而其他卫生法律关系，如卫生服务法律关系，既可以在法人与公民之间，也可以在法人与法人之间、公民与公民之间发生。

第二节　卫生监督法律关系的主体

卫生监督法律关系包括三个构成要素，即卫生监督法律关系的主体、卫生监督法律关系的客体和卫生监督法律关系的内容，简称卫生监督法律关系"三要素"。在每一个具体的卫生监督法律关系中，不管缺少其中的哪一个要素，卫生监督法律关系都无法产生和存在。

卫生监督法律关系主体（subject of legal relationship of health supervision），是指卫生监督法律关系的参加者，即参加到卫生监督法律关系中，并依法享有权利和承担义务的自然人、法人或其他组织。在我国，能够成为卫生监督法律关系主体的人或组织包括国家卫生监督机关、法律法规授权的组织、企事业单位、社会组织和自然人、外国人、无国籍人等。卫生监督法律关系主体可以分为卫生监督主体和卫生监督管理相对人。

一、卫生监督主体概述

卫生监督主体是国家行使卫生监督管理职能，实现卫生立法目的的组织基础。卫生法律规范能否在实际生活中得到有效的实施，卫生法律关系能否得到有效的调整，保障人体健康和公共卫生与安全的立法目的能否达到，主要取决于卫生监督主体的活动及其法律效力。

（一）卫生监督主体的概念

卫生监督主体（subject of health supervision），是指享有国家的卫生监督权，能以自己的名义从事卫生监督活动，并对行为后果独立承担法律责任的组织。

1. 是享有卫生监督权的组织　卫生监督行政机关是重要的卫生监督主体，但卫生监督行政机关并不等同于卫生监督主体。除卫生监督行政机关可以成为卫生监督主体以外，一定的社会组织通过法定授权也可以成为卫生监督主体，即法律、法规授权的组织。法定的授权主要有两种形式：一是直接通过卫生法律、法规将卫生监督权的一部分直接授权于卫生监督行政机关以外的组织;二是在卫生法律、法规中规定有权机关可以将其享有的卫生监督权的一部分按照法定程序和要求授予其他组织。接受授权的组织便具备了成为卫生监督主体的决定条件。总之,卫生监督主体只能是国家行政机关和接受授权的组织。

2.是能够以自己的名义行使卫生监督权的组织 "以自己的名义行使卫生监督权"是指在卫生法律规定的范围内依照自己的判断做出决定、发布命令,并以自己的职责保障这些决定和命令的实施,独立采取卫生监督行为等。卫生监督行政机关代表国家行使卫生监督职权,该机关便具有卫生监督主体的资格,在卫生监督法律关系中成为一方当事人。法律、法规授权的组织通过法定授权取得特定的卫生监督职权,尽管通常情况下该组织处于卫生行政系统之外,但是基于卫生法律、法规的授权依然能够以自己的名义行使卫生监督职权,故具有卫生监督主体资格,在卫生监督法律关系中成为区别于卫生监督管理相对人的一方当事人。换言之,只有那些符合法定条件、履行必要的法定程序而成立的享有国家卫生监督职权的行政机关和法律、法规授权的组织,才能成为卫生监督主体。

3.是能独立承担卫生监督活动法律后果的组织 能否独立承担法律后果,是判断行政机关及其他组织能否成为卫生监督主体的一个关键条件。某些组织仅仅行使国家卫生监督职权,实施卫生监督管理活动,但并不承担因卫生监督职权的行使而产生的法律责任,这类组织不是卫生监督主体,只不过是卫生监督管理活动的实施主体。实施主体和卫生监督主体有时是可以分离的。如果一个组织进行卫生监督活动只能以他人的名义进行,自己则不承担由此产生的法律后果,如受委托组织,在卫生监督法律关系中就不能成为卫生监督主体。

(二)卫生监督主体的基本要求

按照我国行政法的基本理论和卫生法律、法规的规定,成为卫生监督主体必须具备以下基本条件:

1.依法设立 卫生监督主体必须依据组织法或组织规则设立,并且具有外部卫生监督管理职能,能够代表国家与特定自然人、法人和其他组织发生卫生监督法律关系。

2.职权法定 卫生监督主体必须得到卫生法律、法规的明确授权,代表国家行使某一类别卫生监督职权。任何机关、组织和个人没有得到卫生法律、法规的明确授权,就不具有卫生监督职权,也不具备卫生监督主体资格。

3.权责一致 卫生监督主体在拥有卫生监督职权的同时也承担相应的职责,而且所拥有的权力应当与其所承担的责任相适应。

4.相应能力 为履行卫生监督职权,卫生监督主体应具备了解和掌握与所行使卫生监督职权有关的卫生法律、法规和有关技术知识的工作人员、基本设备和条件。

(三)卫生监督主体的法律地位

卫生监督主体的法律地位是通过卫生监督权力的来源、卫生监督权力行使的特征、卫生监督主体与相对人的关系以及卫生监督行为的效力等方面表现出来的。具体地讲,卫生监督主体的法律地位体现为以下几个方面。

1.法定的监督权力 我国现行的卫生监督主要是通过国家卫生法律直接赋予行政机关以卫生监督职权来实现的,而其他机构和组织成为卫生监督主体,行使卫生监督权,也只能源于法律、法规的授权或合法委托。如《中华人民共和国传染病防治法》将传染病监督权力赋予各级卫生行政机关。卫生监督权的确立,即卫生监督主体卫生监督权的来源,是由卫生法律、法规加以规范的,卫生法律、法规将卫生监督权授予什么机关,这种机关便具有卫生监督主体的地位,同时也就有了卫生监督的权力。卫生监督权和卫生监督主体是由卫生法律、法规明确规定的,卫生监督主体一经确立便有不可代替的法律地位。

2.固定的法律地位 卫生监督主体法定的监督权力决定了卫生监督主体地位的不可改变性。卫生监督主体地位的确立、变更都是通过法律法规设定的,非经法定的修改或废除程序,既定的卫生监督主体地位不可改变。各级政府机关或单位无权取消或者取代特定卫生监督主体的资格，也无权将卫生监督主体的资格随意"转授"给其他机关和单位。

3．有限的监督权力　卫生监督主体法定的监督权力也决定了卫生监督主体权力的有限性。权力的无限性必然导致腐败，卫生监督主体的权力仅限于该法律或行政法规所设定的权限范围，卫生监督主体只能在法定范围内依照法定的权限和程序行使卫生监督管理权，超过法定范围的行为即为无效。而且，卫生监督主体做出的卫生监督行为必须依法接受监督和制约，促其依法开展卫生监督，减少和避免违法监督行为的发生。

4．垄断的执法资格　无论哪一部卫生法律法规，它对同一监督事项的监督主体的确定均是单一的，即只授予一种机关或单位以监督权，绝不授予两种或者两种以上机关或单位以监督主体的资格，这是由行政管理的一般原则所决定的。卫生监督权授予卫生监督主体的唯一性，也决定了卫生监督权行使的垄断性。卫生监督权的行使只属于法定的卫生监督主体，其他的任何单位和个人无权行使。卫生监督权行使的垄断性并不排除一定形式的委托代理，卫生监督主体可以依法委托其他组织行使特定的卫生监督权，并对委托的监督权的行使予以监督。一旦发现委托组织超越委托权限行使卫生监督权，或违法行使监督权，卫生监督主体即可撤回委托，这正是卫生监督权垄断性的表现。

5．独立的执法活动　卫生监督主体依法独立行使卫生监督权，任何单位和个人无权干涉。卫生监督主体独立行使卫生监督管理权，一方面，使卫生监督主体能独立完成卫生法律法规赋予的责任，采取清晰明了的权利、义务一身担的方式，摒弃了两个或两个以上部门"齐抓共管""共同负责"或"一家牵头，其他协助"等混沌不清的监督管理方式；另一方面，也划清了上下级之间的责权关系，特定行政区域的卫生监督主体全权负责本辖区内的卫生监督任务，同时该行政区域内的政府机关和上级领导尽管对卫生监督主体有直接的领导权，对卫生监督主体的工作人员及其法定代表人有任免权，但不得违法干预其卫生监督工作，也不能代替其履行卫生监督职能。此外，任何其他国家机关、社会团体、组织和个人，未经法定程序无权干预、改变和撤销卫生监督行为。

6．不平等的法律关系　在卫生监督法律关系中，卫生监督主体与卫生监督管理相对人之间是"管与被管"的关系，法律地位是不平等的。卫生监督主体依法对卫生监督管理相对人进行卫生监督，卫生监督主体有组织管理权、监督处罚权等。卫生监督主体依法主动行使卫生监督管理权，做出行政行为，不需要征得相对人的同意。卫生监督管理相对人必须承担法律设定的义务，并接受卫生监督主体的监督检查。

7．监督行为的有效性　卫生监督权是一种国家的行政管理权，卫生监督主体的卫生监督行为是一种行政行为。卫生监督主体的监督行为一经做出，即具有法律上的效力，除了重大、明显的违法监督行为外，任何社会组织和个人对卫生监督行为必须予以尊重，主体双方更要受其约束和限制，并保证其内容的实现。卫生监督管理相对人对卫生监督主体的行为不服的，只能依法申请行政复议或提起行政诉讼。

二、卫生监督主体的类型

根据我国卫生法律、法规的规定，我国卫生监督主体由两大类组成，即卫生监督行政机关和法律、法规授权组织。

（一）卫生监督行政机关

卫生监督行政机关（health administrative organization），是指依据国家法律的规定而设置的行使国家卫生监督管理职能的国家机关，主要包括各级人民政府的卫生健康、市场监督管理、海关、中医药管理、医疗保障等行政部门。

1．卫生健康行政部门 作为各级人民政府的组成部分，卫生健康行政部门是代表国家行使卫生行政权，管理社会卫生公共事务的机关。根据我国卫生法律的规定，各级卫生健康行政部门职责不尽相同，其中国家卫生健康委的职责主要包括以下7个方面：

（1）推进医药卫生体制改革，拟订卫生健康事业发展法律法规草案、政策、规划，制定部门规章和标准并组织实施。

（2）负责疾病预防控制工作，制定传染病和慢性非传染性疾病的防治规划，制定免疫规划及政策措施。制定妇幼卫生政策和规划，负责妇幼保健综合管理和监督，促进妇幼卫生事业发展。

（3）组织实施国家基本药物制度，依法管理医疗机构内部临床药事工作。组织开展食品安全风险监测评估，依法制定并公布食品安全标准。

（4）负责卫生应急工作，制定卫生应急预案和政策措施，负责突发公共卫生事件预防控制与应急处置，发布突发公共卫生事件应急处置信息。

（5）指导规范卫生行政执法工作，负责职责范围内的职业卫生、放射卫生、环境卫生、学校卫生、公共场所卫生、饮用水卫生等公共卫生的监督管理，负责传染病防治监督，健全卫生健康综合监督体系。

（6）负责医疗机构（含中医院、民族医院等）医疗服务的全行业监督管理，制定医疗机构医疗服务、技术、医疗质量和采供血机构管理的政策、规范、标准，组织制定医疗卫生职业道德规范，建立医疗机构医疗服务评价和监督体系。

（7）负责计划生育管理和服务工作，开展人口监测预警，研究提出人口与家庭发展相关政策建议，完善计划生育政策。

2．市场监督管理部门 市场监督管理部门负责市场综合监督管理，统一登记市场主体并建立信息公示和共享机制，组织市场监管综合执法工作，承担反垄断统一执法，规范和维护市场秩序。与卫生监督有关的主要职责包括以下3个方面：

（1）负责食品安全监督管理综合协调：组织拟订食品安全政策措施并组织实施。负责食品安全应急体系建设，组织指导重大食品安全事件应急处置和调查处理工作。建立健全食品安全重要信息直报制度。

（2）负责食品安全监督管理：建立覆盖食品生产、流通、消费全过程的监督检查制度和隐患排查治理机制并组织实施，防范区域性、系统性食品安全风险。组织开展食品及相关产品安全监督抽检、风险监测、核查处置和风险预警、风险交流工作。组织实施特殊食品注册相关工作、备案和监督管理工作。

（3）负责药品、医疗器械和化妆品质量管理与监督检查：监督实施经营、使用质量管理规范，贯彻落实国家、省检查制度，依职责组织指导查处药品零售、医疗器械生产经营、化妆品经营和药品、医疗器械使用环节的违法行为。

3．海关 我国各级海关负责卫生检疫、动植物检疫、商品检验、进出口食品安全监管等职责，在我国口岸对入出境人员、交通工具、集装箱、货物、行李、邮包、尸体骸骨、特殊物品等实施卫生检疫查验、传染病监测、卫生监督和卫生处理，促进国家对外开放政策的实施，防止传染病的传入和传出，保证入出境人员的健康卫生。

4．中医药管理部门 国家中医药管理局及地方各级人民政府中医药管理部门是各级政府管理中医药行业的行政机关，其中国家中医药管理局隶属于国家卫生健康委员会，地方各级中医药管理部门或独立设置，或隶属于地方各级卫生健康行政部门。国家中医药管理部门主要职责有以下5个方面：

（1）制定中医药和民族医药事业发展的规划、政策和相关标准，起草有关法律法规和部门规章。

（2）承担中医医疗、预防、保健、康复及临床用药等的监督管理责任。

（3）负责指导民族医药的理论、医术、药物的发掘、整理、总结和提高工作，拟订民族医医疗机构管理规范和技术标准并监督执行。

（4）组织拟订中医药人才发展规划，会同有关部门拟订中医药专业技术人员资格标准并组织实施。

（5）保护濒临消亡的中医诊疗技术和中药生产加工技术，提出保护中医非物质文化遗产的建议，推动中医药防病、治病知识普及等。

5. 医疗保障部门　医疗保障部门是专门负责医疗保障领域监督管理行政职能的政府职能部门，其中国家医疗保障局为国务院直属机构。其主要职责包括以下7个方面：

（1）拟订医疗保险、生育保险、医疗救助等医疗保障制度的法律法规草案、政策、规划和标准，制定部门规章并组织实施。

（2）组织制定并实施医疗保障基金监督管理办法，建立健全医疗保障基金安全防控机制，推进医疗保障基金支付方式改革。

（3）组织制定医疗保障筹资和待遇政策，完善动态调整和区域调剂平衡机制，统筹城乡医疗保障待遇标准，建立健全与筹资水平相适应的待遇调整机制。组织拟订并实施长期护理保险制度改革方案。

（4）组织制定城乡统一的药品、医用耗材、医疗服务项目、医疗服务设施等医保目录和支付标准，建立动态调整机制，制定医保目录准入谈判规则并组织实施。

（5）组织制定药品、医用耗材价格和医疗服务项目、医疗服务设施收费等政策，建立医保支付医药服务价格合理确定和动态调整机制，推动建立市场主导的社会医药服务价格形成机制，建立价格信息监测和信息发布制度。

（6）制定药品、医用耗材的招标采购政策并监督实施，指导药品、医用耗材招标采购平台建设。

（7）制定定点医药机构协议和支付管理办法并组织实施，建立健全医疗保障信用评价体系和信息披露制度，监督管理纳入医保范围内的医疗服务行为和医疗费用，依法查处医疗保障领域的违法违规行为。

（二）法律、法规授权组织

法律、法规授权组织（organization authorized by laws and regulations），是指依法律、法规授权而能够以自己的名义行使特定行政职能的行政机关以外的社会组织。一般来说，卫生监督职能是国家行政管理职能的一种，属于国家行政管理的一部分，国家卫生立法一般将相应的卫生监督职权授予国家行政机关。在我国的卫生立法中，因考虑到各种因素，有的卫生法律、法规也将特定的卫生监督权授权于国家卫生监督机关以外的社会组织。法律、法规授权的组织在授权范围内以自己的名义从事卫生监督管理活动，是卫生监督主体。

1. 法律、法规授权组织的特点　法律、法规授权组织不同于卫生监督机关，也不同于受委托组织，概括下来主要有以下3个特点：

（1）是非国家机关的组织：法律、法规授权组织不同于行政机关，不具有国家机关的地位。它们只有在行使卫生法律、法规所授卫生监督职能时，才享有国家特定的卫生监督管理权和承担相应的行政法律责任，在非行使法律、法规授权时，它们只是一般的社会组织。

（2）行使的是特定的卫生监督管理职能而非一般的卫生管理职能：所谓"特定的卫生监督管理职能"，即限于相应的法律、法规明确规定的某项具体的卫生监督职能或某种具体事项，其范围通常较为狭窄、局限。国家卫生监督行政机关则行使国家的一般卫生监督行政职能，不限于某种具体领域或某种具体事项。

（3）职权为具体的法律、法规所授，而非行政组织法所授：具体的卫生法律、法规对相应组织的授权一般是特定的，通常限于办理某一具体的卫生监督管理的行政事务。

2. 法律、法规授权组织的类型 根据我国现行卫生法律、法规的授权情况,大致有以下两类。

(1)社会组织、团体:社会组织、团体种类多样,它们虽然不是行政机关,不属于行政系统,但是卫生法律、法规可能授予它们行使某些卫生管理的职能,如医师协会、医学会等,它们往往依照卫生法律、法规的授权管理特定专业领域的行政事务。在国外,医师协会不仅行使确认医师资格、颁发证照的职权,而且可对组织成员的执业违法行为实施处罚、制裁等。

(2)企事业单位:企事业单位主要是卫生监督管理相对人,但在特定情况下,卫生法律、法规也可以授权其行使一定的卫生监督管理职能,使其成为卫生监督主体。此外,鉴于我国的国情,一些部门、企业(铁路、民航等交通部门)在卫生法律、法规的授权下设立卫生机构,依法从事本系统的卫生监督工作,也是构成我国卫生监督体系的组成部分之一。

三、卫生监督主体相关组织和个人

在卫生监督法律关系中,会出现一些人或组织,他们并非卫生监督主体,亦非卫生监督管理相对人。但卫生监督主体的监督行为需要通过他们去完成或协助完成,他们与卫生监督主体之间存在不可分离的或密切的联系,这种组织和个人主要是受委托组织、相关卫生监督人员、卫生监督协管人员等。

(一)受委托组织

受委托组织(organization authorized by administrative organ),是指接受卫生监督主体的委托而行使委托机关委托的特定卫生监督职能的组织。卫生监督职权一般由卫生监督行政机关或法律、法规授权组织行使,但在某些情况下,行使卫生监督职权的行政机关可以依法将其卫生监督职权的一部分或全部委托给有关组织,由该受委托组织在委托权限内以委托行政机关的名义实施监督活动,从而使受委托组织作为一种"不能以自己的名义行使卫生监督职权的主体"而出现。

受委托组织与卫生监督主体相比较,具有以下特点:受委托组织是从事非国家职能性质活动的组织;受委托组织仅能根据委托行使一定的卫生监督职权;受委托组织行使受委托事项的卫生监督职权时,对外不承担法律责任。

(二)卫生监督人员

我国现行卫生法律法规将卫生监督职权赋予或授予卫生健康行政部门、市场监督管理部门、海关、中医药管理部门、医疗保障部门等行政机关。上述行政机关中卫生健康行政部门设立了专门的卫生监督员,市场监督管理局设立了专门的食品药品监督员,其他机关也设专门的行政执法人员来履行法律赋予或授予的各自职权。卫生监督人员必须通过资格考试,经依法聘任。实行卫生监督人员资格考试制度,通过资格考试的,国家有关部门经过特别程序选拔和任命的人员才能成为卫生监督人员。卫生监督人员的卫生监督行为是卫生监督主体的行政行为。卫生监督人员只能以卫生监督机关或其所在的组织名义从事卫生监督活动,而不能以个人的名义进行活动,行为所产生的后果由所在机关或组织承担。

(三)卫生监督协管员

卫生监督协管员是指协助区(县)卫生监督机构,在辖区内依法开展食品安全信息报告、职业卫生咨询指导、饮用水卫生安全、学校卫生、非法行医和非法采供血信息反馈报告等工作,并接受卫生监督机构业务指导的乡镇卫生院、村卫生室及社区卫生服务中心(站)等基层医疗卫生机构的工作人员。其目标是在基层医疗卫生机构开展卫生监督协管服务,充分利用三级公共卫生网络和基层医疗卫生机构的前哨作用,解决基层卫生监督相对薄弱的问题,从而进一步建成横向到边、纵向到底,覆盖城乡的卫生监督网络体系,及时发现违反卫生法律法规的行为,保障广大群众公共卫生安全。

四、卫生监督管理相对人

卫生监督管理相对人，是指在卫生监督法律关系中与卫生监督主体相对应的另一方当事人，即卫生监督主体的监督行为影响其权益的个人或组织。作为卫生监督管理相对人，它既可以是国家机关、企事业单位或社会团体等组织，也可以是个人。卫生监督管理相对人具有以下特征。

1. 卫生监督管理相对人在卫生监督法律关系中具有相对性　即任何个人或组织只有在卫生监督法律关系中才具有卫生监督管理相对人的地位，如果不是处于卫生监督法律关系中，而是处于其他法律关系中，就不具有卫生监督管理相对人的地位。卫生监督管理相对人在卫生监督法律关系中既享有权利，又承担义务。

2. 卫生监督管理相对人在法律救济中具有主动性　卫生监督管理相对人认为自己的合法权益受到卫生监督主体的侵害时，可以按照法律规定向行政复议机关提出复议申请，或向法院提起行政诉讼。

3. 卫生监督管理相对人具有广泛性和法定性　任何个人或组织在一定条件下都可以成为卫生监督管理相对人。

第三节　卫生监督法律关系的客体

一、卫生监督法律关系客体的概念

卫生监督法律关系的客体（object of legal relationship of health supervision），是卫生监督法律关系构成要素之一，是指卫生监督法律关系主体的权利、义务所指向的对象，它既是法律关系产生和存在的前提，又是法律关系主体之间发生权利和义务联系的中介。卫生监督法律关系的客体是卫生监督法律关系的基本要素，如果没有卫生监督法律关系主体的权利义务所指向的对象，也就无法律关系可言。

二、卫生监督法律关系客体的类型

卫生监督法律关系的客体具有合法性的特征。卫生监督法律关系的客体包括哪些种类是基于一国的法律的规定，不同国家卫生监督法律关系客体的种类是不同的，我国卫生监督的目的是保障公共卫生安全和人体健康。我国卫生法律、法规调整的范围涉及与人体健康相关的各个领域，因此，我国卫生监督法律关系的客体具有广泛性和多层次性，包括生命健康、物、行为和精神产品等。公民的生命健康、医疗预防保健服务行为、药品和医疗器械、食品和保健品等均可成为某一卫生监督法律关系的客体。

根据我国法律、法规的规定，我国卫生监督法律关系的客体主要包括公民的人身权益、卫生行为以及与公民生命健康相关的物。

（一）人身权益

身体是由各个器官组成的生命有机体，它是人的物质形态，也承载着人的精神利益。生命是公民一切权利的载体，是公民作为权利主体存在的物质基础。健康是公民享受权利的重要条件，也是身体和生命存在的基础。对公民生命、健康、身体和隐私等的保护，体现在法律关系上便成为一种权利，即人身权益。我国法律明确规定，"保护公民的人身权利""国家保护公民健康"。世界卫生组织《阿拉木图宣言》第一条指出，"健康是一项基本人权"。在现代社会，随着现代科技和医学的发展,使得输血、植皮、器官移植、精子提取等技术不断出现,直接或间接地影响到公众的身体、生命与健康,带来了一系列法律问题。

我国的法律、法规明确地规定了公民的人身权益是卫生监督法律关系的重要客体。每一个具体的卫生监督法律关系中当事人的权利、义务最终都可追溯到保护公民的人身权益。卫生法律、法规所规定的权利与义务是以公民的人身权益为对象的。作为实现卫生法意志的手段,卫生监督其最根本的目的就是运用法律的强制力,最大限度地保护公民的人身权益。

(二)行为

法的最直接目的是要调整人们的行为,而纳入法调整范围的行为皆赋予了"法律"的内涵。行为包括作为和不作为。作为是指以积极的、直接对客体发生作用的方式表现出来的行为,既有合法也有违法的作为;如,按照卫生法律的要求行事是合法的作为;反之,做了卫生法律禁止的事情则是违法作为。不作为是消极维持现有法律状态的行为,也存在合法与违法之分。如,不做卫生法律禁止的事情是合法的不作为;不做卫生法律要求的则是违法的不作为。卫生监督法律关系主体的每一种行为都将产生相应的结果。

行为是卫生监督法律关系中最普遍的客体。绝大多数卫生监督法律关系,其权利义务所指向的对象都是行为。例如,在因卫生行政许可引起的卫生监督法律关系中,客体是卫生监督主体禁止未经许可的公民、法人和其他组织从事某一活动或经营;在因卫生监督检查引起的卫生监督法律关系中,任何单位或个人进口或带入被艾滋病病毒感染或可能造成艾滋病传播的血液和血液制品、毒株、生物组织、动物及其他物品的行为,便是被明令禁止的行为。

(三)物

法律意义上的物是指法律关系主体支配的、在生产和生活上所需要的客观实体。作为法律关系客体的物与物理意义上的物既有联系又有所不同,它不仅具有物理属性,而且还具有法律属性;既是权利、义务所指对象,更是权利、义务实际作用对象,是权利、义务客观外化的事物。物理意义上的物要成为法律关系客体,须具备以下条件:①应得到法律认可;②应为人类所认识和控制;③能够给人们带来某种物质利益,具有经济价值;④须具有独立性。

卫生监督法律关系中的物是指卫生监督法律关系主体支配的、在保护公众健康活动中所需要的客观实体,即与公众生命健康有关的一切物质。作为卫生监督法律关系客体,既可以是一般物品,也可以是金钱;既可以是生产资料,也可以是生活资料;既可以是动产,也可以是不动产。例如,医院、出入境的交通工具、生物制品、化妆品、食品、监督用车和调查取证设备等,这些物在被人们利用的过程中有可能影响到公众的健康利益,便成为卫生监督法律关系客体。对于作为卫生监督法律关系客体的物,不同的卫生法律、法规有各自的规定。如用于食品的包装材料、容器、洗涤剂、消毒剂和用于食品生产经营的工具、设备以及食品生产经营者使用的食品添加剂、食品相关产品等,都是与食品安全有关的物。

第四节 卫生监督法律关系的内容

一、卫生监督法律关系内容的概念

卫生监督法律关系的内容(substance of legal relationship of health supervision),是指卫生监督法律关系的主体依法所享有的权利和承担的义务。它是抽象的卫生监督法律关系的具体化,也是卫生监督法律关系中最基本的要素。卫生监督法律关系是一种纵向的行政管理关系的性质,决定了卫生监督法律关系主体的权利与义务的内容是法定的。

卫生监督法律关系的内容包括卫生监督法律关系的主体依法所享有的权利和承担的义务。

权利和义务是将卫生监督法律关系的主体双方联系在一起的纽带，两者相互依存、密不可分，它们从不同的角度表现同一个卫生监督法律关系的具体内容。

二、卫生监督权利

权利是指法律赋予人实现其利益的一种力量。卫生监督法律关系中的法律权利是一个和法律义务相对应的概念，是指法律关系主体依法享有的某种权能或利益。可以表现为权利人有权作出或不作出符合卫生监督法律规定的某种行为，以实现己方的意志；也可以表现为权利人有权要求对方依法作出某种行为，以满足己方的意志。权利主体有权在自己的卫生监督权利遭受侵害或义务主体不履行义务时，请求国家给予法律上的支持和保障。

由于具体卫生监督法律关系主体不同，法律关系产生所依据的法律不同，卫生监督法律关系的主体所享有的权利和承担的义务的内容也各不相同。卫生监督法律关系的主体依法所享有的权利主要包括两个方面。

1. 卫生监督主体的权利　在卫生监督法律关系中，卫生监督主体的权利也就是卫生监督权力，又称卫生监督职权。内容主要有：对卫生监督管理相对人施以行政的、业务的管理或指导权，即公务权；对卫生监督管理相对人的命令权、决定权，以及对违反卫生法律、法规的行为依法做出处罚的制裁权等。卫生监督法律关系是一种行政法律关系，行政主体的权利不同于一般法律关系主体的权利，也不同于卫生监督法律关系相对人一方的权利。卫生监督主体及其工作人员在卫生监督法律关系中的权利表现为法定的职权，具有权利与义务的复合性，既是权利也是义务，不能放弃。

2. 卫生监督管理相对人的权利　在卫生监督法律关系中，卫生监督管理相对人有权对卫生监督主体的监督管理工作进行监督，对于卫生监督行政机关对其所作的处理决定有知情权、陈述申辩权；对处理决定不服的，有权申请行政复议和提起行政诉讼；对于卫生监督主体的违法失职行为，卫生监督管理相对人有检举、控告的权利；卫生监督管理相对人的合法权利遭受卫生监督主体违法侵害时，有获得赔偿的权利；对于卫生监督主体明显、重大的违法失职行为，有抵制的权利。

三、卫生监督义务

卫生监督义务是指卫生监督法律关系主体依法承担的必须履行的责任。它包含三层含义：①义务主体应当依据卫生法的规定，为一定行为或者不为一定行为，以便实现权利主体的某种意志或利益；②义务主体负有的义务是在卫生法规定的范围内为一定行为或者不为一定行为，对于权利主体超出法定范围的要求，义务主体不承担义务；③义务是法定的，受到国家强制力的约束，如果义务主体不履行或者不适当履行，就要承担相应的法律责任。在不同的卫生监督法律关系中，主体双方义务的内容也是不同的。

1. 卫生监督主体的义务　卫生监督主体的义务主要是依法行使国家法律赋予的卫生监督管理的职责，接受管理相对人的监督，为相对人提供咨询服务等。

2. 卫生监督管理相对人的义务　卫生监督管理相对人的义务主要是遵守卫生法律、法规，接受卫生监督主体的管理与监督，对自身的卫生违法行为承担法律责任等。

随着我国依法治国方略的确立，依法行政的不断完善与加强，卫生监督法律关系的内容也在不断得到发展，尤其是卫生监督管理相对人在卫生监督中的权利和义务不断得到拓展，从而使宪法和国家基本法律赋予公民的权利得以实现。

第五节　卫生监督法律关系变动

一、卫生监督法律关系变动的原因

卫生监督法律关系同其他法律关系一样，不是自然而然地形成的，也不是一成不变地永恒存在，而是在一定条件下处在不断产生、变更和消灭的运动过程中。卫生监督法律关系的产生、变更和消灭，需要具备一定的条件。其中最主要的条件有两项：一是法律规范；二是法律事实。凡是卫生法律、法规规定的，能够引起卫生监督法律关系产生、变更和消灭的客观现象，都是法律事实。

卫生法律规范所规定的权利、义务针对的主体是泛指而不是特定的，不可能直接在特定的主体之间引起具体的权利和义务关系。这些卫生法律规范上所规定的主体权利与义务，仅仅是一种客观权利，它只是给主体享有权利和承担义务提供一种可能性。要使客观权利变成主体享有的实际权利，就必须有能够引起卫生监督法律关系产生、变更和消灭的法律事实的存在。例如，《抗菌药物临床应用管理办法》第十六条规定："医疗机构应当按照省级卫生行政部门制定的抗菌药物分级管理目录，制定本机构抗菌药物供应目录，并向核发其《医疗机构执业许可证》的卫生行政部门备案；医疗机构抗菌药物供应目录包括采购抗菌药物的品种、品规；未经备案的抗菌药物品种、品规，医疗机构不得采购。"某医疗机构在卫生监督检查中被发现采购并使用未经备案的抗菌药物，该医疗机构的行为就是具体的违法事实，卫生监督主体依法对其进行查处。该过程就产生了卫生监督主体与医疗机构之间的卫生监督法律关系。在查处中卫生监督主体发现由于地域管辖的限制，该医疗机构的违法行为处理应该移交给有管辖权的监督主体处理更为合适，就产生了卫生监督法律关系的变更。该案件处罚终结之日就是该卫生监督法律关系消灭之时。由此可见，卫生监督法律关系产生、变更和消灭的直接原因是法律事实的存在。

依照是否以人们的意志为转移作为标准，可以将法律事实分为两类，即法律事件和法律行为。

（一）法律事件

法律事件，是指不依当事人的意志为转移而发生的事实，法律事件可划分为自然事件和社会事件。自然事件不是由人们的行为，而是由某种自然原因引起的。例如：人的自然死亡与出生，时间的流逝、不可抗力等引起的违法行为。社会事件是由人们的行为引起的，但它的出现在该法律关系中并不以当事人的意志为转移。例如：政府宣布进入紧急状态。

（二）法律行为

法律行为，是指能够产生一定法律后果的人们自觉的、有意识的活动，即依当事人的意志为转移的法律事实。这是卫生监督法律关系产生的基本事实。如，卫生监督员依法进行的现场验收、检查、没收、罚款、封存等行为；医疗机构违反《医疗机构管理条例》规定，使用非卫生技术人员从事医疗卫生技术工作等，就属于法律行为。

二、卫生监督法律关系变动的结果

（一）卫生监督法律关系的产生

卫生监督法律关系产生是卫生监督法律关系主体依法取得了某项权利或承担某项义务，也就是主体间形成了一定的权利与义务关系。当一定的法律事实出现时，卫生监督法律关系随之产生。卫生监督主体依法开展审批、查验卫生许可的行为，就是具体法律事实。通过这一事实，卫生监督主体就与卫生监督管理相对人产生了具体的卫生监督法律关系。一般来讲，卫生监督法律关系的产生，除行政许可等依申请行为外，大多是由卫生监督主体主动实施卫生监督行为而形成的。

（二）卫生监督法律关系的变更

卫生监督法律关系变更是由于一定的法律事实的发生，使当事人之间原来存在的卫生监督法律关系发生了变化。卫生监督法律关系的变更主要发生在3种情况下，即主体的变更、内容的变更和客体的变更。

1.主体的变更 主要包括：①卫生监督主体的变更：如由于法律授权的改变、管辖区域的划分、监督机构职权的变化等原因，使原来的卫生监督机构丧失了部分或者全部监督权力，监督责任部分或者全部变更为其他机构履行；②卫生监督管理相对人的变更：如医疗机构经营者将经营权转让给他人，由他人依法变更后继续经营等。

2.内容的变更 卫生法律、法规的颁布和修订后，新的法律规范使主体原有的权利与义务发生了变更，产生了新的权利和义务，依新的权利、义务变更旧的法律关系。包括两个方面：①卫生监督主体的职责和权限的变化；②卫生监督管理相对人权利、义务的增加或减少。

3.客体的变更 是指卫生监督法律关系中权利义务所指向的对象发生变化。如医疗机构新增诊疗项目；药品生产企业制售假药、劣药等。

（三）卫生监督法律关系的消灭

卫生监督法律关系的消灭是指由于一定法律事实的发生，卫生监督法律关系主体间权利和义务关系的消灭。可分为当事人一方或双方的消灭、客体的消灭和内容的消灭。

1.当事人一方或双方的消灭 主要包括：①卫生监督主体：行政机关的撤销、代理资格的取消且无机关继承监督权等情况；②卫生监督管理相对人：死亡、无行为能力、企业倒闭等。

2.客体的消灭 原卫生监督法律关系客体消灭后，其他物不能取代原客体，则权利义务无法实现而只能归于消灭。

3.内容的消灭 卫生监督法律关系由于权利义务已经实现，或者权利义务没有实现条件而消灭。如所适用的法律、法规被废除，权利义务已行使或履行完毕以及卫生监督管理相对人放弃自己的权利等。

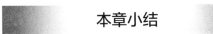

本章小结

本章主要介绍了卫生监督法律关系的概念与特征，构成卫生监督法律关系的主体、客体与内容三要素，卫生监督法律关系的产生、变更和消灭及其条件。卫生监督法律关系错综复杂，理解和掌握卫生监督法律关系的相关内容，是开展卫生监督的必要条件，对于履行卫生监督执法职责，做好卫生监督工作，实现卫生法的要求，保护公众健康有着十分重要的意义。

思考题

1. 卫生监督法律关系的三要素是什么？请举例说明。
2. 如何理解卫生监督法律关系的产生、变更和消灭？

（王 琼）

第四章 卫生监督依据

卫生监督依据是指卫生监督行为借以成立的根据。卫生监督必须遵循以事实为依据、以法律为准绳这一行政执法基本原则。具体而言，卫生监督必须依法进行，以国家的卫生法律规范为依据。再者，由于卫生监督的科学技术性特点，卫生监督主体在卫生监督中必须遵循卫生技术标准与规范。此外，卫生监督还必须有事实依据，即卫生监督必须要有充分的证据，在事实清楚、证据确凿的基础上进行。

第一节 卫生监督的法律依据

一、卫生监督法律依据的概念

卫生监督的法律依据（legislative authority of health supervision），是指卫生监督主体的卫生监督行为成立的法律根据。依法行政是卫生监督应遵循的基本原则，卫生监督主体在卫生监督过程中，应当遵循我国颁布的所有相关法律规范。《中华人民共和国宪法》第五条规定：中华人民共和国实行依法治国，建设社会主义法治国家。国家维护社会主义法制的统一和尊严。一切法律、行政法规和地方性法规都不得同宪法相抵触。一切国家机关和武装力量、各政党和各社会团体、各企业事业组织都必须遵守宪法和法律。一切违反宪法和法律的行为，必须予以追究。可见，依法治国是国家的基本方略，而依法行政是依法治国的重要内容之一。卫生监督所依据的法律主要是我国的卫生法。卫生法是指由国家制定或认可，并由国家强制力保证实施的，在保护人体健康活动中具有普遍约束力的法律规范的总和。卫生法是中国特色社会主义法律体系的重要组成部分。

二、卫生监督法律依据的形式

我国卫生监督法律依据有具体表现形式。不同表现形式的卫生监督法律依据由不同的国家机关制定，在我国卫生法律体系中的地位不同，具有不同法律效力。宪法是国家的根本大法，是治国安邦的总章程，它规定了国家的根本任务和根本制度。在我国法律体系中，宪法具有最高的法律效力，是其他一切法律法规制定的依据。宪法明确了公民的健康权，为医疗卫生健康事业发展指明了方向，是我国卫生法的立法依据。除了宪法之外，我国卫生监督法律依据的形式主要有以下几种。

（一）卫生法律

卫生法律（health law），是指由全国人民代表大会及其常务委员会依法制定的调整我国卫生法律关系的专门法律。它又可分为两种，卫生基本法和卫生基本法以外的其他卫生法律。《中华人民共和国立法法》（简称《立法法》）第七条规定，全国人民代表大会和全国人民代表大会常务委员会行使国家立法权。全国人民代表大会制定和修改刑事、民事、国家机构的和其他的基本法律。全国人民代表大会常务委员会制定和修改除应当由全国人民代表大会制定的法律以外的其他法律；在全国人民代表大会闭会期间，对全国人民代表大会制定的法律进行部分补充和修改，但是不得同该法律的基本原则相抵触。

卫生基本法是由全国人民代表大会制定的内容涉及我国卫生方面最基本问题的专门法律规范，目前我国尚未制定卫生基本法。

卫生基本法以外的卫生法律是由全国人民代表大会常务委员会制定的有关卫生方面的规范性法律文件。党的十一届三中全会以后，全国人民代表大会常务委员会加强了卫生方面的法律制定工作。截至 2022 年 7 月 31 日，我国卫生基本法以外的卫生法律已有 14 部，即《中华人民共和国基本医疗卫生与健康促进法》《中华人民共和国传染病防治法》《中华人民共和国职业病防治法》《中华人民共和国国境卫生检疫法》《中华人民共和国食品安全法》《中华人民共和国药品管理法》《中华人民共和国医师法》《中华人民共和国母婴保健法》《中华人民共和国献血法》《中华人民共和国人口与计划生育法》《中华人民共和国红十字会法》《中华人民共和国精神卫生法》《中华人民共和国中医药法》以及《中华人民共和国疫苗管理法》。此外，我国其他法律，如《中华人民共和国刑法》《中华人民共和国民法典》等中有关卫生方面的条款，都是卫生监督的依据。

（二）卫生行政法规和卫生部门规章

1. 卫生行政法规（health administrative codes）　是指以宪法和卫生法律为依据，由国务院制定颁布的有关卫生方面的规范性法律文件。《立法法》第六十五条规定：国务院根据宪法和法律，制定行政法规。国务院是我国的最高行政机关，为了在全国范围内贯彻党的卫生工作方针和政策，执行我国的卫生法律，完成国家的卫生工作任务和卫生管理职能，国务院有权依照宪法和法律的规定，发布或批准发布专门的卫生行政法规。截至 2022 年 7 月 31 日，国务院已颁布了 35 部卫生行政法规，如《医疗机构管理条例》《艾滋病防治条例》《突发公共卫生事件应急条例》《护士条例》《人体器官移植条例》等。

2. 卫生部门规章（regulation of the health department）　是指由国务院卫生健康主管部门在其权限内制定发布的有关卫生方面的规范性法律文件。它是卫生法律和行政法规的补充。《立法法》第八十条规定：国务院各部、委员会、中国人民银行、审计署和具有行政管理职能的直属机构，可以根据法律和国务院的行政法规、决定、命令，在本部门的权限范围内，制定规章。部门规章规定的事项应当属于执行法律或者国务院的行政法规、决定、命令的事项。《立法法》第八十一条规定：涉及两个以上国务院部门职权范围的事项，应当提请国务院制定行政法规或者由国务院有关部门联合制定规章。

据此，卫生部门规章从制定的程序和发布的形式看有两种类型：第一种是国务院卫生健康主管部门制定发布的；第二种是由国务院卫生健康主管部门与其他部门联合制定发布的。卫生部门规章的法律地位和法律效力低于卫生法律和卫生行政法规。截至 2022 年 7 月 31 日，仅国家卫生行政部门就颁发了 100 多件部门规章，如《消毒管理办法》等。卫生法律体系不断建立健全。卫生行政法规和卫生部门规章是我国卫生监督法律依据中数量最多的。

（三）地方性卫生法规和地方政府卫生规章

1. 地方性卫生法规（local health regulation）　是指省、自治区、直辖市、设区的市人民代表大会及其常务委员会，根据本行政区域的具体情况和实际需要，在不同宪法、法律、行政法规相抵触的前提下制定和批准的有关卫生方面的规范性法律文件。地方性卫生法规可在本行政区域内发生法律效力。为了保证卫生法律的实施，或者是在我国制定全国统一的卫生法律时机尚不成熟的领域，各地方权力机关制定了大量的地方性卫生法规，如《江苏省农村初级卫生保健条例》等。地方性卫生法规在推进本地方卫生事业的发展、为全国性卫生立法积累经验等方面具有重要的意义。

2. 地方政府卫生规章（local government health regulation）　是指省、自治区、直辖市和设区

的市、自治州的人民政府及广东省东莞市和中山市、甘肃省嘉峪关市、海南省三沙市等四个不设区的市人民政府，根据法律、行政法规和本省、自治区、直辖市的地方性法规，依法在其职权范围内制定、发布的本行政区域内卫生方面的规范性法律文件。地方政府卫生规章仅在本地区有效，其法律效力低于卫生法律、卫生行政法规和地方性卫生法规。

地方性卫生法规和地方政府卫生规章是各地方卫生监督主体进行卫生监督的依据。

（四）国际卫生条约

国际卫生条约（international health treaty），是指我国与外国缔结或我国加入并生效的有关卫生方面的国际法规范性文件。国际卫生条约是国际卫生法的重要表现形式之一，还有国际卫生公约、条例、决议、宣言、指南和标准等表现形式。根据我国宪法和法律的规定，全国人民代表大会常务委员会有权决定同外国缔结卫生条约和卫生协定，国务院有权同外国缔结卫生条约和卫生协定。国际卫生条约和协定等虽然不属于我国国内法的范畴，但其一旦缔结生效，除我国声明保留的条款外，也与我国国内法一样对我国公民、法人或者其他组织具有普遍约束力。为了加强国际的往来与合作，保护人体健康，我国参加、签订了一系列的国际卫生条约，如1985年我国加入经修正的联合国《1961年麻醉品单一公约》和《1971年精神药品公约》，1979年我国正式承认《国际卫生条例》，这些国际卫生条约都是我国卫生监督的依据。

三、卫生监督法律依据的效力层级

任何一个国家都必须妥当安排各类规范性法律文件之间的效力层级关系，明确各类规范性法律文件的位阶，同时还必须建立一定的机制以解决法律文件之间的效力冲突。卫生法的效力层级也如此，卫生监督中应把握效力层级的规则，避免法律适用的错误。

（一）卫生法效力层级的一般规则

卫生法效力层级的一般规则是上位法优于下位法，即不同层级的主体制定的卫生法规范有不同的法的效力，层级高的主体制定的卫生法，效力高于层级低的主体制定的卫生法。根据我国宪法和《中华人民共和国立法法》的有关规定，宪法是具有最高法律效力的根本大法，宪法中有关卫生的规定，在我国卫生法律体系中位于卫生法的效力层次的最高层，即宪法至上原则。其他的依次是卫生法律、卫生行政法规、卫生部门规章、地方性卫生法规和地方政府卫生规章等，都不能与宪法相抵触，它们由不同级别的制定主体制定，因而具有不同的效力，形成一个法的效力层级体系。

在卫生法律体系中，法的效力层级的一般规则要贯彻以下两点：①在整个卫生法的效力层级体系中，有关卫生的宪法规定是具有最高效力，所有的其他卫生法的效力都要服从宪法、遵守宪法；②除宪法中有关卫生的规定的效力统摄所有卫生法的效力之外，法律效力的层级首先取决于其制定机关在国家机关体系中的地位，由不同机关制定的法律规范，效力层级也不同。除特别授权外，一般来说，制定机关的法律地位越高，法律规范的效力层级越高。上一级法的效力均高于下一级任何一种卫生法的效力。比如，卫生法律的效力高于卫生行政法规、地方性卫生法规、卫生部门规章和地方政府卫生规章的效力；卫生行政法规的效力则高于地方性卫生法规、卫生部门规章和地方政府卫生规章的效力；地方权力机关、地方政府制定的地方性卫生法规、规章仅在所管辖行政区域内具有法律约束力。自治条例和单行条例依法对法律、行政法规、地方性法规作变通规定的，在本自治地方适用自治条例和单行条例的规定。经济特区法规根据授权对法律、行政法规、地方性法规作变通规定的，在本经济特区适用经济特区法规的规定。

（二）卫生法效力层级的特殊规则

卫生法的效力层级除要贯彻它的一般规则外，由于卫生法的复杂性，卫生法的效力层级存在着一些特殊规则。这些特殊规则有以下几点。

1．特别法效力优于一般法　是针对当同一主体在某一卫生领域既有一般性立法，又有不同于一般立法的特殊立法时，适用的卫生法效力层级的特殊规则，对于不同主体制定的法仍应坚持法的效力层级的一般规则。特别法一般是针对特别人、特别事或特别地域而专门制定的，它的内容是一般法所没有涉及或一般法虽有涉及但较原则、笼统、抽象等，要对同一主体制定的法实行"特别法优于普通法"。在针对有关人、事、地区时，要适用特别的卫生法，而不适用一般的卫生法。

2．新法优于旧法　是针对同一制定机关按照相同程序先后就同一领域的问题制定了不同的卫生法规范适用的规则。包括两种情况：一种是当新卫生法规范颁布后，旧卫生法规范被废止，失去效力，要适用新法；另一种是新的卫生法规范虽颁布，但旧的卫生法规范并未被废止，仍继续有效力，如果两部卫生法规范所涉及的内容有相同或相似性时，应适用新的卫生法规范。新卫生法规范的制定和颁布，都是由于旧的卫生法规范不能适应新的发展变化的情况，因此，新法在内容上肯定同旧法有极大差异，并且更加适应新的形势要求。这种情况下，就应适用新法。但这一规则仍不能适用于不同主体制定的不同层级的法的效力。

应当注意的是，《立法法》第九十四条规定："法律之间对同一事项的新的一般规定与旧的特别规定不一致，不能确定如何适用时，由全国人民代表大会常务委员会裁决。行政法规之间对同一事项的新的一般规定与旧的特别规定不一致，不能确定如何适用时，由国务院裁决。"在卫生法的适用中，新的一般规定与旧的特别规定不一致时，并不当然适用前述两点规则。

3．法律文本优于法律解释　这一规则是针对卫生法律文本与法律解释之间的效力而言。我国一般认定，在效力层级相同的情况下，法律解释与被解释的卫生法律具有同等的法的效力，这在法律解释符合卫生法律文本的情况下，是成立的。

第二节　卫生监督的技术依据

一、相 关 概 念

1．卫生监督技术依据（technical authority of health supervision）　是指卫生监督主体在实施卫生监督时遵照执行的技术法规。

2．技术法规　依据《WTO/TBT 协定》附件 1 中界定，技术法规（technical regulation）是指规定强制执行的产品特性或其相关工艺和生产方法（包括适用的管理规定）的文件，以及规定适用于产品、工艺或生产方法的专门术语、符号、包装、标志或标签要求的文件。这些文件可以是国家法律、法规、规章，也可以是其他的规范性文件，以及经政府授权的由非政府组织制定的技术规范、指南、准则等。通常包括国内技术法规和国外技术法规两种类别。我国技术法规的最主要表现形式：一是法律体系中与产品有关的法律、法规和规章；二是与产品有关的强制性标准、规程和规范。

3．标准　根据 2017 年修订的《中华人民共和国标准化法》（以下简称《标准化法》）的定义，标准（standard）是指"农业、工业、服务业以及社会事业等领域需要统一的技术要求。"

4．技术规范（technical specification）　是标准文件的一种形式，是规定产品、过程或服务应满足技术要求的文件。技术规范可以是一项标准、一项标准的一个部分或一项标准的独立部分。

5．规程（code of practice）　即"规则＋流程"，指将工作程序贯穿一致的标准、要求和规定。规程可以是标准、标准的一个部分或与标准无关的文件。

从以上概念可以看出，技术规范和规程可以是标准或标准的一部分，因此标准在技术依据中占重要地位，卫生健康标准在卫生技术法规中也不例外。我国卫生健康标准经历了从无到有、再到不断完善的发展过程。目前已建立起卫生健康标准体系，发布了一系列卫生健康标准，这些卫生健康标准的颁布与实施，增强了我国卫生监督的力度。

二、卫生健康标准的概念和特征

国家卫生健康委员会于 2019 年颁布实施《卫生健康标准管理办法》，国家卫生和计划生育委员会于 2014 年颁布的《卫生标准管理办法》同时废止。在《卫生健康标准管理办法》中，将以前惯用的"卫生标准"修改为"卫生健康标准"。

（一）概念

卫生健康标准（health standard），是指为实施国家卫生健康法律法规和政策，保护人体健康，国家卫生健康委员会在职责范围内对需要在全国统一规范的事项，按照标准化制度规定的程序及格式制定并编号的各类技术要求。

卫生健康标准是标准的重要组成部分，是国家标准化工作的重要内容。卫生健康标准既是医药卫生科学的重要内容，又是国家重要的技术法规，是卫生监督主体进行卫生监督的法定依据。

国家卫生健康委员会成立了卫生标准管理委员会和食品卫生、环境卫生、职业卫生、放射卫生防护、学校卫生、化妆品、消毒卫生、职业病诊断、放射性疾病诊断、传染病、临床检验、血液、医疗服务、医疗机构管理、医院感染控制、卫生信息、病媒生物控制、寄生虫病、地方病、食品添加剂等 20 个标准专业委员会。卫生健康标准为高效开展卫生监督提供了有力的支撑。

（二）特征

1. 卫生健康标准的科学性 每项卫生健康标准都是充分利用每个专业领域的现有科学技术资料，根据日常卫生监督、疾病防治等现场、临床、实验室等实际情况，进行高度浓缩、概括，并结合我国社会、经济、文化等国情及客观规律而形成的。所以，卫生健康标准在理论依据、调查实验和技术方法等方面都表现出很强的科学性。科学性并非意味着卫生健康标准的一成不变。随着社会、经济的发展，随着健康中国建设的需要，卫生健康标准也会呈现动态的变化，以便更加有利于人体健康的保护。

2. 卫生健康标准的法定性 卫生健康标准是国家的一项重要的技术法规。《标准化法》和相应的卫生法律法规对卫生健康标准的制定作出了规定。如《标准化法》第十条规定，对保障人身健康和生命财产安全、国家安全、生态环境安全以及满足经济社会管理基本需要的技术要求，应当制定强制性国家标准。

3. 卫生健康标准的应用性 卫生健康标准是保护人体健康、保障人身安全的技术依据和基础；是提高食品、药品、化妆品、消毒产品、医疗器械等各类医药卫生产品质量的重要技术保证；是减少不合格产品，保证医疗服务质量，保护人类健康，提高生存质量的重要措施之一，是卫生监督的重要依据。在实践中应用先进的卫生健康标准，建立科学的现代化生产、管理制度，必将促进社会、经济的发展，推进健康中国建设。

4. 卫生健康标准的规范性 卫生健康标准规范的内容十分广泛，包括技术指标规范、技术行为规范、技术程序规范、技术质量规范和技术方法规范。卫生健康标准之所以具有规范性，是因为卫生健康标准具有技术法规的性质和它的约束力。卫生健康标准作为技术法规，多年来一直是衡量从事与卫生相关活动中遵守卫生法律法规的法定技术依据，作为法定的技术目标而存在。

三、卫生健康标准的分类

卫生健康标准可以按照不同的标准，从不同的角度进行分类。通过分类，可以明确地看到不同的卫生健康标准在我国卫生监督中的地位和依据作用是不同的。依据《卫生健康标准管理办法》的规定，卫生健康标准的分类如下。

（一）国家标准和行业标准

卫生健康标准按适用范围分为国家标准（代号 GB）和行业标准（卫生行业代号 WS）。《卫生健康标准管理办法》规定，对需要在全国卫生健康行业及其他有关行业统一的卫生健康技术要求，制定国家标准；对需要在全国卫生健康行业统一的卫生健康技术要求，制定行业标准。

（二）强制性标准和推荐性标准

卫生健康标准按实施性质分为强制性标准和推荐性标准。《标准化法》规定，保障人体健康，人身财产安全的标准和法律、行政法规规定强制执行的标准是强制性标准，其他标准是推荐性标准。由于卫生健康标准均涉及人体健康，一般来说多属于强制性标准。例如国家职业卫生标准就属于强制性国家标准。卫生健康标准一经制定并颁布，即成为卫生监督的法定依据，具有法律效力，各有关部门、企事业单位和个人都必须严格遵照执行。不符合强制性标准的产品，禁止生产、销售和进口。任何单位和个人都不得擅自更改或降低标准，更无权拒绝执行标准。违反卫生健康标准所造成的危害，要负法律责任。

四、卫生健康标准在卫生监督中的作用

卫生健康标准是国家一项重要的技术法规，是进行卫生监督的重要依据，通过卫生健康标准可以准确、及时地发现是否存在卫生问题，能公平、公正地判定卫生监督管理相对人行为的合法性，主要表现在以下 5 个方面。

1. 卫生健康标准是卫生监督监测检验的技术规范　监测检验是卫生监督常用的重要手段。要使监测结果具有法律有效性，必须使监测检验方法规范化，这就需要制定统一的监测规范，即检验方法标准。所以，卫生健康标准是卫生监督监测检验的技术规范。

2. 卫生健康标准是卫生监督评价的技术依据　卫生监督是对监督管理相对人执行卫生法律规范的状况作出判断和卫生评价。而对监督管理相对人进行卫生评价的主要技术依据是卫生健康标准。

3. 卫生健康标准是实施卫生监督的技术性法律依据　卫生监督主体适用法律作出决定的过程分为如下 4 个步骤：首先是事实的调查和认定，认定有无发生或存在一定的事实；其次是对法律构成要件内容的解释和认定，看法律构成要件如何规定；第三步是判定所认定事实是否与法律构成要件要素相当；第四步是法律效果的核定，决定赋予怎样的法律效果。卫生监督主体的事实认定，是发动行政决定过程链条的首要环节。而卫生健康标准具有将法律规范予以解释并加以具体化的功能，可以成为卫生监督主体判断事实认定构成要件的基准，卫生监督主体在依据卫生技术标准进行事实认定之后，作出相应的许可、处罚等决定。根据《中华人民共和国行政许可法》（简称《行政许可法》）第十二条、第五十五条的规定，行政机关"应当按照技术标准、技术规范依法进行检验、检测、检疫""根据检验、检测、检疫的结果作出行政许可决定"。在此，技术标准、技术规范就成为卫生监督主体判断事实、认定构成要件的法定依据。

4. 卫生健康标准是行政诉讼的举证依据　《中华人民共和国行政诉讼法》（简称《行政诉讼法》）第三十四条规定："被告对作出的行政行为负有举证责任，应当提供作出该行政行为的证据和所依据的规范性文件。"根据这一规定，卫生监督行为一旦被诉，作为被告的卫生监督主体在行政诉讼中负有举证责任，有义务提供作出该行政行为的事实根据和所依据的法律、法规和其他规范性文件。所依据的事实证据就包括监督检验、检测的结果，所依据的规范性文件就包括相应的卫生健康标准。如果缺乏监督检验、检测的结果和所依据的卫生健康标准，出现举证不能，会导致败诉，使卫生监督行为被撤销。因此，卫生健康标准是行政诉讼的举证依据。

5. 卫生健康标准对卫生监督管理相对人具有约束规范作用　卫生健康标准主要是针对所谓

整的对象和事项规定了技术目标的项目及目标值。卫生监督管理相对人应严格按照卫生健康标准规定的这些指标进行生产经营。

应当注意的是,开展卫生检测和评价需取得相应资质,如中国计量认证(CMA)。卫生监督实践中可以以快速检测作为执法的提示和参考,但卫生监督主体一般不直接进行卫生检测和评价,主要由疾病预防控制中心和其他依法取得资质的机构作为技术支撑。

第三节　卫生监督的事实依据

卫生监督主体在开展卫生监督时,不仅要以卫生法律、法规、卫生技术标准为依据,还必须以有证据证明的法律事实为根据。《行政处罚法》第四十条规定:公民、法人或者其他组织违反行政管理秩序的行为,依法应当给予行政处罚的,行政机关必须查明事实;违法事实不清、证据不足的,不得给予行政处罚。可见,证据是卫生监督的核心内容,卫生监督主体作出卫生监督行为必须通过证据的收集、审查和运用,对事实进行正确判断。

一、卫生监督证据的概念和种类

(一)概念

从法律的角度,证据(evidence)是指用以证明案件事实的材料,是定案的依据。卫生监督证据是卫生监督主体依法收集、审查并认定用以证明卫生监督案件事实的材料,是作出卫生监督行为的依据。

(二)种类

卫生监督证据的种类是根据证据存在的外部形式、特点和来源的不同,用法律规范对卫生监督证据所作的分类。《行政处罚法》第四十六条专门规定了行政处罚的证据种类,即:①书证;②物证;③视听资料;④电子数据;⑤证人证言;⑥当事人的陈述;⑦鉴定意见;⑧勘验笔录、现场笔录。卫生监督属于行政执法行为,因此卫生监督的证据种类也应该包括以上8种。

1.书证(documentary evidence)　是指以文字、图画或符号记载的内容来证明卫生监督案件真实情况的材料。常见的书证有卫生许可证、公证书、合格证、证明书等。书证的主要特征:一是书证以文字、符号、图案的方式来反映人的思想和行为;二是书证能将有关的内容固定于纸面或其他有形物品上。在卫生监督中,书证的形成一般在案件发生之前,在案件发生之后被发现、提取而作为证据。如医疗领域的病历、处方签、门诊日志,公共场所领域的卫生检测报告等都属于书证的范畴。

2.物证(material evidence)　是指用其外形及其他固有的外部特征和物质属性来证明卫生监督案件事实真相的物品和痕迹。所谓外部特征是指作为物证的客观实在物的形状及存在情况。在一定条件下,物的外部特征可以反映出案件的某一具体实情。所谓物质属性是指反映物的特性、质量的化学性质和物理性质。在一定条件下,物证是同时以其外部特征和物质属性来证明案件事实的。比如药害事件,有关药品不仅是以其外在的药品形状证明案件事实,而且以其被鉴定为假药、劣药等物质属性证明案件事实。

物证同其他证据种类相比虽然更直观、更容易把握,但是也容易被相似物、类似物冒名顶替。因此,卫生监督主体应收集原物,否则证据的证明力可能受到影响,同时也应注意卫生监督中的物证一般有保质期,应妥善保管。

3.视听资料(audio-visual material)　是指利用录音、录像、计算机技术以及其他高科技设备(模拟信号)等方式所反映出的音响、影像、文字或其他信息证明案件事实的证据,它包括录像带、录音、传真资料、电影胶卷、微型胶卷、电话录音、雷达扫描资料及计算机贮存数据和资料等。

视听资料利用现代科技手段储存音像和数据,因此具有易于保存的特点。视听资料中反映音像的资料还具有生动逼真的特点,比较直观地再现了案件当时发生的过程,但另一方面,视听资料也容易被人利用技术手段加以篡改。

由于视听资料所具有的上述特点,卫生监督主体在卫生监督中,通过高新科技手段、设备所获取的视听资料,要作为卫生监督证据使用,应附有制作人、案由、时间、地点、磁带的规格、长度、软盘的规格等说明,并由制作人签名、贴封,以防止视听资料被伪造或篡改。卫生监督主体对于这种证据,应辨别其真伪并结合其他有关证据,确定其证据效力。

4. 电子数据(electronic data) 是指以数字化的信息编码的形式出现的,能准确地储存并反映有关案件情况的证据。主要包括电子邮件、电子数据交换、网上聊天记录、博客、微博客、手机短信、电子签名、域名等形成或存储在电子介质中的信息。

电子数据可以在现场固定,也可以通过网络实时传输至监控平台予以固定。固定方式包括备份和封存。其中备份方式是指复制、制作原始存储媒介的备份,封存方式是指在无法制作备份的情形下,封存原始存储媒介。实时传输至监控平台予以固定的电子数据应当与现场数据保持一致。收集通过技术手段恢复或者破解的与案件有关的光盘或者其他数字存储介质、电子设备中被删除的数据、隐藏或者加密的电子数据,应当附有恢复或破解对象、过程、方法和结果的专业说明。

5. 证人证言(testimony of witnesses) 是指卫生监督案件的当事人以外的人就其所知道的案情向卫生监督主体以口头或书面方式所作的陈述。根据我国法律的规定,凡是知道案件情况的人,都有作证的义务;但是生理上、精神上有缺陷或者年幼,不能辨别是非、不能正确表达的人,不能作为证人。

6. 当事人的陈述(statements of parties) 是指卫生监督案件的当事人就案情向卫生监督主体所作的陈述。当事人是案件的直接行为人,对案件情况了解得比较多,当事人的陈述是查明案件事实的重要线索,应当加以重视。由于当事人在案件中是卫生监督管理相对人,与案件的处理结果有利害关系。因此,在审查判断当事人陈述时应当注意这一特点,对当事人的陈述应客观地对待,注意是否有片面和虚假的部分。当事人的陈述只有和其他证据结合起来,综合审查,才能确定能否作为认定事实的依据。

7. 鉴定意见(expert conclusions) 是指鉴定人员运用专门知识、仪器设备,就与卫生监督案件有关的专门问题进行鉴定后所作的技术性意见。

8. 勘验笔录、现场笔录

(1)勘验笔录(the written record of the inspection):是指卫生监督人员在卫生监督过程中对有关案件现场或者不能、不便拿到监督机关的物证,就地进行分析、检验、勘查后所作的记录。《行政处罚法》第四十六条将勘验笔录、现场笔录作为证据的一类。

(2)现场笔录(on-site statement):是指卫生监督人员在现场监督检查或者其他处理时所作的现场情况的客观记录。

二、卫生监督证据收集

卫生监督证据收集是指卫生监督主体依法定程序和手段,发现、采集、提取、固定证据的专门活动。

(一)卫生监督证据收集的内涵

1. 证据收集是卫生监督主体的一种职权 根据我国法律规范的规定,对卫生监督管理相对人行为的调查取证只能由享有国家卫生监督职权的主体进行。

在卫生监督过程中,证据收集既是卫生监督主体的权力,也是卫生监督主体的义务。从权力方面讲,通过调查取证,查明案件真实情况,当事人或者有关人员应当配合、协助,不得阻挠、隐瞒;从义务方面讲,卫生监督主体调查取证应当全面、客观、公正。

2.证据收集是作出卫生监督行为的前提　以事实为依据,以法律为准绳,是我国社会主义法治的一项基本原则。通过证据收集,获取与卫生监督管理相对人行为相关的各种证据,据此判定其行为的合法与否,查明事实,这是作出卫生监督行为的前提。

3.证据收集必须依照法律、法规和规章的规定进行　我国法律规范对证据收集规定了严格的程序,必须遵守,如询问相对人应当制作笔录,并经相对人审阅后签名或盖章;卫生监督主体只有在掌握大量证据后,才能作出卫生监督行为等。

(二)卫生监督证据收集的原则

1.公开原则　是指卫生监督主体的证据收集行为必须公开进行。公开原则的最基本要求是事先告知、表明身份以及过程和结果公开。事先告知是指卫生监督主体在进行卫生监督调查前,依法将即将进行的调查事项告知被调查人。表明身份是指卫生监督主体在进行证据收集时,应当主动出示证件表明自己的身份。过程公开是指整个卫生监督证据收集过程公开进行。卫生监督证据收集结束后,无论结果如何,卫生监督都应出具书面调查报告,作为卫生监督主体作出最终决定的依据,除涉及国家秘密、个人隐私和商业秘密外,应当向卫生监督管理相对人公开。同时,公开原则还要求在出具报告时,告知卫生监督管理相对人所享有的包括陈述、申辩、表达意见等权利。

2.合法原则　是指卫生监督主体的证据收集行为必须严格依法进行,不得与法律相违背,任何与法律不相符的行为均将构成违法,承担法律责任。

合法原则包括以下几个方面:①证据收集主体适格:应当由经法律、法规授权,具有法定资格的卫生监督主体行使。②证据收集权限法定:证据收集必须在法定的职权范围内实施,不能在没有得到法律授权或者超出法律授权范围实施调查活动。③证据收集程序法定:证据收集必须按照法定的步骤、顺序、方式和时限实施。④证据收集手段合法:卫生监督主体必须严格采取法定手段进行证据收集活动,不得以不正当手段以及违反法律禁止性规定或侵犯相对人合法利益的手段进行证据收集。

3.客观全面原则　是指卫生监督主体证据收集时,应当尊重客观事实,从案件的实际出发,实事求是,按照证据的本来面目去认识它,客观全面地收集与案件事实有关的证据材料。

卫生监督证据收集要客观全面,认真负责,切忌先入为主、偏听偏信、随意取舍,更不能断章取义、歪曲事实、弄虚作假。调查取证时要收集一切与案件有关的证明材料,既要收集对监督管理相对人不利的材料,也要收集对监督管理相对人有利的材料;既要收集原始证据、直接证据,也要收集派生证据、间接证据。

4.主动及时原则　是指卫生监督主体发现案件后,应尽快到达案发现场,立即着手提取和收集各种证据材料,对于容易灭失的各种证据迅速采取保全措施。

卫生监督主体对于已掌握的案件线索或已进入立案调查阶段的案件,应当运用法律赋予职权,在第一时间制止违法行为;同时还要赶在证据灭失、现场消失之前,查获违法人员及相关财物,对已经发现的证据用一定的形式固定下来,以掌握办案主动权,确保卫生监督的顺利进行。

5.依靠群众、运用现代科学技术手段原则　依靠群众,一要深入群众中虚心听取群众看法,取得群众的信任和支持;二要广泛调查访问群众,详尽地收集一切与案件有关的证据;三要广泛动员群众如实反映案件真实情况。许多证据单靠传统方法无法收集到,必须注重运用现代科学技术手段提取和识别证据。

(三)卫生监督证据收集方法

1.调查询问(investigation inquiry)　是指卫生监督人员通过询问当事人、证人和其他利害关系人,查明事实真相,取得证据的一种手段。卫生监督的调查询问,应当制作询问笔录。

询问笔录（record of inquiry），是指卫生监督人员在案件调查、复查及补充调查过程中，就与案件有关的问题，向当事人、证人和其他有关人员调查了解有关情况时所制作的文字记录。

询问笔录如实反映了当事人、证人和其他有关人员的情况，客观记载了当事人、证人和其他有关人员的陈述，为查明案件的真实情况提供了重要证据。调查询问笔录制作时应注意以下问题：①调查询问必须有 2 名以上卫生监督员同时在场，并应出示证件；②调查询问被调查人应当分别进行，询问笔录也应当分别制作；③当事人、证人和单位必须在询问笔录上签署意见或加盖公章；④询问笔录必须当场制作；⑤询问笔录必须经被调查人核对，由调查人和被调查人签名或盖章，被调查人拒绝签名或盖章的，由调查人员在笔录上注明情况；⑥笔录中语言文字要统一、规范；⑦要围绕违法行为的要件和违法事实的基本要素来调查询问，注意突出重点；⑧当事人的基本情况应在笔录的内容部分有所反映。

2. 抽样取证（sampling and collect evidence） 是指从总体中抽取部分个体进行分析判断，从而对总体的某些未知因素作出统计推断，了解总体的情况，取得卫生监督证据。

《行政处罚法》第五十六条规定：行政机关在收集证据时，可以采取抽样取证的方法。《卫生行政处罚程序》也有同样的规定。卫生监督抽样取证主要用于调查大宗物品的卫生状况时，对随机抽取的小部分样品进行化验、鉴定，以鉴别物品的总体情况。

抽样取证应注意以下问题：①必须如实填写《产品样品采样记录》或《非产品样品采样记录》；②抽样时应有 2 名以上卫生监督人员（抽样人）参加；③抽取样品后应予加封，并如实记录加封情况；④样品抽检完毕后应在规定时间内送检验机构；⑤抽样取证应有当事人在场，并制作抽样取证凭证，由抽样人和当事人签名或盖章；⑥抽取的样品要能代表整体物品的情况，以保证鉴定意见的真实性与合法性；⑦抽取的样品要一式三份，其中当事人、抽检单位各留存一份，送检验机构一份。

3. 委托鉴定（entrusted authentication） 是指卫生监督主体为查明卫生违法案件中某些专业性问题，委托或者聘请专业部门或专业人员，由其运用专业知识、技能和经验，对有关事实材料及某些专门性问题进行鉴别和判断。

委托鉴定的目的，一是为了查明案件中的某些事实状况；二是判明某些证据的真伪。所以，委托鉴定应当注意：①鉴定部门或鉴定人员必须具备适应该项鉴定工作的专门知识，必要时应经有关部门确认；②能够公正客观地承担鉴定工作，实事求是地作出鉴别和判断。

4. 现场检查（on-the-spot investigation） 是指卫生监督人员直接进入到监督管理相对人从业现场，对监督管理相对人的制度建设、业务开展情况进行的实地检查方式。卫生监督人员在现场检查中，应当制作检查笔录。检查笔录以文字形式固定现场状况，它与现场提取的物证、视听资料、电子数据等互为补充，互相印证，能全面客观地反映与案件有关的地点和物证状况。因检查笔录是现场的实况记录，故有较强的客观性、真实性和证明力，是重要的文书。

根据有关法律法规的要求，卫生监督人员在检查现场时，应当注意：①必须出示证件，通知当事人到场，当事人拒不到场的，可以请在场的其他人见证，但应在检查笔录中说明；②检查笔录应当记载检查的时间、地点、陪同人员（当事人或者当事人指定的人员）、经过和结果，监督人员、陪同人员应当在检查笔录上签名。

5. 证据先行登记保存（evidence registration and preservation in advance） 是指卫生监督人员在证据收集过程中，在案件物证可能灭失或以后难以取得的情况下，为保全案件证据所采取的证据收集方法。

《行政处罚法》第五十六条规定：在证据可能灭失或者以后难以取得的情况下，经行政机关负责人批准，可以先行登记保存，并应当在七日内及时作出处理决定，在此期间，当事人或者有关人员不得销毁或者转移证据。

证据先行登记保存，应当制作证据先行登记保存决定书。它是卫生监督主体依法采取证据先行登记保存措施时制作的执法文书。

采取证据先行登记保存措施应当注意以下问题：①采取该项措施的先决条件是证据可能灭失或者以后难以取得；②必须经过卫生行政部门负责人批准；③对需要保存的物品当场登记造册，予以封存固定，原地或异地保存；④向当事人制发证据先行登记保存决定书，交代有关情况以及应遵守的义务；⑤必须在规定期限内视具体案情作出处理决定。

6. 证据复制（duplication of evidence）　是指提取书证、视听资料、电子数据的一种常用的调查取证方法。采用复制方法取得的证据，同样具有法律效力。复制的方法主要包括摘录、转录、复印、拍照、录像等。

在卫生监督证据收集过程中，卫生监督人员对当事人或者其他人员提供的资料，根据案件情况可以进行复印、摘录或者其他形式的复制。但是应当注意：①复制的资料必须是与案件有关的，与案件无关的资料当事人有权拒绝提供；②经复制取得的资料都要求其持有人签字或盖章，复印件还应标注"与原件一致"字样，并注明原件保存的地方；③对涉及国家秘密、商业秘密或者提供人个人隐私的资料，卫生监督人员负有保密的义务。

三、卫生监督证据的审查运用

卫生监督证据的审查运用，是指卫生监督主体对所收集的证据进行分析，鉴别真伪，判断其对案件有无证明力及证明力大小，从而决定是否能够被采用，最终成为定案的依据。

（一）卫生监督证据审查的内容

1. 卫生监督证据的客观性　是指证据所反映的内容应当是真实的、客观存在的。作为证据的事实，是不依赖于卫生监督人员的主观意志而客观存在的，任何主观想象、臆造、假设或捏造的，都不能作为证据。如果在定案时采用了不客观的证据，必然会作出错误结论。

审查卫生监督证据的客观性主要包括：①证据形成的原因，证据的来源是否真实、可靠；②发现证据时的客观环境；③证据是否为原件、原物，复制件、复制品与原件、原物是否相符；④提供证据的人或者证人与当事人是否有利害关系；⑤影响证据真实性的其他因素。

2. 卫生监督证据的关联性　是指收集与采用的证据必须与案件事实具有一定的证明关系。证据必须是与卫生监督案件有关联的事实材料，同案件事实没有相关性，即便是客观事实，也不能成为证据。

审查卫生监督证据的关联性主要包括：①找出有证明关系的证明材料，对与卫生监督案件事实没有证明关系的证明材料予以排除；②分析证据有无实质性作用，对证明案件事实有实质性作用的证据应当予以采用，反之予以剔除；③证据之间是否相互印证，形成证据链。

3. 卫生监督证据的合法性　是指证据的收集和运用在实体上和程序上都必须符合法律的规定。

卫生监督证据的合法性主要包括：①出证主体必须合法。作为证据的提供者，只有符合法律规定才具有提供证据或者作证的资格。出证主体不合法，即使所提供的证据具有客观性和关联性，也不能采用。如鉴定意见中的鉴定人是否具备鉴定资格，收集证据人员是否具有卫生监督员资格等。②证据收集和取得的方式必须合法。卫生监督人员调查取证必须按照法律规定的程序和要求进行，否则即使取得的证据具有客观性，也会因违反法律禁止的取证方式而不能采用。例如，以偷录、窃听或者胁迫、暴力、利诱等手段获取的证据材料，就不能作为定案的证据。③证据形式必须合法。例如，复印件应当与原件核对并经有关单位或者个人签名或者盖章后才能作为定案证据。

（二）卫生监督证据审查的方法

1. 逐一甄别法　是指对收集到的卫生监督证据逐一审查是否具有客观性、关联性和合法性,能否证明案件事实,这是对证据进行初步筛选的必要手段。一般是卫生监督人员在调查取证过程中边收集、边审查,即对于与案件有关的证据材料,从客观性、关联性、合法性三方面进行审查,符合要求的才予以收集。但是在卫生监督过程中,卫生监督人员的逐一甄别带有很大的局限性,一是逐一甄别是对单个证据的审查,是孤立的证据,离开了证据本身赖以存在的客观环境来判别其真伪,就会变得比较困难;二是逐一甄别与收集证据同时进行,卫生监督过程中许多时候收集证据在现场进行,不及时收集证据有可能使本来能够收集到的证据失去收集的机会,这就使卫生监督人员没有充分的时间来进行审查;三是收集证据不同于集体分析讨论案情,调查取证时一般就只是2~3名卫生监督人员,由于受到个人法律知识、执法水平和经验的限制,逐一甄别比较粗糙,很难保证审查结论的正确性。因此,在卫生监督实践中,往往是先将证据收集起来,至于证据的甄别待之后再审查确认。

2．综合审查法　是指在卫生监督证据逐一甄别的基础上,将收集的全案证据相互对比进行审查,看证据之间能否相互印证、相互核实,是否存在矛盾,能否相互组合形成对案件事实的充分证明。同时在卫生监督证据综合审查过程中,允许对所取得的证据提出合理的怀疑,确定其可信程度,如有必要可提出对该证据所证明的事实进行重新调查。

卫生监督证据综合审查的形式包括:①经办人员对所取得全部证据的审查核实;②专门法制机构对案件的单独审查,比如卫生监督主体在作出重大卫生监督决定时,应由法制机构或者负责法制工作的机构进行法制审核,审核内容包括证据是否充分、合法等;③领导审批定案时的审查;④重大案件的分析讨论,对案件证据进行审查。无论采用何种形式进行综合审查,目的只有一个,就是确保卫生监督证据确凿。

（三）卫生监督证据审查运用中应注意的特别情形

1．不能作为定案依据的证据材料　主要有:①严重违反法定程序收集的证据材料;②使用偷拍、偷录、窃听等手段获取侵害他人合法权益的证据材料;③以利诱、欺诈、胁迫、暴力等手段获取的证据材料;④没有取得原件、原物,又无其他证据印证,且当事人不予认可的复制件或复制品;⑤经过技术处理而无法辨明真伪的证据材料;⑥不能正确表达意志的证人所提供的证言;⑦鉴定机构或鉴定人不具备鉴定资格、鉴定程序严重违法以及鉴定内容错误、不明确、不完整的鉴定意见等。

2．不能单独作为定案依据的证据材料　是指有些证据材料必须在其他证明材料的印证下才有证明效力,没有其他证据材料印证时,它就无法证明案件的客观事实。不能单独作为定案依据的证据材料主要有:①无民事行为能力或者限制民事行为能力人所做的与其年龄、智力状况或者精神健康状况不相适应的证言;②与当事人有亲属关系或者其他密切关系的证人所作的对该当事人有利的证言,或者与当事人有不利关系的证人所作的对该当事人不利的证言;③有疑点的视听资料、电子数据;④无法与原件、原物核对的复制件或者复制品等。

3．数个证据证明同一事实的证明效力　在数个证据可能出现不能一致证明某一违法事实,甚至相互矛盾的情况下,卫生监督主体应当优先采用证明效力高的一些证据,以保证卫生监督决定的正确性:①国家机关以及其他职能部门依职权制作的公文文书优于其他书证;②鉴定意见、现场笔录、勘验笔录、档案材料以及经过公证或者登记的书证优于其他书证、视听资料、电子数据和证人证言;③原件、原物优于复制件、复制品;④法定鉴定部门的鉴定意见优于其他鉴定部门的鉴定意见;⑤原始证据优于传来证据;⑥经卫生监督人员当面询问的证人证言优于只作书面陈述的证人证言;⑦数个种类不同、内容一致的证据优于一个孤立的证据等。

总之,经审查能反映案件真实情况、与待证事实相关联、来源和形式符合法律规定的证据,方可作为作出卫生监督行为的事实依据。

本章小结

卫生监督作为国家管理社会卫生健康事务的一项政府职能,卫生法律、法规、规章和技术法规、国际卫生条约等既是卫生监督主体赖以存在并拥有卫生监督职权的根源,也是卫生监督主体实施卫生监督的法律依据。此外,卫生监督主体在卫生监督时,还必须以有证据证明的法律事实为依据。

卫生监督证据是卫生监督主体依法收集、审查并认定用以证明卫生监督案件事实的材料,是作出卫生监督行为的依据。卫生监督证据具有客观性、关联性和合法性 3 个基本特征。卫生监督证据的种类包括:①书证;②物证;③视听资料;④电子数据;⑤证人证言;⑥当事人的陈述;⑦鉴定意见;⑧勘验笔录、现场笔录。

卫生监督证据的收集、审查与运用是卫生监督的核心内容,是卫生监督主体的法定职责,直接影响到卫生监督的质量。

思考题

1. 我国卫生监督的法律依据有哪些?其效力层级的基本规则是什么?
2. 什么是卫生健康标准?它的主要分类有哪些?
3. 卫生监督证据及其种类有哪些?
4. 卫生监督证据收集的原则和方法是什么?
5. 卫生监督证据审查的内容和方法是什么?

(贾红英)

第五章　卫生监督手段和程序

卫生监督手段和卫生监督程序在卫生监督体系中具有十分重要的地位和作用。卫生监督主体依法行使卫生监督职权过程中采取正确的监督措施和方法，是确保卫生法律法规在现实社会生活中得以贯彻实施的重要保证；依法定程序行政是当代行政法治的核心和基石。因此，在卫生监督中，应运用正确的监督手段，并在实施各项卫生监督措施的过程中，遵循一定的方式、步骤和时限，推进卫生监督工作的顺利进行。

第一节　概　　述

一、相　关　概　念

1. 卫生监督手段　卫生监督手段（means of health supervision），是指卫生监督主体贯彻卫生法律规范，实施卫生监督过程中所采取的措施和方法。

2. 卫生监督程序　卫生监督程序（health supervision procedure），是指卫生监督主体实施卫生监督活动的方式、步骤以及实现这些方式、步骤的顺序和时间所构成的行为过程。卫生监督必须经过一定的监督程序来实施，避免在卫生监督过程中可能出现的随意性和盲目性，以保证卫生监督的法定性和规范性。

二、卫生监督手段种类

卫生监督手段主要包括卫生法制宣传教育、卫生行政许可、卫生监督检查、卫生行政强制措施、卫生行政处罚、卫生行政强制执行、卫生行政指导和卫生行政奖励等。

三、卫生监督程序基本原则及作用

（一）基本原则

1. 法定程序原则　卫生监督必须依法进行，这里的"依法"既包括遵守行政实体法，也包括遵守行政程序法，这是实现卫生监督效力、维护卫生监督管理相对人合法权益的保证和基础。法定程序原则包括以下内容：①重要的卫生监督程序，尤其是关系到卫生监督管理相对人合法权益的程序规则必须依法设定；②法定程序规则和行政实体法具有同等的法律功能，法定的行为步骤、方式和时限，任何单位或个人均不得违反；③违反法定程序的卫生监督行为属于违法行政行为，可能会导致该行为无效；④违反法定程序要承担由此引起的行政责任。

2. 相对人参与原则　是指卫生监督行为的程序必须为卫生监督管理相对人了解，相对人对卫生监督行为的程序有发表意见的权利。这一原则主要包含以下内容：①卫生监督主体必须公开实施卫生监督的程序，让卫生监督管理相对人事先了解其在程序上的权利和义务，公开接受相对人的监督；②卫生监督管理相对人对影响其权利和义务的卫生监督行为，有权知道结论，也有权要求告知理由;③卫生监督主体在作出影响相对人权利和义务的卫生监督行为时,必须给卫生监督管理相对人发表意见或提出申辩的机会。

3.程序公正原则   是指卫生监督主体实施卫生监督行为时,在程序上应平等地对待卫生监督管理相对人,排除一切可能造成不平等或者偏见的因素。

程序公正原则由回避程序、调查程序、集体讨论程序、陈述申辩程序、听证程序等具体程序规则体现,其内容包括:①卫生监督人员在作出与自己有利害关系的卫生监督行为时应主动回避,以免造成所作行为存在偏见的事实和嫌疑。在此情形下,卫生监督管理相对人也有权申请该卫生监督人员回避。②卫生监督人员应客观地调查事实真相,在取证的手段和方式上应防止行事主观武断。③在处理涉及多个卫生监督管理相对人权利和义务的争议时,应保证每个当事人有平等的陈述权。④实施重大的卫生监督行为时,应采用集体讨论的方式作出决定。⑤作出卫生行政处罚行为应给予卫生监督管理相对人陈诉申辩的权利,符合听证要求的,应给予听证的权利。⑥卫生监督主体必须遵守法定的程序权限。

卫生监督过程中,下列情形被认为是程序滥用:①不符合法律规定的目的;②不相关的考虑;③不合理的决定。

4.公开原则   是指卫生监督主体通过一定的方式和途径让卫生监督管理相对人了解有关卫生监督的情况。可以由表明身份程序、告知程序、说明理由程序、公示程序、咨询程序等具体程序规则来体现。公开原则是政务公开化在卫生监督工作中的具体体现。卫生监督活动的公开,将提高卫生监督管理相对人对卫生监督主体的信任度,也有利于提高卫生监督的公平公正性。

5.效率原则   提高卫生监督效率是卫生监督程序的设立目的之一,没有一定的效率,就无法达到预期的卫生监督目的。效率原则主要通过时效、紧急处置和简易程序等来实现,其内涵包括:①法定程序的设立应考虑提高卫生监督活动的效率,强调简便、实用;②卫生监督活动在程序顺序上不能颠倒,必须按法定程序和步骤进行;③卫生监督机关必须在法定期限内作出卫生监督行为,超越法定时限的行为即构成行政违法或无效;④卫生监督主体实施卫生监督行为的方式应规范化。

(二)作用

1.是实体法能否正确、顺利实施的基本保障   有卫生监督行为必然有卫生监督程序,科学、合理、合法、公正的程序可以有力地保障卫生监督活动的顺利进行,反之则会降低、损害卫生监督的效率和效果。卫生监督程序规范是合理的卫生监督程序的制度化、法律化,是实体法正确实施的保障。

2.是卫生监督主体依法行使职权的保证   主要表现在两个方面,一方面程序法是卫生监督活动顺利进行的保证,它并不改变卫生监督管理相对人的实体权利和义务,只规定卫生监督主体如何行使职权,能保证卫生监督职能的顺利实现。另一方面,卫生监督主体行使职权时,若程序违法,可能会导致卫生监督行为的无效。也就是说卫生监督程序是否合法是构成卫生监督行为是否合法的必要条件,对卫生监督行为进行监督审查,要同时审查适用的实体法和程序法是否合法。《行政诉讼法》明确把"违反法定程序"列入行政诉讼的标的。总之,卫生监督主体实施卫生监督行为必须严格遵守法律规范,才能保证其监督职能的顺利实现。

3.具有保障相对人合法权益的重要作用   作为卫生监督管理相对人的个人和组织的合法权益,不仅要靠卫生实体法予以规定,还要靠卫生程序法予以保障。如卫生监督人员执行公务通过出示执法证件向卫生监督管理相对人告知身份;在行政处罚中设置说明理由、听取意见、听证等程序,具有减少或避免卫生监督主体滥用职权和违法行政,保障相对人合法权益不受侵犯的作用。

4.可以促进卫生监督主体的廉政建设   卫生监督程序在客观上能产生对卫生监督权的制约作用,可防止卫生监督主体失职或滥用职权。

卫生监督程序的法制化，就是以法律法规的形式固定必要的工作内容、时限和顺序，免去不必要的程序或简化烦琐的程序。

第二节　卫生法制宣传教育

一、卫生法制宣传教育的概念

卫生法制宣传教育（education of health legal system），是指卫生监督主体将卫生法律规范的基本原则和内容向社会做广泛的传播，使人们能够得到充分的理解、认识和受到教育，从而自觉地遵守卫生法律规范的一种活动。卫生监督主体依法进行卫生监督，也是一个实施卫生法律规范的过程。其根本目的是保护人民的健康，维护公民、法人和其他组织的合法权益。为了防止侵犯公民健康权的违法行为的发生，应当以预防为主，对公民、法人或者其他组织实施卫生法制宣传教育，使广大人民知法、守法。因此，卫生法制宣传教育已成为卫生监督主体在日常卫生监督活动中普遍采用的手段之一。

二、卫生法制宣传教育的意义

1. 对卫生监督管理相对人的意义　针对卫生监督法律关系中的卫生监督管理相对人而言，通过卫生法制宣传教育，令其了解什么样的行为是合法，可以做的；何种行为是非法的，必须禁止的，且要受到制裁的，从而使卫生监督管理相对人的行为符合卫生法律规范的标准和要求，消除不健康因素，做到防患于未然。如，《中华人民共和国医师法》（简称《医师法》）第二十四条规定：医师实施医疗、预防、保健措施，签署有关医学证明文件，必须亲自诊查、调查，并按照规定及时填写病历等医学文书，不得隐匿、伪造、篡改或者擅自销毁病历等医学文书及有关资料。医师不得出具虚假医学证明文件以及与自己执业范围无关或者与执业类别不相符的医学证明文件。第五十六条规定了对出具虚假医学证明文件的行为要给予警告、罚款等行政处罚。通过对《医师法》具体内容的宣传，可以让医师知法懂法，依法执业，预防违法，从而保护患者的合法权益。另外，通过卫生法制宣传教育，使卫生监督管理相对人了解自己的救济权益，一旦认为合法权益受到侵犯，可依法申请卫生行政复议，提起卫生行政诉讼，请求国家赔偿。

2. 对广大群众的意义　针对广大人民群众而言，通过卫生法制宣传教育，让大家了解卫生法律规范保护公民健康权的范围、具体要求和有效措施等，提高卫生法律意识。辨别卫生监督管理相对人行为是否合法，运用法律手段配合卫生监督主体制裁违反卫生法律规范的卫生监督管理相对人，从而保护自己的合法权益。

3. 对卫生监督主体的意义　对卫生监督主体来说，通过卫生法制宣传教育，使自身对卫生法律规范有更进一步的理解，为更好地合理合法地实施卫生监督打下良好基础；通过对卫生监督管理相对人直接的卫生法制宣传教育，消除相对人对卫生法律规范的误解，为顺利执法扫除障碍；通过卫生法制宣传，让卫生监督的内容、程序、时限都置于公众的监督之下，有利于卫生监督主体提高卫生监督效率，切实做到依法监督。

三、卫生法制宣传教育的形式

卫生法制宣传教育根据所针对对象的不同，有一般性的宣传教育和具体的宣传教育两种形式。

1. 一般性的宣传教育 是指通过电视、报纸、标语、图画等多种形式的宣传工具，经常性地针对所有的人进行卫生法制宣传，普及卫生法制知识，使人们受到教育，并在新的卫生法律规范颁布以后，从上而下进行有重点的宣传新的卫生法律规范的工作。

2. 具体的宣传教育 是指卫生监督主体在具体的监督活动中，通过纠正和处理卫生监督管理相对人的违法行为，针对某特定的公民、法人或者其他组织进行卫生法制宣传教育。

第三节 卫生行政许可

一、卫生行政许可的概念、特征及意义

（一）概念

卫生行政许可（health administrative permit），是指卫生监督行政机关根据公民、法人或者其他组织的申请，经依法审查，准予其从事特定活动的卫生行政执法行为。

（二）特征

1. 是一种依申请的行政行为 根据《行政许可法》规定，行政许可必须"根据公民、法人或者其他组织的申请"进行，所以卫生监督管理相对人提出申请是卫生行政许可的前提条件。如果卫生监督管理相对人不提出从事法定的某种行为的申请，卫生监督行政机关不得主动作出许可的行为。当然，申请并不意味着必定能得到相关卫生监督行政机关的同意。

2. 存在的前提是法律的一般禁止 卫生行政许可的内容是法律一般禁止的活动。但是，为适应社会生活和生产的需要，对符合一定条件者即可解除禁止，允许其从事某项活动，享有特定权利和资格。所以，卫生行政许可是对一般禁止的解除。没有法律的一般禁止，便无卫生行政许可的存在余地。这是卫生行政许可的基本特点。

3. 是授益性行政行为 与卫生行政处罚不同，卫生行政许可不是对卫生监督管理相对人权益的剥夺或限制，而是赋予相对人某种资格或权利的行政行为。这是卫生行政许可在内容上的特点。

4. 是要式行政行为 卫生行政许可必须遵循法定程序，并应以正规的文书、格式、日期、印章等形式予以批准、认可和证明。卫生行政许可一般有卫生许可证和资格证等形式要件。书面许可是卫生行政许可形式上的特点。

（三）意义

许可证制度已经越来越广泛地适用于国家卫生行政管理的领域中，成为卫生监督的重要手段。其主要意义和作用在于，它是一项预防性卫生监督措施，是"预防为主"卫生工作方针的具体化，通过条件的审核，把可能危害人身健康等因素控制在生产、经营等各项活动开始之前。已取得卫生许可的相对人，则必须遵守许可的范围和卫生法律规范规定的许可条件，若超越许可范围或违反许可条件，卫生监督行政机关可以对其实施吊销卫生行政许可的处罚，从而维护广大消费者的切身利益。实施卫生许可制度的意义还在于它有利于国家对涉及卫生方面的经济领域进行宏观调控；有利于国家维护一定的经济秩序和社会秩序；有利于保护公民、法人和其他组织的合法权益。

二、卫生行政许可的原则

（一）法定原则

卫生行政许可制度的建立必须有法律依据。法定原则，是指设定和实施卫生行政许可应当

依照法定的权限、范围、条件和程序。其运行过程不得违背法律，其纠纷的解决也必须依照法律进行。

（二）公开、公平、公正、非歧视原则

卫生行政许可的公开原则，是指设定和实施卫生行政许可的过程、规定、决定等都应当是明确和公开的。有关卫生行政许可的规定应当公布；未经公布的，不得作为实施行政许可的依据。卫生行政许可的实施和结果，除涉及国家秘密、商业秘密或者个人隐私的外，应当公开。

卫生行政许可的公平、公正原则，是指卫生监督行政机关在履行职责、行使权力时，不仅在实体法和程序法上要合法，而且还要合乎常理，没有偏私。公平的重要价值是保障法律面前人人平等和机会均等，公正主要是维护正义，防止徇私舞弊。

非歧视原则，是指卫生监督行政机关对符合法定条件、标准的卫生行政许可申请，要平等对待，不得歧视任何人。

（三）便民、效率原则

便民原则是卫生监督行政机关履行行政职责、行使行政权力应当恪守的基本准则。严格遵守法律规定的期限，减少卫生行政许可的环节，简化程序，提高办事效率，提供优质服务。

主要要求有：①除依法应当由申请人到卫生监督行政机关办公场所提出卫生行政许可申请的以外，申请人可以委托代理人提出卫生行政许可申请；②卫生行政许可需要卫生监督行政机关内设的多个机构办理的，该卫生监督行政机关应当确定一个机构统一受理卫生行政许可申请，统一送达卫生行政许可决定；③卫生行政许可依法由地方人民政府两个以上部门分别实施的，本级人民政府可以确定一个部门受理卫生行政许可申请并转告有关部门分别提出意见后统一办理，或者组织有关部门联合办理、集中办理；④卫生行政许可申请可以通过信函、电报、电传、传真、电子数据交换和电子邮件等多种方式提出。

（四）信赖保护原则

信赖保护原则的基本内涵包括：①公民、法人或者其他组织依法取得的卫生行政许可，是正当的合理信赖，应当受到法律保护。除法律、法规有明确规定的以外，卫生监督行政机关不得撤销或变更已生效的卫生行政许可。②卫生行政许可决定所依据的法律、法规、规章的修改或者废止，或者准予卫生行政许可所依据的客观情况发生重大变化的，为了公共利益的需要，卫生监督行政机关可以依法变更或者撤回已经生效的卫生行政许可。③卫生监督行政机关依法变更或者撤回已经生效的卫生行政许可，给公民、法人或者其他组织造成财产损失的，卫生监督行政机关应当依法给予补偿。

（五）救济原则

卫生监督管理相对人在申请卫生行政许可过程中，享有以下权利：①享有陈述权、申辩权。②有权依法申请卫生行政复议或者提起卫生行政诉讼：行政复议机关受理卫生监督管理相对人就许可行为提出的申诉案件，对许可机关不作为行为有权要求其作为，对许可机关拒绝颁发卫生行政许可又不说明理由的，有权根据具体情况作出处理；卫生监督行政机关有违法实施卫生行政许可行为的，相对人有权向法院提起诉讼。③卫生监督管理相对人的合法权益因卫生监督行政机关违法实施卫生行政许可受到损害的，有权依法要求赔偿。

（六）监督原则

监督原则，是指应当依法加强对卫生监督行政机关实施卫生行政许可和从事卫生行政许可事项活动的监督。根据《行政许可法》的规定，卫生行政许可的监督包括卫生监督行政机关内部的监督和卫生监督行政机关对卫生监督管理相对人的监督。一方面，上级卫生监督行政机关要加强对下级卫生监督行政机关实施卫生行政许可的监督检查，及时纠正违法行为；另一方面，卫生监督行政机关对卫生监督管理相对人从事卫生行政许可事项的活动应当进行有效的监督。这也是"谁许可，谁监督"的原则。

三、卫生行政许可的形式

卫生行政许可的形式有证照式与非证照式。证照式是行政许可的主要表现形式,如许可证等。非证照式的行政许可文书,包括批准书、同意书等。根据《行政许可法》的规定,卫生行政许可证件包括以下几类:

1. 许可证 是指卫生监督行政机关根据卫生监督管理相对人的申请而依法核发的,准予其从事相关活动的书面文件。我国现行的许可证包括:①生产或经营许可证:如《药品生产许可证》《药品经营许可证》和《医疗机构制剂许可证》等;②卫生许可证:如《公共场所卫生许可证》和《集中式供水单位卫生许可证》等;③进出口许可证:如进出口药品注册证/许可证、《麻醉药品进出口准许证》《精神药品进出口准许证》等;④执业和工作许可证:如《医疗机构执业许可证》《单采血浆许可证》《母婴保健技术服务执业许可证》《大型医用设备配置许可证》等。

2. 资格证、资质证或者其他合格证书 资格证、资质证,是指经过考试、考核等审核程序合格后,颁发给申请人的证明其能力、资格的许可证件。许可证件持有人可以从事某种职业或某种活动。包括:①执业证书:如《医师执业证书》《护士执业证书》等。②产品证书。③其他证书:如《除鼠证书/免予除鼠证书》等。

3. 卫生监督行政机关的批准文件或者证明文件 是指卫生监督行政机关批准有关主体从事一定活动的书面意见,如批准文号。对一些特殊产品,以颁发批准文号的方式给予行政许可并进行监督管理,是卫生行政许可区别于其他行业行政许可的一大特点。获得批准文号是对于那些国家予以特殊限制的产品,在进入生产和流通前通过严格审查后取得行政许可的特殊标志。如药品、化妆品和保健食品的批准文号。

行政机关的证明文件,是指行政机关对特定事实予以确认的书面意见。

4. 法律、法规规定的其他行政许可证件 对于卫生监督行政机关实施卫生行政许可,采取对设备、设施、产品、物品进行检验、检测、检疫的,经检验、检测、检疫合格的,可以直接在设备、设施、产品、物品上加贴表示其合格的标签或者加盖检验、检测、检疫印章。如《中华人民共和国国境卫生检疫法》规定,入境的交通工具和人员,必须在最先到达的国境口岸的指定地点接受检疫。国境卫生检疫机关依据检疫医师提供的检疫结果,对未染有检疫传染病或者已实施卫生处理的交通工具,签发入境检疫证。

四、卫生行政许可的效力

卫生行政许可的效力,包括卫生监督管理相对人获得卫生行政许可后,卫生监督行政机关颁发的相关许可文件所具有的效力,以及卫生监督行政机关允许申请主体进行相关行为的效力。主要包括证明力、确定力和拘束力。

1. 证明力 是通过两个方面表现的:一方面,可证明持有者的权利能力,即证明许可证或相关证明文件持有者具有从事卫生监督行政机关所赋予的某种活动的权利,它起到了证明文书的作用,而无须通过其他方式证明;另一方面,是卫生监督行政机关对许可证或相关证明文件持有者具有从事某种卫生活动的行为能力认可的证明。例如,《医师法》第十二条规定,医师资格考试成绩合格,取得执业医师资格或者执业助理医师资格,发给医师资格证书。第十四条规定,医师经注册后,可以在医疗卫生机构中按照注册的执业地点、执业类别、执业范围执业,从事相应的医疗卫生服务。

2. 确定力 是指卫生行政许可行为一经成立,即具有任何人都不得随意变更或撤销的效力。对卫生监督管理相对人来讲,卫生行政许可所确定的事项,未经卫生监督行政机关通过法定程序,不得更改;对卫生监督行政机关,如要撤销、变更或宣布卫生行政许可无效,也应依法定程序进行。

3.拘束力 是卫生行政许可中有关权利义务的规定,对相对人具有拘束力。卫生行政许可一经成立,被许人必须在许可的范围内进行活动,不得违反;许可机关也不得随意加以干预,其他机关或组织、个人也不得侵犯其法定权利。如《医疗机构执业许可证》使医疗机构获得了执业资格,医疗机构必须按照核准登记的诊疗科目开展诊疗活动。若未取得《医疗机构执业许可证》擅自执业的,或医疗机构违反了医疗机构管理法律规范的规定,将会受到警告、罚款、吊销许可证等行政处罚。

五、卫生行政许可的程序

卫生行政许可程序,是指公民、法人或者其他组织申请卫生行政许可和卫生监督行政机关审查申请并作出许可决定的方式、步骤、时限和顺序。

(一)申请程序

1.申请主体 公民、法人或者其他组织申请卫生行政许可,应当按照法律、法规、规章规定的程序和要求向卫生监督行政机关提出申请。如果委托代理人提出卫生行政许可申请,代理人应当提供委托代理证明。

2.申请材料 申请人申请卫生行政许可,应当如实向卫生监督行政机关提交有关材料和反映真实情况,并对其申请材料实质内容的真实性负责。卫生监督行政机关不得要求申请人提交与其申请的卫生行政许可事项无关的技术资料和其他材料。卫生监督行政机关及其工作人员不得以转让技术作为取得卫生行政许可的条件;不得在实施卫生行政许可的过程中,直接或者间接地要求转让技术。

卫生监督行政机关应当公示下列与办理卫生行政许可事项相关的内容:①卫生行政许可事项、依据、条件、程序、期限、数量;②需要提交的全部材料目录;③申请书示范文本;④办理卫生行政许可的操作流程、通讯地址、联系电话、监督电话等。并应当根据申请人的要求,对公示内容予以说明、解释。

3.申请条件 卫生行政许可申请人向卫生监督行政机关提出许可申请,必须具备下列几项条件:①申请内容:必须是卫生法律法规规定经许可方能进行的活动或事项。行政许可具有禁止的解除性质,一般而言,被许可的活动或事项对他人是禁止的,只有获得许可的人才能解除这种禁止,取得进行该项活动或事项的权利。②申请主体:申请人必须具有申请许可事项的行为能力。卫生行政许可的目的之一就在于制止不符合法定条件的人从事法律一般禁止的事项。因此,要获得卫生行政许可,就必须具备法定条件,有从事该项活动的行为能力。例如,申请医疗机构执业登记,必须符合医疗机构的基本标准,有适合的组织机构和场所;有与其开展的业务相适应的经费、设施、设备和专业卫生技术人员等。③申请形式:必须由申请人以书面形式明确提出申请某种许可的意思表示。申请书必须载明申请许可的内容、理由、条件等。如果法律规定必须附加说明的,则应提交附加文件。④申请管辖:申请人必须向依法享有颁发该种许可权限的卫生监督行政机关提出申请。

(二)受理程序

申请人的申请行为符合有效构成要件的,申请人的行为就是合法有效的,并引起卫生监督行政机关的受理义务。但是,合法有效的申请行为并不代表申请人完全符合许可的条件和标准,并不意味着能取得卫生许可。卫生监督行政机关接收卫生行政许可申请时,应当在规定时间内对申请事项是否符合法定条件进行初步审查,即对申请内容、申请主体、申请形式和申请管辖等是否符合基本规定和要求的一般性程序进行审查。根据情况分别作出下列处理。

1．予以受理　申请事项属于本行政机关职权范围，申请材料齐全、符合法定形式，或者申请人按照要求提交全部补正申请材料的，卫生监督行政机关应当受理其卫生行政许可申请。

2．更正、补全材料　具体要求是：①申请材料存在可以当场更正的错误，允许申请人当场更正，但申请材料中涉及技术性的实质内容除外。申请人应当对更正内容予以书面确认。②申请材料不齐全或者不符合法定形式的，应当场或者在 5 日内出具申请材料补正通知书，一次告知申请人需要补正的全部内容，逾期不告知的，自收到申请材料之日起即为受理。③补正的申请材料仍然不符合有关要求的，卫生行政部门可以要求继续补正。

3．不予受理　两种情形下对申请人的申请不予受理：①申请事项依法不需要取得卫生行政许可的，应当即时告知申请人不受理；②申请事项依法不属于本行政机关职权范围的，应当即时作出不予受理的决定，并告知申请人向有关行政机关申请。

卫生监督行政机关受理或者不予受理卫生行政许可申请，均应出具加盖卫生监督行政机关专用印章和注明日期的书面凭证。

（三）审查程序

申请的审查，是指卫生监督行政机关接到申请人的申请书，依照法定权限进行审查核实。审查程序包括程序性审查和实质性审查。

1．程序性审查　是指审查核定申请许可的事项是否符合法定程序和法定形式，是否属于本卫生监督行政机关管辖，申请材料与手续是否完备等。

2．实质性审查　是指审查核定申请许可的事项是否具备条件，核定申请人本身是否具备从事该事项的行为能力，并进行相应的实地核对查实。卫生监督行政机关在审核时，对申请及附件材料的内容无权直接变更，应向申请人提出变更的要求，由申请人自行变更，如果申请所列事项或条件与实际不符，卫生监督行政机关应要求申请人采取相应的补救措施，否则，就须驳回申请。

卫生监督行政机关根据法律、法规和规章的规定，确定审查的方式。主要包括以下内容：

（1）现场审查：卫生监督行政机关依法需要对申请人进行现场审查的，应当及时指派 2 名以上工作人员进行现场审查，并根据现场审查结论在规定期限内作出卫生行政许可决定。

（2）检验、检测、检疫：卫生监督行政机关依法需要对申请卫生行政许可事项进行检验、检测、检疫的，应当自受理申请之日起 5 日内指派 2 名以上工作人员按照技术标准、技术规范进行检验、检测、检疫，并书面告知检验、检测、检疫所需期限。需要延长期限的，应当另行书面告知申请人。检验、检测、检疫所需时间不计算在卫生行政许可期限内。

卫生监督行政机关依法需要根据检验、检测、检疫结果作出卫生行政许可决定的，检验、检测、检疫工作由依法认定的具有法定资格的技术服务机构承担。申请人依法可自主选择具备法定资格的检验、检测、检疫机构，卫生监督行政机关不得为申请人指定检验、检测、检疫机构。

（3）鉴定、评审：卫生监督行政机关依法需要根据鉴定、专家评审结论作出卫生行政许可决定的，应当书面告知申请人组织专家评审的所需期限。卫生监督行政机关根据专家评审结论作出是否批准的卫生行政许可决定。需要延长专家评审期限的，应当另行书面告知申请人。鉴定、专家评审所需时间不计算在卫生行政许可期限内。

（4）考试、考核：卫生行政部门依法需要根据考试、考核结果作出卫生行政许可决定的，申请人在考试、考核合格成绩确定后，根据其考试、考核结果向卫生监督行政机关提出申请，卫生监督行政机关应当在规定期限内作出卫生行政许可决定。

卫生监督行政机关根据考试成绩和其他法定条件作出卫生行政许可决定的，应当事先公布资格考试的报名条件、报考办法、考试科目以及考试大纲。但是，不得组织强制性的资格考试的考前培训，不得指定教材或者助考材料。

（5）逐级审批：依法应当逐级审批的卫生行政许可，下级卫生监督行政机关应当在法定期限内按规定程序和要求出具初审意见,并将初步审查意见和全部申报材料报送上级卫生监督行政机关审批。法律、法规另有规定的,依照其规定。符合法定要求的,上级卫生监督行政机关不得要求申请人重复提供申请材料。

(6)许可听证:法律、法规、规章规定实施卫生行政许可应当听证的事项,或者卫生监督行政机关认为需要听证的涉及重大公共利益的卫生行政许可事项,卫生监督行政机关应当在作出卫生行政许可决定前向社会公告,并举行听证。

(四)听证程序

卫生行政许可是一种授益行政行为,是否给予行政许可,事关公民、法人或者其他组织的切身利益,因而在行政许可程序中规定了重大的行政许可必须经过严格的程序,为所有当事人提供表达意见、出具相关证据的权利,卫生监督行政机关实施许可应听取当事人和利害关系人的意见,允许他们就受到的影响发表观点,就对方当事人提供的证据进行质证、辩论。

1. 适用听证程序的许可事项　包括两种情形:①法律、法规、规章规定实施卫生行政许可应当听证的事项,或者卫生监督行政机关认为需要听证的其他涉及公共利益的重大卫生行政许可事项,卫生监督行政机关应当向社会公告,并举行听证。②行政许可直接涉及申请人与他人之间重大利益关系的,卫生监督行政机关在作出卫生行政许可决定前,应当告知申请人、利害关系人享有要求听证的权利。

2. 听证的具体程序

(1)告知:卫生行政许可直接涉及申请人与他人之间重大利益关系的,卫生监督行政机关在作出卫生行政许可决定前,应当告知申请人、利害关系人享有要求听证的权利。

(2)申请:申请人、利害关系人在被告知听证权利后要求听证的,应在被告知之日起 5 日内提出听证申请。

(3)组织听证:申请人、利害关系人要求听证的,卫生监督行政机关应在收到申请人、利害关系人听证申请之日起 20 日内组织听证。

(4)通知有关事项:卫生监督行政机关应当于举行听证的 7 日前将举行听证的时间、地点通知申请人、利害关系人,必要时予以公告。

(5)举行听证:听证应当公开举行。卫生监督行政机关应当指定审查该卫生行政许可申请的工作人员以外的人员为听证主持人,申请人、利害关系人认为主持人与该卫生行政许可事项有直接利害关系的,有权申请回避。举行听证时,审查该卫生行政许可申请的工作人员应当提供审查意见的证据、理由,申请人、利害关系人可以提出证据,并进行申辩和质证。听证应当制作笔录,听证笔录应当交听证参加人确认无误后签字或者盖章。

(五)决定程序

1. 准予卫生行政许可　卫生监督行政机关对申请人提交的材料进行审查后,申请人的申请符合法定条件、标准的,卫生监督行政机关应当依法作出准予卫生行政许可的书面决定。包括以下 3 种情形。

(1)当场决定程序:申请人提交的申请材料齐全、符合法定形式,卫生监督行政机关能够当场作出决定的,应当当场作出书面的卫生行政许可决定。如果不需要对检验、检测、检疫结果作进一步技术分析即可认定设备、设施、产品、物品是否符合技术标准、技术规范的,卫生监督行政机关应当当场作出行政许可决定。

(2)上级机关决定程序:对于某些依法应当先经下级卫生监督行政机关审查后报上级卫生监督行政机关决定的卫生行政许可,下级卫生监督行政机关应当在法定期限内将初步审查意见和全部申请材料直接报送上级卫生监督行政机关,符合许可条件的,作出准予许可的书面决定。上级卫生监督行政机关不得要求申请人重复提供申请材料。

(3)限期作出决定程序:卫生监督行政机关对卫生行政许可申请进行审查后,除当场作出卫生行政许可决定以外，对符合许可条件的，应当在法定期限内按照规定程序作出卫生行政许可决定。许可决定的期限一般都由相应法律作出明确规定。这是最常见的决定程序。

2．不予卫生行政许可 不符合卫生行政许可条件的，卫生监督行政机关依法作出不予卫生行政许可的书面决定，应当说明理由，并告知申请人享有依法申请行政复议或者提起行政诉讼的权利。卫生监督行政机关根据检验、检测、检疫结果，作出不予行政许可决定的，应当书面说明不予行政许可所依据的技术标准、技术规范。

（六）许可证件的颁发

卫生监督行政机关作出准予卫生行政许可的决定，需要颁发卫生行政许可证件的，应当向申请人颁发加盖本行政机关印章的卫生行政许可证件。颁发卫生许可证件应注意以下问题。

1．严格在法定期限内办理 根据《行政许可法》《卫生行政许可管理办法》等相关规定：①卫生监督行政机关对申请材料审查后，应当在受理申请之日起20日内作出卫生行政许可决定；20日内不能作出卫生行政许可决定的，经本级卫生监督行政机关负责人批准，可以延长10日，并应当将延长期限的理由书面告知申请人。法律、法规对卫生行政许可期限另有规定的，依照其规定。②行政许可采取统一办理或者联合办理、集中办理的，办理的时间不得超过45日；45日内不能办结的，经本级人民政府负责人批准，可以延长15日，并应当将延长期限的理由告知申请人。③依法应当先经下级卫生监督行政机关审查后报上级卫生监督行政机关决定的卫生行政许可，下级卫生监督行政机关应当自其受理卫生行政许可申请之日起20日内审查完毕。但是，法律、法规另有规定的，依照其规定。④卫生监督行政机关作出准予卫生行政许可的决定，应当自作出决定之日起10日内向申请人颁发、送达卫生行政许可证件，或者加贴标签、加盖检验、检测、检疫印章。⑤卫生监督行政机关作出卫生行政许可决定，依法需要听证、招标、拍卖、检验、检测、检疫、鉴定和专家评审的，所需时间不计算在规定的期限内。卫生监督行政机关应当将所需时间书面告知申请人。

2．卫生许可证件载明内容完整 应当按照规定载明证件名称、发证机关名称、持证人名称、行政许可事项名称、有效期、编号等内容，并加盖卫生监督行政机关印章，标明发证日期。

3．卫生行政许可决定应当公开 除涉及国家秘密、商业秘密或者个人隐私的，应当予以公开，公众有权查阅。

4．不得重复实施卫生行政许可 申请人依法取得的卫生行政许可，其适用范围没有地域限制的，在全国范围内有效，各级卫生监督行政机关不得采取备案、登记、注册等方式重复或者变相重复实施卫生行政许可。

5．涉及同一主体多个许可事项的发证 同一公民、法人或者其他组织在同一地点的生产经营场所需要多项卫生行政许可，属于同一卫生监督行政机关实施卫生行政许可的，卫生监督行政机关可以只发放一个卫生行政许可证件，其多个许可项目应当分别予以注明。

（七）对不予许可的救济

对于申请人的申请，卫生监督行政机关若不予许可，卫生监督管理相对人将因此而失去从事该项活动的权利。对此，对相对人保留了救济途径，即卫生监督管理相对人可以向行政复议机关提起行政复议或向法院提起行政诉讼。

以上叙述了申请人申请许可的一般程序，也就是目前所实行的各种许可制度的必需程序，不涵盖个别许可的特殊程序。对于已持有许可证件的单位或个人变更许可证件所允许的项目或范围时，则应向原发证机关申报，所经程序仍与新申请时相同。根据规定，负责发放管理许可证件的卫生监督行政机关，或其委托的下级卫生监督行政机关，依照法定期限，还要对已发放的许可证进行审查复核。

六、卫生行政许可的变动

（一）卫生行政许可变更

1.概念　卫生行政许可变更，是指根据被许可人的请求，卫生监督行政机关对许可事项的具体内容在许可被批准后加以变更的行为。卫生监督管理相对人在从事许可活动的过程中，随着时间的推移和情况的发展变化，可能会对卫生行政许可产生新的要求，从而需要变更原来的卫生行政许可。

2.程序　被许可人要求变更卫生行政许可事项的，应当向作出行政许可决定的卫生监督行政机关提出申请，并按照要求提供有关材料。符合法定条件、标准的，卫生监督行政机关应当依法办理变更手续。

（二）卫生行政许可延续

1.概念　卫生行政许可延续，是指根据被许可人的请求，相关卫生监督行政机关准予延续卫生行政许可期限的行为。

卫生行政许可通常是有一定期限的，卫生监督管理相对人只能在卫生行政许可的有效期内从事许可活动。超过法定期限，原来被许可的事项便成为法律所禁止的事项，相对人不得继续从事该事项。所以，相对人需要在有效期届满后继续从事被许可活动的，就必须延续行政许可的期限。

2.程序　被许可人需要延续依法取得的卫生行政许可的有效期的，应当在该行政许可有效期届满30日前向作出行政许可决定的卫生监督行政机关提出申请。但是，法律、法规、规章另有规定的，依照其规定。卫生监督行政机关应当根据被许可人的申请，在该卫生行政许可有效期届满前作出是否准予延续的决定；逾期未作决定的，视为准予延续。卫生监督行政机关作出不受理延续申请或者不准予延续决定的，应当书面告知理由。

（三）卫生行政许可撤销

1.概念　卫生行政许可撤销，是指对于不符合生效要件的卫生行政许可，由有权机关依法予以撤销，使该许可向前向后均失去效力。

2.卫生行政许可撤销情形　有下列情形之一的，作出卫生行政许可决定的卫生监督行政机关或者上级卫生监督行政机关，根据利害关系人的请求或者依据职权，可以撤销卫生行政许可：①卫生监督行政机关工作人员滥用职权，玩忽职守作出准予卫生行政许可决定的；②超越法定职权作出准予卫生行政许可决定的；③违反法定程序作出准予卫生行政许可决定的；④对不具备申请资格或者不符合法定条件的申请人准予卫生行政许可的；⑤依法可以撤销卫生行政许可决定的其他情形。

依照上述情形撤销卫生行政许可，被许可人的合法权益受到损害的，卫生监督行政机关应当依法予以赔偿。被许可人以欺骗、贿赂等不正当手段取得卫生行政许可的，应当予以撤销，被许可人基于卫生行政许可取得的利益不受保护。撤销卫生行政许可，可能对公共利益造成重大损失的，不予撤销。

（四）卫生行政许可注销

1.概念　卫生行政许可注销，是指基于特定事实的出现，而由卫生监督行政机关依据法定程序收回卫生行政许可证件或者公告卫生行政许可失去效力的行为。

2.卫生行政许可注销情形　有下列情形之一的，卫生监督行政机关应当依法办理有关卫生行政许可的注销手续：①卫生行政许可有效期届满未延续的；②赋予公民特定资格的卫生行政许可，该公民死亡或者丧失行为能力的；③法人或者其他组织依法终止的；④卫生行政许可被依法撤销、撤回或者卫生行政许可证件被依法吊销的；⑤因不可抗力导致卫生行政许可事项无法实施的；⑥法律、法规规定的应当注销卫生行政许可的其他情形。

卫生行政许可自注销之日起,不再生效。即卫生行政许可的注销,其效力不溯及既往,在注销之日以前一直有效。该许可效力持续到失效原因产生时为止,而不是自始至终不发生效力。

(五)卫生行政许可撤回

卫生行政许可撤回,是指卫生监督行政机关基于公共利益的需要收回已经颁发的卫生行政许可。引起卫生行政许可撤回的情形主要是:卫生行政许可所依据的法律、法规、规章修改或废止或者准予卫生行政许可所依据的客观情况发生重大变化,为了公共利益需要。撤回卫生行政许可对公民、法人或者其他组织造成财产损失的,作出撤回卫生行政许可决定的卫生监督行政机关应当依法予以补偿。

(六)卫生行政许可中止

卫生行政许可中止,是指卫生行政许可暂时失去法律效力。引起卫生行政许可中止的最主要原因之一是被许可人有违法行为,卫生监督行政机关为制止或惩罚被许可人的违法行为所采取的暂时停止其从事被许可活动的措施。只有在违法行为停止、消除或卫生监督行政机关实现了对被许可人的惩罚后,卫生行政许可才恢复其法律效力。

第四节　卫生监督检查

一、卫生监督检查的概念及特征

(一)概念

卫生监督检查,是指卫生监督主体依法对卫生监督管理相对人遵守卫生法律规范和具体行政决定情况所进行的了解和调查,并依法作出处理的卫生行政执法活动。

卫生法律、法规、规章颁布实施后和行政决定、命令生效后,卫生监督主体必须对卫生监督管理相对人的遵守情况进行检查监督,否则就容易成为一纸空文。因此,卫生监督主体应视具体情况采用不同方式、方法进行监督检查,对模范遵守者应予表彰、奖励,对不认真遵守者应督促其遵守,对违法者要依法处理。

卫生监督检查主要是对两种情况的监督检查:①对卫生监督管理相对人是否遵守卫生法律规范进行监督检查。例如,卫生监督主体对相对人是否遵守《公共场所卫生管理条例》加以监督和检查。②对相对人是否履行卫生监督主体依法作出的卫生行政决定进行监督检查。例如,相对人在接到责令停止执业活动的处理决定后,是否执行。

(二)特征

1. 是一种单方的依职权实施的卫生监督行为　卫生监督检查是对卫生监督管理相对人遵守卫生法律法规情况的监督检查,针对的是特定相对人和具体的权利与义务,是一种具体行政行为。同时,卫生监督检查是对相对人守法情况的监督检查,所以在行使职权和实施方式上,既不需要以相对人的申请为前提,也不需要与相对人采取协商的方式来实现,而是由卫生监督主体依据法定卫生监督检查权单方决定和主动实施的。

2. 可以影响但不直接处理和改变卫生监督管理相对人的法律地位　卫生监督检查对相对人权利义务的影响表现为,可能限制其权利的行使,或妨碍其正常活动的进行,或迫使其提供相关材料,但不直接对其实体权利义务作出处理或改变,不创设、改变或消灭相对人的法律地位。所以,它不同于那些处理或改变相对人法律地位的卫生行政处罚等行为。

3. 是一种给卫生监督管理相对人设定程序性义务和限制其权利的行为　对卫生监督主体来说,卫生监督检查表现出很强的权利(力)性,如强制性的检查、查验、询问等。对于卫生监督管理相对人来说,卫生监督检查不会给相对人产生权利,而只会给相对人设定某些程序性义务或对其权利进行一定的限制。如接受检查、询问、如实提供相关材料,暂时停止正常营业等。所以,卫生监督检查也不同于赋予卫生监督管理相对人一定权益的行为,如卫生行政许可。

二、卫生监督检查的分类

（一）一般卫生监督检查与特定卫生监督检查

这是根据卫生监督检查对象是否为特定卫生监督管理相对人所作的分类。

1. 一般卫生监督检查　是指卫生监督主体对不特定的卫生监督管理相对人遵守卫生法律、法规、规章的情况进行普遍的监督检查,如卫生监督主体对辖区范围内的所有个体行医进行的监督检查。一般卫生监督检查可以使卫生监督主体从宏观上把握相对人的守法情况,以利于创造一个良好的社会与法律环境。

2. 特定卫生监督检查　是指卫生监督主体针对特定的卫生监督管理相对人遵守卫生法律、法规、规章的情况进行的监督检查。特定卫生监督检查可以使卫生监督主体从微观上把握相对人的守法情况,制止和纠正具体的违法行为。

（二）事前卫生监督检查、事中卫生监督检查和事后卫生监督检查

这是根据卫生监督检查实施的时间阶段所作的分类。

1. 事前卫生监督检查　是指在卫生监督管理相对人的某种行为开始之前实施的卫生监督检查。如卫生行政许可的审批检查。

2. 事中卫生监督检查　是指在卫生监督管理相对人的行为过程中实施的卫生监督检查。如对医疗机构的卫生服务过程进行的监督检查。

3. 事后卫生监督检查　是指在卫生监督管理相对人完成某一活动之后实施的卫生监督检查。如对公共场所危害健康事故的调查处理等。

事前卫生监督检查的作用在于防患于未然;事中卫生监督检查的作用在于及时发现问题;事后卫生监督检查的作用在于对已实施的违法行为及时进行补救或追究其法律责任。三者相辅相成,缺一不可。

（三）定期卫生监督检查与不定期卫生监督检查

1. 定期卫生监督检查　是指卫生监督主体按照卫生监督工作计划和要求,在一定时期内,如按 1 年或 1 个月,有规律地对卫生监督管理相对人进行若干次监督检查。这种监督检查一般都有比较规律的时间间隔,有比较固定的检查内容以及模式化的检查方式。这种方法是必要的,对相对人会产生稳定的警戒作用,促使其事先做好准备。

2. 不定期卫生监督检查　即没有固定的时间间隔的卫生监督检查。因为不定期卫生监督检查没有规律性,使卫生监督管理相对人无法有准备地应付检查,因此所获得的情况更具客观性和真实性,更有利于发现问题,以便纠正违法行为。

（四）全面卫生监督检查与重点卫生监督检查

1. 全面卫生监督检查　是指卫生监督主体对全部卫生监督管理相对人进行卫生法律规范要求的全部内容的监督检查。即对管辖范围内的所有相对人都无一例外地进行检查,或者对所有的卫生法律规范的要求进行检查。大范围的全面卫生监督检查不常采用。

2. 重点卫生监督检查　是指卫生监督主体针对部分卫生监督管理相对人或卫生法律规范的部分要求,或针对部分卫生监督管理相对人对法律规范的部分要求进行的卫生监督检查。因此,在实施重点检查时,可针对卫生监督管理相对人中的一部分作为重点检查对象进行检查。

卫生监督检查还可以从不同角度进行分类。如根据卫生监督检查方式的不同,可分为现场卫生监督检查和书面卫生监督检查;根据卫生监督检查内容的不同,可分为职业卫生监督检查、放射卫生监督检查、公共场所卫生监督检查、学校卫生监督检查、医疗服务监督检查等。

三、卫生监督检查的方式

卫生监督检查的方式，是指卫生监督主体为了达到卫生监督检查的目的而采取的手段和措施。根据不同的情况可采用不同的卫生监督检查方式。

根据《国务院关于印发 2015 年推进简政放权放管结合转变政府职能工作方案的通知》的要求，在卫生监督检查中，推行了"双随机、一公开"的监管模式，即随机抽取检查对象、随机选派执法检查人员，抽查情况及查处结果及时向社会公开。"双随机、一公开"是完善事中事后监管的关键环节，对于提升监管的公平性、规范性和有效性具有重要意义。

常用的卫生监督检查方式主要有以下几种。

（一）实地检查

实地检查（field inspection），是指卫生监督主体直接深入现场进行的监督检查，是一种常用的监督检查的方式。实地检查的形式多样，既可以全面检查，也可以抽样检查；既可以定期检查，也可以临时检查；既可以综合检查，也可以专项检查。实地检查的特点就是对实物、行为、现场的直接检查了解。

为提高监管效果，在卫生监督实践中有时采取"飞行检查"的监管模式，即事先不通知被检查单位实施的现场检查。

（二）查验

查验（inspection），是指卫生监督主体对卫生监督管理相对人的某种证件或物品进行检查、核对。如卫生监督员对公共场所从业人员的健康证和卫生知识培训合格证的查验。通过查验以发现问题、消除隐患。

（三）查阅资料

查阅资料，是指卫生监督主体通过查阅书面材料对卫生监督管理相对人进行的一种书面监督检查的方式。通过对相对人生产经营活动中有关记录、档案及相关资料的审查检查，了解有关情况，是卫生监督检查的一种常用方式。在查阅资料的过程中，如有需要，卫生监督主体可以复制有关材料，以获取相对人违法行为的证据。

（四）统计

统计，是指卫生监督主体通过统计数据了解卫生监督管理相对人守法情况的一种监督检查方法。如《中华人民共和国职业病防治法》规定，县级以上地方人民政府卫生行政部门应当定期对本行政区域的职业病防治情况进行统计和调查分析。

四、卫生监督检查的程序

（一）预防性卫生监督程序

预防性卫生监督程序，是指对建设项目，即新建、扩建、改建建设项目和技术改造、技术引进项目的选址和设计进行卫生审查，并参加工程验收的步骤和方式的总称。

1. 可行性论证阶段的卫生审查　对新建的建设项目一般都有可行性研究过程，中小型的扩建、改建或续建项目也许不经过可行性研究阶段，一般也应编制扩建、改建或续建项目计划。

在这一阶段，除要求将卫生法律法规的有关规定列入可行性报告外，卫生审查重点是对建设项目选址的审查；可能产生职业病危害的，建设单位在可行性论证阶段应当进行职业病危害预评价。职业病危害预评价报告应当对建设项目可能产生的职业病危害因素及其对工作场所和劳动者健康的影响作出评价，确定危害类别和职业病防护措施。

对不同的建设项目，其选址的卫生要求是不同的。有的建设项目可以根据国家法律规定进行审查,同意其选址;有的则需要根据建设项目性质、规模、可能产生的危害和拟采取消除危害的措施以及拟选址的地况条件等进行综合评价后,方可同意其选址。因此,进行建设项目选址的卫生审查时,应要求建设项目单位提供有关项目工程性质、可能产生的危害,存在的卫生问题和拟采取的防护措施,以及选址的位置及其地形、水文等有关资料。同时,应对建设项目拟定的选址进行实地勘察,必要时,还可进行卫生学监测和调查。

2. 设计阶段的卫生审查　设计阶段的卫生审查主要是为了保证建设项目的建筑结构、场所设置、布局、分隔、面积等方面具有合理的设计,卫生监督行政机关依据相关卫生要求和卫生标准进行审查。

在设计卫生审查阶段,建设项目单位应向卫生监督行政机关提供以下资料:①《建设项目卫生审查申请书》;②建设项目设计全套图纸;③建设项目卫生篇章。其中,建设项目卫生篇章应载明以下主要内容:①建设项目概况;②建筑物布置;③工艺流程及设备布置;④有害因素或卫生问题的分析;⑤拟采取的卫生防护措施及预期效果;⑥卫生防护专用投资概算;⑦存在问题及建议。

建设项目设计卫生审查的重点是:①建筑物的布置及其建筑材料是否符合卫生要求;②工艺流程及设备布局是否合理,是否产生卫生问题;③卫生防护措施的配置是否符合规定要求,是否产生有效的卫生防护效果。

完成建设项目设计的卫生审查后,卫生监督行政机关对不符合卫生要求的,应提出具体意见,要求建设单位或设计单位按卫生审查意见修改设计;对符合卫生要求的,同意其设计。据此,建设单位方可进行施工设计,并将施工设计图纸报卫生监督行政机关审查,经批准后方可办理施工手续。建设项目设计经卫生监督行政机关审查同意后不得擅自变更,需要更改的应当取得卫生监督行政机关的同意。

3. 项目工程竣工验收的卫生审查　建设项目竣工后,建设单位应向原审批的卫生监督行政机关提出卫生验收申请。卫生监督行政机关按照所审批的施工图纸进行验收,对验收合格的,准予工程验收;对验收不合格的,要求限期整改。工程验收不合格的,不能办理卫生许可证。

（二）经常性卫生监督程序

1. 监督前的准备　卫生监督人员进入现场监督检查前,应当做好以下准备工作:①熟悉被检查对象的有关情况和现场检查的有关内容;②准备好现场监督检查所需的检验、测试、采样及取证工具;③准备好现场监督检查所需的文件。现场检查须进入洁净区域时,卫生监督人员应穿戴洁净衣帽、口罩及一次性手套,并遵守被检查人的卫生、安全的有关规定。

2. 监督检查　根据有关卫生法律法规的规定,卫生监督人员进入现场监督检查时,应不少于2人。实施卫生监督检查,首先应当履行表明身份的义务,即在进入现场时,卫生监督人员必须向卫生监督管理相对人出示行政执法证,否则,卫生监督管理相对人有权拒绝接受检查。同时,卫生监督人员还应当向卫生监督管理相对人说明实施卫生监督检查的原因、依据以及进行检查的方法,并允许卫生监督管理相对人陈述。这一程序,一方面是为了防止卫生监督主体及其卫生监督人员滥用监督检查权利,损害卫生监督管理相对人的合法权益;另一方面可以获得卫生监督管理相对人的理解、支持和配合。在监督检查过程中,卫生监督管理相对人有权要求卫生监督主体及其卫生监督人员说明理由。

卫生监督人员在履行监督检查职责时,有权进入被检查单位调查取证,查阅或者复制有关的资料和采集样本。现场监督检查的职权是:①听取被检查人根据监督检查内容所作的介绍;②查阅被检查人的有关制度、检验记录、技术资料、产品配方和必需的财务账目及其他书面文件;③采用卫生专业技术手段进行实地检查、勘验、采样和检测;④根据需要向有关人员了解情况。

3. 调查取证

（1）制作《现场笔录》和《询问笔录》:现场监督检查应根据监督检查内容当场制作《现场笔录》,核对无误后,卫生监督人员和卫生监督管理相对人在笔录上共同签字,修改之处由卫生监督管理相对人签名或者印章覆盖。卫生监督检查时，卫生监督人员可以对卫生监督管理相对人或有关证人进行询问，并当场制作《询问笔录》，核对无误后，卫生监督人员和被询问人在笔录上签名。卫生监督管理相对人或被询问人对笔录内容有异议的，可在笔录上说明理由并签名，卫生监督人员应在其后签名。卫生监督管理相对人或被询问人拒绝签名的，由 2 名以上卫生监督人员在笔录上签名并注明卫生监督管理相对人拒绝签名情况，同时记录在场人员姓名、职务等。

（2）现场采样或检测：必要时，卫生监督人员可根据监测目的以及相关卫生检验标准方法的规定，无偿采样和现场检测。采样的卫生监督人员必须向被采样单位和个人出具采样凭证，应当制作采样记录和检测记录或在《现场笔录》上记录检测结果，并由当事人书面确认。

（3）调阅相关书面材料：卫生监督人员有权要求被监督单位提供相关的书面材料，如传染病疫情报告登记表、医疗机构消毒记录表、《医师执业证书》等。现场检查所取证物应尽可能是原件、原物，调查取证原件、原物确有困难的，可由提交证据的单位或个人在复制品、照片等物件上签章，并注明"与原件（物）相同"字样或文字说明。在证据可能灭失或以后难以取得时，经卫生监督行政机关负责人批准后，可先行登记保存，并出具由卫生监督行政机关负责人签发的"证据保存通知书"。卫生监督行政机关应当在 7 日内对所保存的证据作出处理决定。

卫生监督人员应本着客观、全面、及时、真实的原则进行调查取证工作，尊重被检查人的人格尊严，保守被检查单位的商业秘密。

4. 告知 卫生监督人员完成卫生监督检查后，应向卫生监督管理相对人告知现场检查的结果，并签字。实施卫生行政处罚时，应遵守《行政处罚法》《卫生行政处罚程序》的规定。卫生监督管理相对人对检查结果有异议的，允许其申辩，并做好记录。

第五节　卫生行政强制措施

一、卫生行政强制的类型和特点

根据行政强制行为适用的目的和程序等不同，卫生行政强制可分为卫生行政强制措施和卫生行政强制执行两种类型。

卫生行政强制具有以下特点：①主体是法律规定的卫生监督行政机关。卫生监督行政机关在其本身没有直接采取强制措施权利的情况下，可以申请人民法院实施行政强制。②对象是拒不履行行政法义务的卫生监督管理相对人，或对社会秩序及他人人身健康和安全可能构成危害或其本身正处在或将处在某种危险状态下的卫生监督管理相对人。③目的是保证法定义务的彻底实现，维护正常的社会秩序，保障社会安全。④法律性质是一种具有可诉性的具体行政行为。卫生行政强制属于单方行政行为，由卫生监督行政机关单方面作出，无须相对人同意。但相对人不服行政强制，可以依法向人民法院提起诉讼。

二、卫生行政强制措施的概念、实施要件及分类

（一）概念

卫生行政强制措施（health administrative compulsory measures），是指卫生监督行政机关在行政管理过程中，为制止违法行为、防止证据损毁、避免危害发生、控制危险扩大等情形，依法对公民、法人或者其他组织的场所、设施或财物实施暂时性控制的行为。

（二）实施要件

1. 必须有法律依据 卫生行政强制措施是由卫生监督行政机关不进行任何预告而突然采取

的强制措施,对相对人的财产具有较大的制约作用,可能导致相对人合法权益的损害。因此,一般说来,实施强制措施必须要有明确的法律根据。

2. 合法实施卫生行政强制措施　即要求实施强制措施的主体、内容、程序、形式都严格按照卫生法律规范的规定。做到主体合法、内容合法,程序法定、形式完备。以上是合法实施卫生行政强制措施的一般要求,但在某些特殊的紧急情况下,来不及严格按照法律规定的程序实施强制措施时,事后应及时补办手续。

3. 准确适用卫生行政强制措施　适用卫生行政强制措施的财物、行为,必须准确,证据确凿。如果强制措施的标的不准确、导致不该实施强制措施的财物被强制,造成合法权益损害的,政府相关行政部门应予以行政赔偿。

4. 合理采取卫生行政强制措施　合理性原则是行政法的基本原则,卫生行政强制措施作为一种行政行为,必须合理、适当。这就要求卫生监督行政机关实施行政强制措施应当依据法定条件,选择适当的方式,既要达到卫生行政管理的目的,又要避免对相对人合法权益的损害。

（三）分类

根据卫生行政强制措施的目的,可分为预防性强制措施和制止性强制措施。

1. 预防性强制措施　是指在危害事件发生之前采取的强制措施,且措施的直接目的是预防危害事件的发生。其特点是相对人的行为或物品即将对社会或公共利益产生危害,非采取即时强制不足以防止危害结果的发生。

2. 制止性强制措施　是在危害事件发生而没有结束之前采取的强制措施,且措施的直接目的是制止危害事件的继续。其特点是相对人危害社会的行为已经开始,非采取即时强制不足以遏制危害结果的继续和发展。

卫生行政强制措施的种类包括查封场所、设施或者财物,扣押财物及其他行政强制措施。

三、卫生行政强制措施的实施程序

行政强制措施的程序有一般程序和特别程序之分。查封、扣押措施都属于特别程序。对于特别程序,要优先适用特别程序规范,其次要符合一般程序规范。

（一）卫生行政强制措施的一般程序

依据《中华人民共和国行政强制法》(简称《行政强制法》)的相关规定,卫生监督行政机关实施行政强制措施应当遵守下列规定:①实施前须向卫生监督行政机关负责人报告并经批准;②由2名以上卫生监督人员实施;③出示执法身份证件;④通知当事人到场;⑤当场告知当事人采取行政强制措施的理由、依据以及当事人依法享有的权利、救济途径;⑥听取当事人的陈述和申辩;⑦制作现场笔录;⑧现场笔录由当事人和卫生监督人员签名或者盖章,当事人拒绝的,在笔录中予以注明;⑨当事人不到场的,邀请见证人到场,由见证人和行政执法人员在现场笔录上签名或者盖章;⑩法律、法规规定的其他程序。

（二）查封、扣押的实施程序

关于查封和扣押的程序,《行政强制法》提出了一些特别要求。

1. 查封、扣押的范围　查封、扣押限于涉案的场所、设施或者财物,不得查封、扣押与违法行为无关的场所、设施或者财物;不得查封、扣押公民个人及其所扶养家属的生活必需品。当事人的场所、设施或者财物已被其他国家机关依法查封的,不得重复查封。

2. 查封、扣押决定书　卫生监督行政机关决定实施查封、扣押的,应当履行行政强制措施的一般程序,制作并当场交付查封、扣押决定书和清单。

3. 查封、扣押的期限　查封、扣押的期限不得超过30日;情况复杂的,经卫生监督行政机关负责人批准,可以延长,但是延长期限不得超过30日。法律、行政法规另有规定的除外。延长查封、扣押的决定应当及时书面告知当事人,并说明理由。

对物品需要进行检测、检验、检疫或者技术鉴定的,查封、扣押的期间不包括检测、检验、检疫或者技术鉴定的期间。检测、检验、检疫或者技术鉴定的期间应当明确,并书面告知当事人。检测、检验、检疫或者技术鉴定的费用由行政机关承担。

4. 查封、扣押的保管和费用 查封、扣押行为发生后,被查封、扣押的物品就处于卫生监督行政机关的控制之下,其处分权和使用权受到限制,但所有权并未转移,依然属于当事人。对查封、扣押的场所、设施或者财物,卫生监督行政机关应当妥善保管,不得使用或者损毁;造成损失的,应当承担赔偿责任。对查封的场所、设施或者财物,卫生监督行政机关可以委托第三人保管,第三人不得损毁或者擅自转移、处置。因第三人的原因造成的损失,卫生监督行政机关先行赔付后,有权向第三人追偿。因查封、扣押发生的保管费用由卫生监督行政机关承担,不得向当事人收取保管费。

5. 查封、扣押的解除 有下列情形之一的,卫生监督行政机关应当及时作出解除查封、扣押的决定:①当事人没有违法行为;②查封、扣押的场所、设施或者财物与违法行为无关;③卫生监督行政机关对违法行为已经作出处理决定,不再需要查封、扣押;④查封、扣押期限已经届满;⑤其他不再需要采取查封、扣押措施的情形。

解除查封、扣押应当立即退还财物;已将鲜活物品或者其他不易保管的财物拍卖或者变卖的,退还拍卖或者变卖所得款项。变卖价格明显低于市场价格,给当事人造成损失的,应当给予补偿。

第六节 卫生行政处罚

一、卫生行政处罚的概念及特征

(一)概念

卫生行政处罚(health administration punishment),是指卫生监督主体依法对违反卫生行政管理秩序的公民、法人或者其他组织,以减损权益或者增加义务的方式予以惩戒的行为。

(二)特征

1. 主体是具有法定职权的卫生监督主体 法律法规规定享有卫生行政处罚权的卫生监督主体必须严格依据法定权限实施卫生行政处罚。

2. 对象是违反卫生法律规范的卫生监督管理相对人 这一特征区别于卫生监督行政机关基于行政隶属关系或监察机关依职权对卫生监督人员做出的行政处分。

3. 前提是卫生监督管理相对人实施了违反卫生法律规范且尚未构成犯罪的行为 主要有3层含义:①只有卫生监督管理相对人实施了违反卫生法律规范的行为,才能给予卫生行政处罚;②只有卫生法律法规规定必须处罚的行为才可以处罚;③必须是尚未构成犯罪的行为才能实施卫生行政处罚,如已构成刑事犯罪,应当予以刑罚处罚。

4. 目的是行政惩戒制裁 卫生行政处罚是针对卫生监督管理相对人不履行法定义务或不正当行使权利所实施的惩戒措施。其制裁性体现在对违法相对人权益的限制或对其科以新的义务,这使之区别于刑事制裁和民事制裁,也区别于授益性的卫生行政奖励和卫生行政许可。

二、卫生行政处罚的原则

(一)处罚法定原则

处罚法定原则,是指实施处罚必须依照卫生法律、法规、规章的明文规定。具体要求如下。

1. 处罚主体及其职权的法定性　凡是违反卫生行政法律规范的行为一律由卫生监督主体实施卫生行政处罚,其他机关无权实施。再者,卫生监督主体内部的处罚职权也是法定的。不同的卫生行政处罚由卫生监督主体内不同的部门负责实施。

2. 被处罚行为的法定性　凡是卫生法律、法规、规章未规定给予卫生行政处罚的行为,均不受卫生行政处罚。这就要求被处罚行为必定是在实施前就已经通过卫生法律、法规、规章确认是违法行为,并应当施以卫生行政处罚。

3. 处罚的种类、内容和程序的法定性　对于卫生行政法律规范规定应予处罚的行为,不仅必须科以处罚,而且必须科以法定的种类和内容的处罚。实施卫生行政处罚,不仅要求实体合法,还必须程序合法。程序合法是实体合法的保障。没有法定依据或者不遵守法定程序的卫生行政处罚无效。

(二)处罚公正、公开原则

设定和实施行政处罚必须以事实为依据,与违法行为的事实、性质、情节以及社会危害程度相当。同时,要求对违法行为给予卫生行政处罚的规定必须公布,未经公布的,不得作为卫生行政处罚的依据;执法人员身份公开,为被处罚人申请公务回避提供可能;处罚程序也必须公开。只有实施处罚公开,才能形成社会监督,确保卫生监督主体依法施罚。

(三)处罚与教育相结合原则

处罚与教育相结合原则,是指实施卫生行政处罚必须责令当事人纠正违法行为,并教育当事人今后不再违法。同时,通过处罚纠正违法行为,进行宣传,教育其他公民、法人和其他组织自觉守法。

(四)救济原则

由于卫生行政处罚是一种以制裁违法行为为目的的具有惩罚性的具体行政行为,给卫生监督管理相对人带来的是不利的法律后果,因此,对卫生监督管理相对人的权利作了如下规定:①卫生监督管理相对人在卫生行政处罚实施过程中,享有陈述权、申辩权;②卫生监督主体作出责令停产停业、吊销许可证、较大数额罚款等卫生行政处罚时,卫生监督管理相对人有要求举行听证的权利;③在处罚后卫生监督管理相对人对卫生行政处罚不服的,可以依法提请卫生行政复议或者提起卫生行政诉讼;④卫生监督管理相对人的权益受到损害的,有要求行政赔偿的权利。申辩权和听证权赋予卫生监督管理相对人事前救济权;申请行政复议或提起行政诉讼权以及带来的要求行政赔偿权,赋予了卫生监督管理相对人事后救济权。

三、卫生行政处罚的管辖和移送

卫生行政处罚的管辖(jurisdiction of health administrative punishment),是指卫生监督主体在受理、处罚卫生监督管理相对人违反法律规范行为时的分工和权限。

(一)地域管辖

地域管辖是指同级卫生监督主体实施卫生行政处罚的权限分工。以违法行为发生地卫生监督行政机关管辖为原则。违法行为发生地一般是指实施违法行为的一切必要行为的地点,包括行为预备地、经过地、行为实施地和危害结果发生地等。

(二)级别管辖

级别管辖是指不同级别的卫生监督主体实施卫生行政处罚的权限分工。《行政处罚法》规定,行政处罚由县级以上地方人民政府具有行政处罚权的行政机关管辖。法律、行政法规另有规定的,从其规定。

(三)立案管辖

立案管辖是指两个以上卫生监督主体对立案权限的分工。对行政处罚案件,两个以上卫生监督主体都有管辖权的,由最先立案的卫生监督主体管辖。

(四)指定管辖

指定管辖是指两个以上的卫生监督主体对管辖发生争议的,应当协商解决,协商不成的,报请共同的上一级行政机关指定管辖;也可以直接由共同的上一级行政机关指定管辖。

(五)移送管辖

移送管辖是指卫生监督主体发现查处的案件不属于自己管辖,应当及时移送给有管辖权的卫生监督主体。受移送地的卫生监督主体如果认为移送不当,应当报请共同的上一级行政机关指定管辖,不得再自行移送。

(六)涉嫌犯罪案件的移送

卫生监督主体在依法查处违法行为的过程中,如果发现查处的违法行为涉嫌犯罪,依法需要追究刑事责任的,应将案件及时移送司法机关。

四、卫生行政处罚的种类和形式

根据卫生行政处罚的内容对卫生监督管理相对人所产生的影响,可以将其划分为以下几类。

(一)申诫罚

申诫罚(reprimand),也称精神罚或声誉罚,是指影响卫生监督管理相对人声誉或名誉的卫生行政处罚。即卫生监督主体以一定的方式对违反卫生法律规范的卫生监督管理相对人在声誉上或名誉上的惩戒。虽然任何处罚对于卫生监督管理相对人的声誉都会产生一定的影响,但是只有申诫罚是单纯以影响声誉为目的,以申明其违法行为。

1. 警告(warning) 是指卫生监督主体对违法行为人予以谴责和告诫的处罚形式。适用于较轻的违法行为,既有教育也有制裁性质,目的是通过对违法行为人精神上的惩戒,申明其有违法行为,使其不再违法。具有纠正违法行为和预防危害结果发生的作用。警告要用书面形式,不同于一般的口头批评教育。

2. 通报批评(circulate a notice of criticism) 是指卫生监督主体将对违法者的批评以书面形式公布于众,指出其违法行为,予以公开谴责和告诫,以避免其再犯的处罚方式。通报批评既是对违法者的惩戒和教育,也是对广大群众的教育,有一般社会预防的作用。

(二)财产罚

财产罚(penalty of property),是指影响卫生监督管理相对人财产权利的处罚。即强制违反卫生行政法律规范的卫生监督管理相对人缴纳一定数额的金钱或剥夺其一定的财产权利。

1. 罚款 是指卫生监督主体强制违反卫生法律规范、不履行法定义务的卫生监督管理相对人在一定期限内向国家缴纳一定数额的金钱的处罚形式。由于罚款不影响被处罚人的人身自由,同时又能通过经济上的制裁对其违法行为起到惩戒作用,因此是目前卫生行政处罚中应用最为广泛的一种处罚形式。

2. 没收违法所得、没收非法财物 没收,是指卫生监督主体依法将违法行为人因违法行为而获得的财产或用于从事违法活动的财物收归国有的处罚形式。包括没收违法所得和没收非法财物。

违法所得,是指实施违法行为所取得的款项,如从事非法行医,销售假药、劣药的所得收入。非法财物包括违禁物品和违法行为工具。违禁物品,是指卫生法律规范禁止生产、储存、加工运输、销售的物品;违法行为工具,是指用于生产、储存、加工、运输、销售违禁物品和实施其他违法行为的工具。

(三)行为罚

行为罚(conduct penalty),也称能力罚,它是影响卫生监督管理相对人卫生行政法上的权利能力和行为能力的处罚。即卫生监督主体限制或剥夺卫生监督管理相对人卫生行政权利能力和行为能力的处罚。

1. 限制开展生产经营活动　是指卫生监督主体依法对违反卫生法律法规的卫生监督管理相对人限制其从事新的生产经营活动的行政处罚，包括责令停止接受新业务，在吊销许可证件、解除协议等后在一定期限内禁止开展生产经营活动。

2. 责令停产停业　是指卫生监督主体依法禁止违反卫生法律法规的卫生监督管理相对人在一定期限内从事全部或者部分生产经营活动的行政处罚。实践中，责令停产停业包括责令停业整顿、责令停止生产、责令停止经营、责令停止活动、责令限制生产等。

3. 责令关闭　是指卫生监督主体依法禁止违反卫生法律法规的卫生监督管理相对人从事全部生产经营活动的行政处罚，是一类较为严厉的行政处罚。

4. 限制从业　是指卫生监督主体依法限制违反卫生法律法规的卫生监督管理相对人从事一定职业的行政处罚。如《中华人民共和国中医药法》第五十四条第二款规定，中医诊所被责令停止执业活动的，其直接负责的主管人员自处罚决定作出之日起五年内不得在医疗机构内从事管理工作。

（四）资格罚

1. 暂扣许可证　是限制违法行为人从事某项活动的权利或资格的一种处罚方式。暂扣许可证是中止持证人从事某项活动的资格，待其改正违法行为或经过一定期限，再发还证件，恢复其资格，允许其重新享有该权利和资格。

2. 降低资质等级　是指违法行为人从事某种活动或享有的某种资格被降低。有的领域的卫生行政许可有不同级别，不同级别的资质具有不同的经营范围或活动权限，降低资质等级就是限制了当事人的经营范围或活动权限。

3. 吊销许可证　是指对违法行为人从事某种活动或享有某种资格的取消，目的是剥夺违法行为人已合法取得的某种特许的权利。这是对卫生监督管理相对人违反卫生法律法规的行为所实施的最严厉的一种处罚。

五、卫生行政处罚的适用

卫生行政处罚的适用，是指对卫生行政法律规范规定的行政处罚的具体运用，也就是卫生监督主体在认定卫生监督管理相对人卫生行政违法行为的基础上，依法决定对相对人是否给予卫生行政处罚和如何科以卫生行政处罚的活动。

它是将卫生法律规范有关卫生行政处罚的原则、形式、具体方法等运用到各种卫生行政违法案件中的活动。

（一）卫生行政处罚适用的条件

1. 以卫生行政违法行为的实际存在为前提　包括：①行为人必须是违反了卫生法律规范的规定，如果只有想做而实际上没有做某种违法行为，则不构成违法；②这一行为必定是在不同程度上侵犯了卫生法律规范保护的社会关系；③行为人出于故意或过失。这些条件都需要卫生监督主体调查取证予以认定。

2. 以《行政处罚法》和相应的卫生法律规范为依据　被处罚的行为确定属于依法应给予卫生行政处罚的行为；处罚的形式和适用的范围以及程序符合《行政处罚法》和卫生法律规范的要求。

3. 由享有该项卫生行政处罚权的卫生监督主体实施　根据卫生法律规范的要求，不同专业的处罚在卫生监督主体内有不同的分工，应严格按照分工进行行政处罚。

4. 所适用的对象必须是违反卫生行政法律规范并已达到法定责任年龄和有责任能力的公民、法人或者其他组织　根据《行政处罚法》的规定，公民只有达到法定责任年龄和有责任能力，才能成为违法主体，才受行政处罚。未满14周岁的未成年人以及不能辨认或者不能控制自己行为的精神病人、智力残疾人不受卫生行政处罚。

5.遵守时效的规定　根据《行政处罚法》的规定，一般情况下，违法行为必须是在违法行为发生之日起二年内被发现的才予以处罚；涉及公民生命健康安全且有危害后果的，上述期限延长至五年。违法行为有连续或者继续状态的，从违法行为终了之日起计算。单行卫生法律另有规定的除外。

（二）卫生行政处罚适用的规则

1.不予处罚　是指卫生监督主体对某些形式上虽然违法但实质上不应承担违法责任的人，不适用卫生行政处罚。根据《行政处罚法》的规定，下列三种情形不予行政处罚：

（1）无责任能力人违法不予行政处罚的情形：无责任能力的人违法有两种情形：一是未达责任年龄的人违法的情形，《行政处罚法》第三十条规定，不满14周岁的人有违法行为的，不予行政处罚，责令监护人加以管教；二是精神病人违法情形，《行政处罚法》第三十一条规定，精神病人在不能辨认或者不能控制自己行为时有违法行为的，不予行政处罚，但应当责令其监护人严加看管和治疗。

（2）根据违法情节不予行政处罚的情形：《行政处罚法》第三十三条规定，违法行为轻微并及时改正，没有造成危害后果的，不予行政处罚。初次违法且危害后果轻微并及时改正的，可以不予行政处罚。当事人有证据足以证明没有主观过错的，不予行政处罚。法律、行政法规另有规定的，从其规定。

对当事人的违法行为依法不予行政处罚的，行政机关应当对当事人进行教育。

（3）违法行为已过追诉时效的，不予行政处罚：《行政处罚法》第三十六条规定，违法行为在二年内未被发现的，不再给予行政处罚；涉及公民生命健康安全、金融安全且有危害后果的，上述期限延长至五年。法律另有规定的除外。期限从违法行为发生之日起计算；违法行为有连续或者继续状态的，从行为终了之日起计算。即违法行为在二年内未被发现，一般不再给予处罚，但如果违法行为处于连续或继续状态的，二年期限的起算应从行为终了之日起计算。

2.从轻或减轻处罚　从轻处罚，是指卫生监督主体在法定的处罚种类和幅度内，适用较轻的处罚种类和幅度较低的处罚。减轻处罚，是指卫生监督主体在法定的处罚幅度最低限以下适用行政处罚。在执法实践中，卫生监督主体应根据违法情节和后果轻重，分别作出给予从轻处罚或减轻处罚的决定。

依据《行政处罚法》第三十二条，当事人有下列情形之一的，应当从轻或减轻行政处罚：①主动消除或者减轻违法行为危害后果的；②受他人胁迫或者诱骗实施违法行为的；③主动供述行政机关尚未掌握的违法行为的；④配合行政机关查处违法行为有立功表现的；⑤法律、法规、规章规定其他应当从轻或者减轻行政处罚的。

另外，已满14周岁不满18周岁的未成年人有违法行为的，也应当从轻或者减轻行政处罚。而尚未完全丧失辨认或者控制自己行为能力的精神病人、智力残疾人有违法行为的，可以从轻或者减轻行政处罚。

3.从重处罚　从重处罚，是指卫生监督主体在法定的处罚种类和幅度内，适用较重的处罚种类或者较高幅度的处罚。

4.行政处罚与刑事处罚的竞合适用　相对人的某一行为既违反了卫生法律法规的规定，同时又触犯了刑律的规定，从而构成了行政违法行为与犯罪行为竞合。由于违法行为的竞合，产生了行政处罚与刑罚的竞合。在竞合的适用上，可视不同情况采用下列方法：①同质罚相折抵。此种情形是当前行政处罚和刑事处罚竞合的主要情形，依据《行政处罚法》第三十五条第二款规定，违法行为构成犯罪，人民法院判处罚金时，行政机关已经给予当事人罚款的，应当折抵相应罚金。由此可以归纳出"同质罚相折抵"原则，即罚款与刑事罚金可以相互折抵，司法机关已经给予行为人刑罚处罚，行政机关不能再给予其同质行政处罚。②不同罚则各自适用。国务院《行政执法机关移送涉嫌犯罪案件的规定》第十一条规定："行政执法机关对应当向公安机关移送的涉嫌犯罪案件，不得以行政处罚代替移送。行政执法机关向公安机关移送涉嫌犯罪案件前已经作出的警告、责令停产停业，暂扣或者吊销许可证、暂扣或者吊销执照的行政处罚决定，不停止执行。"据此，可以推导出"不同罚则各自适用"原则，应当分别作出，各自适用，并行不悖，在已经判处刑罚后，行政机关认为需要依法追究行为人特定行政责任的，可以再给予其相应的行政处罚。

六、卫生行政处罚程序

卫生行政处罚程序（procedures of health administrative punishment），是指卫生监督主体对卫生监督管理相对人实施卫生行政处罚的方式、步骤以及实现这些方式、步骤的时间和顺序的行为过程。卫生行政处罚程序作为单项程序规范，属于非诉讼程序的范畴，它在卫生监督程序中占有极为重要的地位，它是卫生行政处罚得以正确实施的基本保障。为保证卫生监督主体正确行使行政处罚职权，保护公民、法人和其他组织的合法权益，维护公共利益和社会秩序，《行政处罚法》对行政处罚程序作出明确规定。

（一）简易程序

卫生行政处罚的简易程序，是指卫生监督主体对事实清楚、情节简单、后果轻微的卫生行政违法行为当场进行处罚的程序。设置简易程序，一是有利于提高行政效率，二是节约执法成本，也易为当事人接受。

卫生行政处罚适用简易程序，不仅要注意行政效率，也应以不失公正、不影响被处罚人行使其合法权利为原则。所谓不失公正，是指不因适用了简易程序，而使卫生行政处罚的合法性、有效性失去保障。所谓不影响被处罚人行使其合法权利，是指实施卫生行政处罚不因适用了简易程序，而使被处罚人的正当权利受到影响。

1．简易程序的适用条件 《行政处罚法》第五十一条规定，违法事实确凿并有法定依据，对公民处以二百元以下、对法人或者其他组织处以三千元以下罚款或者警告的行政处罚的，可以当场作出行政处罚决定。法律另有规定的，从其规定。

适用简易程序的卫生行政处罚行为，应该具备3个要素：违法事实清楚并且证据确凿、有法定依据、处罚程度较轻。

2．简易程序的具体内容

（1）表明身份：卫生监督人员应当向当事人出示执法证件。

（2）说明理由和依据：卫生监督人员指出当事人的违法行为，说明给予卫生行政处罚的理由及卫生行政处罚依据，必要时进行现场取证。

（3）告知当事人依法享有的权利：主要包括陈述和申辩权、依法申请行政复议和提起诉讼的权利。

（4）制作行政处罚决定书：卫生监督人员应在现场填写预定格式、编有号码的行政处罚决定书。行政处罚决定书应当载明当事人的违法行为，行政处罚的种类和依据、罚款数额、时间、地点，申请行政复议、提起行政诉讼的途径和期限以及行政机关名称，并由卫生监督人员签名或者盖章。

（5）送达：卫生行政处罚决定书应当场送达当事人。当事人拒绝签收的，应当在卫生行政处罚决定书上注明。

（6）备案：卫生监督人员当场作出的卫生行政处罚决定，应当报所属卫生监督行政机关备案。

3．当场行政处罚罚款的收缴 根据《行政处罚法》的规定，当场作出行政处罚决定，有下列情形之一的，卫生监督人员可以当场收缴罚款：①依法给予一百元以下罚款的；②不当场收缴事后难以执行的；③在边远、水上、交通不便地区，当事人到指定的银行或者通过电子支付系统缴纳罚款确有困难，经当事人提出的。

当场收缴罚款的，必须向当事人出具国务院财政部门或者省、自治区、直辖市人民政府财政部门统一制发的专用票据；不出具财政部门统一制发的专用票据的，当事人有权拒绝缴纳罚款。当场收缴的罚款，应当自收缴罚款之日起 2 日内，交至卫生监督行政机关；在水上当场收缴的罚款，应当自抵岸之日起 2 日内交至卫生监督行政机关；卫生监督行政机关应当在 2 日内将罚款缴付指定的银行。

（二）普通程序

卫生行政处罚的普通程序，是指卫生监督主体实施卫生行政处罚的基本程序，卫生监督主体发现公民、法人或者其他组织有依法应当给予卫生行政处罚的行为的，必须全面、客观、公正地调查，收集有关证据；必要时，依照法律法规的规定，可以进行检查。

卫生监督主体在实施卫生行政处罚过程中，除法律、法规有特别规定或者依法可以适用简易程序的案件外，实施卫生行政处罚应当依照普通程序。

1. 受理与立案

（1）受理：卫生监督主体对下列案件应当及时受理并做好记录：①在卫生监督管理中发现的；②卫生机构监测报告的；③社会举报的；④上级卫生监督行政机关交办、下级卫生监督行政机关报请的或者有关部门移送的。

（2）立案：是指卫生监督主体对于公民、法人或者其他组织的检举、控告或者本机构在执法检查过程中发现的违法行为或有重大嫌疑问题，认为需要进一步调查而决定专项查处的活动。立案是卫生行政处罚程序的开始，卫生监督主体受理的案件符合下列条件的，应当在 7 日内立案：①有明确的违法行为人或者危害后果；②有来源可靠的事实依据；③属于卫生行政处罚的范围；④属于本机构管辖。

卫生监督主体对决定立案的应当制作报告，由直接领导批准，并确定立案日期和 2 名以上卫生监督人员为承办人。

2. 调查取证

（1）表明身份：立案后卫生监督主体应当调查取证，查明违法事实。案件的调查取证，必须有 2 名以上卫生监督人员参加，应当主动向当事人或者有关人员出示执法证件。当事人或者有关人员有权要求执法人员出示执法证件。执法人员不出示执法证件的，当事人或者有关人员有权拒绝接受调查或者检查。

（2）收集证据：当事人或者有关人员应当如实回答询问，并协助调查或者检查，不得拒绝或者阻挠。检查或者询问应当制作笔录，包括《现场笔录》《询问笔录》。

卫生监督主体在收集证据时，可以采取抽样取证的方法。在进行抽样取证时，卫生监督主体应当依法制作《产品样品采样记录》《非产品样品采样记录》《产品样品确认告知书》，并对采集的样品贴上封条。对检验结果应以《检验结果告知书》的方式对当事人及时予以告知。在证据可能灭失或者以后难以取得的情况下，经卫生监督行政机关负责人批准，可以先行登记保存，并应当在 7 日内及时作出处理决定，在此期间，当事人或者有关人员不得销毁或者转移证据。

卫生监督主体依照法律、行政法规规定利用电子技术监控设备收集、固定违法事实的，应当经过法制和技术审核，确保电子技术监控设备符合标准、设置合理、标志明显，设置地点应当向社会公布。电子技术监控设备记录违法事实应当真实、清晰、完整、准确。行政机关应当审核记录内容是否符合要求；未经审核或者经审核不符合要求的，不得作为行政处罚的证据。

（3）调查终结后，承办人应当写出调查报告，其内容应当包括案由，案情，违法事实，违反法律、法规或规章的具体款项等。

3. 告知　卫生监督主体在作出行政处罚决定之前，应当告知当事人拟作出卫生行政处罚的内容及事实、理由、依据，并应告知当事人依法享有陈述、申辩、要求听证等权利。

4. 听取陈述、申辩或举行听证　当事人有权进行陈述和申辩。卫生监督主体在作出卫生行政处罚决定之前,必须充分听取当事人的意见,对当事人提出的事实、理由和证据,应当进行复核;当事人提出的事实、理由或者证据成立的,卫生监督主体应当采纳。卫生监督主体不得因当事人陈述、申辩而给予更重的处罚。按规定应举行听证的案件,当事人要求听证的,应当举行听证。

5.作出卫生行政处罚决定　调查终结,卫生监督行政机关负责人应当对调查结果进行审查,根据不同情况分别作出如下决定:①确有应受卫生行政处罚的违法行为的,根据情节轻重及具体情况,作出卫生行政处罚决定;②违法行为轻微,依法可以不予卫生行政处罚的,不予卫生行政处罚;③违法事实不能成立的,不予卫生行政处罚;④违法行为涉嫌犯罪的,移送司法机关。

对情节复杂或者重大违法行为给予较重的行政处罚,卫生监督行政机关负责人应当集体讨论决定。有下列情形之一,在卫生监督行政机关负责人作出卫生行政处罚决定之前,应当由从事卫生行政处罚决定法制审核的人员进行法制审核;未经法制审核或者审核未通过的,不得作出决定:①涉及重大公共利益的;②直接关系当事人或者第三人重大权益,经过听证程序的;③案件情况疑难复杂、涉及多个法律关系的;④法律、法规规定应当进行法制审核的其他情形。

6.制作卫生行政处罚决定书　卫生监督行政机关依法给予当事人行政处罚的,应当制作卫生行政处罚决定书。卫生行政处罚决定书应当载明下列事项:①当事人的姓名或者名称、地址;②违反法律、法规、规章的事实和证据;③行政处罚的种类和依据;④行政处罚的履行方式和期限;⑤申请行政复议、提起行政诉讼的途径和期限;⑥作出行政处罚决定的行政机关名称和作出决定的日期。行政处罚决定书必须盖有作出行政处罚决定的卫生行政机关的印章。

7.送达卫生行政处罚决定书　卫生行政处罚决定书应当在宣告后当场交付当事人;当事人不在场的,卫生监督主体应当在7日内依照《中华人民共和国民事诉讼法》(简称《民事诉讼法》)的有关规定,将卫生行政处罚决定书送达当事人。有些处罚决定书,除了向被处罚人送达外,还要送交有关单位或个人。

当事人同意并签订确认书的,卫生监督主体可以采用传真、电子邮件等方式,将卫生行政处罚决定书等送达当事人。

8.执行　卫生行政处罚依法作出后,当事人应当在卫生行政处罚决定书载明的期限内予以履行。当事人确有经济困难,需要延期或者分期缴纳罚款的,经当事人申请和卫生监督行政机关批准,可以暂缓或者分期缴纳。当事人对卫生行政处罚决定不服申请行政复议或者提起行政诉讼的,行政处罚不停止执行,但行政复议或行政诉讼期间裁定停止执行的除外。当事人应当自收到行政处罚决定书之日起15日内,到指定的银行或者通过电子支付系统缴纳罚款。银行应当收受罚款,并将罚款直接上缴国库。

9.结案　卫生行政处罚决定履行或者执行后,承办人应当制作结案报告。并将有关案件材料进行整理装订,加盖案件承办人印章,归档保存。

(三)听证程序

听证程序(hearing procedure),是指卫生监督主体在作出卫生行政处罚决定之前,对于符合听证程序适用范围的案件,依法举行听证,给予当事人质证机会的程序。它发生在卫生监督主体事先告知违法事实、处罚理由、依据和相关权利之后,在正式作出处罚决定之前这一阶段。但并不是任何行政处罚案件都可以适用听证程序,听证程序只适用于那些拟给予较严厉行政处罚的特定案件。而且,依法适用听证程序的案件也并不是必须举行听证,只有当事人提出听证要求的,卫生监督主体才必须举行。

1.听证程序的适用范围　根据《行政处罚法》的相关规定,卫生监督主体拟作出下列卫生行政处罚决定,应当告知当事人有要求听证的权利,当事人要求听证的,卫生监督主体应当组织听证:①较大数额罚款;②没收较大数额违法所得、没收较大价值非法财物;③降低资质等级、吊销许可证件;④责令停产停业、责令关闭、限制从业;⑤其他较重的行政处罚;⑥法律、法规、规章规定的其他情形。当事人不承担卫生监督主体组织听证的费用。

2.听证的具体程序

(1)听证的提出:凡按规定应举行听证的行政处罚,卫生监督主体作出卫生行政处罚决定之前,应告知当事人有要求举行听证的权利,当事人要求听证的,应当在卫生监督主体告知后5日内提出。

(2)通知:卫生监督主体应当在举行听证的7日前,通知当事人及有关人员听证的时间、地点。

(3)听证举行:除涉及国家秘密、商业秘密或者个人隐私依法予以保密外,听证公开举行;听证由卫生监督主体指定的非本案调查人员主持;当事人认为主持人与本案有直接利害关系的,有权申请回避;当事人可以亲自参加听证,也可以委托一至二人代理;当事人及其代理人无正当理由拒不出席听证或者未经许可中途退出听证的,视为放弃听证权利,卫生监督主体终止听证;举行听证时,调查人员提出当事人违法的事实、证据和卫生行政处罚建议,当事人进行申辩和质证。

(4)制作笔录:听证应当制作笔录。笔录应当交当事人或者其代理人核对无误后签字或者盖章。当事人或者其代理人拒绝签字或者盖章的,由听证主持人在笔录中注明。

第七节　卫生行政强制执行

一、卫生行政强制执行的概念和特征

(一)概念

卫生行政强制执行(forcible execution of health administration),是指卫生监督行政机关或卫生监督行政机关申请人民法院,对不履行行政决定的公民、法人或者其他组织,依法强制履行义务的行为。

(二)特征

1.以卫生监督管理相对人不履行法定义务为前提　卫生行政强制执行是只有当相对人不履行法定义务时,卫生监督行政机关为了使卫生监督活动正常进行,不得已而采取的一种强迫相对人履行义务的手段。如果没有相对人不履行法定义务这一事实存在,卫生行政强制执行就不可能发生。

2.目的是实现义务的履行　卫生行政强制执行的目的是实现法律直接规定或由行政行为所确立的义务的履行。即卫生行政强制执行不具有惩罚性,不是给相对人设定新的权利义务关系,而是实现已经确立的权利义务。

3.在卫生行政强制执行中不得进行执行和解　执行和解,是指在执行过程中,双方当事人在自愿协商、互谅互让的基础上,就生效法律文书确定的权利义务关系达成协议,解决争议,从而结束执行程序的一种制度。卫生行政强制执行是为执行法律文书所确定的权利义务而采取的特别措施。对于负有义务的相对人来说,只有一个选择,即履行其应履行的义务。对于享有行政权力的行政主体来说,行使行政权力既是权利又是义务,必须依法行使,不得放弃或自由处置。所以,与民事强制执行不同,在行政强制执行中原则上不得进行执行和解。

但值得注意的是,关于执行和解,《最高人民法院关于人民法院执行工作若干问题的规定(试行)》(法释〔1998〕15号)第八十六条规定:"在执行中双方当事人可以自愿达成和解协议,变更生效法律文书确定的履行义务主体、标的物及其数额、履行期限和履行方式。"故而,在实践层面,人民法院在强制执行阶段可能会组织行政机关和相对人进行执行和解。但是,由于行政行为系公权力的行使,非经法定程序不能改变。所以,行政机关在具体案件中是否应当接受和解,是值得进一步探讨的问题。

二、卫生行政强制执行的内容

卫生监督行政机关申请卫生行政强制执行的内容主要是涉及财产权的强制执行。如《医疗机构管理条例》第五十条规定：当事人对行政处罚决定不服的，可以依照国家法律、法规的规定申请行政复议或者提起行政诉讼。当事人对罚款及没收药品、器械的处罚决定未在法定期限内申请复议或者提起诉讼又不履行的，县级以上人民政府卫生行政部门可以申请人民法院强制执行。

三、卫生行政强制执行的方式

1. 加处罚款　是指有缴纳金钱义务的卫生监督管理相对人到期不缴纳罚款的，每日按罚款数额的 3% 加处罚款，加处罚款的数额不得超出罚款的数额。卫生监督主体在不损害公共利益和他人合法权益的情况下，可以与当事人达成协议，可以约定分阶段履行，当事人采取补救措施的，可以减免加处的罚款。

2. 强行扣缴　是指卫生监督管理相对人不肯履行缴纳金钱的义务，法院则可以从卫生监督管理相对人的另一笔款项中扣除并代为缴纳。

3. 强行划拨　是指卫生监督管理相对人不履行缴纳金钱的义务，法院通知银行从义务人的存款中强行划拨相当数额的金钱。强行扣缴和强行划拨无本质上的区别，只是形式上不同。强行划拨，是指在银行账目上的变动，强行扣缴则指扣住货币或取出货币。

四、卫生行政强制执行程序

（一）卫生监督行政机关强制执行程序

卫生监督行政机关依法作出行政决定后，当事人在卫生监督行政机关决定的期限内不履行义务的，具有行政强制执行权的行政机关依照法律规定强制执行。

1. 催告　卫生监督行政机关作出强制执行决定前，应当事先催告当事人履行义务。催告应当以书面形式作出，并载明下列事项：①履行义务的期限；②履行义务的方式；③涉及金钱给付的，应当有明确的金额和给付方式；④当事人依法享有的陈述权和申辩权。

当事人收到催告书后有权进行陈述和申辩。卫生监督行政机关应当充分听取当事人的意见，对当事人提出的事实、理由和证据，应当进行记录、复核。当事人提出的事实、理由或者证据成立的，行政机关应当采纳。

2. 强制执行决定　经催告，当事人逾期仍不履行行政决定，且无正当理由的，卫生监督行政机关可以作出强制执行决定。强制执行决定应当以书面形式作出，并载明下列事项：①当事人的姓名或者名称、地址；②强制执行的理由和依据；③强制执行的方式和时间；④申请行政复议或者提起行政诉讼的途径和期限；⑤行政机关的名称、印章和日期。

在催告期间，对有证据证明有转移或者隐匿财物迹象的，卫生监督行政机关可以作出立即强制执行决定。催告书、行政强制执行决定书应当直接送达当事人。当事人拒绝接收或者无法直接送达当事人的，应当依照《民事诉讼法》的有关规定送达。

3. 强制执行的中止与终结

（1）强制执行的中止。有下列情形之一的，中止执行：①当事人履行行政决定确有困难或者暂无履行能力的；②第三人对执行标的主张权利，确有理由的；③执行可能造成难以弥补的损失，且中止执行不损害公共利益的；④行政机关认为需要中止执行的其他情形。中止执行的情形消失后，行政机关应当恢复执行。对没有明显社会危害，当事人确无能力履行，中止执行满三年未恢复执行的，行政机关不再执行。

（2）强制执行的终结。有下列情形之一的，终结执行：①公民死亡，无遗产可供执行，又无义务承受人的；②法人或者其他组织终止，无财产可供执行，又无义务承受人的；③执行标的灭失的；④据以执行的行政决定被撤销的；⑤行政机关认为需要终结执行的其他情形。

（二）申请人民法院强制执行程序

当事人在法定期限内不申请行政复议或者提起行政诉讼，又不履行行政决定的，没有行政强制执行权的卫生监督行政机关可以自期限届满之日起3个月内，依照法律规定申请人民法院强制执行。人民法院实施强制执行，也称"非诉行政执行"，卫生行政强制执行主要包括以下几个程序。

1. 申请 人民法院实施强制执行，是以作出卫生行政处理决定的卫生监督行政机关申请人民法院强制执行为启动条件。应符合以下条件：

（1）主体：申请法院强制执行非诉行政执行案件，必须由卫生监督行政机关向有管辖权的法院提出强制执行申请书。

（2）执行依据：在非诉执行程序中，卫生监督行政机关须向法院提供行政决定书及作出决定的事实、理由和依据。

（3）卫生监督管理相对人行为状态的要求：卫生监督管理相对人在法定期限内不申请行政复议或者提起行政诉讼，又不履行行政决定。不履行行政决定应当包括没有履行和没有完全履行。

（4）对时间的要求：第一，卫生监督管理相对人不履行义务已超过法定期限；第二，卫生监督管理相对人申请行政复议或提起行政诉讼已超过法定期限；第三，卫生监督行政机关向人民法院申请强制执行必须自以上期限届满之日起3个月内提出；第四，催告书送达10日后卫生监督管理相对人仍未履行义务的，卫生监督行政机关方可向人民法院申请强制执行。

（5）对催告程序的要求：卫生监督行政机关申请人民法院强制执行前，应当催告当事人履行义务。催告书送达10日后当事人仍未履行义务的，卫生监督行政机关可以向所在地有管辖权的人民法院申请强制执行；执行对象是不动产的，向不动产所在地有管辖权的人民法院申请强制执行。

2. 受理 是指人民法院对卫生监督行政机关的申请进行审查后，对符合申请条件的案件予以立案的行为。人民法院接到卫生监督行政机关强制执行的申请，应当在5日内受理。卫生监督行政机关对人民法院不予受理的裁定有异议的，可以在15日内向上一级人民法院申请复议，上一级人民法院应当自收到复议申请之日起15日内作出是否受理的裁定。

3. 审查 是指人民法院受理卫生监督行政机关申请执行其具体卫生行政行为的案件后，在法定期限内对申请作形式和内容上的审查。人民法院对卫生监督行政机关强制执行的申请进行书面审查，发现有下列情形之一的，在作出裁定前可以听取被执行人和卫生监督行政机关的意见：①明显缺乏事实根据的；②明显缺乏法律、法规依据的；③其他明显违法并损害被执行人合法权益的。

4. 裁定 人民法院应当自受理之日起30日内作出是否执行的裁定。裁定不予执行的，应当说明理由，并在5日内将不予执行的裁定送达行政机关。卫生监督行政机关对人民法院不予执行的裁定有异议的，可以自收到裁定之日起15日内向上一级人民法院申请复议，上一级人民法院应当自收到复议申请之日起30日内作出是否执行的裁定。

因情况紧急，为保障公共安全，卫生监督行政机关可以申请人民法院立即执行。经人民法院院长批准，人民法院应当自作出执行裁定之日起5日内执行。

5. 执行 关于人民法院对于非诉执行案件的执行程序，《行政强制法》《行政诉讼法》都未作特别规定。根据《行政诉讼法》第一百零一条的规定，适用《民事诉讼法》的相关规定。

第八节　卫生行政指导

一、卫生行政指导的概念及分类

（一）概念

卫生行政指导（health administrative guidance），是指卫生监督主体在职责范围内，根据相关政策规定或者法律原则，针对特定的公民、法人或者其他组织，通过指导、劝告、建议、说明、提醒和警示等柔性管理行为，以实现一定的行政目的。其具有非强制性、示范引导性、广泛适用性、柔软灵活性、方法多样性、选择接受性、沟通协调性等特点。

（二）分类

从行政指导在实际工作中所起的作用，可以分为三类：一是助成性行政指导，即以帮助和促进相对人自身利益或事业发展的目的，为相对人出主意的行政指导；二是规制性行政指导，即为了维护和增进公共利益，预防危害公共利益的现象发生，对违反公共利益的行为加以规范和制约的行政指导；三是调整性行政指导，指以调整相互对立的当事人之间的利益关系为目的。

二、卫生行政指导的依据

1. 法律依据　一般而言，卫生法律、法规和规章所确立的法律规范具有强制性，应当通过卫生监督予以实施。同时，也可以通过指导、劝告、警告等非强制性的指导措施，引导相对人自觉实现法律规范的要求，以提高卫生监督的效果。依据卫生法律规范提供卫生行政指导意见，例如，如何依法管理临床应用的医疗技术等，属规制性行政指导或者指令性的卫生监督意见，应当严格法律规范的要求，有法律上的依据。

2. 政策依据　在卫生监督实际工作中，有些工作在法律上找不到明文规定，但这些工作有利于卫生秩序的建立或改善，有利于保护人民群众的健康，卫生监督执法主体可以运用制定政策手段予以推行。

3. 科学依据　卫生监督工作具有较强的科学性，在卫生监督的实际工作中，卫生监督执法主体及卫生监督员都会运用或选用相应科学知识和技术去指导相对人的活动。

三、卫生行政指导的方式

1. 告诫、劝告　告诫、劝告方式主要用于抑制性卫生行政指导。卫生监督主体可以通过这种方式向相对人传递希望其不作为的信息；如果相对人不听告诫或劝告，卫生监督主体可以依据法律规范作出不利于相对人的行政行为。

2. 建议、引导　建议、引导主要适用于主张性卫生行政指导，卫生监督主体可通过建议或引导的方式向相对人传递其希望相对人实施某种行为的信息。

3. 鼓励、提倡　鼓励、提倡的方式主要适用倡导性卫生行政指导。卫生监督主体可以通过此方式倡导相对人实施某种行为。如果相对人不接受指导，不会带来不利的行政后果；如果相对人接受指导，可以得到相应的利益。

第九节　卫生行政奖励

一、卫生行政奖励的概念和特征

（一）概念

卫生行政奖励（health administrative encouragement and reward），是指卫生监督行政机关依照法定条件和程序，对自觉遵守卫生法律规范，为国家、人民和社会做出突出贡献的行政相对人给予精神或物质奖励的具体行政行为。

一般说来，国家要完成监督管理的任务和目标，主要通过两种方式：一是依靠相对人遵纪守法的自觉性，并在法律法规的宏观调控下，调动和发挥相对人的积极性和创造性，使相对人更好地遵守行政法律规范。二是通过惩罚少数违法者来教育群众遵纪守法，以维持法律法规所要求的秩序。从理论上讲，奖励和制裁二者的作用是相辅相成，互为补充，不可偏废的。从功能上讲，卫生行政处罚是卫生监督行政机关通过矫正反面行为，强制相对人被动消极地守法；而卫生行政奖励则是卫生监督行政机关通过树立正面楷模，鼓励公民主动积极地守法护法。

（二）特征

1.奖励机关　是由卫生监督行政机关根据卫生行政法律规范授予或颁发的。其他国家机关或主管部门授予或颁发的奖励不属于卫生行政奖励。

2.目的　在于表彰先进，激励和推动后进，调动和激发相对人的积极性和创造性。

3.奖励对象　是对国家和社会做出突出贡献或模范遵守卫生行政法律规范的相对人。对于一般的能够执行遵守卫生行政法律规范的，不必给予奖励，因为这是公民或组织应尽的义务。因此，也说明卫生行政奖励是赋予符合条件的相对人的权利，并非卫生监督行政机关的一种"恩赐"。

二、卫生行政奖励的原则

1.依法奖励原则　卫生行政奖励是一种法定行为，任何卫生行政奖励都必须坚持法定的标准和条件，实事求是地进行。如果由领导者个人意志决定是否实施卫生行政奖励，势必影响卫生行政奖励目的的实现，甚至产生负效应。因此，为了确保达到卫生行政奖励的本来目的，对于违反这一原则者，要按情节给予批评、撤销奖励直至行政处分。

2.精神奖励与物质奖励相结合原则　精神与物质不仅是哲学上的一对基本范畴，同时也是人们生存的基本需要。精神与物质相互依存，相互作用，又成为推动社会发展的重要动因，社会文明的程度，取决于精神文明和物质文明协调发展的程度。二者无论在宏观领域还是微观领域都具有密不可分的关系。因此，在卫生行政奖励中，也必须坚持精神奖励与物质奖励相结合的原则。

3.民主公正原则　卫生行政奖励应坚持民主公正原则，奖励条件应当公布，奖励哪些单位、组织或个人，应当充分听取群众意见，增加卫生行政奖励的民主性和透明度。奖励必须公正合理，严格依条件评定，既不能无功受奖，也不能有功不奖；既不能论资排辈，也不能搞平均主义。

4.功奖适应原则　论功行奖，功奖适应，也是卫生行政奖励必须坚持的原则。根据卫生法律法规的规定，行政奖励分为若干种类和等级。要让每一个受奖单位和个人都能得到与他们所付出的劳动、取得的成绩、做出的贡献相适应的奖励，使其工作得到恰当的肯定和评价，从而达到鼓励先进、鞭策后进，激发更多、更广泛的相对人的积极性。

三、卫生行政奖励的种类和形式

由于卫生行政法律规范表现形式多、数量大，实施卫生行政奖励的对象、内容不同，其奖励的条件方式也就不尽相同。因此，卫生行政奖励应在贯彻奖励原则的前提下，根据卫生法律规范规定的具体条件合法、合理地实施。其种类大致如下。

1. 物质奖励　即发给相对人有形的物质。如颁发奖金、发给奖品等。

2. 精神奖励　指以一定形式给予相对人某种荣誉。如表扬、记功、授予荣誉称号、颁发奖章、通令嘉奖等。

这些奖励形式既可单独运用，也可同时并用。

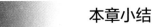

本章小结

卫生监督手段是卫生监督主体贯彻卫生法律规范，实施卫生监督过程中所采取的措施和方法。包括卫生法制宣传教育、卫生行政许可、卫生监督检查、卫生行政强制措施、卫生行政处罚、卫生行政强制执行、卫生行政指导和卫生行政奖励等。卫生监督程序是卫生监督主体实施卫生监督活动的方式、步骤以及实现这些方式、步骤的顺序和时限所构成的行为过程。在卫生监督过程中，必须正确地运用卫生监督手段，遵守法定的监督程序。

本章重点阐述了卫生行政许可、卫生监督检查、卫生行政处罚和卫生行政强制的内涵、原则、种类、适用条件和程序，是各专业开展卫生监督时的基本理论依据。

思考题

1. 卫生行政许可的撤销与注销有哪些区别？
2. 卫生行政许可的决定程序有哪些规定？
3. 在卫生行政处罚中，如何正确适用简易程序或普通程序？
4. 卫生行政强制包括哪两种类型？各自有哪些形式？

（李　莉）

第六章　卫生监督法律救济与法律责任

　　卫生监督法律救济与卫生监督法律责任是卫生监督执法活动实施完成后对执法行为的事后回溯和监督。为了不断提高卫生监督执法质量和效能，推进卫生监督法治化、规范化建设，通过卫生监督执法系统内部的卫生监督稽查制度、卫生行政执法考核评议制度和卫生监督过错责任追究制度等的实施，以及卫生监督执法系统外的卫生行政复议、卫生行政诉讼等方式，持续强化卫生监督行为的合法性和适当性。对因违法的卫生监督行为受到损害的公民、法人或者其他组织进行补救，对作出违法或不当卫生监督行为的责任人追究法律责任。

第一节　概　　述

一、卫生监督法律救济的概念和途径

　　1. 概念　卫生监督法律救济（health supervision legal remedies），也称卫生法律救济（health legal remedies），是指公民、法人或者其他组织认为卫生监督主体（主要指卫生行政机关）的卫生监督行为侵犯自己的合法权益、造成损害，请求有关国家机关给予补救的法律制度的总称。卫生法律救济包括：通过行政复议和行政诉讼，对违法或不当的卫生监督行为予以纠正，通过国家赔偿对相对人因违法或不当的卫生监督行为而受到的财产损失以及其他损失给予赔偿等弥补。

　　卫生监督法律救济的主要特征是：①一般以对卫生监督行为存在争议为前提；②由卫生监督管理相对人申请或提起；③是对卫生监督行为所实施的监督审查；④是对违法或不当的卫生监督行为所造成的消极后果所进行的事后补救。

　　2. 途径　卫生监督法律救济的途径，是指当公民、法人或者其他组织认为自己的合法权益受到卫生监督行为侵犯时，通过何种路径和方式实现权利的救济。我国现有的卫生监督法律救济途径主要是卫生行政复议、卫生行政诉讼和卫生行政赔偿。

　　卫生监督法律救济的意义在于，它是为纠正或赔偿可能存在的卫生监督侵权行为对管理相对人或第三人造成损害的情况而建立的解决行政争议、补救受损权益的制度体系。有利于保护卫生监督法律关系主体各方的合法权益，维护卫生法律的权威，促进卫生监督主体依法行政、规范执法，推进卫生法治的实现。

二、卫生监督法律责任的概念和特征

（一）卫生法律责任的概念

　　卫生法律责任，是指卫生监督法律关系主体由于违反卫生法律规范而应承担的某种不利后果。卫生法律责任以卫生违法为前提，是由卫生违法行为引起的不利后果，以承受法律制裁为实现方式。卫生法律责任的承担者包括卫生监督管理相对人和卫生监督主体。卫生监督管理相对人一方的法律责任，根据行为人违反的法律规范的性质和社会危害程度，分为民事责任、行政责任和刑事责任三种。卫生监督主体一方的法律责任，包括行政责任和刑事责任两种。本章聚焦卫生监督主体的法律责任，即"卫生监督法律责任"。

（二）卫生监督法律责任的概念和特征

1. 概念　卫生监督法律责任（health supervision legal responsibility），是指卫生监督主体及其卫生监督人员在行使卫生监督职权过程中，因违反法律规范依法应当承担的否定性法律后果。

2. 特征

（1）卫生监督法律责任由卫生监督主体及其卫生监督人员承担：卫生行政法的调整对象是卫生行政主体与卫生行政管理相对人之间的关系，对于受到卫生监督行为侵害的卫生监督管理相对人来说，承担卫生监督法律责任的是卫生监督主体，而不是卫生监督人员。但卫生监督人员并不因此而不受任何法律责任的追究。因为卫生监督人员的法律地位在不同的法律关系中是不同的。在外部卫生监督法律关系中，卫生监督人员代表卫生监督主体，以所属监督主体的名义行使卫生监督权，其行为的结果归属于相应卫生行政机关或法律、法规授权的组织。但在与卫生监督主体的内部关系上，卫生监督员基于职务关系，负有忠实履行监督职责的义务，卫生监督法律责任当然包括卫生监督人员的法律责任。而在卫生法治监督法律关系中，卫生监督人员也可以作为被监督对象与卫生行政执法监督主体发生关系，成为关系的一方当事人。即对卫生监督违法行为既要追究卫生监督主体的组织责任，又要追究有关卫生监督人员的个人责任。

（2）卫生监督法律责任是卫生监督主体违反法律规定所引起的法律后果：它起因于违法卫生监督行为或不当卫生监督行为。

（3）卫生监督法律责任是一种独立的法律责任：它是一种卫生监督行为引发的法律责任，而不是一种道义责任或政治责任，也与民事责任相区别。

三、卫生监督法律救济与卫生监督法律责任的关系

卫生监督法律救济与卫生监督法律责任从某种意义上说是一个问题的两个方面。卫生监督法律关系的相对人一方应服从卫生监督，履行作为被监管方的法律义务，同时也有权维护自己的合法权益不受违法卫生监督行为的侵犯；认为卫生监督行为使自己的合法权益受到侵害的，有权寻求法律救济。而卫生监督主体一方在履行职责过程中有违法或不当监督执法行为的，应当为自己的行为承担法律责任；如对相对人或第三人造成损害的，还应当承担行政赔偿责任。

第二节　卫生监督行政复议

一、卫生监督行政复议的概念和特征

（一）卫生监督行政复议的概念

卫生监督行政复议（health supervision administrative reconsideration），也称卫生行政复议（health administrative reconsideration），是指作为卫生监督管理相对人的公民、法人或者其他组织认为卫生监督主体的卫生监督行为侵犯其合法权益的，按照法定的程序和条件，向作出该卫生监督行为的行政机关所在地同级人民政府或者其他法定的行政机关提出申请，由受理该申请的行政机关对引起争议的卫生监督行为进行合法性和适当性全面审查，并作出复议决定的法律制度。

按照2017年修订的《中华人民共和国行政复议法》（简称《行政复议法》）规定，卫生监督行政复议既可以向同级人民政府提出申请，也可以向上级卫生主管机关提出申请。但是，自2020年4月18日中央全面依法治国委员会印发《行政复议体制改革方案》后，各地相继改革，改为县级

以上人民政府均只保留一个行政复议机关，由本级人民政府统一行使行政复议职责，由各级司法行政部门统一办理本级政府机关负责的行政复议案件。《行政复议法》修订也被纳入 2022 年全国人民代表大会常务委员会工作要点。

卫生监督行政复议包括以下几层含义：①卫生监督行政复议由认为卫生监督行为侵害了其合法权益的公民、法人或者其他组织提起；②卫生监督行政复议权只能由作出卫生监督行为的卫生监督主体的同级人民政府或者其他法定复议机关行使；③申请卫生监督行政复议对于相对人一方来讲是维护其合法权益的一种程序性权利，不得被非法剥夺；但相对人可以自主处分，既可以提起行政复议，也可以放弃申请行政复议的权利；④卫生监督行政复议的对象原则上只能是卫生监督主体作出的卫生监督行为，但如果认为卫生监督行为所依据的规定不合法，在对卫生监督行为申请行政复议时，可以一并向行政复议机关提出审查申请。

（二）卫生监督行政复议的特征

卫生监督行政复议是国家行政复议基本制度在卫生监督领域的具体应用，是一种以准司法的方式来解决特定的卫生监督争议的活动，具有行政与司法的双重特性。

1. 卫生行政复议是具有一定司法性的行政行为　即赋予行政复议权的行政复议机关作为第三方，借鉴人民法院审理案件的某些方式来审查卫生监督主体与卫生监督管理相对人之间发生的具体行政争议并作出裁决。

2. 卫生监督行政复议是行政系统的内部纠错机制　是同一行政系统内的行政机关对下级或所属行政机关作出的卫生监督行为有无违法或不当所进行的审查，是一种专门的内部行政层级监督；它不同于人民法院通过行政诉讼对行政主体卫生监督行为合法性的司法审查。

二、卫生监督行政复议的受案范围

卫生监督行政复议的受案范围，是指卫生行政复议机关依照法律规定可以受理的行政复议申请的范围。根据《行政复议法》的规定，行政复议仅能对行政机关作出的具体行政行为申请复议，实际涉及的是引起行政争议的具体行政行为的种类范围。结合卫生监督执法实际，卫生监督行政复议的受案范围主要包括：①对卫生监督主体作出的各种行政处罚决定不服的；②对卫生监督主体作出的有关行政强制措施决定不服的；③对卫生监督主体作出的有关许可证、资质证、资格证等证书变更、中止、撤销的决定不服的；④认为卫生监督主体侵犯其合法的经营自主权的；⑤认为符合法定条件，申请卫生监督主体颁发许可证、资质证、资格证等证书，或者申请卫生监督主体审批、登记有关事项，卫生监督主体没有依法办理的，等等。此外，卫生监督管理相对人认为卫生监督主体的卫生监督行为所依据的规定不合法，在对卫生监督行为申请行政复议时，可以一并向卫生监督行政复议机关提出对该规定的审查申请。如国务院卫生行政部门的规定，县级以上地方各级人民政府及其卫生工作部门的规定等。但这里的规定不含卫生部门规章和地方卫生规章。

三、卫生监督行政复议的管辖及复议机构

（一）卫生监督行政复议的管辖

卫生监督行政复议的管辖，是指卫生监督复议机关受理卫生行政复议案件的分工和权限。根据《行政复议法》关于管辖权的规定，以及《中央全面依法治国委员会关于印发〈行政复议体制改革方案〉的通知》（中法委发〔2020〕5 号）中"市、县（市、区）两级均只保留一个行政复议机关，由本级人民政府统一行使行政复议职责，政府部门不再行使行政复议职责。市、县（市、区）司法局为本级人民政府行政复议机构"的规定，卫生监督管理相对人申请卫生行政复议按以下规则确

定复议管辖机关：①对县级以上卫生行政机关的卫生监督行为不服的，申请人应当向该卫生行政机关的本级人民政府申请行政复议；②对国务院卫生行政部门的具体行政行为不服的，向作出该具体行政行为的国务院卫生行政部门申请行政复议；③对卫生行政机关依法设立的派出机构依照法律、法规或者规章规定，以自己的名义作出的卫生监督行为不服的，向设立该派出机构的卫生行政机关的本级人民政府申请行政复议；④对两个以上卫生监督主体或者卫生监督主体与其他行政机关以共同的名义作出的具体行政行为不服的，向其共同上一级地方人民政府申请行政复议；⑤对被撤销的卫生监督主体在撤销前所作出的卫生监督行为不服的，向继续行使其职权的卫生监督主体的同级人民政府申请行政复议；⑥对海关等实行垂直领导的行政机关的具体行政行为不服的，向上一级主管部门申请行政复议。

（二）卫生监督行政复议机构

卫生监督行政复议机关是依法承担并履行卫生监督行政复议职责的人民政府。各级人民政府负责法制工作的机构是行政复议机构，行政复议机构具体办理行政复议事项。

卫生监督行政复议机构履行以下职责：①受理行政复议申请；②向有关组织和人员调查取证、查阅文件和资料；③审查申请行政复议的卫生监督行为是否合法与适当，拟订行政复议决定；④处理申请人认为卫生监督主体的卫生监督行为所依据的规定不合法的审查申请；⑤对卫生监督主体违反法律规定的行为依照规定的权限和程序提出处理建议；⑥办理因不服行政复议决定提起行政诉讼的应诉事项；⑦法律、法规规定的其他职责。

初次从事行政复议的人员，应当通过国家统一法律职业资格考试，取得法律职业资格。

四、卫生监督行政复议程序

（一）申请

1. 申请人与被申请人 卫生监督行政复议申请人是认为卫生监督主体的卫生监督行为侵犯其合法权益而依法向行政复议机关申请复议的公民、法人或者其他组织。申请人作为卫生监督法律关系中的管理相对人一方，大多数情况下就是卫生监督行为所针对的人，有时也可以是其他与卫生监督行为有利害关系的人。申请人是公民的，应当具有权利能力和行为能力；申请人是法人或者其他组织的，由其法定代表人或者负责人申请行政复议。

行政复议被申请人，是指被卫生行政复议申请人指控违法侵犯其合法权益，并由复议机关通知参加复议活动的卫生行政机关或法律、法规授权的组织。

与申请行政复议的卫生监督行为有利害关系的其他公民、法人或者其他组织，可以作为第三人参加行政复议。

2. 申请期限 卫生监督管理相对人认为卫生监督主体的卫生监督行为侵犯其合法权益的，可以自知道该卫生监督行为之日起 60 日内提出行政复议申请。因不可抗力或者其他正当理由耽误法定申请期限的，申请期限自障碍消除之日起继续计算。

3. 申请方式 申请人申请行政复议，可以书面申请，也可以口头申请。书面申请行政复议的，应当在行政复议申请书中载明下列事项：申请人的基本情况，被申请人的名称，行政复议请求、申请行政复议的主要事实和理由，申请人的签字或者盖章，申请行政复议的日期。申请人口头申请的，行政复议机构应当按规定事项，当场制作行政复议申请笔录交申请人核对或者向申请人宣读，并由申请人签字确认。

相对人向人民法院提起行政诉讼，人民法院已经依法受理的，不得申请行政复议。

（二）受理

1. 受理条件 卫生监督行政复议机关收到行政复议申请后，应当在 5 日内进行审查，对不符合法律规定的行政复议申请，决定不予受理，并书面告知申请人。对符合法律规定的行政复议申请,自行政复议机关负责法制工作的机构收到之日起即为受理。受理条件为:申请人、被申请人适格;有具体的行政复议请求和理由;在法定申请期限内提出;属于行政复议法规定的行政复议范围;属于本行政复议机关的管辖范围;其他行政复议机关尚未受理同一行政复议申请,人民法院尚未受理同一主体就同一事实提起的行政诉讼。

2. 受理的法律效果　卫生监督行政复议期间,卫生监督行为不停止执行。即在复议机关对被申请行为作出否定性的复议决定之前,所要复议的卫生监督行为仍然有效,对申请复议的相对人具有约束力,申请人必须认真执行。但是,有下列情形之一的,可以停止执行:①被申请人认为需要停止执行的;②行政复议机关认为需要停止执行的;③申请人申请停止执行,行政复议机关认为其要求合理,决定停止执行的;④法律规定停止执行的。

(三)审查

1. 审查方式　卫生监督行政复议采取书面审查与其他方式相结合。原则上采取书面审查的方式,但是申请人提出要求或者行政复议机关认为有必要时,可以采取向有关组织和人员调查情况,听取申请人、被申请人和第三人意见的方式审理复议案件。在行政复议过程中,被申请人不得自行向申请人和其他有关组织或者个人收集证据。

2. 审查内容　作为行政系统内的内部纠错机制,复议机关的复议审查是全面审查。复议机关以法律、法规、规章以及上级行政机关制定和发布的具有普遍约束力的决定、命令为审查依据,既对卫生监督行为的合法性进行审查,也审查卫生监督行为的适当性;既审查卫生监督主体作出卫生监督行为的事实根据,也审查作出卫生监督行为所依据的规范性文件。

(四)决定

1. 复议期限　卫生监督行政复议机关应当自受理申请之日起60日内作出行政复议决定;但是法律规定的行政复议期限少于60日的除外。情况复杂,不能在规定期限内作出行政复议决定的,经行政复议机关的负责人批准,可以适当延长,并告知申请人和被申请人;但是延长期限最多不超过30日。

2. 复议决定　卫生监督行政复议机关经审查,应当按照不同情况依法作出行政复议决定,并制作行政复议决定书。

(1)决定维持:卫生监督行为认定事实清楚,证据确凿,适用依据正确,程序合法,内容适当的,决定维持。

(2)决定限期履行:被申请人不履行法定职责的,决定其在一定期限内履行。

(3)决定撤销、变更或者确认卫生监督行为违法:卫生监督行为有下列情形之一的,决定撤销、变更或者确认该卫生监督行为违法;决定撤销或者确认该卫生监督行为违法的,可以责令被申请人在一定期限内重新作出卫生监督行为:①主要事实不清,证据不足的;②适用依据错误的;③违反法定程序的;④超越或者滥用职权的;⑤卫生监督行为明显不当的。行政复议机关责令被申请人重新作出卫生监督行为的,被申请人不得以同一事实和理由作出与原卫生监督行为相同或者基本相同的卫生监督行为。

3. 复议决定的执行　卫生监督行政复议决定书一经送达,即具有法律效力。被申请人不履行或者无正当理由拖延履行行政复议决定的,行政复议机关或者有关上级卫生行政机关应当责令其限期履行。申请人逾期不起诉又不履行行政复议决定的,或者不履行最终裁决的行政复议决定的,按照下列规定分别处理:①维持卫生监督行为的行政复议决定,由作出卫生监督行为的行政机关申请人民法院强制执行;②变更卫生监督行为的行政复议决定,由行政复议机关依法强制执行,或者申请人民法院强制执行。

第三节 卫生监督行政诉讼

一、卫生监督行政诉讼的概念、特征和原则

（一）卫生监督行政诉讼的概念

卫生监督行政诉讼（health supervision administrative proceedings），也称卫生行政诉讼（health administrative proceedings），是指公民、法人或者其他组织认为卫生监督主体的卫生监督行为侵犯其合法权益，依法向人民法院提起诉讼，由人民法院进行审理并对行政争议作出裁判的法律制度。

（二）卫生监督行政诉讼的特征

卫生监督行政诉讼是通过审判方式解决公民、法人或者其他组织与卫生监督主体之间因卫生监督行为而产生行政争议的一项法律制度和司法活动。卫生监督行政诉讼具有以下特征：①原告是与卫生监督行政行为有利害关系的公民、法人或者其他组织。卫生监督行政诉讼是公民、法人或者其他组织不服卫生监督主体作出的卫生监督行为，向人民法院提起的诉讼。②被告只能是卫生监督主体，主要是行使卫生监督职权的卫生行政机关。因为卫生行政机关一般都拥有卫生行政管理权包括监督执法权，因此它们无须为职权的履行而当原告，只能作为行政诉讼的被告。作为被告的卫生行政机关，既可能是直接作出卫生监督行为的卫生行政机关；也可能是作为委托行政机关对受委托的组织作出的卫生监督行为承担责任，以委托机关身份作为被告。③诉讼的客体，必须是法律规定可以向人民法院起诉的卫生监督行为，即属于行政诉讼受案范围。

（三）卫生监督行政诉讼的基本原则

卫生监督行政诉讼是运用国家行政诉讼制度解决卫生监督行政争议的活动，行政诉讼的基本原则在卫生监督行政诉讼中同样适用，主要有以下几项。

1. 被告负举证责任 举证责任，是指承担责任的一方当事人必须对自己的主张举出证据、证明其确定存在，否则就要承担败诉后果。在卫生监督行政诉讼中，要求作为被告的卫生监督主体应当向人民法院提供作出该卫生监督行为的事实根据和法律依据，即提供能证明事实存在的证据材料和所依据的法律法规或者规范性文件。如果卫生监督主体在行政诉讼中不提供证据或者无正当理由逾期提供证据，视为被诉卫生监督行为没有相应的证据，将承担败诉的后果。需要注意的是，在诉讼过程中，被告及其诉讼代理人不得自行向原告、第三人和证人收集证据；被告在作出行政行为时已经收集了证据，但因不可抗力等正当事由不能提供的，经人民法院准许，可以延期提供；原告或者第三人提出了其在行政处理程序中没有提出的理由或者证据的，经人民法院准许，被告可以补充证据。

2. 审查卫生监督行为的合法性 人民法院在审理卫生监督行政诉讼案件时，是对卫生监督主体的监督执法行为是否合法进行审查。即原则上只审查具体行政行为而不审查抽象行政行为；只审查卫生监督行为的合法性，而不审查其合理性。一般情况下，人民法院也不能直接变更卫生监督行为的内容。只有在卫生行政处罚明显不当，或者其他行政行为涉及对款额的确定、认定确有错误的，人民法院才可以判决变更。

3. 行政诉讼期间不停止执行原卫生监督行为 在卫生监督行政诉讼期间，卫生监督主体作出的具有执行性质的监督决定并不因为原告的提起诉讼和人民法院的审理而停止执行。但被告认为需要停止执行的，原告或者利害关系人申请停止执行并经人民法院裁定停止执行的，法律、法规规定停止执行的，应当停止执行。

4. 不适用调解 人民法院在审理卫生监督行政诉讼案件时，不能适用调解的审理方式和结案方式，只能以事实和法律为根据来审查与确认卫生监督主体所作出的卫生监督行为是否合法，在

查明事实、分清是非的基础上依法作出判决或裁定。但在涉及行政赔偿的问题上，可以通过调解解决，以及在涉及行政强制执行的问题上，卫生监督主体在不损害公共利益和他人合法权益的情况下，可以和当事人达成协议，可以约定分阶段履行，当事人采取补救措施的，可以减免加处的罚款。

二、卫生监督行政诉讼管辖及受案范围

（一）卫生监督行政诉讼管辖

卫生监督行政诉讼管辖，是指各级人民法院和同级人民法院在受理卫生监督行政诉讼案件上的权限和分工。卫生监督行政诉讼管辖分为级别管辖、地域管辖等。

1. 级别管辖 级别管辖是各级人民法院之间受理一审行政诉讼案件的职权和分工。根据《中华人民共和国行政诉讼法》（简称《行政诉讼法》）的规定，基层人民法院管辖第一审卫生监督行政案件；中级人民法院管辖本辖区内重大、复杂的第一审卫生监督行政案件，以及对国务院卫生行政部门所作的具体行政行为提起诉讼的第一审卫生监督行政案件；高级人民法院管辖本辖区内重大、复杂的第一审卫生监督行政案件；最高人民法院管辖全国范围内重大、复杂的第一审卫生监督行政案件。

2. 地域管辖 地域管辖是确定不同地区的法院管辖卫生监督行政诉讼案件的权限和分工。卫生监督行政诉讼案件由最初作出卫生监督行为的卫生监督主体所在地人民法院管辖；经复议的案件，也可以由复议机关所在地人民法院管辖。两个以上法院都有管辖权的案件，原告可以选择其中一个人民法院提起诉讼；原告向两个以上有管辖权的人民法院提起诉讼的，由最先立案的人民法院管辖。

3. 指定管辖和移送管辖 有管辖权的人民法院由于特殊原因不能行使管辖权的，由上级人民法院指定管辖。人民法院对管辖权发生争议，由争议双方协商解决。协商不成的，报它们的共同上级人民法院指定管辖。

当人民法院发现受理的案件不属于自己管辖时，应将其移送给有管辖权的人民法院处理。

（二）卫生监督行政诉讼的受案范围

行政诉讼的受案范围，是指人民法院受理行政争议案件的权限范围，也就是确定人民法院与其他有权解决行政争议案件的国家机关在处理行政争议上的权限和分工。从管理相对人的角度，就是哪些行政案件相对人有权向人民法院提起行政诉讼。根据《行政诉讼法》，针对卫生监督行政诉讼，可以提起卫生行政诉讼的案件范围包括以下几类。

1. 不服卫生行政处罚的 相对人对卫生监督主体作出的暂扣许可证件、降低资质等级、吊销许可证件、限制开展生产经营活动、责令停产停业、责令关闭、限制从业、没收违法所得、没收非法财物、罚款、警告、通报批评等卫生行政处罚不服的，均可依法向人民法院提起诉讼。

2. 不服卫生行政强制措施和行政强制执行的 相对人对卫生监督主体作出的对财产封存、扣押等行政强制措施和加处罚款等行政强制执行不服的，可以依法提起卫生行政诉讼。

3. 对涉及卫生行政许可的处理不服的 包括相对人认为符合法定条件申请卫生许可，卫生监督主体不予受理或者在法定期限内不予答复，或者作出不予批准决定而不书面说明理由的，以及对卫生监督主体作出的有关许可证、资质证、资格证等证书的变更、中止、撤销的决定不服的。

4. 对卫生监督主体不履行法定职责、违法要求履行义务以及其他卫生监督行为不服的。

三、卫生监督行政诉讼程序

（一）起诉和受理

1. 起诉和受理的概念 起诉，是指公民、法人或者其他组织认为卫生监督主体的卫生监督

行为侵犯其合法权益,向人民法院递交起诉状、提起诉讼,请求人民法院进行合法性审查的诉讼行为。受理是指人民法院对公民、法人或者其他组织提出的卫生监督行政诉讼请求进行初步审查,决定是否登记立案的活动。

2．起诉的条件　提起诉讼应当符合以下条件:①原告必须是卫生监督行为的管理相对人,或者其他与卫生监督行为有利害关系的人;②要有明确的被告,即某一具体的卫生行政机关或法律、法规、规章授权的组织;③要有具体的诉讼请求和相应的事实根据;④诉讼请求属于人民法院受案范围和受诉人民法院管辖。

3．起诉的期限　起诉应当在法定期限内提出。对属于人民法院受案范围的卫生监督行政案件,卫生监督管理相对人可以先向行政机关申请复议,对复议决定不服的,再向人民法院提起诉讼;也可以直接向人民法院提起诉讼。相对人直接向人民法院提起诉讼的,应当自知道或者应当知道作出卫生监督行为之日起 6 个月内提出,法律另有规定的除外。相对人先向行政机关申请复议,对复议决定不服再向人民法院起诉的,可以在收到复议决定书之日起 15 日内向人民法院提起诉讼;复议机关逾期不作决定的,申请人可以在复议期满之日起 15 日内向人民法院提起诉讼,法律另有规定的除外。

4．受理　人民法院在接到起诉状时,对符合法律规定的起诉条件的,应当登记立案。

（二）审理和判决

人民法院审理行政诉讼案件,严格按照《行政诉讼法》规定的条件和程序进行。我国的诉讼制度实行两审终审制,当事人不服一审人民法院裁判的,可以上诉;第二审人民法院的裁判是终审裁判。当事人对已经发生法律效力的判决、裁定,认为确有错误的,可以向上一级人民法院申请再审,但判决、裁定不停止执行。

人民法院经过审理,对于卫生监督行政诉讼案件可以分别作出如下判决。

1．驳回诉讼请求判决　卫生监督行为证据确凿,适用法律、法规正确,符合法定程序的,或者原告申请被告履行法定职责理由不成立的,人民法院判决驳回原告的诉讼请求。

2．撤销卫生监督行为判决　根据《行政诉讼法》,卫生监督行为有下列 6 种情形之一的,人民法院判决撤销或者部分撤销,并可以判决被告(即卫生监督主体)重新作出卫生监督行为:①主要证据不足的;②适用法律、法规错误的;③违反法定程序的;④超越职权的;⑤滥用职权的;⑥明显不当的。人民法院判决被告重新作出卫生监督行为的,被告不得以同一的事实和理由作出与原行政行为基本相同的卫生监督行为。

3．履行法定职责判决　人民法院经过审理,查明被告不履行法定职责的,判决被告在一定期限内履行。

4．确认卫生监督行为违法判决　分为不撤销卫生监督行为和不需要撤销或者判决履行两种情况:

（1）卫生监督行为有下列情形之一的,人民法院判决确认违法,但不撤销卫生监督行为:①卫生监督行为依法应当撤销,但撤销会给国家利益、社会公共利益造成重大损害的;②卫生监督行为程序轻微违法,但对原告权利不产生实际影响的。

（2）卫生监督行为有下列情形之一,不需要撤销或者判决履行的,人民法院判决确认违法:①卫生监督行为违法,但不具有可撤销内容的;②被告改变原违法卫生监督行为,原告仍要求确认原卫生监督行为违法的;③被告不履行或者拖延履行法定职责,判决履行没有意义的。

5．变更卫生监督行为判决　卫生行政处罚明显不当,或者其他卫生监督行为涉及对款额的确定、认定确有错误的,人民法院可以判决变更。

（三）执行

卫生监督行政诉讼当事人必须履行人民法院发生法律效力的判决、裁定、调解书。当事人拒不履行已经发生法律效力的人民法院的判决、裁定、调解书和卫生行政机关的行政处理决定所确定的义务时，人民法院或者卫生监督主体根据已经生效的法律文书，按照法定程序迫使当事人履行义务，以保证法律文书内容的实现。人民法院对卫生监督行政案件的执行主要有以下两种情况。

1. 对卫生监督管理相对人的执行　人民法院的裁判生效后，相对人拒绝履行判决、裁定、调解书的，卫生监督主体或者第三人可以向第一审人民法院申请强制执行。

2. 对卫生监督主体拒绝履行判决、裁定、调解书的执行　第一审人民法院可以采取的措施包括：①对应当归还的罚款或者应当给付的款额，通知银行从该卫生监督主体的账户内划拨。②在规定期限内不履行的，从期满之日起，对该卫生监督主体负责人按日处 50 元至 100 元的罚款。③将卫生监督主体拒绝履行的情况予以公告。④向监察机关或者该卫生监督主体的上一级（或所属）行政机关提出司法建议。接受司法建议的机关，根据有关规定进行处理，并将处理情况告知人民法院。⑤拒不履行判决、裁定、调解书，社会影响恶劣的，可以对该卫生监督主体直接负责的主管人员和其他直接责任人员予以拘留；情节严重，构成犯罪的，依法追究刑事责任。

第四节　卫生监督行政赔偿

一、卫生监督行政赔偿的概念和特征

（一）卫生监督行政赔偿的概念

卫生监督行政赔偿（health supervision administrative compensation），也称卫生行政赔偿（health administrative compensation），是指卫生监督主体及其卫生监督人员在行使卫生监督行政职权过程中所实施的卫生监督行为侵犯作为卫生监督管理相对人的公民、法人或者其他组织的合法权益并造成损害，由国家承担赔偿责任的法律制度。

卫生监督行政赔偿是国家赔偿制度的重要组成部分，是国家赔偿制度在卫生行政领域的具体应用。

（二）卫生监督行政赔偿的特征

1. 卫生监督行政赔偿是因卫生监督行政执法活动而产生的赔偿　卫生监督侵权行为的主体是卫生监督主体，即卫生监督行政机关和法律、法规授权的组织。卫生监督行政赔偿是卫生监督主体及其卫生监督人员在履行卫生监督职责过程中作出的卫生监督行为侵犯卫生监督管理相对人或者第三人的合法权益并造成损害而发生的赔偿。

2. 责任主体是国家，但赔偿义务机关为卫生监督主体　卫生监督行政赔偿的责任主体是国家，但是赔偿义务机关是致害的卫生监督主体。无论是卫生监督主体造成的损害，还是卫生监督人员造成的损害，一律由卫生监督主体承担具体的赔偿事务。

3. 卫生监督行政赔偿的范围由法律明确规定　只有法律明确规定应当承担行政赔偿责任的行为，相对人才可能获得赔偿。如果法律没有规定或予以排除的，则不予赔偿。

二、卫生监督行政赔偿的构成要件

1. 行为主体是卫生监督主体及其卫生监督人员　即作出卫生监督行为的必须是行使国家卫生监督管理职权的卫生行政机关和法律、法规授权的组织及其卫生监督人员。

2. 卫生监督行为违法　只要卫生监督主体及其卫生监督人员行使职权的卫生监督行为，存在违反法律规定侵害公民、法人或者其他组织合法权益的情形，相对人就有依法取得行政赔偿的权利。

3.有损害事实存在　即行使职权的行为对公民、法人或者其他组织的合法权益造成损害。损害结果的存在是实施赔偿的条件。

4.行为主体的违法行为与造成损害的结果之间有因果关系　相对人的损害结果必须是由卫生监督主体及其卫生监督人员的违法行为造成,两者有因果关系。没有因果关系,卫生监督主体对相对人的损害结果不承担赔偿责任。

三、赔偿请求人和赔偿义务机关

1.赔偿请求人　卫生监督行政赔偿请求人,是指以自己的名义,就自身合法权益受到卫生监督主体及其卫生监督人员的不法侵犯造成损害而依法请求国家予以赔偿的公民、法人或者其他组织。赔偿请求人具体有以下几种:①受害的公民、法人或者其他组织;②受害的公民死亡,其继承人和其他有抚养关系的亲属有权要求赔偿;③受害的法人或者其他组织分立、合并、终止的,承受其权利的法人或者其他组织有权要求赔偿。

2.赔偿义务机关　卫生监督行政赔偿义务机关,是指作出侵权卫生监督行为并造成合法权益损害的卫生监督主体。赔偿义务机关有以下几种:①作出造成管理相对人合法权益损害的违法卫生监督行为的卫生行政机关或法律、法规、规章授权的组织;②两个以上行政机关共同行使行政职权时侵犯卫生监督管理相对人的合法权益造成损害的,共同行使行政职权的行政机关为共同赔偿义务机关;③受卫生行政机关委托的组织或者个人在行使受委托的卫生监督权力时侵犯相对人合法权益造成损害的,委托的卫生行政机关为赔偿义务机关;④经复议机关复议的,最初造成侵权行为的卫生行政机关为赔偿义务机关,但复议机关的复议决定加重损害的,复议机关对加重的部分履行赔偿义务;⑤赔偿义务机关被撤销的,继续行使其职权的行政机关为赔偿义务机关;没有继续行使其职权的行政机关的,撤销该赔偿义务机关的行政机关为赔偿义务机关。

四、卫生监督行政赔偿范围

《中华人民共和国国家赔偿法》(简称《国家赔偿法》)规定的行政赔偿范围包括侵犯人身自由权的赔偿和侵犯财产权的行政赔偿。卫生监督行政赔偿涉及的是侵犯财产权的赔偿。即卫生监督主体及其卫生监督人员在行使卫生监督职权时的下列行为对相对人财产权造成损害的,属于卫生监督行政赔偿的范围,受害人有取得赔偿的权利:①违法实施卫生行政处罚;②违法采取卫生行政强制措施;③违反国家规定征收财物、摊派费用;④不履行法定职责行为;⑤在履行卫生监督职责过程中作出的不产生法律效果,但事实上损害公民、法人或者其他组织财产权等合法权益的行为。

卫生监督主体对属于下列情形之一的,国家不承担赔偿责任:卫生监督人员实施的与行使职权无关的个人行为;因相对人自己的行为致使损害发生或加重的;法律规定的其他情形。

五、卫生监督行政赔偿程序和申请赔偿的时效

1.卫生监督行政赔偿程序　根据《行政诉讼法》和《国家赔偿法》的相关规定,卫生监督行政赔偿主要有两种途径和程序。

(1)单独请求行政赔偿程序:赔偿请求人单就卫生监督行为造成的损害要求行政赔偿的,应当先向赔偿义务机关提出。赔偿义务机关应当自收到申请之日起 2 个月内,作出是否赔偿的决定。赔偿义务机关逾期未作出决定,或者赔偿请求人对赔偿的方式、项目、数额有异议的,或者赔偿义务机关作出不予赔偿决定的,赔偿请求人可以分别自期限届满之日起 3 个月内,或者自赔

偿义务机关作出赔偿或者不予赔偿决定之日起 3 个月内,向人民法院提起诉讼。

（2）附带请求行政赔偿程序：即赔偿请求人在对卫生监督行政行为提起行政复议、行政诉讼时,一并提出赔偿请求或诉求。

2. 申请赔偿的时效　赔偿请求人请求卫生监督行政赔偿的时效为 2 年,自卫生监督主体及其卫生监督人员行使职权时的行为被依法确认为违法之日起计算。赔偿请求人在赔偿请求时效的最后 6 个月内,因不可抗力或者其他障碍不能行使请求权的,时效中止。从中止时效的原因消除之日起,赔偿请求时效期间继续计算。

六、卫生监督行政赔偿方式和计算标准

1. 赔偿方式　卫生监督行政赔偿以支付赔偿金为主要方式。对能够返还财产或恢复原状的,予以返还财产或者恢复原状。造成受害人名誉、荣誉损害的,应当在卫生监督侵权行为影响的范围内为受害人消除影响、恢复名誉、赔礼道歉。

2. 计算标准　《国家赔偿法》分别对侵犯公民人身自由、侵犯公民生命健康权和侵犯财产权几种不同的损害规定了具体的赔偿计算标准。卫生监督行政赔偿涉及的是侵犯财产权的国家赔偿,具体的赔偿方式和计算标准主要包括以下几种：①被处罚款、没收财产的,返还财物；②查封、扣押财产的,解除对财产的查封、扣押,造成财产损坏或者灭失的,依照规定给付相应的赔偿金；③吊销许可证和执照、责令停产停业的,赔偿停产停业期间必要的经常性费用开支；④返还执行的罚款或者没收的金钱,应当支付银行同期存款利息；⑤对财产权造成其他损害的,按照直接损失给予赔偿。

3. 经费来源　行政赔偿的费用列入各级财政预算。卫生监督主体赔偿损失后,应当责令有故意或者重大过失的工作人员或者受委托的组织和个人承担部分或全部赔偿费用。对有故意或者重大过失的责任人员,卫生监督主体应当依法给予处分；构成犯罪的,应当依法追究刑事责任。

第五节　卫生监督行政违法与行政不当

一、行政违法的概念

行政违法的概念有广义和狭义之分。广义的行政违法是指行政法律关系主体违反行政法律规范所规定的义务,侵犯受法律保护的行政关系,对社会造成一定的危害,但尚未构成犯罪的行为。违法主体包括行政法律关系双方当事人,即行政主体和行政管理相对人；行政违法包括行政主体的行政违法和行政管理相对人的行政违法。狭义的行政违法仅是指行政主体一方的行政违法,也称为违法行政,往往把它与行政不当相比较。本章卫生监督行政违法的"行政违法"是狭义,即是指卫生监督主体一方的行政违法行为。

二、卫生监督行政违法的概念和特征

（一）卫生监督行政违法的概念

卫生监督行政违法,是指卫生监督主体及其卫生监督人员在行使卫生监督职权过程中实施的,违反卫生行政法律规范所规定的义务,侵犯受法律保护的卫生监督行政关系,对社会造成一定的危害,尚未构成犯罪的行为。

（二）卫生监督行政违法的特征

卫生监督行政违法与卫生民事违法、卫生监督刑事违法、卫生监督行政不当、卫生监督违纪行为等相比较,具有如下特征:

1. 卫生监督行政违法的主体是卫生监督主体及其卫生监督人员　卫生监督行政违法的主体首先是卫生监督主体。也就是说,只有当卫生监督主体处于卫生行政法律关系之中,并且以行政主体的资格出现时,才可能构成卫生监督行政违法。其次,由于卫生监督主体的行为主要是通过卫生监督人员实施的,当卫生监督人员以卫生监督主体的名义实施卫生监督行为时,其违法行为后果属于卫生监督主体的违法行为。但这只是在行政复议和行政诉讼等对外关系上说的,在内部关系上,依据行政法治监督理论,作为卫生监督行为实施者的卫生监督人员是可以作为独立的主体被追究卫生监督法律责任的。

2. 卫生监督行政违法是违反卫生行政法律规范,侵犯法律所保护的卫生行政关系的行为　卫生行政违法首先是对卫生法律规范的违反,既不是单纯的违纪行为,也不是在符合法律规定范围内的行政不当行为;其次,卫生行政违法违反的是卫生行政法律规范,既不是卫生刑事法律规范,也不是卫生民事法律规范。

3. 卫生监督行政违法是一种尚未构成犯罪的行为　卫生行政违法与卫生犯罪都是对社会有危害的行为,侵犯了受法律所保护的卫生社会关系,但两者在违法程度上是有区别的,卫生行政违法对社会的危害程度相对卫生犯罪对社会的危害程度要轻;某种卫生监督违法行为如果危害严重、触犯刑事法律,则上升为卫生犯罪。

4. 卫生监督行政违法的法律后果是承担行政法律责任　按照现代法治要求,任何违法行为都必须对其违法行为承担法律责任。卫生监督行政违法主体违反卫生行政法律规范所应承担的法律责任既不是民事责任,也不是刑事责任,而是行政责任。

三、卫生监督行政违法的构成要件

卫生监督行政违法的构成要件,是指构成卫生监督行政违法所必须具备的条件。它对正确认定卫生监督违法行为,确认和追究行政责任具有重要意义。

1. 行为主体应当具有卫生监督主体资格或者卫生监督执法人员身份　这是构成卫生监督行政违法的前提,是构成卫生监督行政违法的首要条件。

2. 卫生监督主体及其执法人员存在违反卫生行政法律规范的行为　卫生法律法规对卫生监督主体的职权职责有着明确的规定,除法律另有规定外,只要卫生监督行为违反了卫生行政法律规范,就构成卫生监督违法行为。不履行法定职责的行为是违法行为,同样,超出法定职权的行为也构成越权的违法。

四、卫生监督行政违法行为的表现形式

根据《行政复议法》第二十八条第一款第二项确认行政主体不履行法定职责和第三项撤销、变更或者确认具体行政行为违法的规定,以及《行政诉讼法》第七十条撤销或者部分撤销违法具体行政行为的情形和第七十一条判决被告在一定期限内履行法定职责等规定为依据,可以把卫生监督行政违法行为的具体表现形式归纳为以下几种。

1. 事实不清或主要证据不足　卫生监督主体作出卫生监督行为应当要有客观的事实根据。事实的客观存在以及对其正确认定,是卫生监督行为能够成立的事实要件,也是监督行为正确合法的前提。如在实施行政处罚时,对拟给予行政处罚的违法行为不仅要事实认定清楚,而且要有确凿的证据,否则就可能因主要事实不清,证据不足而构成卫生监督违法。事实根据错误的具体

表现有：①假想事实，以实际上并不存在的事实当作存在事实作出卫生监督行为；②事实认定错误，如对象认定错误、事实性质认定错误等；③事实证据错误，未获得事实证据或事实证据不充分。

2. 欠缺法律依据或适用法律错误 即卫生监督主体在实施卫生行政处罚和其他具体监督执法行为时，没有正确适用卫生行政法律、法规、规章。具体表现为：①应当在必须有明文法律规定条件下才能作出的卫生监督行为，卫生监督主体却在没有法定依据的情形下作出了该监督行为；②错误地适用了法律规范性文件，如应适用此法却适用了彼法，应适用法律位阶高的法律却适用了法律效力低的法律，适用了尚未生效的法律，或者适用了已经被废止的法律；③法律的条款项目援引错误，如应适用此条款却适用了彼条款，适用了已被修改过的原法律条文等。

3. 违反法定程序和形式 卫生监督程序是卫生监督行为的方式、步骤、次序、时限等的总称。违反法定程序即程序违法，具体表现为方式违法、步骤违法、次序违法和期限违法等。

4. 超越法定权限范围 即超越职权，它是指卫生监督主体和卫生监督人员超越法律法规规定的权限范围行使了其他行政主体所拥有的职权的实体违法监督行为。主要情形有：①外部的职能越权，即卫生监督主体行使职权时超越自己的主管权限范围。如卫生行政机关行使了市场监督管理机关的职权。②内部级别越权，即纵向的行政越位，如同类上、下级行政机关之间，上级或下级行使了法律明文规定应当由另一方行使的监督职权。如《卫生行政许可管理办法》第五条第二款规定，法律、法规、规章规定由上级卫生行政机关实施的卫生行政许可，下级卫生行政机关不得实施；法律、法规、规章规定由下级卫生行政机关实施的卫生行政许可，上级卫生行政机关不得实施。③内部地域越权，即卫生监督主体行使职权时超越自身主管权限的空间范围，是横向的行政越位，如甲地的卫生监督主体行使了当属乙地卫生监督主体的职权。

5. 违反法定目的滥用职权 是指卫生监督主体实施的具体监督行为虽然在形式上合法，在实质上却不符合法律的目的、精神和原则。其主要表现形式有：为了小团体利益或个人利益而违背法定目的，假公济私、打击报复等；因考虑不正当因素而影响法律实施的准确性；因违反同一性和平等性，执法标准宽严掌握失度的任意无常行为；在法律法规未规定法定期限的情况下，损害相对人合法权益的故意拖延行为等。

6. 无充分的法定理由拒不履行法定职责 不履行法定职责是典型的不作为形式的卫生监督违法行为，其前提必须是法律法规明确规定了卫生监督主体的职责。该违法行为表现为明确表示不履行的拒绝履行或在法定期限内未履行的不履行。

五、卫生监督行政不当行为

行政不当也称行政失当，卫生监督行政不当行为是卫生监督主体及其卫生监督人员所作的虽然合法但不合理的行为。行政不当以合法为前提，是合法幅度内的失当，主要针对行政裁量权的不合理使用而言，表现为畸轻畸重、显失公平。其行为内容包括卫生监督主体在行使自由裁量权时，不当地赋予权利和不当地科以义务。

根据《行政复议法》，具体行政行为不仅要合法，且应"内容适当"，行政复议机关对被申请复议的卫生监督行为进行全面审查，不但审查其合法性，而且也审查其行使自由裁量权的适当性，即"内容适当"。如果卫生监督行为明显不当的，行政复议机关决定撤销、变更。根据《行政诉讼法》规定，卫生监督行为"明显不当的"，人民法院判决撤销或者部分撤销，并可以判决被告重新作出卫生监督行为。可见，卫生监督主体的"行政不当"行为也会引起一定的法律效果。但在责任的效果上与卫生监督行政违法明显不同，行政责任是行政违法的法律后果，两者有必然的因果关系；而行政不当则不存在这种必然性，一般不引起惩罚性行政责任，而以补救性行政责任为主。

第六节　卫生监督行政责任和执法过错责任追究

一、卫生监督行政责任的概念和构成要件

卫生监督行政责任,是指卫生监督主体及其卫生监督人员在行使卫生监督职权过程中,因违反卫生行政法律规范所规定义务而依法应承担的法律后果。它是卫生监督行政违法和部分卫生监督行政不当所引起的否定性法律后果。

构成卫生监督行政责任必须具备以下要件。

1. 卫生监督行政违法或明显不当,是卫生监督行政责任产生的前提条件　依照法律规定行使监督职权,履行监督职责,即遵守权限不越权,履行职责不失职,符合法律目的而不滥用职权,遵守法定程序,公正合理地裁决,是卫生监督主体及其卫生监督人员应当遵守的法定义务。一旦违反这些义务,即构成卫生监督行政违法或行政不当,即可能承担卫生监督行政责任。

2. 卫生监督行政责任由卫生监督主体及其卫生监督人员承担　具有法律上的权利能力和行为能力,是行为人承担法律责任的条件之一。卫生监督行政责任的承担者也必须具有卫生行政权能(实际权限和行为能力)。只有依法独立享有卫生监督职权,负有卫生监督职责,并以自己的名义实施行政监督权的主体,才具有对违法监督行为承担行政责任的能力。因此,卫生监督违法行政的行政责任主体首先是卫生监督主体,而卫生监督主体的行政权,要依靠具体的自然人即卫生监督人员来具体实施。卫生监督人员有依法行使监督权的职责,就应当履行相应的义务,否则就要承担法律责任。

3. 只有发生在卫生监督公务活动中的行为才能引起卫生监督行政责任　承担卫生监督行政责任的前提条件是存在卫生监督行政违法或行政不当,而卫生监督行为的违法或不当,大多数是通过卫生监督人员具体实施的。因此,只有在卫生监督主体的卫生监督活动中,卫生监督人员实施的卫生监督行为的违法或者不当,才能引起卫生监督行政责任。

4. 卫生监督行政责任的追究必须有法律规范的明确规定　根据行政法治原理,不仅要求权利义务的法定,而且要求对有关责任的追究也必须法定。为了确保卫生监督主体依法公正地行使卫生监督行政职权,卫生行政法律规范对监督职权作出了明确规定。如果卫生监督主体及其卫生监督人员违法行使职权,出现《行政复议法》和《行政诉讼法》等规定的违法或不当情形时,才承担法律责任。

5. 卫生监督行政责任的成立,并不以损害的存在和主观上的过错为普遍要件　卫生监督主体的卫生监督行为都是由卫生监督人员以监督主体的名义具体实施的,作为行为实施者的卫生监督人员存在故意或过失,是对其追究行政法律责任的前提。但主观要件并不是卫生监督主体对违法卫生监督行为承担行政责任的普遍要件。卫生监督主体承担法律责任,也不以相对人合法权益受到一定程度的损害或侵犯为必须具备的普遍要件。因为卫生监督行政责任是卫生行政违法或不当引起的否定性法律后果,法理上,只要违法或不当卫生监督行为成立,就产生行政责任。例如,给不符合许可条件的相对人发放卫生许可证并不直接侵犯相对人的合法权益。

二、卫生监督行政责任的承担方式

卫生监督行政责任的承担方式是指违反卫生行政法律规范所规定义务而引起的法律后果的具体表现形态。它分为卫生监督主体承担责任的方式和卫生监督人员承担责任的方式。从责任内容来看,卫生监督主体的法律责任以补救责任为主,卫生监督人员的法律责任以惩戒责任为

主。由于我国卫生监督机构的性质构成多样，卫生监督人员的身份也不尽相同，他们之中既有公务员，也有参照公务员管理人员，还有事业单位编制人员等，因此对卫生监督人员的卫生监督责任追究应当按照《中华人民共和国公务员法》（简称《公务员法》）、《中华人民共和国监察法》（简称《监察法》）、《中华人民共和国公职人员政务处分法》（简称《公职人员政务处分法》）等有关规定实施。

1. 卫生监督主体行政责任的承担方式

（1）通报批评：这是卫生监督主体承担的一种惩戒性违法行政责任。主要是通过名誉上的惩罚，对作出违法或不当卫生监督行为的卫生监督主体起一种警戒作用。通报批评通常由上级行政机关或监察机关以书面形式作出，通过文件、报刊等形式公布。

（2）赔礼道歉，承认错误：这是卫生监督主体所承担的一种最轻微的补救性行政责任。即当卫生监督主体在卫生监督过程中，由于监督行为的违法或不当，侵害相对人的合法权益时，卫生监督主体向相对人赔礼道歉、承认错误。这种方式虽然对受损害者的物质损害没有补益，但能使受害人在精神上得到安慰，平复激愤的情绪，淳化监督主体的民主作风，维护行政法治的尊严。承担这种责任一般由卫生监督主体的领导和直接责任人员出面，可以采取口头形式，也可以采取书面形式。

（3）恢复名誉，消除影响：这是一种精神上的补救性行政责任方式。一般在卫生监督主体的违法或不当卫生监督行为造成相对人名誉上的损害、产生不良影响时采用。责任的履行方法有：在大会上公布正确的决定，在报刊上更正处理决定并向有关单位寄送更正决定，按原有途径对主动公开的信息予以更新等。如《上海市行政处罚案件信息主动公开办法》第十一条规定，行政处罚决定有依法被变更、撤销等情况的，行政执法单位应当自出现相应情况之日起 5 个工作日内，对主动公开的行政处罚案件信息予以更新。恢复名誉、消除影响具体方法的选择取决于相对人名誉受损害的程度和影响的范围。

（4）返还权益：当卫生监督主体剥夺相对人的权益属违法行政时，其行政责任的承担方式表现为返还权益。返还的权益即造成的实际损害。

（5）恢复原状：当卫生监督主体的违法或不当监督行为给相对人的财产带来改变其原有状态的损害时，一般由卫生监督主体承担恢复原状的补救性行政责任。

（6）停止违法行为：这是行为上的惩戒性行政责任。对于持续性的违法卫生监督行为，如果行政相对人提出控诉时侵犯仍在继续，违法行政责任的追究机关有权责令停止违法卫生监督行为。

（7）履行职责：这是针对卫生监督主体不履行或者拖延履行职责而确立的一种行政责任方式。针对卫生监督主体失职的这种行政责任形式，可以由人民法院的判决或者上级行政机关的决定予以确立。

（8）撤销违法的卫生监督行为：当卫生监督主体所作的监督行为具有如下情形之一时，卫生监督主体应承担违法卫生监督行为被撤销的行政责任：主要证据不足的，适用法律、法规错误的，违反法定程序的，超越职权的，滥用职权的。撤销违法包括撤销已完成的行为和正在进行的行为。

（9）纠正明显不当的卫生监督行为：纠正不当的卫生监督行为是对卫生监督主体的裁量权进行控制的行政责任方式。卫生监督主体对滥用自由裁量权的明显不当行为要负行政责任，纠正明显不当的卫生监督行为的具体方法是撤销或者部分撤销，并可以要求（责令或判决）重新作出卫生监督行为。卫生行政处罚明显不当，或者其他行政行为涉及对款额的确定、认定确有错误的，人民法院可以判决变更。

（10）行政赔偿：行政赔偿是一种财产上补救性的违法行政责任。卫生监督主体的违法行为造成相对人财产权等合法权益的损害，应依法承担行政赔偿责任。

2. 卫生监督人员行政责任的承担方式

（1）批评教育：批评教育的形式包括通报批评和狭义的批评教育两种。通报批评是指有关机关在文件上或书面上公布针对具有重大违纪违法行为的卫生监督人员予以批评的决定。狭义的批评教育是指有关机关针对情节轻微的违纪违法的卫生监督人员直接予以批评，教育其改正错误，以后不再犯。前者的目的在于教育责任者本人的同时，也对其他卫生监督人员起到警戒的作用。如《公务员法》第六十一条规定，公务员因违纪违法应当承担纪律责任的，依照本法给予处分或者由监察机关依法给予政务处分；违纪违法行为情节轻微，经批评教育后改正的，可以免予处分。《监察法》第四十五条第一款第一项规定：对有职务违法行为但情节较轻的公职人员，按照管理权限，直接或者委托有关机关、人员，进行谈话提醒、批评教育、责令检查，或者予以诫勉。

（2）赔偿损失：承担赔偿损失责任是兼有惩罚性和补救性的责任承担方式。卫生监督人员的赔偿责任不是由其个人直接向受害的行政相对人赔偿，而是先由卫生监督主体承担行政赔偿责任，再由卫生监督主体向有故意或重大过失的卫生监督人员追偿已赔偿款项的部分或者全部。

（3）处分或政务处分：接受处分是卫生监督人员承担责任的主要形式，是卫生监督主体依照行政隶属关系或者国家监察机关对违法失职的卫生监督人员给予的惩戒措施。根据《公务员法》，公务员因违纪违法应当承担纪律责任的，可以由公务员所在机关依法给予处分或者由监察机关依法给予政务处分。《公务员法》规定的处分种类与《公职人员政务处分法》《监察法》规定的政务处分种类均为以下 6 种：①警告；②记过；③记大过；④降级；⑤撤职；⑥开除。

三、卫生监督执法过错责任追究

为进一步贯彻落实卫生行政执法责任制，促进依法行政，保障卫生法律、法规、规章全面正确实施，维护公民、法人或者其他组织的合法权益，2006 年 12 月，卫生部印发《卫生监督执法过错责任追究办法（试行）》，规范、统一了卫生监督执法过错责任追究的有关原则和认定标准。该办法的适用范围是卫生行政部门及其执法人员在实施卫生监督检查、卫生行政处罚、行政强制措施等执法活动中发生的执法过错，不适用于卫生行政许可、学校食物中毒事故、打击非法行医的行政执法过错行为的责任追究。

学校食物中毒事故的行政责任追究适用卫生部和教育部于 2005 年 11 月 2 日印发的《学校食物中毒事故行政责任追究暂行规定》（卫监督发〔2005〕431 号）；打击非法行医的行政执法过错行为的责任追究适用卫生部于 2005 年 10 月 25 日发布的《卫生部关于打击非法行医专项行动责任追究的意见》。

（一）卫生监督执法过错责任追究的概念

卫生监督执法过错，是指卫生行政部门及其执法人员在执法活动中，由于主观故意或过失违反法律规定，不履行法定职责、违法履行或不当履行法定职责的行为。其客观要件是卫生行政部门及其执法人员在职务活动中的违法行为，是一种形式上的违法，并不需要产生实际的损害后果；行为方式既可以是作为的，也可以表现为不作为；其主观要件是具有过错，包括故意和过失；其后果可能导致影响行政秩序和行政效率，贻误行政执法工作，或者损害行政相对人合法权益，造成不良影响或后果。过错责任则是指执法人员因故意或重大过失所造成的不良结果应承担的责任。

卫生监督执法过错责任追究（the health administrative enforcement fault accountability），是指各级卫生行政部门对因故意或重大过失发生执法过错的责任单位或有关责任人员追究其相应责任的制度。

（二）过错责任的追究原则

卫生监督执法过错责任追究工作坚持实事求是、有错必纠、责罚相当、教育和惩戒相结合的原则，力求客观公正。在对责任人做出处理前，应当听取当事人的意见，保障其陈述和申辩的权利。

（三）过错责任的认定范围和标准

1. 认定范围 卫生行政部门及其执法人员在卫生行政执法活动中，故意违反法律法规规定或存在重大过失，有下列情形之一的，应当追究卫生监督执法过错责任：①超越法定权限执法的；②认定事实不清、主要证据不足，导致行政行为有过错的；③适用法律、法规、规章错误的；④违反法定程序的；⑤不履行法定职责的；⑥滥用职权侵害公民、法人或者其他组织的合法权益的。

2. 认定标准 有下列情形的，应当认定具体行政行为有过错，并予以追究责任：①行政复议机关的行政复议决定认定具体行政行为有过错的；②人民法院生效判决认定具体行政行为有过错的；③其他方面反映并经核实，认定具体行政行为有过错的。

检验、鉴定人提供虚假、错误检验或鉴定报告，造成行政行为过错的，依据有关规定追究检验、鉴定机构及其有关人员的责任。

相关专业技术人员违反有关规定，未按要求进行技术评估、评审，造成行政行为过错的，依据有关规定追究其责任。

3. 不追究监督执法过错责任的情形 有下列情形之一的，不属于监督执法过错责任追究范围：①法律规定及标准、规范不明确或者有关解释不一致的；②因不可抗力导致行政行为错误的。

（四）过错责任的追究主体和对象

1. 责任追究主体 卫生监督执法过错责任追究是卫生行政部门内部的执法监督制度。卫生监督执法过错责任追究实行由上对下，本单位追究的形式。即上级卫生行政部门应当按照规定追究下级卫生行政部门发生的行政行为过错责任。发生行政行为过错的单位负责追究相关人员的责任。

各级卫生行政部门负责人主管卫生监督执法过错责任追究工作，指定专门的机构负责本部门的监督执法过错责任追究。

2. 责任追究对象 对发生卫生监督执法过错的责任追究，根据不同情形分别追究承办人员、负责人或者共同行为人的责任。

（1）承办人员责任。有下列情形之一的，追究承办人员责任：①未正确履行法定职责的；②在执法活动中直接作出的行政行为出现过错；③未能提供准确、真实信息，致使卫生行政部门作出错误决定的。

（2）负责人责任。有下列情形之一的，追究负责人的责任：①未正确履行职责，发现问题后未能及时纠正的；②改变或不采纳正确意见造成行政行为过错的。

（3）共同行为人责任。在卫生监督执法过程中，因执法人员共同行为导致行政行为过错，执法人员应共同承担过错责任。但是对所作出的错误决定明确表示不同意并有相应证明的，不承担责任。

（五）从轻或免予追究的情形

有下列情形之一的，可以从轻或免予追究过错责任：①主动发现并及时纠正、未造成不良后果的；②过错行为情节轻微。

（六）过错责任的承担方式

1. 责任单位的承担方式 对于发生监督执法过错的责任单位，卫生行政部门应当作出责令改正、通报批评的处理。

2. 责任人员的承担方式 对于发生行政行为过错的责任人员，其所在单位应当依照有关规定，作出通报批评、离岗培训、调离岗位等处理；情节严重，造成严重后果的，依法给予行政处分；涉嫌犯罪的，移送司法机关处理。

（七）不服追究决定的处理

被追究行政行为过错责任的人员不服追究过错责任决定的，可以依照有关规定提出申诉。接受申诉的卫生行政部门应当在 30 日内作出答复，并不得因被追究人的申诉加重处理。

第七节　卫生监督稽查和卫生行政执法责任制

一、卫生监督稽查的概念、特征和意义

（一）卫生监督稽查的概念

卫生监督稽查（health enforcement supervision），是指卫生监督机构对其内部及下级卫生监督机构及其卫生监督员在卫生行政执法活动中依法履行职责、行使职权和遵守纪律情况进行的监督和检查活动。

2005 年 6 月，卫生部印发了《卫生监督稽查工作规范》（卫监督发〔2005〕232 号），标志着我国卫生监督稽查制度的初步建立。

（二）卫生监督稽查的特征

卫生监督稽查具有以下特征：①卫生监督稽查的性质属于卫生监督执法系统的内部制约机制；②稽查实施主体是卫生监督机构；③稽查对象是卫生监督机构及其卫生监督员的执法行为；④稽查内容包括卫生监督机构及其卫生监督员的依法履行职责、行使职权和遵守纪律情况三方面；⑤稽查方式主要是监督和检查；⑥稽查目的是规范卫生监督执法行为，促进卫生监督队伍建设，提高卫生监督执法水平和效能。

（三）卫生监督稽查的意义

卫生监督机构承担着卫生法律法规赋予的诸多执法职能。稽查工作开展的好坏直接关系到卫生执法的公正性和权威性。卫生监督稽查作为卫生监督机构内部制约机制，是卫生监督体系建设的重要组成部分，是卫生监督机构的重要工作内容，是依法行政的必然要求，是卫生监督队伍建设的重要保证。对推行依法行政，规范卫生行政执法行为，建立一支公正合法、廉洁高效的卫生监督执法队伍，提高执法质量与执法水平，提升卫生监督执法效能，确保各项卫生监督工作落实具有重要意义。

二、卫生监督稽查的职责

卫生监督稽查工作具有双重属性，既是对卫生监督机构执法行为的监督，本身也是卫生行政执法责任制和卫生行政执法考核评议的重要内容，因此卫生监督稽查的职责既包括对卫生监督机构执法行为的监督稽查，也包括自身制度建设的相关内容。

除了 2005 年 1 月卫生部发布的《关于卫生监督体系建设的若干规定》第十三条规定的国家和省级卫生监督机构对下级卫生监督工作的四个方面监督任务外，根据《卫生监督稽查工作规范》规定，卫生监督稽查的职责包括六个方面：①制订稽查工作制度、计划；②检查卫生监督机构和监督员执行卫生行政执法责任制的情况；③检查卫生监督员执法行为、文书制作、着装、证件证章使用等是否规范；④对卫生监督机构内部管理工作作出评价，提出建议；⑤调查处理有关卫生监督机构和人员执法活动的投诉和举报；⑥承担卫生行政部门和卫生监督机构交办的其他工作。

由于卫生监督稽查结果是对卫生监督机构及卫生监督员进行考评的重要依据，因此，卫生监督稽查工作应当坚持实事求是、公平公正的原则，重证据、重调查研究。

三、卫生监督稽查的管理体制和工作机制

（一）稽查部门

根据《卫生监督稽查工作规范》，卫生监督机构负责人主管卫生监督稽查工作。县级以上卫生监督机构应当设置专门部门（即稽查机构）负责辖区内卫生监督稽查工作。各级卫生监督机构对本机构执法行为开展稽查。上级卫生监督机构可以对下级卫生监督机构执法行为进行稽查。上级卫生监督机构应根据稽查工作计划对下级卫生监督机构及其卫生监督员卫生行政执法活动进行综合性稽查。上级卫生监督机构对下级卫生监督机构的卫生监督工作每年至少稽查一次。

（二）稽查人员

1. 任职条件 卫生监督机构应当选任政治素质、业务素质好的人员担任卫生监督稽查人员，专职负责卫生监督稽查工作。并应当定期对卫生监督稽查人员进行培训、考核。考核不合格者不能担任卫生监督稽查人员。

2. 工作要求 卫生监督稽查人员履行稽查职责时应当忠于职守，恪守职业道德，遵守有关法律法规的规定。遇有与被稽查对象有利害关系或其他有碍公正执法情况时应当回避。

3. 工作保障 为确保稽查工作的有效开展，卫生监督稽查人员在履行职权时，任何个人和单位应当予以配合，不得干涉和阻挠。

可见，从事卫生监督稽查工作的机构和人员都是在本级卫生监督机构内部设置，独立于其他具体担任卫生监督工作的机构和人员，并直接受卫生监督机构负责人管理。

（三）卫生监督稽查的工作机制

卫生监督稽查主要包括本级稽查和层级稽查两种形式。本级稽查，即各级卫生监督机构对本机构执法行为开展的稽查，其稽查对象为本机构的卫生监督执法部门和卫生监督执法人员。层级稽查，即上级卫生监督机构对下级卫生监督机构执法行为进行的稽查，其稽查对象为下级卫生监督机构和卫生监督执法人员的执法行为。稽查方式可采取查看案卷和资料、现场检查、询问、考核等多种方式进行。在稽查中，稽查人员享有监督检查权、对违法违纪行为的当场纠正权、暂停执行职务权和提出稽查建议权等。

四、卫生监督稽查程序

对检查发现、群众投诉举报、上级交办、有关部门移送的违法违规事件应当做好记录，经初步核实，对属于稽查范围的，有明确违法违规行为人、案件来源可靠的，由稽查人员所属卫生监督机构负责人批准立案查处，同时报同级卫生行政部门备案。对不属于本部门稽查范围的，应当及时移送有关部门处理。

（一）稽查前准备

卫生监督稽查人员在实施稽查前，应当全面了解情况，调阅有关资料，确定相应的稽查方案。稽查方案应当包括稽查目的、稽查内容及范围。

（二）检查、调查

卫生监督稽查人员在执行任务时应当2人以上，出示相应证件。为确保稽查工作的有效开展，卫生监督稽查人员在履行职权时，任何个人和单位应当予以配合，不得干涉和阻挠。卫生监督员应当根据稽查的要求，提供与稽查事项有关的文件、资料和情况，如实回答提出的问题。

卫生监督稽查人员在检查、调查时应收集有效的证据，并听取被调查（检查）的卫生监督机构、卫生监督员的意见；依据有关的卫生法律法规对管理相对人进行现场检查、询问调查、谈话等，调查了解卫生行政执法情况。卫生监督稽查笔录应当交由被调查（检查）人员核对，核对无

误后由被调查（检查）人员签字或盖章，拒绝签字的应注明原因。

卫生监督稽查人员在稽查过程中发现有违反卫生监督行为规范的，可以当场予以纠正；对于拒不改正的，可暂扣其卫生监督证件证章。

（三）稽查结果反馈和处理

卫生监督稽查的目的是通过强化内部制约机制，规范卫生行政执法行为，发现和纠正违法违纪行为，提高执法质量。因此，卫生监督机构应当及时将稽查结果反馈给卫生监督员。在稽查过程中发现问题的，应当于稽查结束之日起 10 个工作日内提出稽查建议，稽查建议报卫生监督机构负责人批准后，制作卫生监督稽查意见书。卫生监督稽查意见书应当报同级卫生行政部门，被稽查单位在接到卫生监督稽查意见书后，应当及时整改并在 30 日内将整改情况报卫生行政部门和稽查单位。

稽查结果应当作为卫生监督机构及卫生监督员考评的重要依据。对于稽查结果中明示需整改部分拒不改正或者整改不力的卫生监督机构及卫生监督员，取消其评比先进资格。稽查过程中发现有违法违纪行为应当交由其他部门处理的，报经同级卫生行政部门批准后，移送有关部门处理。

（四）结案归档

稽查结案后应当将有关材料及时整理、归档保存。

五、卫生行政执法责任制

（一）卫生行政执法责任制的概念

卫生行政执法责任制（the health administrative enforcement responsibility system），是指卫生行政部门根据依法行政的要求，以落实行政执法责任为核心，以卫生行政执法行为（即卫生监督行为）合法、规范、高效为基本要求，以卫生行政执法监督和过错责任追究为保障的行政执法工作制度。这里的卫生行政执法行为包括卫生行政许可、卫生监督检查、卫生行政强制措施及卫生行政处罚等依据相关法律、法规、规章作出的卫生监督行为。

卫生行政执法责任制是由一系列行政执法工作制度所构成的制度体系。以 2005 年 6 月卫生部印发的《卫生行政执法责任制若干规定》（卫监督发〔2005〕233 号）为核心，明确执法任务和责任；划分执法范围和权限；界定、分解执法职责，落实各部门执法责任和人员岗位职责；强调执法依据；规范执法程序和要求；并对执法责任制落实情况进行评议、考核；对执法过错进行责任追究。

（二）卫生行政执法责任制的内容

卫生行政执法责任制应当包括以下三方面内容：

1. 明确执法范围和工作任务。

2. 划分执法责任　具体内容有：①明确法定职责和权限范围；②应当履行的法定义务；③执法的目标和要求；④应当承担的法律责任。

3. 建立并落实岗位责任制　根据卫生行政执法范围和工作任务建立卫生行政执法岗位责任制，分别落实到各级负责人、各处室（执法机构）及执法人员。

（三）卫生行政部门落实执法责任制的基本要求

卫生行政部门在落实卫生行政执法责任制中的职责主要包括以下四个方面：

1. 建立健全卫生行政执法相关制度　包括：①重大行政处罚负责人集体讨论制度；②卫生行政执法文书及档案管理制度；③罚没收缴物品处理管理制度；④卫生监督稽查制度；⑤过错责任追究制度；⑥卫生法律、法规、规章的培训制度；⑦卫生监督信息统计报告制度；⑧卫生行政执法考核评议和奖惩制度。

2.依法实施具体行政行为 卫生行政部门实施行政许可、行政处罚、监督检查、行政强制措施等具体行政行为,必须严格依照相关法律、法规、规章规定的要求,不得失职、渎职、越权和滥用职权。

3.建立投诉举报受理制度 卫生行政部门应当建立投诉举报受理制度,及时处理公民、法人或者其他组织的投诉和举报,不得拒绝和推诿。

4.执行涉刑案件及时移送制度 卫生行政部门查处行政违法案件时,发现涉嫌刑事犯罪的,应当依法及时移送司法机关处理。

(四)卫生行政执法人员的执法要求

卫生行政执法人员必须严格执法,公正执法,文明执法,严格依法行政。卫生行政执法人员作出的具体行政行为应当符合下列要求:①符合管辖和职权范围;②事实清楚,证据充分;③适用法律法规正确,符合有关标准;④执法程序合法;⑤行政处罚合法、适当。

(五)卫生行政执法责任制实施的监督

卫生行政部门的法制机构负责卫生行政执法责任制实施的监督工作,其职责是:①实施过错责任追究;②参与重大执法和听证活动;③对重大案件的调查处理实施监督;④组织对卫生行政执法工作进行评议考核。

(六)卫生行政执法考核评议

1.概念 卫生行政执法考核评议(health enforcement examination review),也称卫生监督执法考核评议,是指卫生行政部门对本级执法机构和下级卫生行政部门卫生监督执法情况进行的考核评议。

《卫生行政执法责任制若干规定》规定,卫生行政部门应当对本机关及所属执法机构和执法人员卫生行政执法责任制的实施情况进行考核。上级卫生行政部门应对下一级卫生行政部门执法责任制实施情况进行评议考核。《卫生行政执法考核评议办法》(卫办监督发〔2006〕217号)进一步确立了每年对卫生行政部门的卫生监督执法情况进行全面考核评议的制度。明确规定监督执法考核评议的内容、标准,力求对卫生监督执法情况作出客观的评价。

2.考核评议的原则

(1)公开、公平、公正原则:卫生行政执法评议考核应当严格遵守公开、公平、公正的原则。在评议考核中,要公正对待、客观评价卫生行政执法人员的行政执法行为。卫生行政执法评议考核的标准、过程和结果都要以适当方式在一定范围内公开。

(2)奖励和惩戒相结合原则:卫生行政部门应当对在实施卫生行政执法责任制中取得显著成绩的执法机构和执法人员予以表彰和奖励。考核结果不合格的执法机构和执法人员应当针对其不合格内容限期整改,对于整改不力的,应当取消其评比先进资格。

3.考核评议的机构 各级卫生行政部门应当加强对卫生监督执法考核评议工作的领导,成立以卫生行政部门主要负责人任组长的考核评议领导小组,指定有关部门负责具体组织实施。

4.考核评议的内容 卫生监督执法考核评议的主要内容包括六个方面:①卫生监督执法制度;②卫生行政许可;③日常卫生监督检查;④卫生行政处罚;⑤举报投诉案件处理;⑥卫生监督稽查工作。

5.考核评议的标准 考核评议的六个方面内容应分别达到以下基本要求。

(1)卫生监督执法制度应当达到的要求:①按照《卫生行政执法责任制若干规定》建立行政执法责任制,健全相关制度;②内容合法有效,无与相关法律法规相抵触的情形。

(2)卫生行政许可工作应当达到的要求:①程序合法;②依法公示相关许可事项,公开相关信息;③依法受理申请,无超越法定权限受理或者对符合法定条件不予受理等情形;④依法履行告知义务,保障相对人的陈述、申辩权和要求听证的权利,无未向申请人、利害关系人履行法定告知义务的情形;⑤依法作出行政许可决定,无对符合法定条件的不予行政许可、逾期作出行政许可、不符合法定条件或者超越法定职权作出准予行政许可决定等情形；⑥卫生行政许可档案所需相关资料齐全规范。

（3）日常监督检查工作应当达到的要求：①开展卫生监督检查应当依法履行法定职权，遵循法定程序，符合规范要求，及时作出处理意见；②建立健全日常卫生监督检查档案；③按时完成上级交办的执法工作，及时上报处理情况，及时完成督办案件；④对违反卫生法律、法规、规章的行为及时进行查处。

（4）实施卫生行政处罚应当达到的要求：①处罚主体合法，被处罚主体认定准确；②事实清楚，证据确凿，能够证明违法行为的性质、情节、程度和后果；③程序合法，应按照立案、调查取证、审查决定、送达执行的步骤实施行政处罚；④适用法律正确，行政处罚种类和幅度符合法律、法规和规章的规定；⑤无应当处罚而未处罚的情形；⑥各种法律文书的制作应符合要求；⑦已执行的行政处罚案件及时结案并按照相应要求进行装订、归档；⑧涉嫌犯罪的案件，及时移送司法机关。

（5）投诉举报工作应当达到的要求：①建立健全投诉举报受理查办制度；②由专门机构或者人员负责受理举报投诉工作；③设立并公布举报电话；④对举报投诉案件依法处理，无拒绝、推诿等情形；⑤对投诉举报案件查办情况及时反馈。

（6）卫生监督稽查工作应当达到的标准：①按照《卫生监督稽查工作规范》要求组织开展稽查工作；②对已发现的违反卫生监督行为规范的及时纠正，无故意隐瞒、不处理的情形；③及时对卫生监督执法过错行为提出处理建议。

6. 考核评议的组织实施

（1）考核评议机制：各级卫生行政部门对本级执法机构和下级卫生行政部门的卫生监督执法情况按规定的内容和要求每年进行考核评议。考评采取日常考核与年度考核相结合的方法，日常考核结果按一定比例计入年度考评成绩。

卫生行政部门应当建立卫生监督执法考核评议档案，如实记载平时专项执法检查、大要案调查处理等日常考核情况，作为年度考核评议的重要参考依据。

（2）考核评议手段：卫生行政部门可以通过随机抽查案卷、查阅执法档案、投诉举报处理记录、发放调查问卷、现场检查、走访执法相对人和业务测试等方式，开展卫生监督执法考核评议。

7. 考核评议的结果及处理　卫生监督执法考核评议的结果分为优秀、达标、不达标三档。有下列情形之一的，卫生监督执法年度考核评议确定为不达标：①出现重大执法过错造成严重影响，经查证属实的；②采集、统计、上报法定卫生监督统计报表过程中弄虚作假的；③其他严重违规情形的。

卫生行政部门应将考核评议结果予以通报，并报上一级卫生行政部门。省级卫生行政部门应当于每年1月31日前将上一年度卫生监督执法考核评议总结上报国务院卫生行政部门。

8. 考核评议的奖惩　卫生行政部门应当建立健全卫生监督执法考核评议激励机制。对考核评议结果优秀的单位，应当通报表彰、奖励。对不达标单位应当予以通报批评，责令限期改正。在卫生监督执法考核评议过程中，卫生行政部门发现已办结的案件或者执法行为确有错误的，需要追究有关人员责任的，应当按照有关规定予以追究。

（七）卫生行政执法过错责任追究

卫生行政执法过错责任追究制度和卫生监督执法考核评议制度都属于卫生行政执法责任的评价制度，其具体内容见本章第六节。

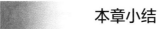

本章小结

卫生监督法律救济是卫生监督管理相对人认为卫生监督主体的卫生监督行为侵犯其合法权益，请求有关国家机关给予救济的法律制度的总称。包括卫生行政复议、卫生行政诉讼和卫生行政赔偿。三种救济途径各有自己的特点，在制度性质、适用范围、处理原则以及实施程序上有所不同；但同时又同属于外部的、事后的对卫生监督执法行为的法治监督方式。

卫生监督法律责任是卫生监督主体及其卫生监督人员在行使卫生监督职权过程中，因违反卫生法律规范所规定义务而依法应承担的法律后果。相对人认为的违法或不当卫生监督行为，一旦由有关国家机关以决定或判决的方式确认，在纠正违法或不当卫生监督行为的同时，卫生监督主体及其卫生监督人员也应当承担补救性或惩戒性的卫生监督法律责任。

卫生行政执法责任制、卫生监督稽查制度、卫生行政执法考核评议制度和卫生监督过错责任追究制度是属于卫生监督执法系统内部落实依法行政的重要工作制度。卫生行政执法责任制是以卫生行政执法监督和过错责任追究为保障的行政执法工作制度，卫生行政执法责任的落实是卫生监督稽查制度体系的核心。卫生监督稽查既是对卫生监督机构执法行为的监督，又是卫生监督机构的重要工作内容，是卫生行政执法考核评议的内容之一。无论是推行卫生监督稽查制度，落实卫生行政执法责任制，还是实施卫生行政执法评议考核，以及对卫生行政执法过错进行责任追究，其目的都是规范卫生行政执法行为，强化卫生监督行为实施过程中的合法性和适当性，提高卫生行政执法水平，保障各项卫生法律、法规、规章全面正确实施。

思考题

1. 什么是卫生监督法律救济？它与卫生监督法律责任之间有无关系？
2. 卫生监督稽查与卫生行政执法监督之间有何区别和联系？
3. 落实卫生行政执法责任制需做好哪些方面的工作？

（曹文妹）

第七章 卫生监督现场快速检测

卫生监督工作是依法推动健康中国建设、保障医药卫生体制改革、促进卫生系统法律法规有效实施、维护人民群众健康权益的有力保障。现场快速检测是卫生监督工作的重要技术手段,在日常卫生监督、应对突发公共卫生事件现场处置和重大活动卫生保障中发挥了重要作用。本章阐述了现场快速检测适用范围和仪器设备选择原则、常用指标和标准以及现场快速检测关键点的控制等内容,适用于各级卫生监督机构开展的现场快速检测工作。

第一节 概 述

一、概念和意义

(一)概念

现场快速检测,是指在非实验室的条件下,采用物理学、化学、生物学等原理或方法,能在较短时间内确定被检对象是否处于正常状态、是否超出标准规定值、是否存在有毒有害物质的一种检测(筛查)行为。通常理化检测能在30分钟内出具检测结果的即可视为现场快速检测,如果能够在十几分钟内甚至几分钟内出具结果的即是较为理想的现场快速检测方法;对于微生物检测,与国家标准或常规检测方法相比,能在大幅度缩短检测时间(一般能够缩短1/2或1/3的时间)的同时,得到具有判断性或推断性意义结果的方法即可视为现场快速检测。

因此,卫生监督现场快速检测(rapid detection of health supervision),是指在卫生监督过程中,通过生物实验法、理化分析法、免疫学方法、微生物培养方法等,使用快速检测的试剂或仪器设备,对健康相关产品的卫生质量以及人们生产劳动、工作、生活、娱乐和学习环境中与健康有关的因素进行检测,在短时间(30分钟内)发现存在或潜在公共卫生危害因素的一种筛查行为。为实施卫生行政行为、查明突发公共卫生事件原因以及制订对策措施、卫生标准和技术规范提供参考。

(二)意义

卫生监督是一项兼具专业性、技术性和科学性的综合行政执法工作,现场快速检测作为卫生监督技术含量的重要体现,日益受到各级卫生行政部门和卫生监督机构的重视。现场快速检测技术的应用,为卫生监督工作提供了方便、快捷、可靠的技术支撑,是日常监督、突发公共卫生事件现场处置和重大活动卫生保障工作中不可或缺的组成部分。因此,加强卫生监督现场快速检测工作,对丰富卫生监管手段,提升现场执法技术水平,具有十分重要的作用和意义。

二、特性和影响因素

(一)特性

1. 快速且在现场获取结果,大大缩短检测周期。
2. 检测仪器小型便携。

3. 避免样本运输、存放等原因引起的结果不准确。

4. 检测操作简单,非专业技术人员经相关培训即可操作。

5. 相对实验室检测,大大简化检测前期的准备、样品处理和实验操作等步骤,检测成本低。

(二)影响因素

虽然相对于传统的固定实验室检测模式,现场快速检测技术具有时效性和便利性的特点,但其推广应用的步伐一直较为缓慢,究其原因主要有以下两个方面:

1. 易受干扰 由于采用的是无固定实验室模式,因而会受到更多的不确定因素的干扰,包括环境条件、干扰物质、设备状态、试剂存放等,如不能及时识别并排除这些不确定因素,检测结果的准确性将会受到较大影响,严重时甚至会产生偏离现象。

2. 缺少标准 卫生监督现场快速检测的部分指标具有国家标准检测方法及规程,而大多数快速检测设备的使用方法以及检测结果均按照设备生产厂家的要求和标准进行衡量,所产生的数据结果与评价标准很可能不一致,是否可以直接作为判别依据,还需要对设备原理和检测方法的科学性、可靠性、重复性等做进一步的比较和验证。

实验室检测和现场快速检测各有优势和缺点,都可以作为卫生监督技术能力的支撑,提升卫生监督执法的效能。

三、分　类

现场快速检测的分类方法有很多种,与卫生监督应用密切相关的主要是根据检测要求和检测原理分类。

(一)根据检测要求分类

现场快速检测根据检测要求可以分为定性检测、半定量检测和定量检测 3 种。随着以传感器技术为代表的现代信息技术迅猛发展,以及其与物理学、化学、微生物学等传统学科的有机结合,现场快速检测技术不再只停留在定性检测上,有些指标和方法可以达到半定量甚至定量的检测效果。在日常工作中,通常根据检查对象和要求选择采用适合的检测方法。

1. 定性检测 能够快速得出被检样品是否含有毒有害物质,结果表述形式为阴性或阳性。

2. 半定量检测 与定性检测相比,其检测结果是一个大约数值,结果表述形式为合格、不合格或具体数值。对一些分析准确度要求不高,但要求简便快速而有一数量级的检测对象,以及在定性分析中除需要给出存在哪些元素外,还需要指出其大致含量,可采用半定量检测。例如,利用 ATP 荧光仪对样品的微生物数量或菌落总数进行检测;应用较为广泛的测氯试纸和戊二醛浓度测试卡等检测方法,操作简便、灵敏度高、特异性强、干扰少、耗时少。

3. 定量检测 部分现场快速检测方法本身就属于定量检测的范畴,如温度、湿度、紫外线辐照强度、电导率等物理指标的检测,结果表述形式为具体数值。

(二)根据检测原理分类

目前,应用较广泛的现场快速检测原理主要有以下 7 类。

1. 物理法 是目前应用最为成熟的现场快速检测方法,绝大部分卫生学指标可以直接用于定量检测,如温度、湿度、噪声、风速、场强等。

2. 电化学法 主要用于各类有毒有害气体的检测,是目前测毒类现场快速检测使用最广泛的一种技术。电化学法的核心是定电位电解式气体传感器,气体传感器易受到环境气体干扰,应根据工作频次定期标定。因工作环境、设备状态及生产工艺的影响,传感器寿命为 1～3 年。国外在定电位电解式传感器方面的技术较为领先,此类传感器大多依赖进口。

3. 分光光度法 又称吸收光谱法,是通过测定物质在特定波长处或一定波长范围内光的吸收度,对该物质进行定性和定量分析的方法。在分光光度计中,将不同波长的光连续地照射到一定浓度的样品溶液时,便可得到与不同波长相对应的吸收强度,绘出该物质的吸收光谱曲线。

4.化学比色法　与一般的仪器分析方法相比,具有价格低、操作相对简便、结果显示直观、一次性使用、不需检修维护、有一定的灵敏度和专一性等优点。目前常用的化学比色法包括各种检测试剂和试纸。

5.酶联免疫法　是一种以酶作为标记物的免疫分析方法,也是目前应用最广泛的免疫分析方法之一。它将酶标记在抗体/抗原分子上形成酶标抗体/酶标抗原,酶作用于能呈现出颜色的底物,通过仪器或肉眼进行辨别。虽然酶联免疫法是一项比较成熟的技术,但针对具体的检测项目还有许多工作需要完善。

6.免疫胶体金试纸法　由于短时间内很难开发出高灵敏度的比色快速检测方法应用于现场的快速测定,而抗体制作技术已比较成熟,胶体金试纸检测在这方面具有较大的发展空间。免疫胶体金试纸法将特异的抗体交联到试纸条上,试纸条有一条控制线和一条或几条显示结果的测试线,抗体与特异抗原结合后再和带有颜色的特异抗原反应时,就形成了带有颜色的"三明治结构",如没有抗原,则没有颜色。

7.生物学发光检测法　生物学发光检测法是利用细菌细胞裂解时会释放出腺苷三磷酸(ATP),使用荧光虫素和荧光虫素酶可使之释放出能量产生磷光,光的强度就代表 ATP 的量,从而推断出菌落总数。

四、应 用 范 围

卫生监督机构开展的现场快速检测与疾病预防控制机构等检测机构承担的实验室检测均为卫生监督的技术支撑。但随着卫生监督职责的日益清晰,卫生监督检测的工作重心逐渐向加强现场监督检查和行政执法上转变,现场快速检测技术是卫生监督机构在日常卫生监督检查工作、重大活动卫生保障和突发公共卫生事件处置中应用的技术手段之一。

(一)日常卫生监督检查

传统的卫生监督检查主要是查看卫生监督管理相对人的技术资料、档案资料,运用眼看、手摸、鼻闻等传统监管手段,这些传统监管手段难以发现潜在的安全问题和存在的风险环节。应用现场快速检测技术能够现场及时发现安全隐患,初步认定风险的存在,能充分发挥公共场所卫生、生活饮用水、学校卫生等公共卫生以及医疗机构放射卫生、传染病防治监督的检查效能,不仅能提高卫生监督人员的执法形象,更能提升卫生监督的技术含量和管理效力。

(二)重大活动保障

随着我国对外开放和国际交流的不断增多,每年在我国举办的国内、国际大型活动越来越多,其中公共场所室内空气质量及饮用水水质安全和传染病监控等在重大活动保障中尤为重要。因此,在重大活动保障中进行现场快速检测,建立在线预警平台,能够及时对公共卫生影响因素进行检测分析、评估卫生事件发生风险,加强重点环节监督检查,采取及时有效的应对措施,确保各项活动的顺利进行。现场快速检测是重大活动安全保障的有效手段。

(三)突发公共卫生事件的应急处置

突发公共卫生事件的应急处置首先要对事发现场的可疑因子进行快速筛查、查找事故原因,及时采取有效的应对措施。现场快速检测技术,是高科技成果在卫生监督领域中的应用。在突发公共卫生事件中使用现场快速检测技术,能现场快速查找事故原因,为突发公共卫生事件的控制、中毒人员的抢救及采取正确的应对措施提供科学依据。

(四)其他

目前,部分卫生监督机构进行了现场快速检测的计量认证,可向社会出具公正数据,用于行政许可中的检测或行政处罚。但由于卫生监督机构是承担行政执法的机构,绝大多数机构检测技术人员未配备或配备不足,无法进行计量认证。现场检测初筛发现可疑危害因素,应交由有计量认证资质的机构进行检测。

五、管 理 要 求

(一)组织机构

1. 卫生监督机构应指定一名机构负责人,全面负责现场快速检测工作。

2. 卫生监督机构应明确现场快速检测工作的管理部门或岗位,负责现场快速检测技术和质量管理工作。

3. 卫生监督机构应配备与现场快速检测工作相适应的人员,承担卫生监督现场快速检测工作。

(二)制度

卫生监督机构应建立并实施与现场快速检测有关的制度,至少包括以下内容:①人员培训与资格确认制度;②仪器设备管理制度;③参考物质和试剂耗材采购验收制度;④检测方法选择与确认制度;⑤文件和档案管理制度;⑥安全作业与环境保护管理制度。

第二节 卫生监督现场快速检测质量控制

卫生监督现场快速检测工作应从"人""机""料""法""环"等方面,依据《卫生监督现场快速检测通用技术指南》(WS/T 458—2014)等标准规范,加强质量控制,确保现场检测活动的有效性。

一、人 员 管 理

开展卫生监督现场快速检测工作的人员应具备与岗位相适应的技术能力和资格。现场快速检测工作人员包括管理人员和检测人员。管理人员包括机构负责人、质量负责人和技术负责人,负责人员管理、设备管理及质量控制等;检测人员主要执行现场快速检测工作,负责检测过程质量控制、检测结果运用及与检测相关的其他工作。

(一)人员培训

1. 培训内容

(1)管理培训:包括《实验室资质认定评审准则》及其在物理、化学、微生物检测领域的应用说明,组织人员参加相关管理体系审核技术培训、学习现场快速检测质量管理体系文件及规章制度等。

(2)技术培训:主要是现场快速检测技术方面的培训,如理化微生物检测技能、仪器设备操作维护、样品采集与制备、不确定度评估等。

2. 培训方式

(1)内部培训:是卫生监督机构内部组织的培训(如各种检测技术培训、管理体系文件的培训等),内部技术培训的考核可采用盲样检测、比对实验观察实际操作等方式。

(2)外部培训:是卫生监督机构有关人员到相关机构、仪器厂商、学术团体参加检测技术或管理知识的培训,也可以是这些机构派人员来实验室进行相关培训。

(二)培训效果评估

1. 技术培训由技术负责人作出评估,管理知识与管理体系的培训效果由质量负责人进行评估。

2．内部岗前培训合格者由机构负责人授权从事检测工作，不合格者继续接受培训。关键工作岗位人员，在培训合格的基础上，机构负责人还需结合接受培训人员的实际经验与操作技能，授权其上岗。

3．外部的培训如果没有取得资格证书或鉴定证书，技术负责人和质量负责人将对接受培训的人员进行考核；对于没有培训证明的技术交流与研讨会等，参加人员应当提交书面总结报告以供审核。

4．每年的培训计划完成后，技术负责人和质量负责人要根据计划完成情况进行总结，对检测人员的能力进行科学评估，提出下一步的培训及工作建议。

二、仪 器 设 备

（一）仪器设备购置

1．仪器设备选择　卫生监督机构应结合实际工作需要配置仪器设备。优先选择使用国家卫生标准检测方法的仪器设备，其次是选择使用有行业标准或技术规范规定检测方法的仪器设备。当没有国家标准方法时，可以选择国际或区域标准方法，也可以选用非标准方法。要确保所选择的标准现行有效，满足检测方法要求。确认检测仪器的响应值、检出限、量程、灵敏度等技术指标适用于检测对象，满足工作要求。

2．仪器设备验收　分为形式验收和技术验收。形式验收包括型号、数量、外观、配件、携带装置、中文说明书、保修单、合格证等。技术验收是指对设备满足检测需求和购买申请上的技术参数的验收。验收合格后，按照机构固定资产管理要求进行出入库登记，并建立台账。

（二）档案的建立和管理

每台在用仪器设备档案具体内容包括：①仪器设备名称、型号、制造厂商、购置价格、购置日期、出厂编号、本单位固定资产管理编号、保管人、放置地点、仪器设备目前状态（在用、停用、报废）；②操作说明及仪器设备中文说明书；③仪器检定／校准情况记录，包括检定／校准日期、证书、周期、检定／校准单位；④购置仪器的申请、仪器装箱单、仪器验收清单、仪器验收日期及验收记录（仪器设备调试报告）、仪器启用日期；⑤仪器设备使用记录、维护保养记录、期间核查记录以及仪器设备损坏、故障、修理记录、存放位置变更记录和仪器设备报废情况记录等。要特别做好仪器设备的使用情况记录，每次使用时要认真如实记录并定期将其归档，便于随时了解仪器设备的状态变化，确定其是否正常。

（三）设备溯源与期间核查

1．检定／校准　要求如下：①卫生监督机构应根据《中华人民共和国强制检定的工作计量器具目录》的明细项目及检定周期编制检定计划送计量检测机构定期检定。②未要求强制检定的设备也应送资质部门校准。校准时应根据检测方法标准及本专业检测实际确定需要校准的关键量值。③检定／校准均不能实施的设备可通过实验室比对、能力验证、自校准的方式确认设备的准确性。④新购置的设备应首先进行检定／校准后才能启用。⑤设备检定／校准的结果应进行确认并登记。确认内容包括检定／校准证书的有效性、检定／校准结果及有效日期、误差范围，最终确定设备能否正常使用或限制条件使用，必要时应计算修正因子。

2．期间核查　要求如下。①需要期间核查的设备：频繁使用、容易漂移、使用条件恶劣的检测设备必须进行期间核查；②期间核查的周期和频次：应根据设备的准确性变化规律设置，一般较稳定的设备一年1次即可，可在相邻的两次检定／校准之间进行，容易漂移的设备可适当增加期间核查的次数；③期间核查的方式：可应用核查标准、标准物质进行核查，也可采用设备比对、能力验证等方式进行核查；④对于仪器设备有过载或处置不当、对检测结果存疑、临近检定／校准失效期、或已显示有缺陷、或超出规定限度时的设备也应及时组织核查。

（四）仪器设备保管

1.仪器设备标识　仪器设备的标识管理是检查仪器设备处于受控管理的措施之一，现场快速检测仪器设备应实施标识管理。包括加贴财产标识和状态标识。状态标识分"合格""准用""停用"三种，分别以"绿""黄""红"三种颜色表示。

"绿""黄""红"三种颜色含义分别为：①绿色标识（合格证）指仪器设备经计量检定/校准（包括自校准）合格，确认其符合使用要求；②黄色标识（准用证）指仪器设备存在部分缺陷，但在限定范围内可以使用（即受限使用的）；③红色标识（停用证）指仪器设备目前状态不能使用，但经检定/校准或修复后可以使用的，不属于废品杂物。

仪器设备校准状态标识中应包含必要的信息，如检定/校准日期、有效期、检定/校准单位、设备的管理编号、使用（或保管）人等。可以在标签中标注校准给出的修正因子或修正值。

2.仪器设备存放　仪器设备的存放应满足质量管理有关设施与环境条件的要求。仪器设备的存放地点应干净整洁、有序陈列、防尘防潮、管道及布线安全合理，通风、采光应符合要求，配备除湿、恒温、安保等装置。对大型、精密、贵重等仪器设备，要尽量设置独立存放空间。

3.维护及维修　定期清洁设备及配套器材。设备未使用时，应除去电池；长期未使用的设备，应定期充电并开机试运行，确保仪器设备的状态稳定性。按照仪器设备说明及设备性能状态，及时更换传感器等耗材。仪器设备无法正常使用或检测结果出现系统性偏差时，及时联系生产厂家维修。维修返回后，再次进行检定/校准，结果符合要求后方可投入使用。

三、试剂耗材及标准品

（一）试剂、耗材及标准品的选择

1.尽可能选择与仪器设备配套的试剂、耗材及标准品。

2.应对试剂耗材及标准品的关键参数（含量、标准值、有效期、寿命等）进行确认，确保试剂耗材的质量满足检测要求。

（二）保存与登记

1.应根据试剂耗材及标准品的特性妥善保存，避免温度、湿度、粉尘、化学气体、有机溶剂等带来的影响，并定期检查库存量及有效期。

2.应做好试剂耗材及标准品的入库、领用登记，及时合理补充库存。

（三）处置

1.库存中已过期或变质的试剂耗材或标准品，应采用适宜的方式妥善处理。具有腐蚀性、毒性、易燃性的，应按照环境保护部门规定申请回收处理。

2.检测完毕后，残留试剂及相关器材应带回实验室妥善处理，避免环境污染。

四、作业指导书的编制与应用

作业指导书（standard operating procedure，SOP），也称标准化操作程序，是指用于指导某个具体过程、事物所形成的技术性细节描述，直接指导操作人员进行各种质量控制活动的可操作性文件。

（一）编制内容要求

1.遵循 5W+1H 原则　明确此项作业的名称及内容是什么，指导书适用范围或对象是什么（What）；此项操作在什么条件下实施（Where）；在什么时候开始、结束、检查（When）；由什么样的人来操作（Who）；此项作业的目的是什么（Why）；如何按步骤完成作业、如何进行控制（How）。

2.作业指导书的细节　应把实施该项活动的经验、要领及技巧总结进去，一般应包括作业内容、使用的材料、使用的设备、作业的质量标准、检测方法等各项要素。

（二）编制程序要求

1. 作业指导书一般由承担检测工作的专业科室负责编写，明确编写目的是编写作业指导书的首要环节。

2. 仪器操作作业指导书用来指导操作者如何进行仪器操作，专业性较强；检测作业指导书用来指导检测操作步骤的实施；样品处理作业指导书用来指导检测者如何进行检测前的样品前处理。

3. 作业指导书应按规定的程序批准后才能执行，未经批准的作业指导书不能生效、更换。

4. 严禁执行作废的作业指导书，如有变化应按规定的程序进行更改和使用。

5. 使用进口仪器设备也应有翻译成中文的作业指导书，并经审核批准后使用。

（三）编制数量要求

1. 并非每一项活动（或每一个程序）都要细化为若干操作指导书，只有在因缺少指导书可能给检测结果带来不利影响时，才有必要编制指导书。

2. 究竟要引用多少个程序文件和作业指导书，其详略程度、编排格式、层次划分取决于实验室的规模、检测工作的复杂程度、人员的素质等，应根据上述实际情况来确定。培训充分有效时，作业指导书可适量减少。当需要对某一特定产品或特定岗位有具体的特殊要求，就要用指导书来做出详细的规定。常识性的操作技能不需要编制作业指导书，如对使用游标卡尺、温度计、玻璃量器等操作属于检测人员"应知应会"范围。

（四）编制格式要求

编制格式应满足：①以满足培训要求为目的，不拘一格；②简单、明了、无歧义；③美观、实用。

五、检测过程与环境控制

（一）检测环境

应确认环境条件满足仪器性能及检测方法标准规定的要求。发现环境条件（如温度、相对湿度、风速、磁场强度、噪声、光照射、空气清洁度等）可能影响检测结果的正确性和有效性时，检测人员应查明原因，采取措施，直至环境条件满足要求后再继续检测工作。如无法排除干扰时，应停止此次检测活动，并向有关负责人报告。

当人员的活动、行为影响检测范围内的环境条件并可能导致检测结果无效时，应对进入现场的人员作出限制规定，确保开展检测活动的环境不受到破坏。

为确保人身和设备安全，现场检测人员应佩戴安全防护用具，落实安全防护措施，必要时设备还应配有防水、防尘护罩及防震措施等。

（二）样品采集

1. 采样原则 样品采集、抽样是现场检测工作中的重要环节，不合适的或非专业的采样、抽样会使可靠正确的测定方法得出错误的结果，卫生监督现场快速检测的采样、抽样一般采用的是简单随机抽样。正确采样应遵循的原则包括：①采集的样品具有代表性；②采样方法必须与检测方法相适应；③严格按照国家卫生标准中各类样品的采样操作规程进行操作；④防止和避免待测组受到污染；⑤采样后及时开展现场检测。

2. 样品采集 采样点的选择应根据各项目采样规范中规定的原则进行。选择具有代表性的、能反映样品状况的采样点，按照规范要求的样品数量进行采集。

3. 样品标识 同一时间同一采样点，应为统一批次号。每件样品应具有唯一编号，采集平行样本时，应保持前列序号一致，以小编号备注，保障检测样品的可追溯性。准确记录样品编号及其对应检测结果。

第三节 卫生监督现场快速检测过程控制

一、准 备 程 序

（一）现场快速检测仪器主要技术指标

技术指标主要有测量范围、检测限、稳定性（包括零点漂移和量程漂移及噪声）、响应时间、精密度（包括重复性、再现性）、抗干扰能力和准确度等。

（二）现场快速检测仪器选用原则

现场快速检测仪器多种多样，针对不同的监督目的，选择检测仪器的要求也会有所不同，应当根据监督目的来判断可能需要检测的项目，从而选择相应的检测仪器。选择仪器的前提是必须符合国家相关检测标准及技术规范（具体检测参考标准详见数字资源知识拓展部分）。

1. 应根据检测目的、对象、被测指标、检测方法、仪器的性能指标等要素对仪器进行综合评价。

2. 确保选择的现场快速检测仪器能应用于被测环境，使用的检测方法符合相应标准要求，必要时可以通过对比和现场验证，对仪器是否适合现场快速检测使用进行考察。

3. 优先选择体积小、重量轻、操作简便、直观快捷、符合人体工效学的仪器设备，以便于现场检测人员的操作和使用，同时确保在突发事件应急处置等情况下的快速应用。

4. 选择的快速检测仪器应易于维护，有对应强检标准，能满足定期校准和期间核查要求。

5. 优先选择软件操作简便、智能化程度高（包括自动计算、换算及分析等）、提供参数多、可外接数据存储和输出设备、有多种电源配置的仪器。

6. 对于一些检测人员不宜直接接触的检测对象，应当配备如三脚架、延长杆等辅助装置。

二、工 作 程 序

现场快速检测工作应包括检测方案、检测前准备、现场勘查、检测点的设置、现场采样和检测、数据处理和结果报告。根据《卫生监督现场快速检测通用技术指南》（WS/T 458—2014），具体要求如下。

（一）明确现场检测对象和工作内容，制订具体检测方案

1. 检测目的与要求。

2. 确定检测项目、检测方法，以及采样方法（必要时）。

3. 使用仪器设备、辅助装置、采样工具、试剂、容器、安全防护用品。

4. 检测环境条件要求。

5. 记录表格、数据处理方法、结果报告方式与要求。

6. 检测内容实施顺序、检测时间与地点。

（二）根据制订的检测方案，安排人员，准备器具、材料、文件和表格

1. 检测人员不少于2名。

2. 检查所用的现场检测仪器，所用设备的性能、规格及状态应符合相应的技术要求，所用计量仪器的检定期均在有效期内。

3. 采样器应于每次采样之前进行流量校正。使用定时装置控制时间的采样，应校正定时装置。

（三）现场勘查，确定检测点或采样点

1. 现场勘查内容包括检测对象工作场所的周边环境和内部布局、工作流程、工作地点的卫

生状况和环境条件、卫生防护设施及其使用情况、个人防护设施及使用状况等。

2. 根据检测目的、现场勘查情况和相应的检测规范，选取能反映现场实际情况且有代表性的场点设置检测点或采样点。

3. 绘制检测场所采样点或检测点分布图。

（四）现场检测

1. 检测人员应按仪器设备操作说明或作业指导书的要求，在实施检测前核验零点、测量量程及灵敏度响应值无误后方可进行。必要时，可使用参考物质/标准物质进行验证。

2. 检测前应记录检测场所的环境条件，在检测过程中，环境条件（如温度、湿度、风速、气压等）应满足仪器性能及检测方法规定的要求，当环境条件可能影响到检测结果的正确性和有效性时，立即停止检测活动。

3. 结束检测时，需要确认仪器设备状态是否符合技术要求。如发现存在的问题可能影响本次检测数据的有效性时，应立即查找原因，确定是否需要重新安排检测。

4. 对于直接接触危及健康的检测对象或环境时，检测人员应佩戴个人安全防护用具，如防毒面具、呼吸防护器具、护目镜、减噪耳塞（罩）防护服、安全帽、安全鞋、防护手套等。

5. 检测结束后，检测产生的废弃物不得遗留在检测现场，并按相关规定处理。

三、结果记录与分析

（一）原始数据记录

1. 原始数据应准确并清晰记录，不得随意篡改。

2. 原始记录应包含采样及检测时间、地点、环境条件、使用的检测设备（含校准系数）、采样示意图、样品详情（样品性状、编号、检测项目、检测数值）、计算过程及结果、检测人员姓名、审核人员姓名、记录时间等信息。

3. 检测结果应正确使用法定计量单位，有效数字的位数与检测和分析方法及测量仪器的准确度有关，保留有效数字位数的原则是只允许在末位保留一位可疑数。

4. 原始记录可按照检测时间、监督检测对象类别等独立保存。可作为公正数据使用的检测结果原始记录，应随检测报告保存，以备争议处理或资料查阅。其他非公正数据的原始记录建议至少保存2年。

（二）检测结果记录

1. 检测结果记录为经计算、换算后，最终留存档案的记录，不得随意篡改。

2. 检测结果记录应包含被监督检测对象信息（名称、地址、联系人及联系电话）、监督检测时间、检测项目、检测及采样依据、采样点情况（采样地点、数量）、检测结果数据、检测人员姓名、审核人姓名、陪同检测人姓名、结果记录时间等信息。

3. 检测结果记录可随被监督检测对象该次监督检查中的执法文书保存至分户档案。作为公正数据用于行政处罚的文书，应随行政处罚案卷保存，以备查验。

（三）数据质控分析

误差大致分为系统误差、随机误差和过失误差三种。

1. 系统误差　是由某些固定不变的因素引起的，这些因素影响的结果永远朝一个方向偏移，其大小及符号在同一测量中完全相同。当检测条件确定，系统误差就是一个客观上的恒定值，多次测量的平均值也不能减弱它的影响。产生系统误差的原因主要有以下四个方面：①测量仪器因素，如仪器设计上的缺点，刻度不准，仪表未进行校正或标准表本身存在偏差，安装不正确等；②环境因素，如外界温度、湿度、压力等引起的误差；③测量方法因素，如近似的测量方法或近似的计算公式等引起的误差；④测量人员的习惯或动态测量时的滞后现象等，如读数偏高或偏低所引起的误差。针对以上具体情况,改进仪器、检测装置以及提高测试技能,可以对系统误差予以解决。

2.随机误差 是由某些不易控制的因素造成的。在相同条件下做多次测量,其误差数值是不确定的,时大时小,时正时负,没有确定的规律。这类误差产生原因不明,因而无法控制和补偿。若对某一量值进行足够多次的精度测量,可以发现随机误差服从正态分布曲线的统计学规律。随着测量次数的增加,随机误差的算术平均值趋近于零,所以多次测量结果的算术平均值将更接近于真值。

3.过失误差 是一种与实际事实明显不符的误差,过失误差明显地歪曲试验结果,误差值可能很大,且无一定的规律,往往在一组平行测量值中出现某一两个测量值比其他测量值明显偏高或偏低的可疑数据。它主要是由于检测人员粗心大意、操作不当造成的,如读错数据,记错或计算错误、工作失误等。在检测和测量时,只要认真负责是可以避免这类误差的。存在过失误差的观测值在检测数据整理时应该剔除。

四、现场快速检测应用模式

"应用模式"是一个结构框架,具有包容延展性、可行性、可重复性、成本效益等特点,一个结构相对完整的模式,有利于节省工作的策划时间,并且有效规避错误,提高工作效率,减少工作量。根据卫生监督现场快速检测应用范围,分为"监督检测模式""重大活动保障模式""突发公共卫生事件处置模式""评价模式"四类,主要适用于未进行计量认证的卫生监督机构开展现场快速检测。

(一)监督检测模式

1.概念 监督检测模式是指在日常工作中,使用现场快速检测对监督对象进行筛查,排除隐患,提出监督指导意见的工作模式。

2.检测对象 公共场所环境卫生、学校环境及教学卫生、生活饮用水水质、工作场所微小气候、医疗机构消毒效果、放射性污染物等。

3.资料准备 日常工作计划、重点检查及专项检查工作计划、举报投诉资料、在线检测质控方案。

4.人员安排 持现场检测上岗证的监督执法人员及卫生监督协管人员。

5.确定检测项目 根据法律法规、方法标准、配备的设备目录、重点检查、专项检查及举报投诉相关资料等,由指导人员进行调整和确定。

6.检测结果处置(图7-1) 在线检测结果,不合格时,依据以下流程处理:"排除设备、数据传输故障;通知该区域监督人员前往现场探查;排除偶然原因造成的干扰;开展现场检测。"

7.结果应用 主要包括:①技术指导:日常监督安全隐患筛查,为管理相对人提供改进意见。②备案:可通过移动执法终端或检查结果记录,将检测结果保存在该监督对象分户档案中,作为日常监督、活动保障等的参考资料。③举报投诉查处中,更及时地筛查危害因素。④提升技术执法形象:随着在线检测系统的种类及数量的增加,城市卫生检测网络的形成,现场快速检测为公众提供便捷的服务,提高卫生监督的公信力。⑤信息公开:通过二维码、手机小程序(app)、微信公众号等便捷的公示方式,将现场检测合格结果与监督检查情况、有资质的机构检测合格结果等内容一并公示;现场检测数据不合格时不应公示,可通过现场检测笔录和意见书,告知管理相对人初筛结果,指导其及时整改;在线检测,应确保检测系统、数据传输系统的准确性,不合格检测数据不应直接公示,可提示警报;涉及举报投诉事件,媒体关注时,检测排查合格结果,可告知媒体。对高度怀疑的危险因素及不合格检测结果,应送有资质的机构检测,待出具公正数据后,采取相应行政控制措施,将调查结果告知媒体。

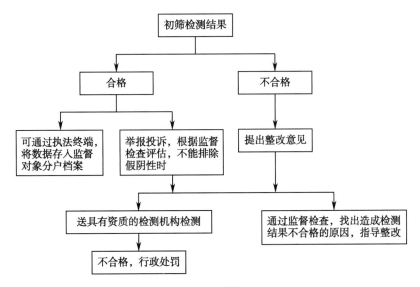

图 7-1　监督检测模式流程图

（二）重大活动保障模式

1. 概念　重大活动保障模式是指为有效、及时地控制和消除重大活动举办的公共卫生潜在危害，保障公众身体健康与生命安全，确保活动顺利举行，维护正常社会秩序的模式。

2. 检测对象　公共场所集中空调系统、游泳池水、洗浴淋浴用水、客房卫生、公共用品用具卫生、新改扩建场所及人员密集场所空气质量、生活饮用水卫生、场所存在的其他卫生健康危害因素。

3. 资料准备　保障活动基本情况资料（时间、地点、人群、规模、行程安排等）。

4. 人员安排　工作指导人员（熟悉该专业监督要点，有相关工作经验，制订及修改保障活动检测方案，确定或修改检测项目，对该次检测活动进行指导）及检测人员（持卫生监督执法证、现场检测上岗证的监督人员）。

5. 确定检测项目　由检测指导人员根据法律法规、方法标准、装备目录、保障活动基本资料，确定和适时调整检测项目。

6. 检测结果处置（图 7-2）。

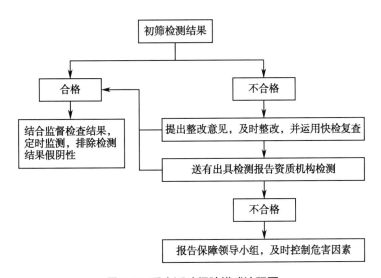

图 7-2　重大活动保障模式流程图

7. 结果应用　主要包括：①发现重点监督检测环节。重大活动保障全过程："拟定检测项目——排查——确定重点监督环节——修订检测项目及频次——总结经验"，为同类型同规模大型活动提供参考。②评估公共卫生事件发生的风险。重大活动保障开始前，根据检测结果预先分析大型现场卫生状况，结合监督检查结果，评估大型活动中公共卫生事件发生的风险。③及时采取有效的应对措施。重大活动保障过程中，监督检查与现场快速检测先行于采样送检结果。现场快速检测结果异常时，及时提出整改意见并督促整改，防止卫生事件发生。④安全保障信息共享。重大活动可能涉及卫生监督、公共安全部门、市场监管部门等多个行政执法部门，及时发现危害因素，通报相关部门并联合执法，控制事件发生及发展，确保人员安全，保障各项活动顺利进行。

（三）突发公共卫生事件处置模式

1. 概念　突发公共卫生事件处置模式是指突发对公众健康造成重大损失的传染病疫情、不明原因的群体疫病、生活饮用水中毒和职业卫生中毒事件时，卫生监督机构第一时间赶往现场开展监督检查及现场检测，快速发现危害因素，筛查潜在危害因素的模式。

2. 检测对象　根据事件具体情况，对现场的空气、环境物理因素、饮用水、水源水中的化学污染物、病原微生物、放射性物质等有毒有害物质进行检测。

3. 资料准备　突发事件基本情况资料（时间、地点、周边环境、规模、性质、事件发展起因、现状、趋势）、联系人及联系方式等。

4. 人员安排　工作指导人员（相关专业首席监督员，负责事件调查分析，确定检测采样点、检测项目、检测方法，制订及修改检测方案）及检测人员（持卫生监督执法证、现场检测上岗证的监督人员）。

5. 确定检测项目　由检测指导人员根据法律法规、方法标准、装备目录、保障活动基本资料，确定和适时调整检测项目。

6. 检测结果处置（图 7-3）。

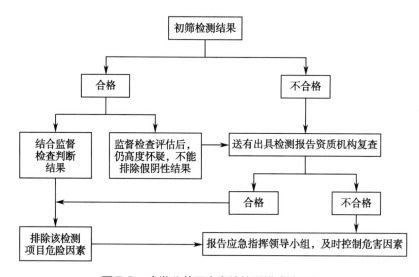

图7-3　突发公共卫生事件处置模式流程图

7. 结果应用　主要包括：①危害因素、可疑因素初筛：通过现场检测数据快速找出突发事件的诱因及主要危害因素并加以控制，采取有效应对措施。②监控事件发展：评价事件控制效果，及时调整工作方案。③突发公共卫生事件信息共享：突发公共卫生事件中，卫生监督与市场监管部门、安全监察部门、环保部门之间共享监测数据，有利于提高工作效率，及早发现问题，控制事件发展。④媒体应对：依照《突发公共卫生事件应急条例》，国务院卫生健康主管部门负责向社会发布突发公共卫生事件的信息。必要时,可授权省、自治区、直辖市人民政府卫生健康主管部门向社会发布本行政区域内突发公共卫生事件的信息。信息发布应及时、准确、全面。突发事件中,卫生监督现场快速检测数据不应直接发布,应通过具有出具检测报告资质机构的复查核实后,由相应卫生行政部门发布检测报告结果。

(四)评价模式

1. 概念 评价模式是指应用卫生监督现场快速检测设备,对特定指标进行检测,给出卫生学评价的模式。

2. 检测对象 学校卫生综合评价检测项目、实施告知承诺制的公共场所卫生许可及延续初筛检测项目等。

3. 资料准备 《学校卫生综合评价》评分表;公共场所卫生行政许可(延续)申请材料等。

4. 人员安排 相关专业持卫生监督执法证、现场检测上岗证的监督执法人员。

5. 确定检测项目 检测指导人员根据法律法规、方法标准、本地区公共场所卫生许可管理办法或文件、设备试剂清单等,进行调整和确定。

6. 检测结果处置(图7-4,图7-5)。

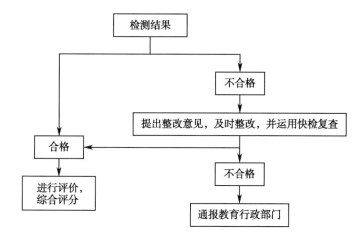

图7-4 学校卫生综合评价流程图

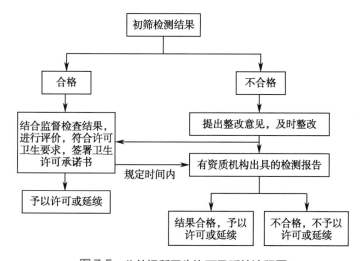

图7-5 公共场所卫生许可及延续流程图

7. 结果应用 主要包括:①预防性评价的初筛指标,指导管理相对人整改及管理;②快速检测结果作为学校综合评价依据,提高监督执法效能;③作为部分公共场所卫生许可的检测依据,减轻管理相对人的经济负担,提高办证率及监督覆盖率;④信息共享与公开:学校卫生综合评价结果可通报教育行政部门,加强联合监管。

第四节　卫生监督现场快速检测技术应用现状与展望

一、应　用　现　状

辽宁省的"微流控芯片技术在卫生监督现场快速检测领域应用研究",天津市等地区的"游泳池水在线检测系统研究",上海市的"现场检测能力评估指标研究""ATP荧光检测法与细菌定量检测法相关性研究""医疗机构ATP生物荧光现场检测技术研究",重庆市的"卫生监督现场快速检测在公共卫生监督执法中应用模式研究"等新技术、新方法的研究,这些研究为卫生监督现场快速检测技术的应用、发展及标准的制定做出了有益的探索。

在当前传染病流行的新形势下,传统的现场监督模式存在许多掣肘之处。随着5G时代的到来,各地卫生监督部门根据面临的新形势创新监管手段,依托大数据、云计算、人工智能、物联网等技术,探索卫生监督"互联网+监管"的非现场执法新技术,提高监管工作效率,降低监督执法风险。

(一)现场快速检测在执法领域中的应用局限

由于我国卫生行业实行管办分离,行政执法部门不能一边出具社会公正数据,一边用本机构的公正数据进行行政处罚,使得卫生监督现场快速检测的结果无法用于行政执法。现场快速检测行业标准的缺失,国内生产销售企业发展滞后等问题,也造成国内卫生健康行业现场快速检测技术水平不高。卫生行政执法部门的人员虽然以医学相关专业为主,但医学、卫生学检验人才较少,部分地区的卫生监督人员参照公务员法管理,无法取得相应技术职称,使得现场快速检测结果的准确性难以保证,工作无法推进。设备使用率低,也进一步造成市场需求不大,阻碍了现场快速检测行业技术的发展。

(二)依托在线监测系统,实现卫生状况远程监控

在线监测系统,是指利用安装在各监管场所的在线监测设备,通过定时现场检测,网络传输实时动态数据,对被监管单位实施动态、连续、实时的主动监测和管理的监管方式。卫生监督人员可以通过手机app或者计算机客户端实时查看这些在线监测数据,而不是通过传统的现场监督检查或者第三方实验室检测的方式来进行监督检查。当被监管单位内卫生状况出现问题时,通过手机app及时推送预警信息至相关的单位及人员,以便相关人员作出及时的应急响应。目前,在线检测广泛用于生活饮用水水质安全检测、公共场所空气质量检测、游泳场所空气及水质检测、放射治疗机构射线泄漏、医疗机构蒸汽高压灭菌效果评价等方面。部分在线检测系统结合在线监控系统的运用,实现对被监管单位的远程监督,节约了现场检查时间,提高了监管效能。

二、展　　望

(一)建立健全相关标准

积极制定科学合理的发展规划,引领我国现场快速检测(在线检测)行业可持续健康发展。引入国外关键技术和标准,同时加快制定移动实验室国家行业标准步伐,确定标准检验方法。第一步,实施操作方法指南。以仪器厂方提供的方法为基础形成作业指导书,对方法进行初步验证。第二步,国家相关部委发布部颁标准。在操作指南的基础上组织更多的单位验证,以累积更多的实验数据,以文件形式下发部颁标准检验方法。第三步,申请国家标准方法。在发布部颁标

准的同时积极争取列入国家标准立项计划,争取早日出台现场快速检测国家标准方法。第四步,加大对现场快速检测实验室标准科研投入,重点扶持国内主要生产企业,加强国家科技资助及银行贷款的力度,建设技术交流的平台,扩大全国应急检测技术的交流面,加速高校实验室及科研机构同市场的接轨,保护自有技术的应用及在市场上的健康发展。同时在监管执法中推广现场快速检测设备的应用,推动该行业的产学研融合和技术水平的提升。

(二)建立现场检测质量控制体系

建立健全现场快速检测设备管理制度,并加以落实以确保检测数据的准确性。通过多种方式量值溯源,定期进行设备的质控及维护。省级监督机构应保证所需现场检测设备定期送计量检定部门进行检定校准;有经费支持的市、县(区)级监督机构,可选择使用频率高或重点专业的设备,送计量检定部门进行检定;可与当地疾病预防控制中心等技术能力强且有量值溯源体系的机构建立长效合作机制,委托校准或进行比对试验;上级卫生监督机构可组织开展下级监督机构间的比对试验,形成量值溯源网络体系。分专业组织技能比武,提高人员的积极性,并提供现场快速检测设备的交流平台(图7-6)。

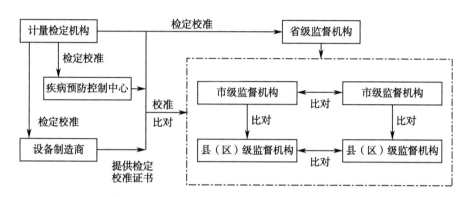

图7-6　卫生监督现场快速检测质控网络图

(三)加强新技术人才培养

"互联网＋监管"的监督新技术下将会产生大量的在线数据,目前这些数据的应用仅限于场所内单一参数卫生状况分析或单次的行政处罚。若将这些数据委托给第三方进行分析,因其缺乏专业知识,无法将数据与监督之间的关系进行充分分析,数据发挥的作用较为局限。利用新技术必然要有掌握新技术的人才,当前,卫生监督主要由医学、公共卫生专业和法律专业人员组成,要从内部探索非现场监管新技术手段在卫生监督领域的应用,建议加大数据挖掘、统计分析等相关人才引进与培养力度,并加强与互联网专业人才的沟通交流,建立"互联网＋监管"数据库,收集在线监测数据、被监管单位行政处罚数据、场所内突发公共卫生事件数据等多维数据,对在线数据进行充分的分析,摸索在线监测及在线监控等非现场新型监管技术手段在卫生监督领域发挥的作用,将"互联网＋"充分应用到卫生监督领域,为监督执法提供强有力的数据支撑。

本章小结

卫生监督现场快速检测在卫生监督过程中对健康相关产品的卫生质量以及人们生产劳动、工作、生活、娱乐和学习环境中与健康有关的因素进行检测,为实施卫生监督行政行为、查明突发公共卫生事件原因以及制定对策措施、卫生标准和技术规范提供依据。卫生监督现场快速检测主要应用在突发公共卫生事件的应急处置、日常卫生监督检查、重大活动保障等方面。卫生监督现场快速检测质量控制主要包括人员管理、仪器设备管理、试剂耗材及标准品、作业指导书的编制与应用、检测过程与环境控制。卫生监督现场快速检测过程控制包括准备程序和工作程序。

思考题

1. 卫生监督现场快速检测应用范围是什么？
2. 卫生监督现场快速检测质量控制的内容是什么？
3. 卫生监督现场快速检测过程控制的内容是什么？

（刘新研）

第八章 卫生监督文书

卫生监督文书是卫生监督活动的法律文书和重要载体，在依法、规范开展卫生监督活动中具有非常重要的支撑作用。它是卫生监督工作最重要的原始记录，也是卫生监督工作回溯、举证、统计分析的重要档案。政府相关部门及卫生监督人员合法、准确、客观、及时地制作卫生监督文书，是维护国家卫生法律法规严肃性和权威性的基本职能要求。掌握卫生监督文书制作、使用和管理的基础知识，熟悉常见卫生监督文书的内容和制作规范，是卫生监督工作者的基本能力。本章主要阐述卫生监督文书的基本概念与作用、特征和分类、制作原则和要求、制作规范及管理，并介绍卫生监督工作中常见的文书及其制作规范。

第一节 概 述

一、卫生监督文书的概念与作用

（一）法律文书的内涵

法律文书（legal paper），是指个人、法人、国家机关或其他组织在处理各种法律事务中，为实现法律赋予的权利和履行法律规定的义务而依法制作的、具有法律效力和法律意义的一系列文书的总称。法律文书一般分为规范性法律文书和非规范性法律文书。规范性法律文书是以规范化成文形式表达的各种法律文书的总称，是人们应普遍遵守的行为准则文书，具有普遍约束力；非规范性法律文书是个人、法人、国家机关或其他组织，尤其是行政机关在其职权范围内制作的案件和非诉讼事件的各种文书，包括诉讼文书、仲裁文书、公用文书等，它不是普遍的行为规范，仅对所涉及特定事项的管理相对人具有约束力。本章所介绍的法律文书主要指非规范性法律文书，其按性质又可分为：①个人、法人或者其他组织制作的，用于向卫生监督主体提出特定请求的法律文书，如建设项目卫生审查申请书；②卫生监督主体及其上级行政机关在其职权范围制作的，对特定管理相对人和事具有法律约束力的法律文书，如行政处罚决定书。

（二）卫生监督文书的概念

卫生监督文书（document of health supervision），是指卫生监督主体在卫生监督过程中，针对特定的管理相对人和事依法制作的具有法律效力或法律意义的公用文书的总称。其概念包括几个基本要素：①由卫生监督主体进行制作、使用和管理；②是不具有普遍约束力的法律文书，因而只针对特定的主体和事项有效，其适用范围为卫生监督领域；③制作应符合国家法律法规要求，即文书的内容和制作程序都必须有明确、具体的法律依据；④必须是具有法律意义或法律效力的文书，既要有鲜明的主旨，又要有可操作的具体内容。

从"大卫生观"角度看，卫生监督文书既包含隶属于卫生健康行政机关监督职能范畴的卫生行政执法文书，也包含市场监督管理部门等其他相关卫生监督主体职能领域的文书，如食品安全监督执法文书、药品监督行政执法文书等，但本章主要介绍卫生健康行政机关监督职能领域的卫生监督文书。

（三）卫生监督文书的作用

1. 卫生监督工作的必备手段 卫生监督文书是卫生法律法规实施的必然产物,它适用于卫生监督的全过程,是履行法定程序的必要载体和重要保证。卫生监督主体在具体的监督过程中依法制作相应的卫生监督文书,把法律法规规定适用于具体事项。通过卫生监督文书的制作,卫生监督主体能依法督促管理相对人履行卫生法律法规规定的义务,处理各种违反卫生法律法规的行为,从而保证卫生法律法规得以实施。

2. 卫生监督活动的忠实记录 卫生监督活动的诸多环节都需要相应的卫生监督文书支撑,以忠实地记录卫生监督活动的全过程。每份文书的作用都不是孤立的,通常需要一系列的文书才能构成一个完整的案卷,通过文书记录可以了解采取的具体监督行为是否合法合理。同时,卫生监督文书也是人民法院审理卫生行政诉讼案件的重要书证材料。

3. 考核卫生监督人员的重要依据 卫生监督文书的制作质量反映了卫生监督人员掌握法律法规及业务知识的现状,是衡量制作者观察问题、分析问题、处理问题综合能力的客观尺度。因此,卫生监督文书的制作、使用和管理水平可以作为考核卫生监督人员理论和实践能力的重要依据。

4. 卫生法制宣传的重要途径 卫生监督文书的法制宣传作用不是通过全面的法律条文解释来实现的,而是通过以文书作为卫生监督的手段,强化卫生监督管理相对人对某一法律、法规、规章或者某一具体条款内容的理解和执行。尤其是在处理违法行为时,有关卫生行政处罚文书是对卫生监督管理相对人最具体、最生动的宣传资料,既可以对违法人员起到处罚教育作用,同时又可以增强人们的卫生法治观念,从而提高社会大众同违反卫生法律法规的行为作斗争的自觉性和积极性。

5. 卫生监督研究的资料来源 卫生监督文书是卫生监督工作的重要原始记录资料,通过应用科学的研究方法对卫生监督文书案例进行统计分析、归纳总结等,可以发现卫生监督工作的运行规律,总结相关监督执法过程的问题和经验,为进一步完善、丰富卫生监督的理论和实践知识提供基础。

6. 卫生监督培训的生动教材 全面、系统地学习和分析卫生监督文书可以提高卫生监督人员应用卫生法律法规的能力,正确处理卫生监督工作中出现的各种复杂问题。卫生监督文书的案例可作为卫生监督人员培训的素材来源,其中高质量文书可直接提供示范实例,而较差的文书也可作为典型案例进行人员培训,讨论存在的问题和引以为戒。

二、卫生监督文书的特征和分类

（一）卫生监督文书的特征

1. 法定的强制性 卫生法律法规的实施必须依靠国家的强制力来保证。卫生监督主体所依法制作的文书代表国家意志,依据是卫生法律法规,具有法律约束性和权威性。监督文书生效后,其执行具有国家强制力。除法律另有规定外,卫生监督管理相对人在依法申请行政复议或提起行政诉讼期间,一般不停止其具体行政行为的执行。

2. 对象的特定性 卫生监督文书是卫生监督过程中针对卫生监督管理相对人及事制作的,只对特定的人和事具有法律效力或法律意义。如针对申请者发放的《卫生许可证》只对该申请人有效;针对违法行为制作的《卫生行政处罚决定书》只对违法行为人产生法律效力。

3. 程序的合法性 卫生监督文书的制作必须按照法律法规规定的时限、步骤和方法等程序性要求进行。例如较大数额罚款;没收较大数额违法所得、没收较大价值非法财物;降低资质等级、吊销许可证件;责令停产停业、责令关闭、限制从业、其他较重的行政处罚等行政处罚决定作出之前,应当告知当事人有要求举行听证的权利。若当事人要求听证,卫生监督主体应组织听证,并制作《行政处罚听证通知书》《听证笔录》《听证意见书》等卫生监督文书。同时,制作卫生监督文书要符合时效性规定,包括文书的制作要及时完成,与相关执法工作实现同步。

4. 形式的规范性　卫生监督文书属于程式化的书面文件,其文书结构、内容要素、语言表达等均有严格的要求。一是文书的结构固定,由首部、正文、尾部三部分构成,每一部分均有各自的基本要求;二是各文书事项内容固定,不同种类的卫生监督文书具体事项有不同的规定和要求,且固定不变,甚至具体事项的要素不能随意增减;三是用语要准确规范,卫生监督文书应表达准确、简明、统一,尤其是填写式的文书,应力求准确和规范,力求"法言法语"和符合专业要求,不能任意虚构、夸大或缩小事实真相,所记述的事实要客观真实,固定的规范性语言表达不得随意改变。

5. 制作的技术性　卫生监督工作具有较强的专业性和技术性,且卫生监督的范围很广,涉及多个专业领域。因此,卫生监督文书的内容及制作过程具有明显的技术性特点,往往需要自然科学和社会科学领域的专业知识及技术支撑,其文书中常常会出现专业术语和概念。例如,一些检测方法和数据如何引用,如何作出卫生学评价等,都是文书制作时需要注意的。

（二）卫生监督文书的分类

按照不同的标准,卫生监督文书有以下几种分类方式。

1. 按文书的用途分类　包括:①建设项目审批及卫生许可类,包括建设项目卫生审查申请书、建设项目设计卫生审查认可书、建设项目竣工卫生验收认可书、卫生许可证申请书、行政许可申请材料接收凭证、申请材料补正通知书、行政许可申请受理通知书、卫生许可证、不予行政许可决定书、行政许可证件撤销决定书等;②产品样品采集、鉴定类,包括产品样品采样记录、非产品样品采样记录、产品样品确认告知书、检验结果告知书等;③卫生监督现场检查处理类,包括卫生监督意见书、现场笔录、询问笔录、证据先行登记保证决定书、卫生行政控制决定书等;④卫生行政处罚类,包括立案报告、案件移送书、现场笔录、询问笔录、行政处罚决定书、送达回执、强制执行申请书以及结案报告等;⑤卫生行政复议类,包括行政复议申请书、不予受理行政复议申请决定书、行政复议答复书、行政复议决定书等;⑥卫生行政应诉类文书,包括行政诉讼答辩状、行政诉讼上诉状等。其中,第②～④类文书统称为卫生行政执法文书。

2. 按文书的作用分类　包括:①执行类文书,包括各种通知书(告知书)、决定书、许可证等;②证据类文书,包括各种笔录、记录等。

3. 按文书的使用范围分类　包括:①内部文书,包括立案报告、案件调查终结报告、结案报告等;②外部文书,包括现场笔录、询问笔录、卫生监督意见书、行政处罚决定书等。

4. 按文书的制作形式分类　包括:①填写式文书,包括案件移送书、采样记录等;②叙述式文书,包括调查终结报告、听证意见书等;③笔录式文书,包括询问笔录、现场笔录等。

5. 按文书的介质分类　包括:①纸质文书,以纸质介质为记录载体的文书,是文书记录的重要信息材料;②电子文书,通过计算机进行操作、传输、存储等处理的数字化文书,是纸质文书的数字化形态,承继了纸质文书的所有法律作用。

三、卫生监督文书制作的原则和要求

（一）卫生监督文书制作的原则

为确保卫生法律法规的有效执行,落实依法行政,保护卫生监督管理相对人的合法权益,在制作卫生监督文书时应符合以下原则。

1. 合法原则

（1）制作主体及职权合法:卫生监督文书制作的主体必须具有卫生监督主体资格,是依法行使卫生监督职权的政府相关行政机关或法律、法规授权的组织,其他行政机关或组织是无权制作卫生监督文书的。同时,必须在法定的职权和管辖范围之内制作卫生监督文书,不能超越法定权限。此外,卫生监督主体的内部机构和委托组织不得以自己的名义制作对外产生法律效力的卫生监督文书。

(2)制作依据合法:卫生监督文书的制作一般依据现行有效的卫生法律法规,且符合法律法规对卫生监督文书的基本规范要求。因此,卫生监督文书所依据的法律法规的发布机关必须是合法的,法律法规本身也是合法的,既不是已废止的法律法规,也不是未生效的法律法规。

(3)制作程序合法:卫生监督文书的制作不仅要符合实体法的内容,还要严格依照法定的程序,按照特定的形式、步骤、顺序和时效要求制作及使用。若卫生监督文书的制作程序出现问题,就会导致其失去法律效力。因此,制作卫生监督文书应符合程序要求,避免由于程序问题而引起行政复议或行政诉讼等。

(4)制作内容和格式合法:卫生监督文书的内容应符合相应的法律法规的规定,对具体监督事项的判断、决定、要求等内容在性质上、程度上的认定和裁量适用必须正确,力求做到对违法者处理的幅度适当,并且不能出现越权。同时,卫生监督文书的格式、项目设置制作应按照相关文书规范的要求进行。

2. 准确原则

(1)对象准确:制作卫生监督文书时应准确认定其对象。制作文书的主体必须与文书的对象有行政上的法律关系,而且文书的对象还必须是具有法定权利能力和行为能力的个人、法人或者其他组织。

(2)客体准确:制作卫生监督文书时要辨明所涉及的行为、物品能否依法作为该卫生监督行为的客体,是否属于该卫生监督行为的管理范围。一方面,不能将非卫生监督职责范畴的客体作为文书制作的客体;另一方面,不能将客体张冠李戴,如对某甲的物品实施查封的行政强制措施时,就不能将某乙存放在该处的物品进行查封,如乙的存放物品有问题,应再行对某乙制作卫生监督文书。

(3)适用法律准确:制作卫生监督文书时,要对事实依据和案件性质准确引用相关法律条文,要具体到条、款、项、目。在进行处罚时要引用权利或义务条款说明事实的违法情况,提出作出处罚或其他决定的理由。另外,由于有些法律法规规定的处罚有较大的自由裁量幅度,因此处罚、裁量要尽量在合法情况下合理进行,不能显失公正。

(4)文书选用准确:常用的卫生监督文书都有其特定的用途。卫生监督人员应根据实际需要,选用合适的文书。准确选用文书种类是使卫生监督文书发挥法定效力的重要因素和条件。

3. 忠于事实原则　在卫生监督文书制作的过程中,必须忠于相关事实真相,以客观事实为依据,不能主观臆断和进行事实编造。特别是作出卫生行政处罚时,其文书是认定违法主体相应违法事实的重要证据形式,更要客观记录违法者的违法行为,保证案件处理的合法性。只有符合客观实际的卫生监督文书,才能真实记录执法的本来状况。

4. 时效原则　卫生法律法规对卫生监督主体执法活动中的立案审查、调查取证、处罚决定、文书送达等均有明确的程序和时限规定,各种卫生监督行为必须在法定期限内作出。如卫生行政处罚案件的办理、卫生行政许可的决定等,相关的法律法规均给予了明确的期限规定。因此,卫生监督主体执法过程中必须保证能够及时、迅速完成卫生监督文书的制作,既要做到合法准确,又要及时有效。反之,若超过法定期限才完成文书制作,将会导致卫生监督行为的无效。

(二)卫生监督文书制作的要求

1. 文书格式要规范　在卫生监督实践中,对于卫生行政许可、卫生监督检查、卫生行政强制、卫生行政处罚等执法活动的文书,都统一规定了相应的文书格式,包括相应卫生监督文书的定义、适用范围、文书内容、填写要求等,尤其是涉及执法机关名称、文书文号或编号等都作出了具体的规定。卫生监督文书要按照规定的格式进行制作。

2.项目填写要齐全　卫生监督文书中设定的各个项目都代表着特定的法律意义和具有特定的法律效力,制作时应按照相应文书规范的要求进行填写,不能有空缺。文书接受者的名称以及相关的信息、制作文书的具体时间、文书编号、制作文书的主体等都缺一不可。因此,制作文书如有空项无疑要损失某种重要的信息,甚至造成失去法律效力,假如确实因某种原因致使项目不能填写齐全时,对缺项的原因必须注明。

3.制作内容要严谨　文书对事实的描述要严谨,要选择符合制作文书宗旨的事实材料,要突出重点,所列的事实要有充分的说服力,并且要列举确凿的证据,事实和证据要相互印证。同时,相关监督决定及法律引用要严谨,要依事实和法律规定作出职权范围内的具体监督决定。

4.运用语言要规范　卫生监督文书是实效性文书,从文体上讲属于一种应用文,对文字语言都有特殊的要求,准确规范的语言是高质量卫生监督文书的重要标志。做到:①符合国家公文的语言要求,严谨、规范、文字平实、用语准确,切忌掺入个人感情的修饰词句;②符合法律文书的要求,语言庄重、严肃,使用法律用语;③语言要具有科学性,应熟练、准确地运用专业术语,引用标准、规范时要准确;④语言要完整,文书中出现的各种法律法规名称、单位或当事人名称、涉及的物品名称等都要使用全称,不能随意省略或简写。

四、卫生监督文书制作基本规范

(一)卫生监督文书的结构

卫生监督文书的书面结构一般由首部、正文和尾部3个部分组成。

1.首部　卫生监督文书的起始部分,主要说明文书的主题和当事人相关情况,包括标题、文号或编号、当事人身份事项、案由、引言或导语等要素。

2.正文　卫生监督文书的主体部分,主要写明相应的客观事实、有关事项、具体事由、处理意见、处理决定等,包括事实、证据、定性、主文等要素。根据卫生监督文书的用途、主旨不同,不同文书正文中的构成要素存在一定的差异。

3.尾部　卫生监督文书的结尾部分,主要列出文书的附注和说明,包括告知权利、告知义务、有关事项说明、署名盖章、时限、签字等事项要素。

(二)卫生监督文书的制作规范

在卫生监督工作中,常用的卫生监督文书为卫生行政许可文书和卫生行政执法文书。国家卫生行政主管部门制定了上述两类文书的样本;其中,针对卫生行政执法文书,还出台了相应的规章加以规范。

为规范卫生监督行为,保障卫生监督管理相对人的合法权益,卫生部于2002年12月18日颁布了《卫生行政执法文书规范》。后根据《中华人民共和国行政处罚法》《中华人民共和国行政强制法》和有关法律法规对该规范进行了修订,于2012年9月6日公布。在此基础上,根据2017年12月26日国家卫生和计划生育委员会令第18号《国家卫生计生委关于修改〈新食品原料安全性审查管理办法〉等7件部门规章的决定》进行了部分修正,而现有卫生行政执法文书格式仍采用2012年版《卫生行政执法文书规范》规定,其文书适用于监督检查、监督抽检、行政强制、行政处罚等卫生行政执法活动,要求制作的文书应当完整、准确、规范,符合相应的要求。卫生行政执法文书主要的制作规范如下。

1.文号规范　文书本身设定文号的,应当在文书标注的"文号"位置编写相应的文号,编号方法为:"地区简称+卫+执法类别+执法性质+〔年份〕+序号"。文书本身设定编号的,应当在文书标注的"编号:"后印制编号,编号方法为:"年份+序号"。

2.书写规范　现场使用的文书应当按照规定的格式印制后填写。两联以上的文书应当使用复写纸印制。应当用黑色或者蓝黑色的水笔或者签字笔填写,保证字迹清楚、文字规范、文面清洁。因书写错误需要对文书进行修改的,应当用杠线划去修改处,在其上方或者接下处写上正确内容。对外使用的文书作出修改的,应当在改动处加盖校对章,或者由对方当事人签名或者盖章。文书也可以按照规范的格式打印,执法过程中需要利用手持移动执法设备现场打印文书的,在文书格式和内容不变的情况下,文书规格大小可以适当调整。

3．填写规范　预先设定的文书栏目,应当逐项填写。摘要填写的,应当简明、完整、准确。签名和注明日期必须清楚无误。文书中卫生健康行政机关的名称应当填写机关全称。

4．记录规范　调查询问所作的记录应当具体详细,涉及案件关键事实和重要线索的,应当尽量记录原话。不得使用推测性词句,以免发生词句歧义。对方位、状态及程度的描述记录,应当依次有序、准确清楚。

5．当事人确认规范　当场制作的现场笔录、询问笔录、陈述和申辩笔录、听证笔录等文书,应当在记录完成后注明"以下空白",当场交由有关当事人审阅或者向当事人宣读,并由当事人签字确认。当事人认为记录有遗漏或者有差错的,应当提出补充和修改,在改动处签字或者用指纹、印鉴覆盖。当事人认为笔录所记录的内容真实无误的,应当在笔录上注明"以上笔录属实"并签名。当事人拒不签名的,应当注明情况。采取行政强制措施时,当事人不到场的,应当邀请见证人到场并在现场笔录上签名或者盖章。

6．共性栏目规范　文书本身设有"当事人"项目的,按照以下要求填写:是法人或者其他组织的,应当填写单位的全称、地址、联系电话,法定代表人(负责人)的姓名、性别、民族、职务等内容;是个人的,应当填写姓名、性别、身份证号、民族、住址、联系电话等内容。"案件来源"按照《卫生行政处罚程序》的规定要求填写。

7．文书续页　文书首页不够记录时,可以续页记录,但首页及续页应有当事人签名或印鉴并注明日期。

8．案由填写　案由统一写法为当事人名称(姓名)+ 具体违法行为 + 案。如有多个违法行为,则以主要的违法行为作为案由。文书本身设有"当事人"项目的,在填写案由时可以省略有关当事人的内容。

9．签收　对外使用的文书本身设定签收栏的,在直接送达的情况下,应由当事人直接签收。没有设定的,一般应当使用送达回执。

(三)卫生监督文书制作中常见的问题

卫生监督文书在制作中容易出现一些与规范性要求不一致的问题,如文书选用错误、缺项过多、描述不清晰、记录不详、法律引用不对、程序错误等,问题严重时甚至会影响卫生监督行为的基本法律效力。常见的文书制作问题包括:

1．首部制作常见问题　主要有缺项、文号书写不规范、案由表述不规范、案件来源书写不规范、当事人信息不全、询问笔录中未注明询问人执法证号等。

2．正文制作常见问题　主要有书写过于简单或冗长、用语不准确、违法事实描述不清、文书修改不符合要求、证据描述不规范、适用法律条款错误或不具体、现场笔录或询问笔录中使用判断性表述、漏项或漏填、错别字等。

3．尾部制作常见问题　主要有文书制作单位表述错误、立案或结案报告负责人审批意见不规范、日期写错、未签字或代签字、漏盖公章等。

五、卫生监督文书管理

(一)卫生监督文书管理的基本要求

科学、规范开展卫生监督文书的管理是卫生监督主体基本职能要求,在实际的文书归档管理中,卫生监督主体应加强对卫生监督文书的管理工作。卫生监督文书的管理要求包括:

1. 场所要求 卫生监督主体应设置综合性的文书档案管理室,并根据需要配置计算机网络系统和专门的管理软件,实行档案的集中或信息化管理。

2. 制度要求 卫生监督主体应制定卫生监督文书相关的管理制度,落实专人负责管理,且要注意文书的信息安全。为提高工作效率,现场使用的执法文书可以提前加盖印章,并做好领用登记管理。

3. 存档要求 卫生监督执法案卷材料应及时归档,并按照一案一卷形式进行装订,每卷顺序按照有关材料形成的时间先后顺序排列。针对电子文书,应按照规则存储在安全、可靠的电子存储介质中。

4. 稽查要求 定期或不定期开展卫生监督文书的稽查工作,及时发现和分析文书制作中存在的问题,并及时改正和规范卫生监督执法行为。

(二)卫生监督文书管理的信息化

随着卫生监督执法档案管理工作的开展,充分利用计算机、智能移动设备的互联互通优势,开展信息化、网络化的文书管理将成为卫生监督文书管理的必然趋势和要求,电子文书将成为卫生监督文书的重要介质形式,其取代纸质文书是数字化进程中一个必经的环节。如基于卫生监督文书的专业管理软件,利用计算机、智能手机等载体进行电子文书的填写、修改、签字和生成,并进行数据备份等。同时,进一步利用大数据、人工智能相关技术,促进卫生监督文书的管理效能和信息挖掘,对于发挥卫生监督文书的作用,促进卫生监督工作效率的提升具有重要意义。例如通过对卫生行政处罚文书进行大数据分析,可发现卫生违法的特征,预测其发展趋势,有利于卫生监督主体及早采取措施,减少相关特定领域卫生违法行为的出现。

第二节 建设项目设计审查及行政许可类文书

建设项目设计审查及行政许可类文书,是卫生监督主体在实施预防性卫生监督和卫生行政许可时使用的文书类型。2004年,卫生部在发布《卫生行政许可管理办法》时,配套制定了9种卫生行政许可文书的样本;同时,该办法规定省级卫生行政部门可根据工作需要补充相应文书。2017年,根据2014年修改的《中华人民共和国行政诉讼法》,国家卫生和计划生育委员会对卫生行政许可文书样本中提起行政诉讼的期限进行了统一修改。

一、建设项目设计卫生审查认可书

(一)概念与作用

1. 概念 建设项目设计卫生审查认可书是指卫生健康行政机关对建设项目的设计资料进行审查之后,将审查意见总结形成的书面材料。

2. 作用 建设项目设计卫生审查认可书是卫生健康行政机关对项目设计资料进行审查之后的正式结论或意见,以说明项目是否符合卫生要求。它是针对建设项目后续建设期和竣工验收时进行监督的重要凭据,是申请建设单位施工的凭据,建设单位根据卫生审查意见直接施工或者进一步修改设计(图纸)后施工。

(二)制作要求

1. 编号 卫生健康行政机关发出"认可书"的编号。

2. 申请单位 填写建设项目申请单位的全称。

3. 项目名称 无论是新、改、扩、续建的项目都要写全称。

4. 项目编号 填写设计单位在设计该项目时的编号。

5. 审查结论 对项目设计资料中卫生设施或卫生专篇审查结论,应重点进行说明。对于设计遗漏或设计不合理的卫生设施要详细指出,并要求在施工中补上。总的结论可写"本项目经卫生审查可以施工,对于存在的卫生问题要在施工过程中解决"。

6. 审查机构公章及时间 卫生健康行政机关盖章,并填写时间。

(三)文书格式

中华人民共和国卫生监督文书

建设项目设计卫生审查认可书

文号:

申请单位:_____

项目名称:_____ 项目编号:_____

工程地址:_____

审查结论:

（公章）

年 月 日

本书一式两联,第一联存档,第二联交申请单位。

二、建设项目竣工卫生验收认可书

(一)概念与作用

1. 概念 建设项目竣工卫生验收认可书是卫生健康行政机关对竣工的建设项目进行验收之后,将验收结论总结而形成的书面材料。

2. 作用 建设项目竣工卫生验收认可书是卫生健康行政机关根据某一具体建设项目的设计资料、施工情况,结合相关评估材料、报告等对该项目进行审查验收后作出的验收结论,是卫生健康行政机关对建成后符合卫生要求的项目的认可。在竣工卫生验收合格后,建设项目便完成预防性卫生监督程序,在同时满足其他监督领域竣工验收的要求后即可投入使用。

(二)制作要求

1. 申请单位 填写项目建设单位的全称。

2. 项目名称 填写建设项目的全称。

3. 设计卫生审查认可书文号 填写该项目在卫生健康行政机关进行设计审查时发出的"认可书"文号。

4. 验收结论 对已建设完成的主要卫生设施逐一进行鉴定,对于暂不完善或缺少的卫生设施应全部指出,并提出尽快完善和补充的要求。发出验收"认可书"表示基本同意项目验收,虽然还存在某些问题和不足,但不影响使用。

5. 验收机构公章及时间 卫生健康行政机关盖章,并填写时间。

（三）文书格式

中华人民共和国卫生监督文书

建设项目竣工卫生验收认可书

文号：

申请单位：＿＿＿＿＿＿＿＿＿＿＿＿＿＿＿＿＿＿＿＿＿＿＿＿＿＿＿＿＿＿＿

项目名称：＿＿＿＿＿＿＿＿＿＿＿＿＿＿＿＿＿＿＿＿＿＿＿＿＿＿＿＿＿＿＿

设计卫生审查认可书文号：＿＿＿＿＿＿＿＿＿＿＿＿＿＿＿＿＿＿＿＿＿＿＿

工程地址：＿＿＿＿＿＿＿＿＿＿＿＿＿＿＿＿＿＿＿＿＿＿＿＿＿＿＿＿＿＿＿

验收结论：

（公章）
年 月 日

本书一式两联，第一联存档，第二联交被验收单位。

三、卫生许可证申请书

（一）概念与作用

1. 概念 卫生许可证申请书是生产经营单位在具备相应的能力条件后向卫生健康行政机关提交的，申请进行卫生审查和发给《卫生许可证》的书面材料。

2. 作用 卫生许可证申请书是申请人自觉遵守卫生法律法规，履行相应法律义务的书面承诺和申请许可的意思表示，也是卫生健康行政机关依法进行卫生审查的依据和卫生行政许可程序起始的凭证。在正式填写卫生许可证申请书前一般需要提交申请活动或事项的附加材料，材料内容视申请许可的内容而定。

（二）制作要求

1. 申请单位 填写申请单位的全称。

2. 申请单位基本信息 填写申请单位的经济性质、职工人数、应体检人数、固定资产、使用面积等。

3. 原卫生许可证号 若为换发卫生许可证单位则填写原卫生许可证号。

4. 申请许可项目 填写申请生产经营范围和种类。

5. 保密要求 填写对相关申请信息的保密要求。

6. 申报材料 按照不同卫生许可证的审评事项材料要求准备材料，并按照顺序填写和提供相关材料文档。

7. 卫生设施 按各类生产经营企业卫生规范的要求填写已经具备的各种卫生设施。

8. 主管部门意见 由主管部门填写申请审核意见并加盖公章。

（三）文书格式

封面页

卫生许可证申请书

单位名称：_____

申请日期：_____

中华人民共和国国家卫生健康委员会制

第二页

申请单位		经济性质	
申请人：(□法定代表人　□单位负责人　□个人)			
单位地址		电话	
职工人数		应体检人数	
固定资产(万元)		使用面积(平方米)	
竣工验收认可书证号		原卫生许可证号	
申请许可项目：			
申报材料：　份　　　保密要求：　　　　收到日期：			

编号	材料名称	份数

以上材料均真实合法，如有不实之处，我单位愿承担相应的法律法规责任，并承担由此造成的一切后果。

申请单位(盖章)：_____法定代表人/单位负责人/个人(签字)：_____

* 申报材料一式三份

第三页

卫生设施：

主管部门意见	收到申请书日期	经办监督员意见
（公章） 　年　月　日	年　月　日 卫生监督人员：_____	卫生监督人员：_____ 　年　月　日

卫生健康行政机关审批许可项目	发证日期及编号
（公章） 　年　月　日	年　月　日 编号：_____ 有效期限：　年　月　日至　年　月　日

备注：

四、卫生许可证

（一）概念与作用

1.概念 卫生许可证是卫生健康行政机关对个人、法人或者其他组织的卫生行政许可申请进行卫生监督审查之后，认为其经营项目或卫生设施等符合相关卫生标准和要求而制发的卫生许可证明书。

2.作用 卫生许可证是国家进行卫生行政许可的基本形式，是卫生监督管理相对人获得从事特定行为或从业资格的身份证明。表明申请者符合相应的标准和要求，申请从事的卫生相关活动或从业资格已经得到卫生健康行政机关的许可，许可证一经颁发，即获得相关法律效力。

（二）制作要求

1.单位名称 填写申请单位的全称。

2.责任人 填写个人、法定代表人、负责人姓名。

3.地址 按经营场所的详细地址填写。

4.许可项目 填写《卫生许可证申请书》中卫生健康行政机关批准的项目。

5.发证机关 填写审核颁发卫生许可证的卫生健康行政机关名称并盖章。

6.有效期限 填写许可项目的具体起止日期。

（三）文书格式

卫生许可证

文号：

单位名称：

法定代表人：

（负责人）

地址：

许可项目：

发证机关 （公章）
年　　月　　日

有效期限：　　年　　月　　日至　　年　　月　　日

有效期截止前一个月，需申请办理换证手续。

第三节　产品样品采集、鉴定类文书

产品样品采集、鉴定类文书是卫生监督主体在开展卫生监督检查过程中对鉴定检验所采集的产品样品情况的书面记录。其主要用途为对有关样品和现场进行监督检查、调查核实时使用。本节文书格式采用2012年卫生部发布的《卫生行政执法文书规范》格式。

一、产品样品采样记录

（一）概念与作用

1. 概念 产品样品采样记录是采集用于鉴定检验的健康相关产品及其他产品的书面记录。

2. 作用 产品样品采样记录用于确认产品样品的法律身份，如样品的名称、规格、数量、生产日期或批号、样品的生产者或进口代理单位、包装情况等，同时证明样品的真实来源是从被采样人处取得的。该记录与样品检验报告一起，使检验结果具有证明意义。

（二）制作要求

1. 被采样人 指对样品本身拥有所有权或者进行管理的单位或个人。应依据营业执照或个人身份证正确填写被采样人基本信息。

2. 采样地址 填写实际采取样品的地址。

3. 采样方法 按照样品的代表性要求选择随机采样、选择采样等方法。随机采样一般用于定型包装物品的客观性抽检；选择性采样一般用于对投诉产品质量问题或可疑物品的典型性评价。对采样有特殊要求的，如样品要求无菌采样时必须标注采用无菌采样方法。

4. 采样时间 填写采样开始时的时间。

5. 采样目的 一般分为监督抽检、鉴定、调查或填写具体的目的。

6. 样品名称 定型包装产品按包装上标注的商品名称填写，使用通用商品名的可在商品名前加上其标注的商标名。无定型包装的产品则按被采样人宣称的产品名称填写。

7. 规格 定型包装的产品一般以一个销售包装所含有的数或量表示，如250克/袋，10个/包等。散装的产品样品需在"包装状况或存储条件"一栏标明散装，在规格栏内填写相应的计量单位，如克/份、毫升/份等。

8. 数量 应标明一份样品的具体数量和样品份数。采集的样品数量和所需的份数按有关规定执行。

9. 包装状况或储存条件 根据样品具体情况选择填写"包装状况"或"储存条件"，有包装的注明包装的名称、完整性等。散装的，要注明是用什么容器或材料盛装，采取定型包装的产品一般应是包装完整的。储存条件是针对一些对储存条件有特殊要求的样品所设定的，无特殊要求的产品不填写。如需要冷冻（藏）食品须注明是否在冷冻（藏）场所存放等。

10. 生产日期及批号 按照产品外包装所标注的生产日期及相应批号填写。有批号的应填写批号，没有批号的则填写生产日期。

11. 生产或进口代理单位 填写产品样品标签上标注的生产或进口代理单位全称。

12. 采样地点 在明确采样地址的基础上具体描述采集样品的方位。

13. 空白处填写 所采样品填写齐全后，在空白处应填写"以下空白"。

14. 被采样人签名 被采样人为个人的，由本人签字；为单位的，由陪同人员签字，并可以加盖被采样单位公章。

15. 采样人签名 执行采样的卫生监督人员签名，并注明执法证号码。

16. 采样部门 采样的卫生健康行政机关名称并盖章。

（三）文书格式

卫生行政执法文书

编号：

产品样品采样记录

被采样人：　　　　　采样地址：　　　　　采样方法：

采样时间＿＿＿年＿＿＿月＿＿＿日＿＿＿时　　　　　采样目的：

样品名称	规格	数量	包装状况或储存条件	生产日期及批号	生产或进口代理单位	采样地点

被采样人签名：　　　　　采样人签名：　　　　　卫生健康行政机关名称（盖章）

　年　月　日　　　　　　　年　月　日　　　　　　　　年　月　日

备注：本记录一式三联，第一联留存执法案卷，第二联交被采样人，第三联随样品送检。

中华人民共和国国家卫生健康委员会制定

二、非产品样品采样记录

（一）概念与作用

1. 概念　非产品样品采样记录是从有关场所采集鉴定检验用样品的书面记录。

2. 作用　非产品样品采样记录用于采集公共场所使用的公共物品或者生产经营场所内产生的有害因素等样品的记录，主要在开展公共场所、生产经营场所卫生监督，采集空气、环境、物品表面卫生样品等时使用。

（二）制作要求

1. 被采样人　对样品拥有所有权或对相关场所进行管理的单位（个人）。

2. 采样地点　在明确采样地址的基础上描述采集样品的具体方位。

3. 采样方法　按照实际采样所使用的方法填写，如自然沉降法、涂抹法、集气法等。

4. 采样时间　填写采样开始时的时间。

5. 采样目的　一般分为监督抽检、鉴定、调查或填写具体的目的。

6. 采样设备或仪器名称　按照实际所使用的设备、仪器填写名称，有专门型号表示的要填写相应型号。

7. 采集样品名称　按照实际采集的样品名称填写。如公共场所卫生监督中，采集空气中菌落总数的样品可填写空气微生物样品；用涂抹法采集毛巾、床单等物品表面的菌落总数的样品可填写毛巾涂抹样品、床单涂抹样品；健康危害事故调查中采集的生物样品直接填写呕吐物、洗胃液等。

8. 采样物品编号、份数 根据实际采集的样品形式对样品进行编号，并注明样品的采集份数。

9. 被采样物品或场所状况 填写被采集样品的物品或场所的客观状况。

10. 被采样人、采样人信息 填写要求与产品样品采样记录文书相同。

（三）文书格式

卫生行政执法文书

编号：

非产品样品采样记录

被采样人：

采样地点：

采样方法：

采样时间：_____年___月___日___时

采样目的：

采样设备或仪器名称：

采集样品名称：

采集样品编号：

采集样品份数：

被采样物品或场所状况：

被采样人签名：	采样人签名：	卫生健康行政机关名称（盖章）
年 月 日	年 月 日	年 月 日

备注：本记录一式三联，第一联留存执法案卷，第二联交被采样人，第三联随样品送检。

中华人民共和国国家卫生健康委员会制定

三、产品样品确认告知书

（一）概念与作用

1. 概念 产品样品确认告知书是实施卫生监督抽检的卫生健康行政机关为确认产品的真实生产或进口代理单位，向标签标注的生产或进口代理单位发出的文书。

2. 作用 产品样品确认告知书用于可能引起较严重后果的产品抽检，以确认产品的真实生产或进口代理单位，防止样品因被仿冒而造成损害或引起纠纷。

（二）制作要求

1．接受确认告知的单位 国产产品以产品包装上标注的生产单位或生产者名称为准，进口产品以标签加贴的进口代理单位名称为准。

2．包装标识核对 样品包装上标注的生产单位、生产日期或批号、商标、规格、包装状况等，要与《产品样品采样记录》相一致。

3．要求确认的依据 《健康相关产品国家卫生监督抽检规定》第十一条。

4．联系方式 应将相关卫生健康行政机关的联系地址、邮政编码、联系人、联系电话、办公时间告知接受确认告知书的单位。

（三）文书格式

卫生行政执法文书

产品样品确认告知书

文号：

_____：

　　本机关依法于_____年____月____日在_____
采集到标识为你单位生产（进口代理）的产品样品，产地为_____，
_____年____月____日生产的批号为_____，规格为_____，
标识为_____的_____样品。根据_____的规定，
你单位可在收到本告知书____日内将样品真实性的确认意见书面回复本机关或派员携带身份证明、单位授权证明到本机关对产品的真实性进行现场确认。

　　逾期未回复的，本机关将按照对样品真实性无异议处理。

　　对样品真实性有异议的，应在上述时限内提出并提供书面证明材料。

　　联系地址：

　　邮政编码：

　　联 系 人：

　　联系电话：

　　办公时间：

卫生健康行政机关名称（盖章）

年　　月　　日

备注：本告知书一式二联，第一联留存执法案卷，第二联送产品生产或进口代理单位。

中华人民共和国国家卫生健康委员会制定

第四节　卫生监督现场检查处理类文书

　　卫生监督现场检查处理类文书是卫生监督主体在履行卫生监督职责过程中，进行日常监督检查时使用的文书，主要用于现场监督检查和调查核实、提出卫生监督意见、实施卫生行政强制措施等情况。本节文书格式采用 2012 年卫生部发布的《卫生行政执法文书规范》格式。

一、卫生监督意见书

（一）概念与作用

1. 概念 卫生监督意见书是卫生健康行政机关制作的对被监督单位或个人具有指导性或指令性作用的文件，用于对被监督对象提出卫生要求、改进意见、技术指导、卫生学评价、产品卫生质量评价等。

2. 作用 卫生监督意见书的作用包括：①警示作用，即卫生监督管理相对人有违法行为时，卫生健康行政机关以监督意见的形式责令其改正违法行为；②技术指导作用，即通过监督意见指导和帮助卫生监督管理相对人达到卫生法律规范设定的卫生标准和要求。

（二）制作要求

1. 监督意见 针对发现的问题提出切实可行的改进办法，使其达到卫生标准或卫生要求，一般用于设施、设备、工艺、具体操作等。对存在违法事实，依法需要责令改正的，应当写明法律依据、改正期限及责令改正意见等内容。

2. 当事人签名 由被监督单位（个人）陪同检查人员或其委托的代理人签名。

（三）注意事项

1. 若对当事人下达责令整改的意见后，须跟踪核查当事人是否在规定的期限内整改完毕。若当事人逾期未改正违法行为，《卫生监督意见书》则成为行政处罚的重要证据之一。

2. 责令限期整改的期限应该具有合理性。

3. 一般不能单独使用，应结合《现场笔录》同时使用。

（四）文书格式

卫生行政执法文书

编号：

卫生监督意见书

当 事 人：

地　　址：

联系电话：

监督意见：

当事人签收：　　　　　　　　　　　　　　卫生健康行政机关名称（盖章）

　年　月　日　　　　　　　　　　　　　　　　　　年　月　日

备注：本意见书一式二联，第一联留存执法案卷，第二联交当事人。

中华人民共和国国家卫生健康委员会制定

二、现 场 笔 录

（一）概念与作用

1. 概念 现场笔录是在案件调查、现场监督检查或采取行政强制措施过程中，对与案件有关的现场环境、场所、设施、物品、人员、生产经营过程等进行现场检查时所作的记录。

2. 作用 现场笔录是客观情况的书面反映，是卫生监督中非常重要的证据类文书，是进行卫生行政处罚和行政诉讼的重要原始证据之一，是制作立案报告的依据之一。通过笔录中的记录内容，可以再现现场客观存在的状况，使没有到过现场的人对现场的卫生状况以及生产经营者存在的违法事实有一个比较全面的了解。现场笔录与现场拍摄照片、录像以及现场提取的其他证据相互补充，客观反映与案件有关的现场总体情况。

（二）制作要求

1. 检查时间 填写现场检查的具体时间，起止时间应当写明：年、月、日、时、分至几时几分。

2. 检查地点 填写现场检查的具体方位和地点，包括具体检查位置的范围。

3. 记录内容 是现场记录的重点和核心，将与案件有关的现场环境、场所、设施、物品、人员、生产经营过程等情况准确、客观地记录下来。记录的书写没有固定格式，但应注意以下原则：①客观性原则：即必须如实记录，不能做任何分析推断，记录执法人员在现场所看到的事实和行为才是客观证据，而未亲眼观察到的、分析判断的、卫生监督管理相对人（现场相关人员）所说的、群众投诉举报的内容则不能随意记录；②相关性原则：即所记录的事实和行为等应与执法内容（案件调查、采取行政强制措施过程等）相关，与执法内容无关的不应记录。

4. 书写记录应注意的问题 主要包括：①记录顺序可以与检查工作的顺序一致，边检查边记录。也可以在检查结束后，当场对检查内容加以归纳整理，并结合法律条款内容有针对性地加以记录。在检查过程中，拍摄现场照片、提取物证的，也应同时记录下来。②现场笔录要突出重点，抓住主要违法事实作记录，不能事无巨细全部记录。记录时只对现场状况和违法行为作记载，不作任何评价，不写处罚与否。③对违法事实的描述必须具体，主要从地点（部位）、内容、数量、状况等方面考虑，不能笼统、抽象。④现场笔录不能当作催款单使用，不能当作责令改正通知书，不能当作行政控制决定书，不能当作违法物品的收据或者清单。⑤笔录要记录物证和拍照的物品所在的位置、名称、数量、状态、标记等，如果在现场采取了行政控制措施或保存证据措施的，应该在记录中记载。⑥一案多个现场或同一现场进行多次检查的，应当分别制作现场笔录，不能只制作一份笔录。⑦在记录完成后注明"以下空白"。

5. 当事人签名 现场记录完成后应当场交由当事人审阅或当场宣读，并由当事人签字确认。当事人认为有遗漏或差错的，应当提出补充和修改，在改动处签字或用指纹、印鉴覆盖。当事人认为记录真实无误，应当在笔录上注明"以上笔录属实"后签字。当事人拒不签字的，应注明情况。当事人不在现场的，应邀请见证人到场并在笔录上签署姓名和日期。如有多页记录，每页均需要签名。

6. 监督员签名 应由 2 名以上进行现场检查的监督员签署姓名和日期。有多页记录的，每页均需要签名。

（三）文书格式

卫生行政执法文书

编号：

现场笔录

第____页共____页

被检查人：

检查机关：

检查时间：_____年____月_____日_____时____分至_____时_____分

检查地点：

卫生监督员示证检查，执法证件号码_____，_____

检查记录：

当事人签名：

  年 月 日

卫生监督员签名：_____

  年 月 日

中华人民共和国国家卫生健康委员会制定

三、卫生行政控制决定书

（一）概念与作用

1.概念 卫生行政控制决定书是卫生健康行政机关发现当事人生产经营的产品或者场所已经或者可能对人体健康产生危害，需要对物品或者场所采取控制措施时发出的文书。

2.作用 卫生行政控制决定书通过采取控制措施，防止已经或可能对人体健康产生危害的物品或场所继续生产经营，避免扩大影响范围。

（二）制作要求

1.被控制主体名称 被控制物品的所有人或者场所的经营者。

2.控制的原因 当事人生产经营的产品或者场所已经或者可能对人体健康产生危害。

3.控制的依据 填写相应法律法规的具体规定。

4.控制对象 填写实际控制物品、场所的名称。被控制对象是物品的，还应对物品的主要性状做必要的描述，并标明物品的具体数量。

5.控制地点 控制对象为场所的，场所所在地就是控制的地点。控制对象是物品的，填写控制的物品所在地址。

6.控制方式 根据法律法规的规定确定。

7.当事人签名 由当事人或其委托代理人签名。

（三）文书格式

卫生行政执法文书

卫生行政控制决定书

文号：

_____：

鉴于_____原因，根据

_____的规定，本机关决定对下列物品或场所进行控制：

控制物品或场所名称	控制地点	控制方式
（以下空白）		

本机关将于____日内对被控制的物品或场所依法作出处理决定。此前，你单位不得销毁或使用被控制的物品或场所，并负有安全保障责任。如不服本控制决定，可依法申请行政复议或向人民法院起诉，但不影响本控制决定的执行。

当事人签收：   卫生健康行政机关名称（盖章）
　年　月　日   　年　月　日

备注：本决定书一式二联，第一联留存执法案卷，第二联交当事人。

中华人民共和国国家卫生健康委员会制定

第五节　卫生行政处罚类文书

卫生行政处罚类文书是指卫生监督主体在查处卫生违法案件，实施卫生行政处罚的过程中制作和使用的文书。在进行卫生行政处罚裁量、卫生行政处罚告知和作出卫生行政处罚决定时使用，其主要文书包括《行政处罚事先告知书》《行政处罚决定书》《当场行政处罚决定书》《送达回执》《强制执行申请书》《结案报告》等，本节选取常见的卫生行政处罚文书进行介绍。本节文书格式采用2012年卫生部发布的《卫生行政执法文书规范》格式。

一、行政处罚事先告知书

（一）概念与作用

1. 概念　行政处罚事先告知书是卫生健康行政机关在作出行政处罚决定前，告知当事人将要作出的行政处罚决定的事实、理由、依据以及当事人依法应当享有的权利时制作的文书。

2. 作用 行政处罚事先告知书是实施行政处罚（简易程序除外）时履行必经法定程序的重要证据记载，是确保办案程序合法的重要环节；卫生健康行政机关在作出行政处罚决定之前向当事人送达该法律文书，对于保护当事人的合法权利具有重要作用。

（二）制作要求

1. 当事人违法行为 填写当事人的具体违法行为及违法行为发生的时间、地点、情节、后果等。

2. 行政处罚的理由 当事人行为违法的法律依据及具体条款。

3. 行政处罚决定的法律依据 当事人违法行为应受到行政处罚的法律依据及具体条款。

4. 行政处罚的种类和幅度 拟给予当事人何种处罚，处罚的具体内容和幅度。

5. 告知事项 告知当事人享有的陈述和申辩的权利，适用听证的还应当告知当事人享有要求举行听证的权利及法定期限，并注明联系电话、联系人、地址等。在当事人表明放弃陈述和申辩权或者放弃听证权时，应当请当事人在"当事人意见记录"处写明"放弃陈述和申辩权"或者"放弃听证权"等内容。

（三）文书格式

卫生行政执法文书

行政处罚事先告知书

文号：

_____：

你（单位）_____的行为

违反了_____的规定，

依据_____的规定，

本机关拟对你（单位）作出_____的行政处罚。

根据《中华人民共和国行政处罚法》第四十四条和第四十五条规定，你（单位）享有对此进行陈述和申辩的权利。可在_____年_____月___日前到_____进行陈述和申辩。逾期视为放弃陈述和申辩。

□根据《中华人民共和国行政处罚法》第六十三条、第六十四条规定，你（单位）有要求举行听证的权利。如你（单位）要求听证，应当在收到本通知后5日内提出申请。逾期视为放弃听证。（在□内打"√"的为当事人享有该权利。）

联系电话： 联系人：

地　址： 邮政编码：

当事人意见记录：

当事人签收： 卫生健康行政机关名称（盖章）

　年　月　日 　年　月　日

备注：本告知书一式二联，第一联留存执法案卷，第二联交当事人。

中华人民共和国国家卫生健康委员会制定

二、行政处罚决定书

（一）概念与作用

1. 概念　行政处罚决定书是对事实清楚、证据确凿的卫生违法案件，根据情节轻重依法作出行政处罚决定的文书。

2. 作用　行政处罚决定书是卫生健康行政机关对案件作出的结论，是国家意志的体现，送达后即发生法律效力，对处罚对象来说是必须履行的强制性义务，非经法定的程序不得变更或撤销。

（二）制作要求

1. 被处罚人信息　被处罚人是法人或者其他组织的，填写单位全称，以及法定代表人（负责人）、卫生许可证件或者统一社会信用代码等内容；是个体工商户的，填写营业执照登记的名称或经营者名称，并注明字号经营者的基本信息（姓名、身份证号、联系电话等）；是个人的，填写姓名及身份证号。

2. 地址　填写被处罚人的地（住）址。

3. 违法事实　填写违法行为的发生经过，记载发生时间、地点、原因、情节、后果等，要求逻辑清楚、层次分明。书写时不要把与案件定性无关的次要情节和细节都写上，尤其是证据不充分或法律法规没有明确规定的事实。

4. 违法证据　按照证据类型归类列出在监督检查及调查取证时所取得的、能够证明当事人违法事实的书证、物证、视听资料、证人证言等证据。

5. 法律依据　包括违法行为及处罚的法律依据两方面。一是针对违法行为违反的法律法规名称以及具体的条款，要与当事人违法事实相对应，能够确定违法事实中陈述的行为是违法行为；二是针对处罚决定，处罚结果要与法律条款中规定的处罚完全一致；三是存在多项违法行为的，应单独列出其中每一项违法行为违反的法律法规名称、条款，并依据哪一条款进行处罚。

6. 处罚内容　经批准的处罚决定内容应按一定顺序书写。对于有多项违法行为的，应体现对违法行为分别裁量、合并处罚的内容。

7. 履行处罚的方式及期限　对罚款或没收违法所得的处罚，应告知被处罚人自收到行政处罚决定书之日起15日内，通过指定的方式缴纳。

8. 被处罚人的救济权利、途径及期限　填写被处罚人不服行政处罚决定时申请行政复议和行政诉讼的具体途径与期限。

（三）文书格式

卫生行政执法文书

行政处罚决定书

文号：

被处罚人：_____地址：_____

本机关依法查明_____的行为。

以上事实有_____为证。

你（单位）违反了_____的规定。

现依据_____的规定，

决定予以你（单位）_____的行政处罚。

罚款于收到本决定书之日起 15 日内缴至_____，

或者通过电子支付系统缴纳罚款。

逾期不缴纳罚款的，依据《中华人民共和国行政处罚法》第七十二条第一款第（一）项规定，每日按罚款数额的 3% 加处罚款。

如不服本处罚决定，可在收到本处罚决定书之日起 60 日内向_____人民政府申请行政复议，或者 6 个月内向_____人民法院起诉，但不得停止执行本处罚决定。逾期不申请行政复议也不向人民法院起诉，又不履行处罚决定的，本机关将依法申请人民法院强制执行。

卫生健康行政机关名称（盖章）
年　月　日

备注：本决定书一式二联，第一联留存执法案卷，第二联交当事人。

中华人民共和国国家卫生健康委员会制定

三、当场行政处罚决定书

（一）概念与作用

1. 概念　当场行政处罚决定书是对案情简单、违法事实清楚、证据确凿的违法案件依法当场作出处罚决定的文书。

2. 作用　当场行政处罚决定书是当场处罚最主要的书面证明材料，其程序简单，有利于提高行政效率。

（二）制作要求

1. 当场行政处罚决定书的填写　与普通程序行政处罚决定书的要求基本相同。其设定的行政处罚类型为警告和罚款。同时，还应当责令被处罚人立即或限期改正违法行为。

2. 作出处罚的种类和幅度　设定的行政处罚为警告或罚款，并且对个人的罚款为 200 元以下，对法人或者其他组织的罚款为 3 000 元以下。

3. 陈述和申辩　告知被处罚人具有陈述和申辩的权利，并充分听取被处罚人的陈述和申辩。

4. 当事人签收　卫生行政执法文书中的《当场行政处罚决定书》已经设计了当事人签收栏，无须制作《送达回执》，由当事人签收即可。拒不签收时要注明原因。

（三）文书格式

卫生行政执法文书

编号：

当场行政处罚决定书

_____：

    本机关于_____年____月____日查明你（单位）有下列违法行为：_____

_____。

    上述行为已违反了_____之规定，现依据

_____规定，决定予以你（单位）□警告；□罚款____元的行政处罚。同时责令

（立即/_____日内）改正违法行为。

    罚款于收到本决定书之日起 15 日内缴至_____，或者

通过电子支付系统缴纳罚款。

    逾期不缴纳罚款的，依据《中华人民共和国行政处罚法》第七十二条第一款第（一）项规定，每日按罚款数

额的 3% 加处罚款。

    如不服本处罚决定，可在收到本处罚决定书之日起 60 日内向_____人民政府申请行政复议，

或 6 个月内向_____人民法院起诉，但不得停止执行本处罚决定。逾期不申请行政复议也不向

人民法院起诉，又不履行处罚决定的，本机关将依法申请人民法院强制执行。

               卫生监督员签名：_____　卫生健康行政机关名称（盖章）

                                        年　月　日

    我于_____年____月____日收到本决定书，卫生监督员在处罚前已向我（单位）告知了权利，并听取了我

的陈述和申辩。

                          当事人签名：

                                  年　月　日

    备注：本决定书一式二联，第一联留存执法案卷，第二联交当事人。

                              中华人民共和国国家卫生健康委员会制定

四、送达回执

（一）概念与作用

1. 概念　送达回执是将行政执法文书送交有关当事人后，证明受送达人已收到的凭证。主

要用于送达决定书、通知书、告知书等对外使用的文书。

2. 作用　送达回执是进行复议、诉讼时的重要证据材料。受送达人在送达回执上签收，表

示卫生健康行政机关所制作的卫生行政执法文书已经交付当事人，该文书即产生法律效力。

（二）制作要求

1. 送达机关及盖章　填写送达行政机关的全称。

2. 受送达人　应与所送达文书的当事人相一致。

3. 送达文件名称及文号　填写送达文书的名称及其文号。

4. 送达方式　包括直接送达、邮寄送达、传真送达、电子邮件送达、留置送达、公告送达等

法定方式。

5. 送达地点　填写文书送达的具体地点。

6. 送达人和受送达人签名及时间　送达人应是 2 名以上案件承办人。由送达人和受送达人分别签名，注明送达和收到时间。本人不在时，交同住的成年家属签收；受送达人是法人或者其他组织的，由法定代表人、其他组织负责人或者该单位负责收件人员签收。

7. 拒绝签收处理　在直接送达时当事人拒绝签收而采用留置送达方式的，送达人可以邀请有关基层组织或者所在单位的代表到场，在备注栏说明拒签事由，通过拍照或执法录像等方式记录留置送达的过程，并邀请见证人签署姓名及日期。

8. 邮寄、电子邮件或传真送达方式　邮寄时以回执注明的收件日期为送达日期。经受送达人同意，可以采用电子邮件或传真送达方式，以确认其收悉的方式发送邮件或传真，送达信息到达受送达人特定系统的日期为送达日期。

9. 当事人下落不明时的送达　卫生健康行政机关应在 7 日内依照《民事诉讼法》的有关规定将卫生行政处罚决定书送达当事人，如当事人下落不明无法送达的，以公告方式送达，自发出公告之日起经过 30 日即视为送达，并在案卷中记录原因及经过。

（三）文书格式

卫生行政执法文书

送达回执

行政机关：(盖章)

受送达人(单位)：

送达文件名称：　　　　　　　　　　　文号：

送达方式：

送达地点：

送达人签名：　　　　　　　　送达时间：　　年　　月　　日

收件人签名：　　　　　　　　收件时间：　　年　　月　　日

留置送达：受送达人拒绝接受送达文件，代收人不愿意在送达文书上签名 / 盖章，送达人员将送达文书留置在＿＿＿＿＿＿＿＿＿＿＿＿＿＿＿＿＿＿＿＿＿＿＿＿。

　　见证人签名：＿＿＿＿＿＿＿＿＿＿＿＿＿＿＿＿

邮寄送达：送达文书已用挂号信发出，挂号信回证日期为＿＿＿年＿月＿日，回证号码为＿＿＿＿＿＿＿。

备注(或挂号信回证粘贴处)：

中华人民共和国国家卫生健康委员会制定

五、强制执行申请书

（一）概念与作用

1. 概念　强制执行申请书是当事人在法定期限内不申请行政复议或提起行政诉讼，又不履行行政处罚决定书中给予的处罚时，经依法催告仍未履行，卫生健康行政机关为请求人民法院强制执行而提交给人民法院的书面申请。

2．作用　强制执行是卫生健康行政机关依靠国家强制力，通过司法程序强制相对人履行义务，保证行政决定得以履行的重要手段之一。卫生健康行政机关可以自期限届满之日起 3 个月内，依照规定申请人民法院强制执行。

（二）制作要求

1．申请强制执行的法院　向卫生健康行政机关所在地有管辖权的人民法院申请。

2．申请理由　简述被处罚单位的违法事实，填写行政处罚决定书的文号或当场行政处罚决定书的编号，写明送达日期及当事人未履行情况。

3．法律依据　一般来说，被申请执行人违反了什么法，就要依据这个法的强制执行条款申请强制执行，也可以依据《行政处罚法》第七十二条规定采取措施。对拒不执行行政复议决定的，可以依据《行政复议法》第三十三条规定。

4．申请执行内容　主要依据已发生法律效力的行政处罚决定书、复议决定书或行政裁决书的内容提出，必须是行政相对人可以给付的，如罚款多少、没收财物的种类和数量等。

5．附件　包括必须向人民法院提交的行政处罚决定书、送达回执等监督文书及作出具体行政行为的证据等其他有关材料。

6．申请执行人　包括申请单位地址、邮编、联系人和联系电话。

（三）文书格式

卫生行政执法文书

强制执行申请书

文号：

_____人民法院：

　关于_____一案的行政决定（《　　　　　》文号／编号：_____）已于_____年___月___日送达，当事人逾期未履行该行政决定，也未申请行政复议或提起行政诉讼，经依法催告仍未履行。根据《中华人民共和国行政强制法》第五十三条之规定，特申请强制执行。当事人基本情况及申请执行的内容如下：

当事人：_____

地址：_____邮编：_____

法定代表人：_____性别：_____年龄：_____职务：_____

申请执行内容：

附件：

申请单位地址：_____邮编：_____

联系人：_____电话：_____

卫生健康行政机关负责人签名：

卫生健康行政机关名称（盖章）

年　月　日

备注：本申请书一式二联，第一联留存执法案卷，第二联送交人民法院。

中华人民共和国国家卫生健康委员会制定

六、结 案 报 告

（一）概念与作用

1.概念　结案报告是对立案调查的案件，在行政处罚决定履行或者执行后，或者不作出行政处罚的案件，报请负责人批准结案的文书。

2.作用　结案报告是整个案件已经按照法定程序处理完毕的重要标志，意味着可以将有关案件材料进行装订，归档保存。

（二）制作要求

1.案由　填写案件调查终结报告认定的案由。

2.执行方式　填写被处罚人履行行政处罚决定的方式，包括自觉履行和人民法院强制执行。

3.执行日期　填写实际履行行政处罚决定的日期。

4.执行结果　填写行政处罚实际执行情况，如完全履行或不完全履行，不完全履行或未履行的需要注明原因。

5.不予行政处罚的理由　对作出不予行政处罚决定的案件，写明不作出行政处罚所依据的法律法规规定。

6.负责人审批意见及签署　负责人应作出是否同意结案的审批意见，并签署姓名和日期。

（三）文书格式

卫生行政执法文书

结案报告书

当事人：

案由：

立案日期：＿＿＿年＿＿＿月　＿＿日

一、作出行政处罚决定

处罚决定书文号：

（一）处罚内容：

（二）执行方式：

（三）执行日期：

（四）执行结果：　　　　　（如未执行或未完全执行需说明原因）

二、不予行政处罚的理由

建议本案结案

承办人签名：

年　月　日

负责人审批意见：

负责人签名：

年　月　日

中华人民共和国国家卫生健康委员会制定

第六节　卫生行政复议类文书

　　卫生行政复议类文书是卫生行政复议机关在办理卫生行政复议案件过程中形成和制作的具有法律效力的文书。其用途是：①卫生行政复议机关从受理卫生行政复议申请到卫生行政复议决定履行完毕全部办案过程的记载；②卫生行政复议机关办理卫生行政复议案件时处理实体内容和履行法定程序的凭据。根据卫生行政复议程序的阶段不同，有不同用途的具体行政复议文书，不同用途的文书制作主体也有区别。复议类文书主要遵循国务院法制部门的规定。

一、卫生行政复议申请书

（一）概念与作用

　　1. 概念　卫生行政复议申请书是个人、法人或者其他组织认为卫生监督主体的监督行为侵犯其合法权益，依法向作出卫生监督行为的行政机关的上级行政机关或本级人民政府提出复议请求，要求撤销、变更、责令重新作出卫生监督行为或履行法定职责的法律文书。

　　2. 作用　复议申请是行政复议的前提和基础，一旦卫生行政复议机关受理，标志着卫生行政复议程序的开始。同时，行政复议申请书又是卫生行政复议行为实施和作出决定的书面依据，是卫生行政复议机关审查复议申请是否符合《行政复议法》规定的唯一书面材料。

（二）制作要求

　　1. 申请方式　申请行政复议可以书面申请，也可以口头申请。口头申请的，行政复议机关应当记录申请人的基本情况、行政复议请求、申请复议的主要事实、理由和时间。

　　2. 首部　填写申请人、被申请人、委托代理人（委托代理人申请卫生行政复议必须持有申请人的委托书）的基本情况。

　　3. 正文　阐明要求予以复议的被申请人的具体行政行为、复议的具体请求事项、支持复议请求事项的事实和理由、呈请复议的行政机关。

　　4. 尾部　申请人签名、注明申请日期和附送的有关资料。

（三）文书格式

行政复议申请书

申请人：姓名_____年龄_____性别_____地址_____。

（法人或者其他组织名称：_____地址_____。

法定代表人或主要负责人姓名：_____）。

委托代理人：姓名_____住址_____。

被申请人：名称_____地址_____。

行政复议请求：申请人因不服被申请人____年____月____日作出的_____（具体行政行为），

向_____机关提出复议申请，要求_____。

事实和理由：_____。

此致

_____（受理行政复议机关）

申请人（签名或者盖章）：

（申请行政复议的日期）　　年　月　日

附件：1. 申请书副本____份

　　　2. 证据____份

二、不予受理行政复议申请决定书

（一）概念与作用

1.概念　不予受理行政复议申请决定书是指卫生行政复议机关收到卫生行政复议申请后，经过审查，对不符合《行政复议法》规定的复议申请决定不予受理时，向申请人发出的法律文书。

2.作用　不予受理行政复议申请决定书的作用是告知申请人不予受理的决定和理由，让申请人知道其提出的行政复议申请未被受理及其理由。

（二）制作要求

1.首部　填写文号、申请人和被申请人情况等。

2.正文　填写申请复议的理由，表明复议机关审查意见及不予受理的依据，并告知诉权和诉期。

3.尾部　行政复议机关加盖印章并注明文书制作日期。

（三）文书格式

不予受理行政复议申请决定书

文号：

申请人：姓名_____性别_____出生年月_____。

住所（联系地址）：_____。

（法人或者其他组织名称_____地址_____。

法定代表人或者主要负责人（姓名）_____职务_____）。

被申请人：名称_____地址_____。

法定代表人或者主要负责人（姓名）_____职务_____。

申请人对被申请人（具体行政行为）不服，于____年____月____日向本机关提出了行政复议申请。经审查，本机关认为：（不予受理的事实和理由）。根据《中华人民共和国行政复议法》第_____条、第十七条的规定，决定不予受理。

年　月　日

（行政复议机关印章或者行政复议专用章）

三、被申请人答复书

（一）概念与作用

1.概念　被申请人答复书是卫生监督主体的监督行为被当事人提出申请复议，卫生行政复议机关依法决定受理并送达受理通知和申请书副本后，作为被申请人的卫生监督主体，在法定期限内针对当事人的复议申请，向卫生行政复议机关提交的说明卫生监督行为认定事实清楚、适用法律正确的书面答复。

2.作用　根据《行政复议法》的规定，被申请人在规定期限内不答复、不提交相关证据，将依法撤销卫生监督行为，因此该文书在行政复议中具有非常重要的法律意义。

（二）制作要求

1.首部　写明答复人的基本情况（名称、地址、法定代表人及职务等）；复议申请人（被答复人）的身份情况。

2.正文　被申请人应该在答复书中全面、准确、详实地阐述作出卫生监督行为的合法性和合理性，提交作出卫生监督行为的依据和有关证据材料，作出该卫生监督行为的事实依据、法律依据。要对申请人提出的诉求和异议作出有针对性的答复，不得敷衍了事、避重就轻、回避矛盾。

3. 尾部　答复机关加盖印章并填写制作日期。

（三）文书格式

被申请人答复书

文号：

被申请人：(名称)＿＿＿＿＿＿＿＿＿＿＿＿＿＿地址＿＿＿＿＿＿＿＿＿＿＿＿＿＿＿＿＿＿＿

法定代表人或者主要负责人(姓名)＿＿＿＿＿＿＿＿＿＿职务＿＿＿＿＿＿＿＿＿＿＿＿＿＿＿＿

(申请人)对本机关于＿＿年＿＿月＿＿日作出的(卫生监督行为)不服提出行政复议申请,根据你机关行政复议答复通知书(文号＿＿＿＿＿＿)的要求,现答复如下：

一、主体方面。……

二、认定事实方面。……

三、适用依据方面。……

四、内容方面。……

五、程序方面。……

(六、其他要说明的问题,主要说明争议问题)

综上,……

此致

(行政复议机关名称)

附件：1. 被申请人答复书一式三份

　　　2. 证据目录清单及相关证据

　　　3. 统一社会信用代码证复印件

　　　4. 法定代表人身份证明

　　　5. 授权委托书(有委托代理人的)

被申请人：(印章)

年　月　日

四、行政复议决定书

（一）概念与作用

1. 概念　行政复议决定书是指行政复议机关在查明复议案件事实的基础上,根据事实与法律规定对原卫生监督行为作出维持、变更、撤销、确认违法,重新作出卫生监督行为和责令履行法定职责等决定时制作的法律文书。

2. 作用　行政复议决定书是行政复议机关对被申请复议的卫生监督行为进行审查后得出的结论,体现了行政复议机关对案件的态度,是直接对外发生法律效力的文书,可以直接对当事人的权利义务产生影响。撰写行政复议决定书是整个行政复议活动的最后环节,标志着行政复议案件审理阶段的结束。

（二）制作要求

1. 首部　填写文号、申请人、被申请人、委托代理人、第三人基本情况等。

2. 正文　包括卫生监督行为、申请复议日期、申请人请求、申请人称、被申请人称、经查、本机关认为等各项内容。

3. 尾部　应当告知当事人诉讼的权利和期限,由行政复议机关署名盖章,并注明日期。

（三）文书格式

（行政复议机关名称）
行政复议决定书

文号：

申请人：姓名_____性别_____出生年月_____住所_____

（法人或者其他组织名称_____住所_____

法定代表人或者主要负责人姓名_____职务_____）。

委托代理人：姓名_____住址_____

被申请人：名称_____住址_____

第三人：名称_____住址_____

委托代理人：姓名_____住址_____。

申请人不服被申请人的<u>（卫生监督行为）</u>_____，于____年____月____日向本机关申请行政复议，本机关依法已予受理。

申请人请求：_____。

申请人称：_____。

被申请人称：_____。

（第三人称）：_____。

经查：_____。

本机关认为：<u>（卫生监督行为认定事实是否清楚，证据是否确凿，适用依据是否正确，程序是否合法，内容是否适当）</u>_____。

根据《中华人民共和国行政复议法》第二十八条规定，本机关决定如下：_____。

（符合行政诉讼受案范围的，写明：对本决定不服，可以自接到本决定之日起 15 日内，向_____人民法院提起行政诉讼。）

（法律规定行政复议决定为最终裁决的，写明：本决定为最终裁决。）

年 月 日
（行政复议机关印章或者行政复议专用章）

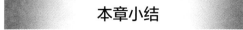

本章小结

对于卫生监督主体及其卫生监督人员来说，掌握卫生监督文书制作、使用和管理的基础知识，熟悉常见和重要的卫生监督文书制作的基本内容和要领是基本工作要求。卫生监督文书的制作质量不仅能够反映监督人员办案的基本水平，更能反映监督主体依法行政的水平以及行政管理的基本情况。在学习卫生监督文书的相关知识时，需要深刻理解各类卫生监督文书的内涵、作用和制作规则，熟悉常见文书制作要点。主题明确、记录严谨、结构完整、语言准确、内容全面是文书制作的基本要求。

思考题

1. 什么是卫生监督文书？它在卫生监督工作中有什么作用？

2. 卫生监督文书的特征有哪些？

3. 卫生监督文书制作的原则和基本要求是什么？

（杨 星）

第九章　卫生监督信息管理

随着经济和社会的发展，信息技术日新月异，其对各行各业的影响也日益凸显。卫生监督信息管理经过多年的发展，无论在理论上还是在实践中都取得了一定的成效，建立了全国统一的卫生监督信息系统，在一定程度上提高了卫生监督工作效率。但由于地区间经济社会发展差异，卫生监督信息的联通、共享、利用还存在很多不尽如人意的地方。在当今国家数字化转型阶段，如何利用信息管理助力卫生监督工作，是需要深入思考的问题。本章通过对卫生监督信息管理基础知识、卫生监督信息管理系统以及卫生监督信息利用的介绍，使读者对相关概念和框架有初步了解，对未来卫生监督数字化转型有一定的启发。

第一节　概　　述

一、信息与信息管理定义

（一）信息的定义

信息（information）是指对客观事物的反映，是关于客观事实的可通信的知识。从语源来看，"information"（信息）这个词来源于动词"inform"（通知），也就表示从发出者到接受者之间传递的消息。信息就像空气一样在人类社会活动中如影随形，人类通过获得、识别自然界和社会的不同信息来区别不同的事物，得以认识和改造世界。信息的表现有多种形式，如图像、声音、文字、符号、视频、气味等，人体器官能够接收到的几乎都可以称为信息。从本质上看，信息是对社会、自然界的事物特征、现象、本质及规律的描述。

近现代以来，随着报纸、广播、电视等媒体的普及，以及计算机技术、互联网的快速发展，信息的形态也从语言文字、声音信号等人类器官可直接接收并理解的形式，扩展到更为广泛的数字视听乃至虚拟现实。

（二）信息管理的定义

20 世纪 60 年代以后，随着信息技术的迅猛发展和信息量的迅速增长，信息管理开始出现。由于信息管理是一门全新的学科，人们对信息管理的理解和定义尚未完全统一。

信息管理可以被定义为一种特殊形式的管理活动，其管理范围涉及数据处理、文字处理、电子通信、记录管理、图书馆和情报中心、自动化办公系统、外向型信息服务、所有与信息有关的指挥控制活动等领域，其构成要素包括技术、专家、可利用的资源和系统等，也可以被认为是改进机构的生产效率的有独特认识的管理科学。信息管理包含了对相关信息过程进行的规划、组织和控制，也可以从微观、中观和宏观，即从对信息本身的管理，对涉及信息活动的各种要素进行合理的计划、集成、控制和对信息产业管理三个层次进行理解。

从广义角度对信息管理进行定义，信息管理（information management）是指人对信息资源和信息活动的管理，是对与信息活动相关的人员、信息、技术和机构所进行的计划、组织、协调和控制。信息管理的目的是实现信息资源的合理开发和有效利用，其具体内容包括信息流程的管理、信息商品和流通的管理、信息系统的管理、信息技术的管理、信息产业的管理、信息人才的管理等。

二、信息管理的流程

　　信息是一种具有生命周期的资源，会随着在生命周期中所处的不同阶段起起落落，而信息生命周期则是信息运动的自然规律。信息管理是在信息生命周期基础上衍生出来有效管理数据和信息的战略，与制造一种产品一样，信息管理存在逻辑上相互关联的若干阶段或步骤，每一阶段或步骤都依赖于上一阶段或步骤。

　　信息生命周期管理是一种信息管理模型，与卫生系统的管理模型类似，信息生命周期管理关注结构—过程—结果，是对信息进行贯穿其整个生命周期的管理，是一种针对信息主动管理的过程策略，其宗旨在于保证信息传播的连续性。根据信息运动的特点，信息生命周期管理包括信息创建（产生／发布）、采集、组织、存储、利用、清理（销毁／回收）6个阶段（图9-1）。

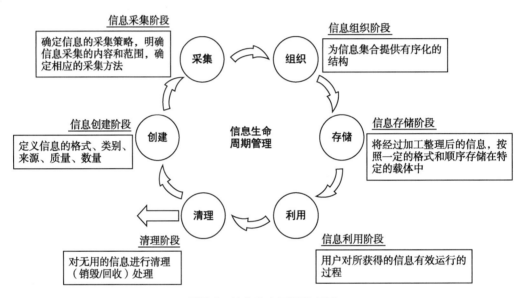

图9-1　信息生命周期管理图

（一）信息创建阶段

　　信息创建（产生／发布）阶段是信息生命周期的初始阶段，是信息从无到有的起源，是进行信息生命周期管理的起点。在信息产品的创建阶段，要对信息资源的后续利用进行充分考虑，才能使得该信息最终能够被轻松地开发、利用和保存，因而在信息创建阶段需要保持文档格式、规范及元数据描述的一致性。

（二）信息采集阶段

　　采集是信息资源得以开发利用的基础和起点。面对增长速度快、多载体、多格式、多渠道的信息内容，需要确定信息的采集策略，明确信息采集的内容和范围，确定相应的采集方法。

（三）信息组织阶段

　　信息组织阶段是为信息集合提供有序化的结构，使之形成一个有机化的整体，以便于对信息的存储和利用，也就是采用一定的方法将所采集到的大量、分散、杂乱的信息经过筛选、分析、标引、著录、整序、优化，形成一个便于用户有效利用的系统的过程。

（四）信息存储阶段

　　信息存储是实现信息价值的基础，主要任务是依托相关存储应用技术，将存储在相应载体和介质上的信息从不可得状态变为可得状态，可得状态变为可用状态，低水平使用状态变为高水平使用状态，使得信息的管理、共享、保护、备份、恢复、复制等功能用自动化的方式实现。

（五）信息利用阶段

信息利用是信息生命周期管理的宗旨，信息利用是用户对所获得的信息有效运行的过程。信息生命周期管理的主要目标是确保信息可以支持业务决策，为用户提供长期的价值。信息利用阶段采用的主要方式包括：建立专业数据库，借助专业搜索引擎，满足特定用户的信息需求；提供专业信息导航，形成有效的信息集合；开展信息增值服务，通过网上信息服务、专题分析研究、专题检索代理以及针对特定用户需要进行创造性的信息产品深度加工。

（六）信息清理阶段

信息清理（销毁/回收）阶段的主要工作是建立科学明确的数据销毁、清理、迁移的规则。及时对无用的信息进行处理，不仅可以节省存储空间，还可以提升安全性，避免一些信息的泄露，带来安全隐患。信息的销毁并不是简单的删除清空这样简单，其同样需要遵循一定的标准。

信息管理的 6 个阶段都不同程度地体现了"标准化"的概念。从古至今，人类的任何实践活动都是按照一定的章法运行，所谓"章法"即为标准。标准是提高质量和效益的依据。信息管理各阶段的标准化，是保证信息管理质量和提高效率的基础。

三、卫生监督信息与信息管理

卫生监督信息（health supervision information），是指在卫生监督全过程中对客观事物的反映，是基于客观事实产生、采集、存储、利用的各项可通信的知识。按照不同的分类方式，卫生监督信息可以分为多种不同类别。按信息的来源，可分为行政审批任务中产生的监督信息、日常监管任务中产生的监督信息、投诉举报查处任务中产生的监督信息、双随机抽查任务中产生的监督信息等；按信息的数据类型，可分为文本信息、音视频文件、图片文件等；按信息的保密程度，可分为公开公示的监督信息、内部共享的监督信息和涉密类监督信息等。

根据信息管理的定义，关于卫生监督信息管理的定义，卫生监督学界主流共识认为，卫生监督信息管理（health supervision information management），是指卫生监督机构或人员综合运用技术、政策、法律等手段对卫生监督信息资源和信息活动的管理，是对信息活动中的信息、人员、技术和机构进行计划、组织、协调和控制的过程，是从过程、系统和环境的不同角度实施有效、全面的管理。

四、卫生监督信息管理的沿革与发展

卫生监督信息管理的沿革与发展，可划分为 4 个典型的阶段，即传统管理阶段、技术管理阶段、资源管理阶段和知识管理阶段。

（一）传统管理阶段

传统管理阶段以信息源管理为核心，以图书馆为象征，同时也包含着档案管理和其他文献资料管理。改革开放以前，尚没有出现现代信息化的概念，卫生监督信息管理工作大多是靠手工完成，这个时期，我国卫生监督参照苏联的模式，由卫生防疫机构实施执法，信息管理以各类纸质文本信息和文书档案为主，图书馆、档案室是最初的信息收藏机构，也是知识和文献收藏、整理和利用的交流机构，传统阶段的管理任务是收藏和管理各类文档记录。

（二）技术管理阶段

随着社会经济、科技和文化的发展，计算机技术飞速发展，为信息管理注入了新的活力，卫生监督信息管理进入了技术管理阶段。卫生监督信息管理由于起步较晚，在技术管理阶段的初期多停留在文书处理、许可证录入等建档应用上。为促进卫生信息管理的发展，卫生部在 2003 年出台了《全国卫生信息化发展规划纲要 2003—2010 年》（卫办发〔2003〕74 号），全国卫生监督机构的信息化建设开始逐步加强,对各类数据信息的采集、加工、存储、检索、传输和利用的系统建设逐步推进。但由于网络设施并不完善,很多系统以区域化建设和单机操作为主,无法实现信息互联互通。

(三)资源管理阶段

卫生监督信息管理的第三个阶段是资源管理阶段。这一阶段信息资源管理不仅关注信息本身,而且从经济学资源配置中高层战略需求的角度对信息活动相关的人、物、技术、信息进行资源性质的管理。把技术、经济、人文3种手段有机结合起来,对卫生监督网络信息资源进行管理,是本阶段信息管理的重点。

(四)知识管理阶段

卫生监督信息管理发展的第四个阶段是知识管理阶段。知识管理是在克服信息管理固有缺陷的基础上发展起来的,是一种重视人与信息交互的信息管理活动,其实质是将结构化和非结构化的信息与人们利用这些信息的规则联系起来。知识管理阶段重视智力的作用,并试图增强和改善卫生监督机构获取、共享和利用知识的能力,是信息管理"智慧化"的体现。

五、卫生监督信息管理系统框架

从卫生监督信息管理的发展历程不难看出,卫生监督信息管理与科学技术和经济社会发展息息相关,科学技术的发展是卫生监督信息管理发展的内在推动力,也使卫生监督信息管理日益趋同经济和社会发展的目标。

从信息管理的流程我们也可以发现,卫生监督信息管理有赖于信息管理系统建设,以信息管理系统为基础,实现信息从创建到清理的全生命周期管理,信息系统是卫生监督信息管理的实现手段。为便于对卫生监督信息进行开发、应用与管理,以信息系统支持业务与管理活动的内容、层次与范围为依据,理论上,卫生监督信息系统可分为面向业务运行的系统、面向管理决策的系统、面向协作与交流的系统3大类。

1. 面向业务运行的系统 主要针对一线卫生监督员的执法应用领域,包括行政审批系统、监督检查系统、行政处罚系统等,通过业务系统结合移动执法端,实现卫生监督信息的管理,提高卫生监督机构对于管理相对人监管的灵敏性、及时性,提高执法人员的工作效率和执法透明度。

2. 面向管理决策的系统 主要针对管理控制层,常见的系统包括管理报告系统、决策支持系统等,通过数据报告、分析处理为管理者提供决策支撑。

3. 面向协作与交流的系统 既面向卫生监督机构内设机构间的协作交流,又面向卫生监督机构外部不同部门之间的协作交流,常见的系统包括协作协调系统、信息门户网站、手机 app 等,通过内部或外部数据的交换,实现卫生监督员之间、管理相对人与卫生监督机构之间、不同内部或外部部门之间的沟通与协作。

卫生监督信息管理虽然起步较晚,但随着《全国卫生信息化发展规划纲要 2003—2010 年》《卫生监督信息系统建设指导意见》等文件的出台,在很大程度上推进了卫生监督信息管理的进程。受制于政策、经济、社会发展等,全国各地卫生监督信息管理的水平参差不齐,由于缺乏统一的数据标准,各地基于区域特征,自建系统较多,标准化程度不高,由此导致信息采集、组织、存储、利用困难。

为建立全国互联互通的卫生监督信息系统,全面掌握全国卫生监督工作业务信息,实现卫生监督工作的科学化、信息化管理,进一步规范卫生监督行为、提高卫生监督工作效率,基于卫生监督机构信息化基础差、信息化程度不高的实际情况,卫生部、国家卫生和计划生育委员会组织开发建设完成了一套国家级的卫生监督信息管理系统,该系统包括卫生监督业务系统和信息报告系统。

第二节　卫生监督业务系统

国家级卫生监督信息平台建设项目于 2009 年 2 月正式启动,明确了"以卫生监督信息报告系统为根本和基础,以卫生监督业务系统全面应用为核心和目标",构建"两级平台为核心,覆盖四个层级的业务应用"的全国卫生监督信息体系架构。国家卫生监督信息平台的业务系统以卫生监督的主要职能工作为基础,为卫生监督员落实各项职能任务提供系统支撑,并收集过程和结果数据;报告系统是卫生监督信息报告、数据库建设和数据共享的关键,是全面掌握卫生监督信息资源的重要手段。通过"个案报告",全面采集全国卫生监督业务信息,涵盖建设项目信息、被监督单位信息、卫生监督检查信息、案件查处信息、监督业务统计信息、监督机构人员信息等内容。

一、系统概述

卫生监督业务系统是利用计算机技术和网络通信技术,对公共场所、生活饮用水、放射卫生、医疗卫生等专业领域履行卫生监督职责中产生的数据进行采集、存储、处理、提取、传输、汇总、加工生成各种信息的信息系统。其中卫生行政许可审批子系统、卫生监督检查和行政处罚子系统是卫生监督业务系统的主要组成部分,子系统之间的关系如图 9-2 所示。

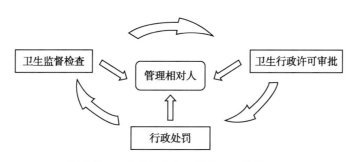

图 9-2　卫生监督业务系统各子系统关系图

系统总体要求如下:①系统遵循卫生监督检查与行政处罚、卫生行政许可与登记、卫生监督监测与评价、卫生监督机构与人员的相关要求,并自动生成卫生健康监督信息报告系统所需的符合标准的数据;②提供统一身份认证功能,确保卫生行政许可审批子系统、卫生监督检查和行政处罚子系统集成利用该功能,实现单点登录;③建立统一的用户权限管理系统,确保卫生行政许可审批子系统、卫生监督检查和行政处罚子系统权限的统一管理;④卫生行政许可审批子系统、卫生监督检查和行政处罚子系统之间实现业务数据共享;⑤建立完整的卫生监督管理相对人档案,提供基于卫生监督管理相对人的信息维护和查询功能,将该卫生监督管理相对人的许可信息、监督检查信息、行政处罚信息等业务信息进行统一归档管理;⑥根据卫生监督各类业务流程规范要求,提供卫生行政许可审批子系统、卫生监督检查和行政处罚子系统的各业务流程的自定义与配置功能,核心业务环节除外;⑦充分考虑功能的全面性和扩展性。

二、子系统功能

(一)卫生行政许可审批子系统

1. 卫生行政许可审批子系统的作用　采集、处理卫生行政许可、审查和备案等管理相对人基本信息,进行动态管理,规范卫生行政许可、审查和备案工作程序,并实现与卫生健康监督信息报告系统的衔接。

2. 卫生行政许可审批子系统的基本功能

(1)业务管理:实现覆盖公共场所、生活饮用水、放射卫生、医疗卫生等专业领域,省、地(市)、县(区)3级行政许可事项的许可业务的动态管理。主要包括以下内容。①申请登记:对管理相对人申请的许可(备案)项目的录入功能;②受理:依据管理相对人提供的材料和申请的许可(备案)项目基本信息认定是否受理该许可业务,并指派相关卫生监督人员审查;③审查:根据管理相对人提供的材料和基本信息审查许可(备案)项目是否符合相关规定,给出审核意见;④决定:相关业务人员审核通过后,由上级领导审查该许可(备案)项目是否符合相关规定,并给出审批意见。

(2)制证与文书管理:实现满足许可业务需要的所有许可文书的打印发放功能,包括以下内容:①文书打印:对许可流程中的登记、受理、审查、决定步骤相关的卫生行政许可文书的打印;②制证:依据审批意见对满足许可条件的管理相对人制作生成并打印卫生许可证件;③发证:将制作的卫生许可证件发送至管理相对人,并制作送达回执文书。

(3)归档管理:实现许可业务处理结束后对管理相对人统一归档管理的功能。

(4)结果公示:对许可项目在受理环节的审核结果、决定环节的审批结论进行公示,以便于申请人及公众查询,同时提供申请人对申报的许可事项状态查询的功能。

(5)查询管理:实现许可业务根据单个或多个条件对许可(备案)的历史审批意见及基本信息和许可业务当前所在的流程步骤的查询功能,并在数据共享的基础上控制用户只能查看到其权限范围内的数据。

(6)打印:满足许可业务所需要的打印和查询功能,包括以下内容:①行政许可文书打印;②制作和打印卫生许可证件;③查询已打印的文书和卫生许可证件。

(7)统计报表:实现许可业务信息的统计汇总和报表生成,包括以下内容:①可根据时间范围、行业、地区、机构、业务等设定条件生成汇总统计报表;②统计报表结果支持柱状图、饼图、折线图等图形展现手段。

(8)流程管理:提供系统管理员关于行政许可子系统的管理功能,主要包括对于许可事项、许可事项流程定制、许可材料定制等功能。许可审批流程包括申请、受理、审查、决定、办结5大环节,除申请环节外,其他环节为许可审批事项的必需流程。通过流程定义和配置,可以在法律允许的范围内根据实际业务需要配置流程步骤。

(9)信息卡生成:在完成业务办理后,生成卫生监督信息卡并上报。

(二)卫生监督检查和行政处罚子系统

1. 卫生监督检查和行政处罚子系统的作用 采集、处理各类日常卫生监督检查、监测以及行政处罚和行政控制措施信息,出具现场执法文书,对日常卫生监督检查工作进行动态管理,规范日常卫生监督检查工作,并实现与卫生行政许可审批管理、卫生监督员管理和卫生健康监督信息报告系统的衔接。

2. 卫生监督检查和行政处罚子系统的基本功能

(1)管理相对人档案查询:通过对管理相对人基本档案数据库的查询,实现卫生监督员在监督工作中对管理相对人档案资料的掌握。提供监督频次、应监督单位等指标的查询功能。

(2)执法标准管理:通过卫生监督规范用语、监督检查表等手段,实现卫生监督检查和行政处罚业务执法标准的规范化、模板化管理。同时支持对监督检查表、规范用语的查询、增加、删除、修改、作废等管理功能。

(3)执法任务下达:支持通过任务下达的方式,实现监督任务的层层下达和分配,任务接收人可通过系统获得需执行的任务内容。

（4）监督检查：监督检查完毕后将监督结果输入系统，实现监督检查结果信息的采集，包括以下功能：①具备管理相对人档案资料查询与调入，监督检查结果与管理相对人档案进行关联；②规范用语或检查表调用功能，记录现场过程，通过执法标准规范制作行政执法文书；③可自动生成执法结果；④特定条件转入行政处罚模块。

（5）现场执法：使用具备卫生监督现场执法功能的设备开展执法工作，其设备支持通过在线或离线方式，按照执法标准现场采集监督检查结果，可现场打印监督文书和进行简易程序的处罚。具体包括以下功能：①卫生监督员签入或登录；②管理相对人档案详细资料在线查询与验证；③可获取已下达的监督执法任务；④卫生监督员可依据管理相对人所属专业分类，调用相应的模板化规范用语或监督检查表进行监督检查和当场行政处罚；⑤可以现场快速制作《现场笔录》《卫生监督意见书》《当场行政处罚决定书》《询问笔录》等执法文书，通过连接便携打印机打印；⑥通过音频、图片、视频方式采集现场证据；⑦执法结果可回传；⑧有条件的现场执法设备可支持管理相对人地理位置标注与查询、快速检测、条码扫描等高级应用。

（6）行政处罚：实现规范化处罚流程的处理、处罚文书的制作及管理，建立处罚档案，实现简易程序、普通程序（含听证）处罚的业务动态管理。其包括以下功能：①实现全部卫生行政处罚文书的制作以及流程管理，各种文书间同类项目要求系统可以自动生成；②需要审核的行政处罚环节引入审核流程管理机制；③进行处罚办理时，根据业务办理需要从相关的监督记录中自动关联，并显示行政管理相对人信息、违法行为信息等；④对有时限要求的文书及程序，在时限到达之前能够自动提醒；⑤建立处罚案卷管理档案与分类检索，对监督单位的处罚进行归档并产生相应的目录，供使用单位查询检索以及打印；⑥支持图片、声音、影像等电子资料的现场证据采集与归档；⑦行政处罚信息采集项目设置满足《全国卫生健康监督统计调查制度（2021版）》规定的卫生监督案件查处信息卡的要求。

（7）查询统计：可根据单个或多个项目组合查询出监督或处罚结果信息。统计汇总表采用一览表方式进行显示。如果存在同业务的关联关系，则需支持与详细业务的关联查询，但同时要控制数据权限。

（8）文书打印：具有自动生成符合《卫生行政执法文书规范》的卫生行政执法文书的功能，多份文书通用的元素会自动套用，文书生成后可以直接打印或导出。打印输出包括打印整个文书和套打文书两种格式，其中套打文书只打印执法文书中非固定的文字，用于在已经盖章的空白文书上进行打印。

（9）信息卡生成：监督检查完成或处罚案件结案后，生成卫生监督信息卡并上报。上报后，如果发生行政复议或行政诉讼，能够将行政复议、行政诉讼信息更新到信息卡，并再次上报。

可见，卫生监督业务系统通过卫生行政许可系统采集、处理卫生行政许可、审查和备案等管理相对人基本信息，进行动态管理，规范卫生行政许可、审查和备案工作程序，并实现与卫生健康监督信息报告系统的衔接；通过日常卫生监督检查和行政处罚信息系统采集、处理各类日常卫生监督检查、监测以及行政处罚和行政控制措施信息，出具现场执法文书，对日常卫生监督工作进行动态管理，规范日常卫生监督工作，并通过与卫生行政许可系统、卫生健康监督信息报告系统的衔接，实现数据交换、信息共享。

第三节　卫生健康监督信息报告系统

信息报告是卫生监督工作的重要内容，信息报告系统建设的目的是统一信息报告的内容、标准、流程等。由于国务院政府机构改革和职能调整，信息报告系统自建成至今历经3次名称变更，目前使用的信息报告系统为卫生健康监督信息报告系统，其基本任务是依据《中华人民共和国统计法》和有关法律法规规定,采集《全国卫生健康监督统计调查制度（2021版）》所规定的卫生健康监督基本信息数据,进行统计汇总分析,发布情况通报,目的是全面真实地反映卫生健康监督工作,为制订卫生健康监督工作计划和规划、制定政策提供依据,同时通过信息报告,收集卫生监督信息对工作进行考核,并及时向社会通报卫生健康监督情况。卫生健康监督信息报告系统基于国家卫生信息报告制度建设,并随着公共卫生立法的发展逐步修订完善。

一、系 统 概 述

目前的卫生健康监督信息报告系统涵盖《全国卫生健康监督统计调查制度（2021版）》规定的42张信息卡,涉及目前各级卫生健康行政部门、卫生监督机构以及承担卫生监督职能机构的职责范围内的9个专业,具体为公共场所卫生、生活饮用水卫生（含涉水产品）、学校卫生、传染病防治（含餐具饮具消毒、消毒产品）、职业卫生、放射诊疗、医疗、血液安全和妇幼健康。

卫生监督员在日常的卫生监督执法等业务工作过程中,采集相关的卫生健康监督信息,通过卫生健康监督信息报告系统进行信息的录入、审核、报告,自动生成相应的汇总表。同时,可通过系统进行信息数据的质控、查询、统计和分析。信息采集流程如图9-3所示。

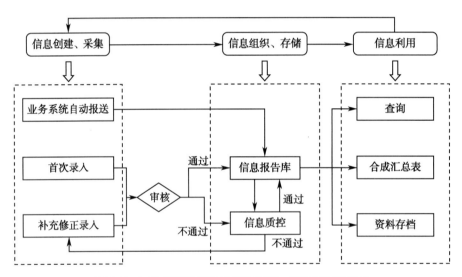

图9-3　卫生健康监督信息报告系统-信息报告流程图

二、系统主要功能

卫生健康监督信息报告系统的主要功能包括信息采集、信息录入、信息审核、信息质控、生成汇总表和查询信息。

（一）信息采集

卫生监督员在实施建设项目卫生审查、行政许可、监督检查和抽检、案件查处等业务工作过程中,手工采集或通过相应的业务系统自动采集相关的卫生健康监督信息。

（二）信息录入

一般有两种方式,一种方式是通过卫生健康监督信息报告系统采集信息,由卫生监督员通过卫生健康监督信息报告系统填报录入。另一种方式是针对业务系统采集到的信息,由业务系统自动生成报告数据。一次不能采集到全部信息时,应及时录入已采集到的信息,待采集全信息后再补充录入。对已存在的有效数据,应核实新情况进行补充录入或修正录入。

（三）信息审核

审核人员对录入卫生健康监督信息报告系统的信息进行审核确认，审核确认后的信息即为有效的上报信息。经审核发现信息不全或有误的，应退回信息录入人员，在核对信息来源后补充修正录入。值得注意的是，由相应业务系统采集到的信息因为已在业务系统内审核通过，故不再进行审核，直接生效。

（四）信息质控

报告管理员负责对已经生效的信息进行查重、查漏和查错等质量控制工作。对出现信息重项、错项、漏项的情况，在系统中撤销信息，退回至信息录入人员，核实校正后补充修正录入。国家卫生健康委卫生健康监督中心设立了国家级数据质量控制分中心，负责职责范围内卫生健康监督信息报告数据的质控。此外，卫生健康监督信息报告系统设置了监控指标项，对已生效的信息数据进行自动监控，便于核查修正错误数据和可疑数据。

（五）生成汇总表

对已生效的信息，卫生健康监督信息报告系统定期自动生成相关统计汇总表。

（六）查询信息

信息查询实行权限管理，卫生监督员可查询授权范围内的个案信息和实时统计汇总信息。

三、卫生健康监督信息卡种类

卫生健康监督信息报告的形式是"个案报告"，其核心是卫生健康监督信息卡。信息卡依据卫生相关法律、法规、规章、规范性文件、标准进行设计，真实、准确、完整、及时、规范地填报信息卡，是保证卫生健康监督信息报告工作质量的关键。9个专业42张信息卡根据卫生监督职能，可以分为建设项目卫生审查类、被监督单位类、监督检查类、案件查处类4大类。

（一）建设项目卫生审查类

建设项目卫生审查信息卡共1张，主要针对预防性卫生监督新建、改建、扩建项目，目的是掌握各地开展建设项目卫生审查的有关情况。

（二）被监督单位类

被监督单位类信息卡共13张，主要针对卫生监督各专业被监督单位，掌握被监督单位基本信息和卫生管理状况。包括公共场所卫生被监督单位信息卡，生活饮用水卫生被监督单位信息卡，涉及饮用水卫生安全产品被监督单位信息卡，学校卫生被监督单位信息卡，餐具饮具集中消毒被监督单位信息卡，消毒产品被监督单位信息卡，传染病防治被监督单位信息卡，职业卫生技术服务机构被监督单位信息卡，放射诊疗被监督单位信息卡，职业健康检查、职业病诊断和放射卫生技术服务机构被监督单位信息卡，医疗被监督单位信息卡，血液安全被监督单位信息卡，妇幼健康被监督单位信息卡。

（三）监督检查类

监督检查类信息卡共14张，主要针对卫生监督各专业条线检查和抽检，掌握被监督对象的监督检查和抽检情况。包括公共场所卫生监督检查信息卡，生活饮用水卫生监督检查信息卡，涉及饮用水卫生安全产品监督检查信息卡，学校卫生监督检查信息卡，餐具饮具集中消毒监督检查信息卡，消毒产品监督检查信息卡，传染病防治监督检查信息卡，用人单位监督检查信息卡，职业卫生技术服务机构监督检查信息卡，放射诊疗监督检查信息卡，职业健康检查、职业病诊断和放射卫生技术服务机构监督检查信息卡，医疗监督检查信息卡，血液安全监督检查信息卡，妇幼健康监督检查信息卡。

（四）案件查处类

案件查处类信息卡共14张，主要针对卫生监督各专业依据相关法律、法规、规章实施的卫生行政处罚、行政强制及其他措施案件，包括立案后不予行政处罚和仅实施行政强制及其他措施的案件，掌握各地的卫生行政处罚、行政强制及其他措施案件的情况，包括公共场所卫生监督案件查处信息卡，生活饮用水卫生监督案件查处信息卡，学校卫生监督案件查处信息卡，餐具饮具集中消毒监督案件查处信息卡，消毒产品监督案件查处信息卡，传染病防治监督案件查处信息卡，用人单位监督案件查处信息卡，职业卫生技术服务机构监督案件查处信息卡，放射诊疗监督案件查处信息卡，职业健康检查、职业病诊断和放射卫生技术服务机构监督案件查处信息卡，医疗监督案件查处信息卡，无证行医案件查处信息卡，血液安全监督案件查处信息卡，妇幼健康监督案件查处信息卡。

通过卫生健康监督信息报告系统的建设和使用，建立了全国卫生监督机构信息标准和数据结构的卫生健康监督信息数据库，建立了国家与各级卫生监督机构之间的信息传递渠道，形成了全国的卫生健康监督信息报告网络，实现了卫生健康监督信息报告方式的信息化。卫生健康监督信息报告系统有利于及时、全面地掌握本地区的卫生监督管理相对人情况以及业务工作开展情况，有利于掌握相关经营（从业）单位的不良记录，建立违反卫生健康法律法规的经营（从业）单位"黑名单"，为合理分配监督资源和审查严重违法单位的准入资格提供信息支持；有利于促进卫生监督机构规范业务工作，强化内部业务管理，提高工作质量和效率。

第四节　卫生监督信息利用介绍

科技的发展日新月异，物联网、大数据、云存储、人工智能等信息技术的发展，以及国家数字化转型的推进，对卫生监督信息利用提出了更高的要求。卫生监督信息利用是卫生监督信息管理的最为重要的环节，但由于目前信息系统自身的原因以及全国各地信息化程度的差异，现有的卫生监督信息系统在信息的利用与支持决策等"智慧化"方面还有很多不足之处。为加强卫生监督信息的利用，使卫生监督信息系统更加"智慧化"，全国各地都在不同的领域广泛探索，其中具有代表性的有深圳、上海、浙江、重庆等地，而医疗废物和生活饮用水关系民生安全，在利用现代化手段开展信息利用、综合执法、非接触式监管等方面的探索相对较多，也较为成熟。

一、医疗废物综合监管平台介绍

（一）平台简介

医疗废物综合监管平台是为了加强医疗废物从产生、分类、收集、暂存、处置全流程管理，防止由于医疗废物流失，造成疾病传播、人员或环境危害而建设。平台覆盖各级各类医疗机构和公共卫生服务机构，实现区域范围内医疗废物管理工作的信息化。具体功能系统包括：医疗废物管理标准规范、医疗废物管理门户、医疗废物管理小程序、院内追溯管理子系统、病区终端管理子系统、医疗废物转运手持终端、社区卫生服务中心小程序、入出库管理子系统等。根据医疗机构级别和类别不同，管理流程如图9-4所示。

平台建立了区域医疗废物追溯管理门户，为区级管理人员提供医疗废物管理大屏、医疗废物管理报表、异常流转报表、信息交流发布、基础数据维护、权限管理、报警管理等功能。

（二）主要功能

1．院内追溯管理　在各级医疗机构部署医疗废物的院内追溯子系统，对医疗废物的产生、交接、院内转运、入库、出库等各环节进行标准化管理，将各环节所产生的操作记录进行全过程的记录。其功能主要包括院级医疗废物报表、院级管理大屏、医疗废物追溯、设备管理、身份标签打印等。

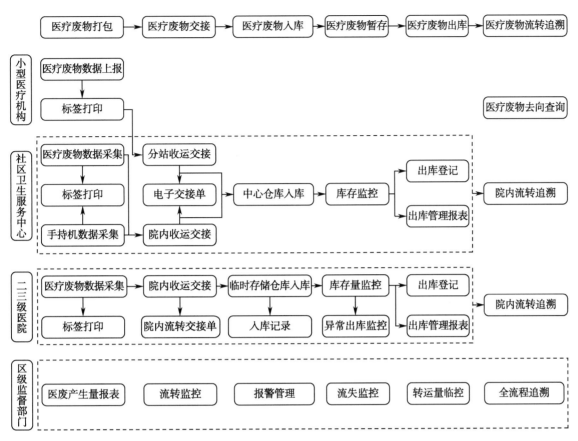

图 9-4 医疗废物综合监管平台 - 流程示意图

为方便各级医疗机构医疗废物管理人员的日常管理工作,可根据实际需求制定大量自定义的管理报表,报表可用于日常的环保部门数据上报、与医疗废物集中处置单位转运交接等。在总务科管理负责人及物业管理相关人员的办公室安装管理大屏,大屏实时显示各科室及病区医疗废物的产生、转运情况、入库/出库情况。

医疗废物追溯是管理中的一大难题,医疗废物在转运过程中如果出现遗撒、流失的现象,通常难以被发现,通过院内追溯管理子系统,针对医疗废物遗撒、流失等现象,系统会自动报警,可以通过医疗废物追溯功能查询到具体流失的详细情况,如前端收集情况、交接情况、入库情况等内容。用于查询医疗废物在各节点的处理过程,同时将医疗废物的问题进行详细定位。

2. 病区终端管理 病区终端管理针对二级医院和三级医院的管理需求,通过病区终端管理子系统的数据采集,能够对医疗废物产生源头进行全过程管理,主要功能包括打包称重、交接、查询等功能,通过在各病区安装病区终端,对医疗废物的产生源头进行全面管理。

以打包称重功能为例,其主要应用于各个产生医疗废物的科室或者病区,当医疗废物包装袋或容器内医疗废物满 3/4 时,相应人员需要及时按规定进行打包封口并进行称重,同时打印规范的标签,存放在病区规定的地方。通过病区终端对医疗废物进行称重、打印、信息上报,让医疗废物产生即纳入管理。

在打包称重时需要对操作人员的身份进行确认,可以通过病区终端上的二维码扫描枪进行人员身份确认。完成人员身份确认后,系统自动提醒进行称重,完成称重后自动记录。

收集人员在完成封口称重操作后,可直接在病区终端上点选医疗废物的种类信息(感染性废物、病理性废物、损伤性废物、药物性废物、化学性废物),系统自动将选择的医疗废物种类信息保存至该条记录中。

完成医疗废物的称重、分类信息选择后自动预览标签的信息,确认无误后可以点击打印标签,系统生成唯一的医疗废物标签信息。标签信息主要有编号、医院名称、来源科室、种类、重量、称重时间、收集人。

当需要修改并重新打印标签时,可以在信息栏选中需修改的信息,重新选择分类信息,重新称重,重新进行标签打印。当标签破损或其他原因需要重新打印时,可通过此功能进行标签的重新打印。

3.医疗废物转运手持终端 医疗废物转运手持终端主要用于医疗废物的打包、交接以及去向的查询。配备手持终端的病区可以通过手持终端进行医疗废物打包信息登记,手持终端能够将医疗废物与射频识别(radio frequency identification,RFID)标签进行一对一的绑定,同时可以通过手工上报的方式将种类、位置等信息进行上报。

在医疗机构内,转运人员需要配备手持终端进行医疗废物的交接,交接过程需要病区人员和转运人员一对一交接,首先需要扫描工号进行人员信息的核对;完成核对后,通过扫描医疗废物的RFID标签进行交接。

手持终端的查询主要用于转运人员的日常查询,防止院内各病区有医疗废物滞留,保证收运的时效性。

4.小型医疗机构小程序 由于社区卫生服务中心及其服务站的地理位置较为分散,其管理模式与二级、三级医院的管理模式有较大差异。为增加平台管理的覆盖面,为社区卫生服务中心设计数据上报小程序,其主要功能包括医疗废物数据上报、产生记录查询、基础设置。

小型医疗机构的小程序主要用于各分站。为扩大医疗废物管理的覆盖面,为小型医疗机构提供手机小程序功能,能够通过手机小程序进行医疗废物数据的上报,上报完成后平台和院级管理系统能够及时查看到医疗废物的产生情况,及时安排收运。

小型医疗机构的小程序提供本站点的医疗废物查询功能,通过查询功能可查看到本站产生的医疗废物流转的交接、转运、入库、出库、去向等详细情况。

小型医疗机构的小程序基础设置功能,主要用于位置确认,能够对产生点的详细位置进行设定。

5.入出库管理 入出库管理模块针对各级医疗机构的医疗废物临时存储仓库,增加医疗废物入出库校验机制,避免流转过程中流失、遗撒等高危现象的发生,实现医疗废物流转的精细化管理。

医疗废物入库管理基于无线射频技术,通过对医疗废物封口扎带中的超高频RFID芯片进行批量读取来识别入库量。医疗废物临时存储仓库内安装高灵敏度RFID读写器和多个大功率天线,覆盖进出通道和主要操作区域,配合规范的操作流程,可以确保入库识别效率,及时发现医疗废物在院内转运过程的流失。

医疗废物出库管理需要对医疗废物的出库量进行核对,并保证入库量和出库量以及库存量的盘比,及时发现医疗废物临时存储期间的流失现象。同时也能对临时存储时间进行监控,防止医疗废物滞留仓库现象的发生。对于医疗废物在出入库时的异常情况,系统支持进行异常情况提醒、操作。

二、生活饮用水综合监管平台介绍

(一)平台简介

生活饮用水水质卫生安全一直以来都是社会、媒体关注的焦点之一。生活饮用水卫生监管对象涉及集中式供水单位、二次供水单位、现制现售水经营单位、管道分质供水单位等,数量多,卫生管理水平参差不齐,是卫生监督工作的重点。生活饮用水综合监管平台以现代信息化技术为支撑,以"从源头到龙头"全生命周期管理为理念,强化部门协作,畅通部门间、政企间信息交互渠道,深入推进以"动态、风险、信用、分类"为特征的监管方式转变,实现生活饮用水卫生监管的可视化、协同化、智能化、精准化,构建生活饮用水场景化综合监管体系。平台管理流程如图 9-5 所示。

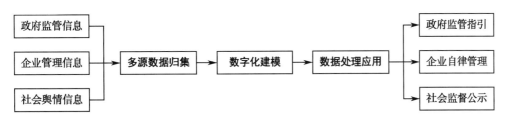

图 9-5　生活饮用水综合监管平台流程图

　　生活饮用水综合监管平台主要实现以下功能:多路径来源的数据归集与处置、场景化展示、卫生监督员操作处置后台以及数据应用移动端(手机 app 应用)。

(二)主要功能

　　1. 多源数据归集　生活饮用水综合监管平台的数据形式包括文本数据、数值数据、图片数据、实时影像数据、地理信息系统(GIS)定位数据,归集内容包含管理相对人基本信息、二次供水卫生管理信息、水质监测信息、社会舆情情况、卫生监管情况、全生命周期信息等。

　　数据通过与企业信息化平台对接、与卫生部门信息化平台对接、与其他政府平台对接、建立移动端数据采集 app、物联网系统采集、人工导入采集等方式进行归集。

　　2. 生活饮用水卫生业务数据库　基于数据标准,建立供管水单位业务数据库,对接并存储生活饮用水卫生信息化核心数据。各数据来源的业务数据与交互数据经过数据沉淀和数据整合,形成核心业务数据库,同时形成统一的数据标准及管理规范,实现对核心业务数据库的日常管理与维护。

　　业务数据主要分为两类,第一类是集中式供水水质管理信息,第二类是与二次供水卫生管理相关信息,包括来源于供水企业信息、卫生监督机构信息、环保部门相关管理信息、建交部门相关管理信息、舆情监测部门相关管理信息,涵盖各方二次供水小区及设施基础信息、日常管理信息、水质监测信息、投诉举报信息、卫生安全事件信息、舆情信息、气象信息等。

　　3. 生活饮用水卫生信息监督工作平台　通过 GIS 技术的引入,采用"生活饮用水卫生信息化一张图"的可视化表达技术对所采集数据进行直观展示,包括电子地图数据、业务基础数据、资源数据及其他相关共享数据等。卫生监督机构通过系统查阅日常管理数据,代替传统的现场监督检查;通过随机现场抽查的方式落实质控;平台动态综合分析管理数据,发现高风险管理区域,实施风险监管。

　　4. 生活饮用水卫生信息可视化管理平台　可视化管理平台实现对生活饮用水卫生管理相关信息数据挖掘与决策分析,实现动态监管、风险监管、信用监管、分类监管,形成"监管闭环"。

　　5. 生活饮用水综合监管 app　为实现管理相对人卫生管理关键环节数据收集上传、方便企业实时接收各类智能监控风险预警、反馈预警处置情况,生活饮用水综合监管平台提供手机 app,通过 app 政企信息交互,实现实时监控、及时处置、动态反馈。

　　app 设有数据上传端口,目前二次供水小区监管数据除由物业公司管理的二次供水小区通过 app 进行数据收集上传外,其他数据均通过数据端口直接接入。

　　app 预警推送和处置反馈端口是风险监管闭环处置的重要组成部分。当综合监管平台通过智能分析发现水质管理预警时,需要通过 app 推送给各供水企业、各二次供水小区物业公司。

　　当发生极端天气预警如台风黄色预警、暴雨红色预警等,针对性地通过 app 推送至各小区物业公司,发生台风时推送给有屋顶水箱和地面水箱的小区,发生暴雨时推送给有地面水箱和地下水箱的小区。物业公司接到预警信息后,对各供水设施进行巡查并拍摄巡查影像资料,通过 app 上传至系统进行巡查反馈,预警闭环处置完成。

当发生水质临期未监测时,实时通过 app 进行预警提醒,企业接到提醒信息确认接收,及时完成水质监测并上传信息,预警闭环处置完成。

当发生供水设施临期未清洗消毒时,实时通过 app 进行预警提醒,企业接到提醒信息确认接收,及时完成水箱清洗消毒并上传信息,预警闭环处置完成。

针对泵房人员进入和供水设施异常开启视频监控,一旦视频监控报警,报警信息通过 app 进行发布,由设施管理企业对现场情况进行核实,核实后通过 app 反馈结果,防范水质卫生安全事件的发生。

为提高监管便利性,app 还具有数据查询、协管巡查上报、预警提醒(作为平台的移动端提醒卫生监督员)等功能,扩展综合监管平台在实际监管过程中的延伸应用。

生活饮用水综合监管平台管理信息实时可视,对全部管理相对人在电子地图上进行 GIS 定位,可直观查看不同区域、不同类别、不同风险及信用等级的管理相对人分布状况。对地图上每个定位的管理相对人,都可以实时查看全生命周期的卫生管理信息及监管信息。其中,针对卫生管理人员,直接获取其预防性健康体检结果;针对二次供水水箱历史清洗消毒状况,可查询相关过程影像资料。同时可以实时查看从原水到龙头水的全过程水质实时监测数据,包括监测点位 GIS 信息,监测指标实时结果,历史数值变化曲线等信息,以及超标事件处置过程信息。查看各类问题事件的全过程处置信息,包括报警时间、案情描述,接报处置人员、处置时间、处置过程描述、处置结果等。

从以上两个监管平台案例不难看出,物联网、大数据、云计算等现代化信息技术在很大程度上推进了卫生监督信息利用,信息利用是未来卫生监督数字化转型的关键环节,也是最需要解决的问题之一。

随着国家信用体系建设的推进,以及以信用为基础的新型监管机制的构建,信息利用在信用监管中发挥的作用也将不断强化。2019 年 7 月,国务院办公厅印发了《关于加快推进社会信用体系建设 构建以信用为基础的新型监管机制的指导意见》(国办发〔2019〕35 号)。基于此文件,国家卫生健康委也在推进以信用为基础的新型监管机制在卫生健康领域落地。新型监管机制的重要内容主要体现在全生命周期监管、分级分类监管、提升失信成本、信息充分共享和依法依规充分公开、大数据监管、更注重市场主体权益保护以及法治化、标准化、规范化等 7 个方面,如何有效实现这些方面的目标,最为重要的是信息采集与利用。信用体系有效对接的背后是信用信息如何共享以及奖惩措施如何跨部门、跨地域应用,因此打通不同部门之间的数据壁垒,实现全部门联通,对信息收集、处理、应用、反馈的全周期管理是未来卫生监督信息管理的方向。

当前,卫生监督数字化转型面临着数据共享、信息安全、法律等多层面的挑战,但未来的卫生监督数字化转型一定会克服现有的种种困难,实现协同化、高效化、多功能,为执法任务安排、风险识别预警、突发事件应急处置、重大活动保障等提供强有力的支撑。

本章小结

信息作为人类认识客观世界及其发展规律的基础,其重要性不言而喻。卫生监督工作过程中产生大量的各类许可、监督、处罚等信息,如何采集、存储、利用卫生监督信息,为卫生监督管理提供计划、决策依据,是卫生监督信息管理长期探讨的重要命题。本章对信息管理和卫生监督信息管理进行概述,对信息管理的流程、卫生监督信息管理发展与沿革进行回顾,简单介绍了目前使用的国家卫生监督信息管理系统,同时对基于物联网、大数据、云计算时代信息利用案例进行了探索,从理论和实践的角度勾画出卫生监督信息管理的轮廓。

思考题

1. 什么是信息管理? 信息管理的流程包括哪几个阶段?

2. 以信息系统支持业务与管理活动的内容、层次与范围为依据, 卫生监督信息系统可分为哪几类?

3. 为什么说卫生监督信息利用是卫生监督信息管理的最为重要的环节? 未来卫生监督数字化转型可以利用的技术有哪些?

（刘　艳）

第十章 医疗服务监督

医疗服务关系到人的生命健康与安全，依法规范医疗卫生服务行为，对各类医疗服务实施监督管理，是卫生健康执法的重要内容。随着医学科学不断发展和人民群众医疗需求的多元化，医疗服务监督内容不断完善，从医疗机构的设置与执业、医疗保健专项技术服务、血液及用血安全、医疗废物的监督检查，深入到医疗质量安全、大型医用设备配置和使用、精神卫生、医疗广告等方面的监督管理，并加大了对违法行为的惩治力度。医疗服务监督确保医疗卫生机构依法执业、医疗卫生服务市场健康有序发展，为广大人民群众享有安全、优质的医疗卫生服务提供有效保障。

第一节 概　　述

一、医疗服务监督发展概况

改革开放以来，为了加强对医疗机构的科学管理，建立正常的工作秩序，提高医疗服务质量，防止医疗差错事故，使医院工作适应社会发展要求，推动医疗机构制度化、规范化建设与发展，卫生部于1982年1月12日发布了《全国医院工作条例》，同年4月7日发布了《医院工作制度》，明确了医院工作的领导体制、业务范围及专业技术以及行政后勤管理等内容，并制定了64项制度规范医疗机构日常工作的开展，随后又逐步出台了一些补充规定，为我国医疗机构规范化管理开启了新的篇章。

1994年2月26日，国务院颁布《医疗机构管理条例》，同年8月卫生部发布《医疗机构管理条例实施细则》。《医疗机构管理条例》总结继承了我国医疗机构管理的经验，汲取和参照国际上医疗机构管理的思想和惯例，对医疗机构的规划和布局、设置审批、执业登记、执业活动、监督管理等都作出了明确规定。至此，我国对医疗机构的行业监管正式走上了法制化轨道。

1997年，《中共中央 国务院关于卫生改革与发展的决定》提出：到2000年，初步建立起具有中国特色的包括卫生服务、医疗保障、卫生执法监督的卫生体系，基本实现人人享有初级卫生保健，国民健康水平进一步提高。医疗卫生监督作为卫生监督工作的重要组成部分，直接关系到广大人民群众的身体健康和生命安全，与广大人民群众切身利益密切相关，在整个卫生监督活动中占有重要的地位。

2005年卫生部令第39号《卫生部关于卫生监督体系建设的若干规定》，对卫生监督机构的职责进行了明确，其中监督管理医疗机构和采供血机构及其执业人员的执业活动、整顿和规范医疗服务市场、打击非法行医和非法采供血行为是各级卫生监督机构的重要职责之一。由此在2005—2007年三年间，卫生部卫生监督局牵头开展了全国性"打击非法行医和非法采供血液专项行动"，全国各级卫生行政部门逐步建立卫生监督机构，并在监督机构内逐步组建医疗卫生监督处（科）室，承担起医疗服务监督管理，主要是打击非法行医和非法采供血液专项行动工作。通过专项行动的开展，各级卫生监督机构医疗卫生监督工作的能力和水平得到明显的提升。

2008年，卫生部组建了"医疗服务监管司"，负责医疗机构医疗服务监管工作，但是打击非法行医和非法采供血工作仍然留在"食品安全综合协调与卫生监督局"。不过，作为卫生行政部门监督执法的执行机构,各级卫生监督机构多数已从原有的专司打击非法行医工作,拓展到对医疗全面监督管理工作当中。

2013 年,卫生部与国家计划生育委员会进行整合,组建了国家卫生和计划生育委员会。在职能调整中,国家计划生育委员会行政监督执法职能整合到国家卫生和计划生育委员会的"综合监督局",包括对计划生育服务的监督等工作。同年 12 月 17 日,国家卫生和计划生育委员会出台了《国家卫生计生委关于切实加强综合监督执法工作的指导意见》,明确综合监督执法的主要任务是负责公共卫生、医疗卫生、计划生育综合监督,监督检查卫生计生法律法规的落实情况,查处违法行为。

2015 年,为全面推进依法治国,推进健康中国建设,整合卫生计生行政执法资源,强化卫生计生综合监管职能,国家卫生计生委、中央编办、财政部、人力资源和社会保障部、国家公务员局、国家中医药管理局联合下发了《关于进一步加强卫生计生综合监督行政执法工作的意见》(国卫监督发〔2015〕91 号,以下简称《意见》)。《意见》明确要求整合卫生计生监督行政执法资源,大力推进综合监督行政执法。指出,卫生计生、中医药行政部门应整合卫生、计生现有行政执法机构和职责,明确行政执法工作任务,整合后的卫生计生综合监督行政执法机构负责监督检查卫生计生法律法规的落实情况,依法开展医疗卫生、计划生育和中医服务等综合监督行政执法工作,查处违法行为。

2016 年,习近平总书记在全国卫生与健康大会上发表重要讲话,强调没有全民健康,就没有全面小康。要把人民健康放在优先发展的战略地位,以普及健康生活、优化健康服务、完善健康保障、建设健康环境、发展健康产业为重点,加快推进健康中国建设,努力全方位、全周期保障人民健康,为实现"两个一百年"奋斗目标、实现中华民族伟大复兴的中国梦打下坚实健康基础。

2018 年,国务院办公厅印发《关于改革完善医疗卫生行业综合监管制度的指导意见》,要求从重点监管公立医疗卫生机构转向全行业监管,从注重事前审批转向注重事中事后全流程监管,从单项监管转向综合协同监管,并健全机构自治、行业自律、政府监管、社会监督相结合的多元化综合监管体系,推进医疗卫生治理体系和治理能力现代化。

2019 年 12 月 28 日,第十三届全国人民代表大会常务委员会第十五次会议表决通过的《中华人民共和国基本医疗卫生与健康促进法》(简称《基本医疗卫生与健康促进法》),是我国卫生健康领域内第一部基础性、综合性的法律,在中国卫生健康立法史上具有里程碑意义。该法明确由县级以上卫生健康主管部门及其委托的卫生健康监督机构,依法开展所辖行政区域医疗卫生等行政执法工作。

2021 年 5 月,国家疾病预防控制局挂牌成立,同时国家卫生健康委员会在内设机构上将医政医管局更名为医政司,承担拟订医疗机构及医务人员、医疗技术应用、医疗质量和医疗服务等行业管理政策规范、标准并监督实施工作。至此,国家层面新一轮职能职责的划分基本完成。地方医疗服务监督工作的职能在进一步完善之中。

与此同时,医疗卫生法律法规不断完善,特别是近十年来,《医疗质量管理办法》《医疗技术临床应用管理办法》《中华人民共和国医师法》等法律法规相继颁布,医疗服务监督内容的广度和深度不断拓展,从对医疗机构、医务人员等资质管理延伸到医疗技术、医疗质量、医学文书等医疗服务行为全领域的监管。

二、医疗服务监督法律体系

(一)医疗服务监督法律体系概况

医疗服务监督相关法律作为卫生法律体系的一部分,既具有法律的一般属性,又有特定的调整对象,是医疗服务监督的主要依据。一方面在形式上没有统一的法典,由多层级的法律规范组成;另一方面在内容上具有广泛性,涵盖医疗卫生服务的方方面面。截至 2022 年 7 月 31 日,国家卫生健康委法规司统计的卫生健康法律法规共计155部,包括法律14部,行政法规35部,部门规章106部(含联合部门规章6部)。其中,与医疗服务监管有关的法律法规共计96部,包括法律10部,行政法规18部,部门规章68部(含联合部门规章2部)(表10-1)。

表10-1　卫生健康法律法规统计表

专业	法律	行政法规	部门规章	合计
医疗卫生	10	18	68	96
公共卫生和其他	4	17	38	59
合计	14	35	106	155

在开展医疗服务监督的过程中,主要依据以下法律、法规、规章等,对从事医疗卫生服务的机构、人员、专项技术等进行监督检查,追究相关违法行为的法律责任。

1. 卫生法律　我国医疗卫生监督相关法律主要有《中华人民共和国基本医疗卫生与健康促进法》《中华人民共和国医师法》《中华人民共和国母婴保健法》《中华人民共和国献血法》《中华人民共和国传染病防治法》《中华人民共和国职业病防治法》《中华人民共和国人口与计划生育法》《中华人民共和国精神卫生法》《中华人民共和国中医药法》《中华人民共和国疫苗管理法》等。

2. 卫生行政法规　我国医疗卫生监督相关行政法规主要有《医疗机构管理条例》《护士条例》《乡村医生从业管理条例》《人体器官移植条例》《病原微生物实验室生物安全管理条例》《血液制品管理条例》《麻醉药品和精神药品管理条例》《医疗器械监督管理条例》等。

3. 地方性卫生法规　地方性卫生法规指由地方人民代表大会及其常务委员会在法定权限内制定、颁布的有关卫生方面的规范性法律文件。

4. 卫生行政规章　我国医疗卫生监督的部门规章主要有《医疗机构管理条例实施细则》《医疗美容服务管理办法》《医师执业注册管理办法》《处方管理办法》《医疗机构临床用血管理办法》《抗菌药物临床应用管理办法》《人类辅助生殖技术管理办法》《医疗质量管理办法》《血站管理办法》《中医诊所备案管理暂行办法》等。

此外,卫生技术规范、标准以及其他规范性文件,也是医疗卫生监督的重要依据。

(二)医疗服务监督法律体系作用

1. 保证国家医疗卫生政策的有效实施和卫生事业的发展　医疗服务作为卫生事业的重要组成部分,国家根据政治经济形势的需要,一直不断加强建设并制定、调整相应政策,以推动卫生事业的健康、有序发展。政策虽然具有号召力,但约束力不足。因此,政策只有以法的形式表现出来,才能够凭借国家强制力得以贯彻实施。医疗服务监督法律体系不仅是党和国家医疗卫生方针、政策的法律化、制度化体现,也将医疗卫生政策内容定型化、具体化,使其变得具有可执行性,也有利于医疗服务的监管。

2. 促进卫生行政管理的规范化、科学化　医疗卫生监督法律不仅保障人们的生命健康权益,还对医疗机构、行政部门的活动进行约束,明确义务、职责以及相应的职权,以保证卫生行政管理依法履职,对卫生事业进行有效管理。医疗机构提供医疗服务应符合既定的价值取向和公认的社会准则,做到规范化;而行政部门则应按照自身职能职责加强对医疗服务的管理,发挥监管的科学化。

三、医疗服务监督内容

(一)医疗服务监督管理有关部门职责

医疗服务监督管理涉及部门众多。国务院办公厅印发的《关于改革完善医疗卫生行业综合监管制度的指导意见》(国办发〔2018〕63 号)附件 2"医疗卫生行业综合监管部门职责分工"提供了一个比较完整的部门清单及分工。卫生健康行政部门作为医疗机构的主管部门,依法负责医疗机构和医疗服务全行业监管,加强医疗服务质量、安全和行为监管,建立完善医疗质量管理与控制体系、医疗安全与风险管理体系,负责医疗卫生机构、医务人员、医疗技术等的行政审批和监管,牵头开展对医疗卫生机构的运行监管和绩效考核。此外,中医药管理部门负责中医医疗机构、中医医师、中医医疗卫生服务监管。民政部门负责医疗卫生行业民办非企业单位和医疗卫生行业组织登记管理工作。市场监管部门负责医疗卫生行业价格监督检查。医疗保障部门负责组织制定和调整药品、医疗服务价格和收费标准,制定药品和医用耗材的招标采购政策并监督实施,会同银行保险监管部门按照职责监督管理纳入医保范围内医疗机构相关服务行为和医疗费用。药品监管部门负责药品、医疗器械的行政审批和监管,负责执业药师的管理。审计部门依法对医疗卫生机构开展审计监督。税务部门负责医疗机构税收管理。发展改革部门会同人民银行负责完善社会信用体系。军队卫生部门负责军队医疗卫生机构和服务监管。民政、司法行政、教育、国资、海关、中医药管理、军队卫生等部门依照职责负责所办医疗机构日常监管工作,加强信息共享和联合惩戒。其他相关部门按照职责做好医疗机构综合监管工作。

(二)医疗服务监督内容

医疗服务监督(medical service supervision),是指政府有关行政部门依据医疗卫生法律法规的规定,对医疗卫生机构和医疗卫生人员遵守医疗卫生管理法律法规情况进行监督检查,并对其行为作出处理的行政执法活动。医疗服务监督的内容广泛,包括医疗机构及医疗卫生人员资格和执业行为、医疗质量及技术、医学文书、药品器械、传染病防治、临床用血、母婴保健与生育技术服务、放射诊疗、职业健康检查与职业病诊断服务、精神卫生、中医中药服务、医疗纠纷预防和处理等。

第二节　医疗机构设置与执业监督

一、医疗机构的概念和分类

(一)医疗机构及相关概念

1. 医疗卫生机构(medical and healthcare institution)　是指基层医疗卫生机构、医院和专业公共卫生机构等。

2. 基层医疗卫生机构(community-level medical and healthcare institution)　是指乡镇卫生院、社区卫生服务中心(站)、村卫生室、医务室、门诊部和诊所等。

3. 专业公共卫生机构(specialized public health institution)　是指疾病预防控制中心、专科疾病防治机构、健康教育机构、急救中心(站)和血站等。

4. 医疗机构(medical institution)　是指依法设立并取得《医疗机构执业许可证》或者备案证明,以救死扶伤、防病治病、为公民的健康服务为宗旨,从事疾病诊断、治疗活动的机构的总称。

5. 中医诊所(traditional Chinese medicine clinic)　是指在中医药理论指导下,运用中药和针灸、拔罐、推拿等非药物疗法开展诊疗服务,以及中药调剂、汤剂煎煮等中药药事服务的诊所。

(二)医疗机构的分类

根据医疗机构的业务范围和功能等,可将医疗机构分为 14 类:①综合医院、中医医院、中西医结合医院、民族医医院、专科医院、康复医院;②妇幼保健院、妇幼保健计划生育服务中心;③社区卫生服务中心、社区卫生服务站;④中心卫生院、乡(镇)卫生院、街道卫生院;⑤疗养院;⑥综合门诊部、专科门诊部、中医门诊部、中西医结合门诊部、民族医门诊部;⑦诊所、中医诊所、民族医诊所、卫生所、医务室、卫生保健所、卫生站；⑧村卫生室（所）；⑨急救中心、急救站；⑩临床检验中心；⑪专科疾病防治院、专科疾病防治所、专科疾病防治站；⑫护理院、护理站；⑬医学检验实验室、病理诊断中心、医学影像诊断中心、血液透析中心、安宁疗护中心；⑭其他诊疗机构。

二、医疗机构监督的法律依据

医疗卫生行业与人民群众生命健康息息相关。医疗机构作为提供医疗服务的主体，承担了救死扶伤、防病治病的主责。为了加强对医疗机构的管理，持续提高医疗服务质量，1994 年 2 月 26 日，《医疗机构管理条例》出台，并自同年 9 月 1 日起实施，此后又陆续颁布了《医疗机构管理条例实施细则》《医疗质量管理办法》《医疗技术临床应用管理办法》《医疗纠纷预防和处理条例》等法规、规章，进一步细化规范医疗机构执业活动。2020 年 6 月 1 日起施行的《基本医疗卫生与健康促进法》更是以国家法律的形式，对医疗卫生健康领域里的社会关系和行为进行了规范。至此，形成了比较完善的医疗机构监督的法律法规体系，既为维护人民健康、监督医疗机构及其执业活动提供了法律依据，也为规范医疗服务市场秩序、促进医疗卫生事业健康发展奠定了基础。

三、医疗机构的审批与备案

（一）医疗机构的设置规划

医疗机构设置规划是以区域内居民实际医疗服务需求为依据，以合理配置、利用医疗卫生资源，公平、可及地向全体居民提供安全、有效的基本医疗卫生服务为目的，将各级各类、不同所有制形式、不同隶属关系、不同服务对象的医疗机构统一规划布局，有利于引导医疗卫生资源合理配置，充分发挥有限资源的最大效率和效能，建设与社会主义现代化国家新征程相适应、与人民美好健康需求相匹配、结构合理、分工明确、密切协作的医疗服务体系。

医疗机构设置规划应遵循坚持需求导向、区域统筹规划、科学布局、协同创新、中西医并重等原则。

县级以上人民政府应当制定并落实医疗卫生服务体系规划，科学配置医疗卫生资源，举办医疗卫生机构，为公民获得基本医疗卫生服务提供保障。政府举办医疗卫生机构，应当考虑本行政区域人口、经济社会发展状况、医疗卫生资源、健康危险因素、发病率、患病率以及紧急救治需求等情况。县级以上卫生健康主管部门依据《医疗机构设置规划指导原则》制定医疗机构设置规划，经上一级卫生健康主管部门审核，报同级人民政府批准，在本行政区域内发布实施。同时定期评价实施情况，并将评价结果按年度向上一级卫生健康主管部门和同级人民政府报告。

医疗机构设置规划原则上每 5 年更新 1 次，根据监测评估的情况和当地社会、经济、医疗需求、医疗资源、疾病等发展变化情况，对所定指标进行修订。

（二）医疗机构的许可

1. 医疗机构设置审批 国家合理规划和配置医疗卫生资源，设置医疗机构应当符合医疗机构设置规划和医疗机构基本标准。单位或者个人设置医疗机构，按照国务院的规定应当办理《设置医疗机构批准书》的，应当经县级以上卫生健康主管部门审查批准，并取得《设置医疗机构批准书》。随着"简政放权、放管结合、优化服务"（简称"放管服"）改革的推进，2020 年深化"证照分离"改革，国家明确取消了举办部分医疗机构的设置审批许可事项。设置三级医院、三级妇幼保健院、急救中心、急救站、临床检验中心、中外合资合作医疗机构、港澳台独资医疗机构的，必须符合医疗机构设置规划，取得卫生健康主管部门核发的《设置医疗机构批准书》，才能办理其他相关手续；举办其他医疗机构的，不再申请办理《设置医疗机构批准书》，仅在执业登记时发放《医疗机构执业许可证》。

2．医疗机构执业登记　除实行备案管理的医疗机构外，医疗机构执业必须进行登记，取得《医疗机构执业许可证》。医疗机构的执业登记，由批准其设置的卫生健康主管部门办理；不需要办理《设置医疗机构批准书》的医疗机构的执业登记，由县级以上卫生健康主管部门办理。卫生健康主管部门自受理申请后，根据《医疗机构管理条例》和医疗机构基本标准进行审核。审核合格的，予以登记，发给《医疗机构执业许可证》；审核不合格的，将审核结果以书面形式通知申请人。《医疗机构执业许可证》由国家卫生健康主管部门统一印制，执业登记的事项包括以下内容：①类别、名称、地址、法定代表人或者主要负责人；②所有制形式；③注册资金（资本）；④服务方式：门诊、急诊、住院、家庭病床、巡诊；⑤诊疗科目：按医疗机构诊疗科目名录登记；⑥房屋建筑面积、床位（牙椅）；⑦服务对象：内部、社会、互联网诊疗；⑧执业许可证登记号（医疗机构代码）；⑨省、自治区、直辖市卫生健康主管部门规定的其他登记事项。

3．医疗机构校验　取得《医疗机构执业许可证》后，医疗机构需要定期校验，由原登记机关办理。床位在 100 张以上的综合医院、中医医院、中西医结合医院、民族医医院以及专科医院、疗养院、康复医院、妇幼保健院、急救中心、临床检验中心和专科疾病防治机构的校验期为 3 年；中外合资合作医疗机构等其他医疗机构的校验期为 1 年。医疗机构应当于校验期满前 3 个月向登记机关申请办理校验手续。登记机关应当通过书面审查、现场审查等方式开展校验审查，作出校验结论，并填写《医疗机构执业许可证》副本的校验记录。校验结论包括"校验合格"和"暂缓校验"。当审核发现申请校验的医疗机构不符合《医疗机构基本标准》、或尚在限期整改期间、或存在省级卫生健康主管部门规定的其他情形时，登记机关应当作出"暂缓校验"结论，下达整改通知书，给予 1～6 个月的暂缓校验期。暂缓校验期内，医疗机构不得发布医疗服务信息和广告；未设床位的医疗机构不得执业；除急救外，设床位的医疗机构不得开展门诊业务、收治新病人。暂缓校验期满仍不能通过校验的，登记机关注销其《医疗机构执业许可证》。

4．医疗机构变更、注销注册　医疗机构变更执业登记的项目，包括名称、地址、法定代表人或者主要负责人、服务对象、服务方式、诊疗科目（医疗技术）、床位（牙椅），必须向登记机关申请办理变更登记。医疗机构可主动向登记机关申请注销《医疗机构执业许可证》。医疗机构非因改建、扩建、迁建原因停业超过 1 年的，视为歇业。医疗机构歇业，必须向原登记机关办理注销登记。经登记机关核准后，收缴《医疗机构执业许可证》。《医疗机构执业许可证》依法被吊销的，应依法办理《医疗机构执业许可证》注销手续。

（三）医疗机构的备案

随着社会主义市场经济的发展，我国推进行政管理体制和政府机构改革，医疗机构由全部实行许可审批，改为部分实行许可审批，部分实行备案管理。医疗机构改为备案管理并不意味着国家放松行业的监管，而是按照放管结合、宽进严管的指导思想，大力推进工作重心从事前审批向事中事后监管转变，实施科学化、人性化的分类管理，促进医疗卫生事业持续健康发展。实行备案管理的医疗机构包括诊所（含中医诊所）和养老机构内部设置的部分医疗机构等。

四、医疗机构执业的监督

（一）执业许可和备案的监督

1．执业许可的监督　除备案管理的医疗机构外，医疗机构执业，必须取得《医疗机构执业许可证》；未取得《医疗机构执业许可证》的任何单位或者个人不得开展诊疗活动；禁止伪造、变造、买卖、出租、出借《医疗机构执业许可证》。医疗机构必须将《医疗机构执业许可证》、诊疗科目、诊疗时间和收费标准等公示于明显处所。监督检查时，通过现场检查，查验《医疗机构执业许可证》正、副本原件,查阅许可本底资料等方式,对其合法性、有效性进行监督检查。

2.执业备案的监督 备案人应当如实提供有关材料和反映真实情况,并对其备案材料实质内容的真实性负责。备案后,卫生健康主管部门、中医药主管部门应对备案的医疗机构进行现场核查,对相关材料进行核实,确保实际设置与备案事项相一致,并定期开展现场监督。备案事项发生变动的,备案人应当及时到原备案机关对变动事项进行备案。禁止伪造、出卖、转让、出借备案证明。

(二)执业活动的监督

1.名称使用的监督 医疗机构的名称由地名、个人姓名等识别名称和医院、门诊部等通用名称依次组成。医疗机构名称不得买卖、出借;未经核准机关许可,医疗机构名称不得转让。医疗机构的印章、银行账户、牌匾以及医疗文件中使用的名称应当与核准登记的医疗机构名称相同;使用两个以上名称的,应当与第一名称相同。监督检查时,通过查看医疗机构牌匾、标识、医疗文书等检查医疗机构名称使用情况。主要检查医疗机构使用名称是否与核准登记或备案名称一致,是否含有"疑难病""专治""专家""名医"或者同类含义文字的名称以及其他宣传或者暗示诊疗效果的名称等。

2.执业范围的监督 医疗机构必须按照核准或备案的诊疗科目开展诊疗活动。开展健康体检、血液透析、限制临床应用的医疗技术等特殊医疗项目应当按规定登记或备案。监督检查时,通过现场查看医疗机构各临床科室的挂牌名称、使用的药品、器械、接诊病人情况,查阅病历、处方、会诊资料等开展检查。主要检查医疗机构是否按照核准或备案的诊疗科目、医疗项目开展执业活动,以及是否超出本单位诊疗科目邀请或派出会诊等。

3.医疗卫生人员的监督 医疗机构各医疗卫生技术岗位,不得使用非卫生技术人员从事医疗卫生技术工作,也不得使用卫生技术人员从事本专业以外的诊疗活动(详见第十一章医疗卫生人员监督)。医疗机构工作人员上岗工作时,应当佩戴载有本单位名称、本人姓名、职务、职称等真实执业信息的标牌。

4.诊疗活动的监督 医疗机构在诊疗活动中应当向患者说明病情、医疗措施和其他需要告知的事项。需要实施手术、特殊检查、特殊治疗的,医疗卫生人员应当及时向患者具体说明医疗风险、替代医疗方案等情况,并取得其明确同意;不能或者不宜向患者说明的,应当向患者的近亲属说明,并取得其明确同意。对需要紧急救治的患者,应当采取紧急措施进行诊治,不得拒绝急救处置。因抢救生命垂危的患者等紧急情况,不能取得患者或者其近亲属意见的,经医疗机构负责人或者授权的负责人批准,可以立即实施相应的医疗措施。对限于设备或者技术条件不能诊治的患者,应当及时转诊。

(三)执业规范、职责和义务的监督

医疗机构应加强医疗质量管理,采用合法、合规、科学的诊疗方法,确保医疗安全和服务质量,不断提高服务水平。加强药品、消毒药剂、医疗器械的管理,按照规范使用麻醉药品、医疗用毒性药品、精神药品、放射性药品等,不得使用假药、劣药。对传染病、精神病、职业病等患者的特殊诊治和处理,应当按照国家有关法律、法规的规定办理。应严格执行无菌消毒、隔离制度,采取科学有效的措施处理污水和废弃物,预防和减少医院感染。发生医疗纠纷或医疗事故,按照国家有关规定处理。医疗机构不得对外出租、承包医疗科室,不得以虚假违法医疗服务信息或其他不正当手段误导患者就医。

五、法 律 责 任

医疗机构违反《基本医疗卫生与健康促进法》《医疗机构管理条例》《中医药法》等法律法规时,应承担相应的法律责任。

（一）违反许可管理有关规定的法律责任

1. 未取得《医疗机构执业许可证》擅自执业的，由卫生健康主管部门责令停止执业活动，没收违法所得和药品、医疗器械，并处违法所得5倍以上20倍以下的罚款，违法所得不足1万元的，按1万元计算。

2. 伪造、变造、买卖、出租、出借《医疗机构执业许可证》的，由卫生健康主管部门责令改正，没收违法所得，并处违法所得5倍以上15倍以下的罚款，违法所得不足1万元的，按1万元计算；情节严重的，吊销《医疗机构执业许可证》。

3. 逾期不校验《医疗机构执业许可证》仍从事诊疗活动的，由卫生健康主管部门责令其限期补办校验手续；拒不校验的，吊销其《医疗机构执业许可证》。

4. 诊疗活动超出登记范围的，由卫生健康主管部门予以警告、责令其改正，没收违法所得，并可以根据情节处以1万元以上10万元以下的罚款；情节严重的，吊销其《医疗机构执业许可证》。

（二）违反备案管理有关规定的法律责任

1. 诊所未经备案执业的，由卫生健康主管部门责令其改正，没收违法所得，并处3万元以下罚款；拒不改正的，责令其停止执业活动。

2. 诊疗活动超出备案范围的，由卫生健康主管部门予以警告、责令其改正，没收违法所得，并可以根据情节处以1万元以上10万元以下的罚款；情节严重的，责令其停止执业活动。

3. 中医诊所未经县级中医药主管部门备案擅自执业的，由中医药主管部门责令改正，没收违法所得，并处3万元以下罚款，向社会公告相关信息；拒不改正的，责令其停止执业活动，其直接责任人员自处罚决定作出之日起5年内不得从事中医药相关活动。

4. 提交虚假备案材料取得《中医诊所备案证》的，由中医药主管部门责令改正，没收违法所得，并处3万元以下罚款，向社会公告相关信息；拒不改正的，责令其停止执业活动并注销《中医诊所备案证》，其直接责任人员自处罚决定作出之日起5年内不得从事中医药相关活动。

5. 中医诊所擅自更改设置未经备案或者实际设置与取得的《中医诊所备案证》记载事项不一致的，不得开展诊疗活动。擅自开展诊疗活动的，由中医药主管部门责令改正，给予警告，并处1万元以上3万元以下罚款；情节严重的，应当责令其停止执业活动，注销《中医诊所备案证》。

6. 出卖、转让、出借《中医诊所备案证》的，由中医药主管部门责令改正，给予警告，可以并处1万元以上3万元以下罚款；情节严重的，应当责令其停止执业活动，注销《中医诊所备案证》。

7. 中医诊所超出备案范围开展医疗活动的，由中医药主管部门责令改正，没收违法所得，并处1万元以上3万元以下罚款；情节严重的，责令停止执业活动。

（三）医疗机构其他法律责任

1. 医疗卫生机构对外出租、承包医疗科室的，由卫生健康主管部门责令改正，没收违法所得，并处违法所得2倍以上10倍以下的罚款，违法所得不足1万元的，按1万元计算；对直接负责的主管人员和其他直接责任人员依法给予处分。

2. 使用非卫生技术人员从事医疗卫生技术工作的，由卫生健康主管部门责令其限期改正，并可以处以1万元以上10万元以下的罚款；情节严重的，吊销其《医疗机构执业许可证》或者责令其停止执业活动。

第三节　医疗保健专项技术服务监督

医疗技术直接关系到医疗服务的安全性和有效性。在全面加强医疗技术监管的同时，国家对一些需要重点监管的技术作出了特别规定，以细化管理措施、加大监管力度。如母婴保健专项技术管理是妇幼健康工作的重要内容，对于维护广大妇女儿童健康权益具有重要意义；人类辅助生殖技术的发展使得更多的不孕不育症夫妇拥有了健康的孩子,但同时也面临着诸多医学伦理方面的问题;医疗美容技术前景广阔,但没有统一的标准,极易引发医疗纠纷。这些技术可以统称为医疗保健专项技术。本节主要介绍上述 3 类专项技术的监督管理。

一、母婴保健技术服务的监督

母婴保健技术服务是一项特殊专业服务,直接涉及公民的健康权、生育权乃至生命权。为保障母亲和婴儿健康,提高出生人口素质,规范母婴保健技术服务工作,第八届全国人民代表大会常务委员会第十次会议于 1994 年 10 月 27 日通过了《中华人民共和国母婴保健法》,并于 1995 年 6 月 1 日起实施。国务院、卫生部先后制定《中华人民共和国母婴保健法实施办法》《母婴保健专项技术服务许可及人员资格管理办法》《母婴保健专项技术服务基本标准》等配套法规,这些法律法规是开展母婴保健技术服务监督管理的依据。

(一)母婴保健技术服务执业的许可

母婴保健技术服务主要包括婚前医学检查,产前诊断和遗传病诊断,助产技术,结扎手术和终止妊娠手术,新生儿疾病筛查,以及有关生育、节育、不育的其他生殖保健服务。其中,开展婚前医学检查、遗传病诊断、产前诊断、施行结扎手术和终止妊娠手术技术服务的医疗保健机构,必须符合《母婴保健专项技术服务许可及人员资格管理办法》规定的条件,经卫生健康主管部门审查批准,取得《母婴保健技术服务执业许可证》。

1. 母婴保健技术服务执业许可的条件 包括:①符合当地医疗保健机构设置规划;②取得《医疗机构执业许可证》;③符合《母婴保健专项技术服务基本标准》;④符合审批机关规定的其他条件。

2. 母婴保健技术服务执业许可的审批 申请母婴保健技术服务执业许可的医疗保健机构,必须向审批机关提交《母婴保健技术服务执业许可申请登记书》并交验《医疗机构执业许可证》及其副本、有关医师的《母婴保健技术考核合格证书》、审批机关规定的其他材料。

施行助产技术、结扎手术、终止妊娠手术机构的审批,从事产前诊断中产前筛查机构的审批,开展婚前医学检查机构的审批,由县级卫生健康主管部门负责;开展遗传病诊断、产前诊断的机构的审批,由省级卫生健康主管部门负责。经审批机关审核合格的,发给《母婴保健技术服务执业许可证》;审核不合格的,将审核结果和理由以书面形式通知申请人。

《母婴保健技术服务执业许可证》每 3 年校验 1 次,校验由原登记机关办理。

申请变更《母婴保健技术服务执业许可证》的许可项目的,应当依照《母婴保健专项技术服务许可及人员资格管理办法》规定的程序重新报批。

(二)母婴保健技术服务执业的监督

1. 母婴保健技术服务机构执业许可的监督 监督主要内容包括是否取得有效的《母婴保健技术服务执业许可证》,是否超范围执业,执业地点是否与批准地点一致。

2. 母婴保健技术服务活动的监督 母婴保健技术服务机构应按照规定,负责其职责范围内的母婴保健技术服务工作,建立医疗保健工作规范,提高医学技术水平,采取各种措施方便人民群众,做好母婴保健技术服务工作。

医师和助产人员应当严格遵守有关操作规程,提高助产技术和服务质量,预防和减少产伤。

医疗保健机构开展婚前医学检查、遗传病诊断、产前诊断以及施行结扎手术和终止妊娠手术,必须符合国务院卫生行政部门规定的条件和技术标准。

严禁采用技术手段对胎儿进行性别鉴定,但医学上确有需要的除外。

3. 母婴保健技术服务执业人员资质的监督 从事《中华人民共和国母婴保健法》规定的婚前医学检查、遗传病诊断、产前诊断以及施行助产技术、结扎手术、终止妊娠手术技术服务的人员，必须符合母婴保健专项技术服务基本标准的有关规定，经考核合格，取得《母婴保健技术考核合格证书》或者在《医师执业证书》上加注母婴保健技术考核合格及技术类别。

（三）法律责任

医疗卫生机构及其医疗卫生人员违反母婴保健技术服务有关法律法规的，应承担相应的法律责任。主要包括以下3项。

1. 医疗、保健机构或者人员未取得母婴保健技术许可，擅自从事婚前医学检查、遗传病诊断、产前诊断、终止妊娠手术和医学技术鉴定或者出具有关医学证明的，由卫生健康主管部门给予警告，责令停止违法行为，没收违法所得；违法所得5 000元以上的，并处违法所得3倍以上5倍以下的罚款；没有违法所得或者违法所得不足5 000元的，并处5 000元以上2万元以下的罚款。

2. 从事母婴保健技术服务的人员出具虚假医学证明文件的，依法给予行政处分。有因延误诊治，造成严重后果的；给当事人身心健康造成严重后果的；造成其他严重后果等情形之一的，由原发证部门撤销相应的母婴保健技术执业资格或者医师执业证书。

3. 违反《中华人民共和国母婴保健法实施办法》规定进行胎儿性别鉴定的，由卫生健康主管部门给予警告，责令停止违法行为；对医疗、保健机构直接负责的主管人员和其他直接责任人员，依法给予行政处分。进行胎儿性别鉴定两次以上的或者以营利为目的进行胎儿性别鉴定的，由原发证机关撤销相应的母婴保健技术执业资格或者医师执业证书。

二、人类辅助生殖技术及精子库的监督

人类辅助生殖技术（assisted reproductive technology），是指运用医学技术和方法对配子（卵子和精子）、合子（受精卵）、胚胎进行人工操作，以达到受孕目的的技术，分为人工授精、体外受精 - 胚胎移植技术及其各种衍生技术。为保证人类辅助生殖技术安全、有效和健康发展，规范人类辅助生殖技术的应用和管理，卫生部于2001年2月20日同时发布《人类辅助生殖技术管理办法》和《人类精子库管理办法》，为人类辅助生殖技术的科学化、规范化管理提供了法律保障。

（一）开展人类辅助生殖技术或设置人类精子库的审批

1. 申请条件

（1）申请开展人类辅助生殖技术的医疗机构应符合的条件：具有与开展技术相适应的卫生专业技术人员和其他专业技术人员；具有与开展技术相适应的技术和设备；设有医学伦理委员会；符合卫生部于2003年制定的《人类辅助生殖技术规范》的要求。

（2）申请设置人类精子库的医疗机构应符合的条件：具有《医疗机构执业许可证》；设有医学伦理委员会；具有与采集、检测、保存和提供精子相适应的卫生专业技术人员；具有与采集、检测、保存和提供精子相适应的技术和仪器设备；具有对供精者进行筛查的技术能力；应当符合《人类精子库基本标准》。

2. 应提交的材料　申请开展人类辅助生殖技术或设置人类精子库的医疗机构应当向所在地省级卫生健康主管部门提交可行性报告；医疗机构基本情况（包括床位数、科室设置情况、人员情况、设备和技术条件情况等），拟设置人类精子库的还要提供建筑设计平面图；拟开展的人类辅助生殖技术的业务项目和技术条件、设备条件、技术人员配备情况；开展人类辅助生殖技术的规章制度、技术操作手册以及省级以上卫生健康主管部门规定提交的其他材料。

3. 审批程序

（1）论证审核：申请开展丈夫精液人工授精技术、供精人工授精和体外受精 - 胚胎移植技术及其衍生技术或设置人类精子库的医疗机构，由省级卫生健康主管部门审查批准。卫生健康主管部门收到材料后，可组织有关专家进行论证，并在收到专家论证报告后进行审核，审核同意的，发给批准证书；审核不同意的，书面通知申请单位。

（2）变更登记：批准开展人类辅助生殖技术或设置人类精子库的医疗机构，应持省级卫生健康主管部门的批准证书到核发其《医疗机构执业许可证》的卫生健康主管部门办理变更登记手续。

（3）校验：人类辅助生殖技术或人类精子库批准证书每 2 年校验一次，校验由原审批机关办理。校验合格的，可以继续开展人类辅助生殖技术或人类精子库技术；校验不合格的，收回其批准证书。

（二）人类辅助生殖技术的监督内容

国家卫生健康主管部门负责全国人类辅助生殖技术应用和人类精子库的监督管理工作，县级以上卫生健康主管部门负责所辖行政区域内的日常监督管理。

对经批准允许开展人类辅助生殖技术和人类精子库技术的机构的监督主要包括其制度建设和管理情况。是否按审批范围开展技术服务；是否有超审批范围开展人类辅助生殖技术、实施任何形式的代孕技术，买卖配子、合子、胚胎；是否擅自进行非医学需要的性别选择；是否使用未经审批的人类精子库提供的精子，违规开展精液检查、采集、提供精液标本等情况。

人类辅助生殖技术的实施应当符合《人类辅助生殖技术规范》的规定。精子的采集与提供应当在经过批准的人类精子库中进行，并严格遵守《人类精子库基本标准和技术规范》和各项技术操作规程。

1．供精者的筛选　供精者应当是年龄在 22～45 周岁的健康男性，人类精子库应当对供精者进行健康检查和严格筛选。供精者只能在 1 个人类精子库中供精。精子库采集精子后，应当进行检验和筛查。精子冷冻 6 个月后，经过复检合格，方可向经卫生健康主管部门批准开展人类辅助生殖技术的医疗机构提供，并向医疗机构提交检验结果。未经检验或检验不合格的，不得向医疗机构提供。严禁精子库向医疗机构提供新鲜精子。严禁私自采精。医疗机构在实施人类辅助生殖技术时，应当索取精子检验合格证明。

2．知情同意　工作人员应当向供精者说明精子的用途、保存方式以及可能带来的社会伦理等问题。应当遵循知情同意原则，并签署知情同意书。涉及伦理问题的，应当提交医学伦理委员会讨论。医疗机构应当为当事人保密，不得泄露有关信息，不得进行性别选择。

3．建立档案　应当建立健全技术档案管理制度或供精者档案，对供精者的详细资料和精子使用情况、供精人工授精医疗行为方面的医疗技术档案和法律文书永久保存。

4．保密　人类精子库应当为供精者和受精者保密，未经供精者和受精者同意，不得泄露有关信息。

5．技术质量监测和检查　国家卫生健康主管部门指定卫生技术评估机构，对人类精子库或开展人类辅助生殖技术的医疗机构进行技术质量监测和定期检查，监测结果和检查报告报医疗机构所在地的省级卫生健康主管部门与国家卫生健康主管部门备案。

（三）法律责任

违反人类辅助生殖技术及精子库有关法律法规的，应承担相应的法律责任。主要包括以下 2 项。

1．未经批准擅自设置人类精子库，采集、提供精子或开展人类辅助生殖技术的非医疗机构，或对有上述违法行为的医疗机构，按照《医疗机构管理条例》和《医疗机构管理条例实施细则》的规定处罚。

2．开展人类辅助生殖技术的医疗机构违反《人类辅助生殖技术管理办法》，有下列行为之一的，由省级卫生健康主管部门给予警告、3 万元以下罚款，并给予有关责任人行政处分；构成犯罪的，依法追究刑事责任：①买卖配子、合子、胚胎的；②实施代孕技术的；③使用不具有《人类精子库批准证书》机构提供的精子的；④擅自进行性别选择的；⑤实施人类辅助生殖技术档案不健全的；⑥经指定技术评估机构检查技术质量不合格的；⑦其他违反《人类辅助生殖技术管理办法》规定的行为。

三、医疗美容技术服务的监督

（一）医疗美容服务机构的监督

1.相关概念

（1）医疗美容（medical aesthetic）：是指运用手术、药物、医疗器械以及其他具有创伤性或者侵入性的医学技术方法对人的容貌和人体各部位形态进行的修复与再塑。

（2）美容医疗机构：以开展医疗美容诊疗业务为主的医疗机构。包括美容医院、美容门诊部、美容诊所。

2.法律依据　美容医疗机构及开设医疗美容科室的其他医疗机构必须依据《基本医疗卫生与健康促进法》《医疗机构管理条例》《医疗纠纷预防和处理条例》《医疗美容服务管理办法》等法律法规开展工作。

3.执业监督

（1）执业资质：开展医疗美容服务的机构必须依法取得《医疗机构执业许可证》或者取得备案证明后方可开展执业活动。开展医疗美容服务的机构根据自身条件和能力在卫生健康主管部门核定有关诊疗科目。其中，医疗美容科为一级诊疗科目，美容外科、美容牙科、美容皮肤科和美容中医科为二级诊疗科目。外科、口腔科、眼科、皮肤科、中医科等相关临床学科在疾病治疗过程中涉及的相关医疗美容活动不属于医疗美容服务的范畴。

（2）执业规则：开展医疗美容服务的机构应在核定的诊疗科目范围内开展医疗美容活动，未经批准不得擅自扩大诊疗范围。实施医疗美容项目，必须在相应的美容医疗机构或开设医疗美容科室的医疗机构中进行，并向卫生健康主管部门备案。根据医疗美容项目的技术难度、可能发生的医疗风险程度，国家对医疗美容项目实行分级管理，目录由国家卫生健康主管部门颁布。

（二）医疗美容服务执业人员的监督

1.相关概念

（1）医疗美容服务执业人员：是指开展医疗美容诊疗活动的医疗卫生人员，包括医师、护士等。

（2）医疗美容主诊医师：是指具备一定条件，负责实施医疗美容项目的执业医师。

2.法律依据　医疗美容服务执业人员必须依据《医师法》《护士条例》《处方管理办法》等法律法规开展工作。

3.执业监督

（1）医疗美容服务执业人员资质：实施医疗美容项目的主诊医师必须同时具备以下条件：①具有执业医师资格，经执业医师注册机关注册。②具有从事相关临床学科工作经历。其中，负责实施美容外科项目的应具有6年以上从事美容外科或整形外科等相关专业临床工作经历；负责实施美容牙科项目的应具有5年以上从事美容牙科或口腔科专业临床工作经历；负责实施美容中医科和美容皮肤科项目的应分别具有3年以上从事中医专业和皮肤病专业临床工作经历。③经过医疗美容专业培训或进修并合格，或已从事医疗美容临床工作1年以上。④省级卫生健康主管部门规定的其他条件。从事医疗美容护理工作的人员，应同时具备以下条件：①具有护士资格，并经护士注册机关注册；②具有2年以上护理工作经历；③经过医疗美容护理专业培训或进修并合格，或已从事医疗美容临床护理工作6个月以上。

（2）执业规则：未经卫生健康主管部门核定并办理执业注册手续的人员不得从事医疗美容诊疗服务。医疗美容服务实行主诊医师负责制，医疗美容项目必须由主诊医师负责或在其指导下实施。医疗美容服务执业人员严格执行有关法律、法规和规章，遵守医疗美容技术操作规程。

（三）法律责任

违反医疗美容技术服务有关法律法规的，应承担相应的法律责任。主要包括以下3项。

1．医疗美容服务机构违反《医疗机构管理条例》《医疗美容服务管理办法》等时，按照有关规定处理。

2．医疗美容服务执业人员违反《医师法》《护士条例》等时，按照有关规定处理。

3．发生医疗纠纷或医疗事故，按照《医疗纠纷预防和处理条例》《医疗事故处理条例》规定处理。

第四节　医疗质量安全监督管理

医疗质量安全贯穿于医疗服务行为的始终，是医疗管理的核心。持续提高医疗质量，切实保障医疗安全，是减少医疗纠纷、避免医疗事故的根本途径。作为诊治疾病的医学专业手段和措施，医疗技术是医疗质量的决定性因素，是医疗质量安全监管的重中之重。医学文书是医疗信息的载体，是医疗行为的客观记载，在很大程度上能反映医疗质量安全有关制度的落实情况。本节主要介绍医学文书、医疗质量、医疗技术、医疗纠纷预防和处理四方面的监督管理。

一、医学文书的监督

医学文书，是指医疗机构和医务人员在医疗活动过程中，依据有关法律法规和专业技术规范要求制作的反映医疗服务关系、患者健康状况和医疗措施、过程及其结果等方面信息资料的规范文件。包括住院病历、门（急诊）病历以及处方、护理文书、检查申请报告单等。医学文书作为医疗活动全过程的原始情况记录，既是执法人员监督检查的重要内容，也是执法办案的重要证据。

（一）处方的监督

1．相关概念

（1）处方（prescription）：是指由医师在诊疗活动中为患者开具的、由取得药学专业技术职务任职资格的药学专业技术人员审核、调配、核对，并作为患者用药凭证的医学文书。包括医疗机构病区用药医嘱单。

（2）处方权：是指由医疗机构依程序授予的，医师开具药品处方（含用药医嘱单）的权利。

（3）药学专业技术人员：是指取得药学专业技术职务任职资格，对医师开具的处方进行调剂的人员，包括主任药师、副主任药师、主管药师、药师、药士。调剂是指药学专业技术人员对医师开具的处方进行审查、处理和执行的行为，包括对处方的审核、评估、核对、发药、用药安全指导和处方调配等。审核是指药学专业技术人员对处方用药适宜性进行审查的行为，包括审核处方用药与临床诊断的相符性，剂量、用法的正确性等情形。核对是指药学专业技术人员在发药前对处方记载内容进行再次检查和比对的行为，包括查处方，对科别、姓名、年龄；查药品，对药名、剂型、规格、数量；查配伍禁忌，对药品性状、用法用量；查用药合理性，对临床诊断（即"四查十对"）。发药是指处方经审核、核对后，药学专业技术人员将调配好的处方药品发给患者的行为，是处方调剂的最后一个环节。调配是指药学专业技术人员对审核后的处方正文上记载的药品按药名、剂型、规格、数量等在药房内进行收集、配置的行为。

2．法律依据　依据《中华人民共和国药品管理法》《处方管理办法》《麻醉药品和精神药品管理条例》《抗菌药物临床应用管理办法》等法律法规开展工作。

3．执业监督

（1）处方权取得：医疗卫生机构授予医师相应的处方权；在乡、民族乡、镇和村医疗卫生机构以及艰苦边远地区县级医疗卫生机构中执业的执业助理医师，可在注册的执业机构取得相应的处方权。未取得处方权的人员及被取消处方权的医师不得开具处方。执业医师经麻醉药品和精神药品使用知识与规范化管理的培训,考核合格后取得麻醉药品和第一类精神药品的处方权资格。国家对抗菌药物临床应用实行分级管理,符合相应的专业技术职务任职资格的医师,经培训并考核合格后授予相应的抗菌药物处方权。

（2）处方开具、调剂和保管：医疗机构应当加强对本机构处方开具、调剂和保管的管理。医师应当坚持安全有效、经济合理的用药原则,根据实际情况,按照临床诊疗指南、药品说明书等开具处方。开具医疗用毒性药品、放射性药品、麻醉药品、第一类精神药品、抗菌药物的处方应当严格遵守有关法律法规的规定。药学专业技术人员负责处方调剂工作。负责处方审核、核对和发药的人员必须具有药师以上专业技术职务任职资格；从事处方调配的人员必须具有药士及以上专业技术职务任职资格。药师经麻醉药品和精神药品使用知识与规范化管理的培训,考核合格后取得麻醉药品和第一类精神药品的调剂资格。医疗机构应当妥善保存处方,普通处方、急诊处方、儿科处方保存期限为1年,医疗用毒性药品、第二类精神药品处方保存期限为2年,麻醉药品和第一类精神药品处方保存期限为3年。处方保存期满后,经医疗机构主要负责人批准、登记备案,方可销毁。

（3）监督检查：通过抽取门诊处方、住院病历医嘱,核对医疗机构授予处方权的文件资料和医师、药师的资质证书,检查开具处方的医师是否具备资质并取得处方权,调剂处方的人员是否具备资质。通过检查处方笺、医嘱、药品进出库记录、相关登记册等,检查医师、药师在诊疗活动中是否按规定开具、调剂处方。

4.法律责任　医疗机构及其医疗卫生人员违反处方管理有关法律法规,应当承担相应的法律责任。其中医疗机构承担的法律责任主要包括以下3项。

（1）使用未取得处方权的人员、被取消处方权的医师开具处方的,或者未取得麻醉药品和第一类精神药品处方资格的医师开具处方的,或者使用未取得药学专业技术职务任职资格的人员从事处方调剂工作的,由卫生健康主管部门责令其限期改正,并可以处以1万元以上10万元以下的罚款；情节严重的,吊销其《医疗机构执业许可证》或者责令其停止执业活动。

（2）使用未取得抗菌药物处方权的医师或者使用被取消抗菌药物处方权的医师开具抗菌药物处方的,由卫生健康主管部门责令限期改正,给予警告,并可根据情节轻重处以3万元以下罚款；对负有责任的主管人员和其他直接责任人员,可根据情节给予处分。

（3）未按规定执行抗菌药物分级管理、医师抗菌药物处方权限管理、药师抗菌药物调剂资格管理或者未配备相关专业技术人员的,由卫生健康主管部门责令限期改正；逾期不改的,进行通报批评,并给予警告；造成严重后果的,对负有责任的主管人员和其他直接责任人员,给予处分。

（二）医学证明的监督

1.相关概念　医学证明（medical certificate）,是指由医疗机构向患者等需求方出具的,签署诊断、治疗、流行病学等或者有关出生、死亡等的证明类材料,具有证明医学专业事实的作用。包括健康证明书、疾病诊断书、出生证明书、死亡证明书或者死产报告书等。

2.法律依据　依据《医师法》《医疗机构管理条例》等法律法规开展工作。

3.执业监督

（1）职责和义务：医疗机构出具疾病诊断书、健康证明书或者死亡证明文件,应当经医师亲自诊查；出具出生证明书或者死产报告书,应当经医师、助产人员亲自接产。医疗机构不得出具虚假医学证明文件。

（2）监督检查：通过检查医疗卫生人员资质,调取病历资料、处方、挂号收费单据、医疗机构信息系统记录甚至影像录音等,核查医疗机构是否按照规定出具医学证明文件。

4.法律责任　医疗机构违反《医疗机构管理条例》,出具虚假证明文件的,应承担相应的法律责任,由卫生健康主管部门予以警告；对造成危害后果的,可以处以1万元以上10万元以下的罚款；对直接责任人员由所在单位或者上级机关给予行政处分。对有关医师适用《医师法》处理。

（三）病历的监督

1. 相关概念

（1）病历（medical record）：是指医疗卫生人员在医疗活动过程中形成的文字、符号、图表、影像、切片等资料的总和，是诊疗过程全面、真实的书面记录。包括门（急）诊病历（含急诊观察病历）和住院病历。

（2）电子病历：是指医务人员在医疗活动过程中，使用医疗机构信息系统生成的文字、符号、图表、图形、数据、影像等数字化信息，并能实现存储、管理、传输和重现的医疗记录，是病历的一种记录形式。

2. 法律依据　依据《医师法》《医疗纠纷预防和处理条例》等法律法规开展工作。此外，还有《医疗机构病历管理规定》（2013 年版）、《病历书写基本规范》（2010 年版）、《中医病历书写基本规范》（2010 年版）、《电子病历应用管理规范（试行）》等规范性文件。

3. 执业监督

（1）职责和义务：医疗机构应当加强对病历的管理，建立健全病历管理有关制度，成立专门的管理部门并配备专职人员负责病历的收集、保管、调阅、复制等工作。按照记录形式的不同，病历可分为纸质病历和电子病历，两者具有同等效力，且内容填写均按照《病历书写基本规范》执行。电子病历系统应当保证历次操作印痕、标记操作时间和操作人员信息可查询、可追溯。医疗机构门（急）诊病历的保存期不得少于 15 年；住院病历的保存期不得少于 30 年。医疗机构应当为患者提供查阅、复制病历资料服务。同时，医疗机构及其工作人员应当严格保护患者隐私，禁止以非医疗、教学、研究目的泄露患者的病历资料。任何单位和个人不得篡改、伪造、隐匿、窃取、抢夺或者毁坏病历资料。

（2）监督检查：通过检查纸质病历、电子病历系统等，核查医疗机构及其医疗卫生人员是否按规定填写、保管病历，补记抢救病历，是否伪造、篡改病历等。

4. 法律责任　医疗机构及其医疗卫生人员违反病历管理有关法律法规，应当承担相应的法律责任。其中医疗机构承担的法律责任主要包括以下 2 项：

（1）医疗机构篡改、伪造、隐匿、毁灭病历资料的，对直接负责的主管人员和其他直接责任人员，由卫生健康主管部门给予或者责令给予降低岗位等级或者撤职的处分，对有关医疗卫生人员责令暂停 6 个月以上 1 年以下执业活动；造成严重后果的，对直接负责的主管人员和其他直接责任人员给予或者责令给予开除的处分，对有关医疗卫生人员由原发证部门吊销执业证书；构成犯罪的，依法追究刑事责任。

（2）未按规定填写、保管病历资料，或者未按规定补记抢救病历，或者拒绝为患者提供查阅、复制病历资料服务的，由卫生健康主管部门责令改正，给予警告，并处 1 万元以上 5 万元以下罚款；情节严重的，对直接负责的主管人员和其他直接责任人员给予或者责令给予降低岗位等级或者撤职的处分，对有关医疗卫生人员可以责令暂停 1 个月以上 6 个月以下执业活动；构成犯罪的，依法追究刑事责任。

二、医疗质量的监督

（一）相关概念

1. 医疗质量　是指在现有医疗技术水平及能力、条件下，医疗机构及其医疗卫生人员在临床诊断及治疗过程中，按照职业道德及诊疗规范要求，给予患者医疗照顾的程度。

2. 医疗质量管理　是指按照医疗质量形成的规律和有关法律、法规要求，运用现代科学管理方法，对医疗服务要素、过程和结果进行管理与控制，以实现医疗质量系统改进、持续改进的过程。

3.医疗质量安全核心制度　是指医疗机构及其医务人员在诊疗活动中应当严格遵守的相关制度,主要包括首诊负责制度、三级查房制度、会诊制度、分级护理制度、值班和交接班制度、疑难病例讨论制度、急危重患者抢救制度、术前讨论制度、死亡病例讨论制度、查对制度、手术安全核查制度、手术分级管理制度、新技术和新项目准入制度、危急值报告制度、病历管理制度、抗菌药物分级管理制度、临床用血审核制度、信息安全管理制度等。

（二）法律依据

依据《基本医疗卫生与健康促进法》《医疗质量管理办法》等法律法规开展工作。

（三）执业监督

1.职责和义务　医疗机构是医疗质量管理的第一责任主体。医疗机构医疗质量管理实行院、科两级责任制,医疗机构主要负责人是机构医疗质量管理的第一责任人;临床科室以及药学、护理、医技等部门主要负责人是科室医疗质量管理的第一责任人。医疗机构根据自身规模、等级,成立医疗质量管理专门部门、工作小组或者指定专(兼)职人员,负责医疗质量管理日常具体工作。医疗机构应当根据国家卫生健康主管部门印发的《医疗质量安全核心制度要点》,结合自身实际情况,完善本机构核心制度、配套文件和工作流程,确保医疗质量安全核心制度得到有效落实。医疗机构还应当建立医疗质量(安全)不良事件信息监测报告相关制度,完善医疗安全与风险管理体系,细化应急预案和工作流程,并按规定及时主动向有关部门报告。

2.监督检查　通过现场检查、查阅医疗机构的规章制度和工作记录、抽查病历资料,核查医疗机构是否建立医疗质量管理部门或者指定专(兼)职人员负责医疗质量管理工作,是否建立医疗质量管理相关规章制度以及制度落实情况。

（四）法律责任

医疗机构违反医疗质量管理规定,应当承担的法律责任主要包括以下2项:

1.医疗质量管理制度、安全措施不健全的,由卫生健康主管部门责令改正,给予警告,并处1万元以上5万元以下的罚款;情节严重的,可以责令停止相应执业活动,对直接负责的主管人员和其他直接责任人员依法追究法律责任。

2.未建立医疗质量管理部门或者未指定专(兼)职人员负责医疗质量管理工作,或者发生重大医疗质量安全事件隐匿不报,或者未按照规定报送医疗质量安全相关信息的,由卫生健康主管部门责令限期改正;逾期不改的,给予警告,并处3万元以下罚款;对公立医疗机构负有责任的主管人员和其他直接责任人员,依法给予处分。

三、医疗技术的监督

（一）相关概念

1.医疗技术　是指医疗机构及其医务人员以诊断和治疗疾病为目的,对疾病作出判断和消除疾病、缓解病情、减轻痛苦、改善功能、延长生命、帮助患者恢复健康而采取的医学专业手段和措施。

2.临床研究　是指在医疗卫生机构内开展的所有涉及人的药品(含试验药物)和医疗器械(含体外诊断试剂)的医学研究及新技术的临床应用观察等。

3.医疗技术临床应用　是指将经过临床研究论证且安全性、有效性确切的医疗技术应用于临床,用以诊断或者治疗疾病的过程。

4.禁止类医疗技术　是指禁止在临床中应用安全性、有效性不确切,或者存在重大伦理问题,或者已经被临床淘汰的医疗技术,以及未经临床研究论证的医疗新技术。

5.限制类医疗技术　是指技术难度大、风险高,对医疗机构的服务能力、人员水平有较高专业要求,需要设置限定条件,或者需要消耗稀缺资源,或者涉及重大伦理风险,或者存在不合理临床应用,需要重点管理的医疗技术。

(二)医疗技术临床研究的监督

医疗技术临床研究属于临床研究的内容之一,应当按照《涉及人的生物医学研究伦理审查办法》《医疗卫生机构开展临床研究项目管理办法》等规定进行管理。开展医疗技术临床研究的医疗机构应当成立临床研究管理委员会和伦理委员会,设立或者指定专门部门负责临床研究管理工作。医疗机构应当组织伦理委员会遵循伦理审查原则,按照相关规定对临床研究项目进行伦理审查,确保临床研究符合伦理规范。同时在临床研究中充分尊重受试者的自主意愿,遵守有益、不伤害以及公正等原则,并取得受试者的书面知情同意。医疗机构对批准立项的临床研究经费进行统一管理,实行单独建账、单独核算、专款专用。对受试者参加研究不得收取任何费用,对于受试者在受试过程中支出的合理费用还应当给予适当补偿。禁止将未经临床研究论证的医疗新技术直接应用于临床。

(三)医疗技术临床应用的监督

1. 法律依据 依据《基本医疗卫生与健康促进法》《医疗纠纷预防和处理条例》《医疗技术临床应用管理办法》等法律法规开展工作。

2. 管理机制 医疗技术临床应用应当遵循科学、安全、规范、有效、经济、符合伦理的原则。国家对临床应用的医疗技术实施分类管理,对技术难度大、医疗风险高,服务能力、人员专业技术水平要求较高的医疗卫生技术实行严格管理。禁止类医疗技术实施负面清单管理,由国家层面制定发布禁止类技术目录,并根据情况适时予以调整;限制类医疗技术实施备案管理,由国家和各省根据实际情况制定发布限制类技术目录。

3. 执业监督

(1)职责和义务:医疗机构对本机构医疗技术临床应用和管理承担主体责任,其主要负责人是第一责任人。医疗机构应当设立医疗技术临床应用管理的专门组织,指定专(兼)职人员负责具体管理工作;建立本机构医疗技术临床应用管理制度,包括目录管理、手术分级、医师授权、动态评估等;开展与其技术能力相适应的医疗技术服务,并遵守相关技术临床应用管理规范。医疗机构不得开展禁止类医疗技术,不得未经备案开展限制类医疗技术,不得开展未经技术评估和伦理审查的医疗新技术。对于未纳入禁止类技术和限制类技术目录的医疗技术,医疗机构根据自身能力决定是否开展,并实施严格管理。开展医疗美容、人体器官移植等专项医疗技术还应当按照国家有关规定执行。

(2)监督检查:通过现场检查,查阅《医疗机构执业许可证》,抽查病历、收费记录、技术评估和伦理审查资料等,了解医疗机构资质、限制类医疗技术备案等情况,核查医疗机构是否按规定开展医疗技术。

(四)法律责任

医疗机构及其医疗卫生人员违反医疗技术临床研究、临床应用有关法律法规的,应承担相应的法律责任。其中医疗机构承担的法律责任主要包括下列4项:

1. 将未通过技术评估和伦理审查的医疗新技术应用于临床的,由卫生健康主管部门没收违法所得,并处5万元以上10万元以下罚款,对直接负责的主管人员和其他直接责任人员给予或者责令给予降低岗位等级或者撤职的处分,对有关医疗卫生人员责令暂停6个月以上1年以下执业活动;情节严重的,对直接负责的主管人员和其他直接责任人员给予或者责令给予开除的处分,对有关医疗卫生人员由原发证部门吊销执业证书;构成犯罪的,依法追究刑事责任。

2. 医疗技术管理制度、安全措施不健全的,由卫生健康主管部门责令改正,给予警告,并处1万元以上5万元以下的罚款;情节严重的,可以责令停止相应执业活动,对直接负责的主管人员和其他直接责任人员依法追究法律责任。

3. 未建立医疗技术临床应用管理专门组织或者未指定专(兼)职人员负责具体管理工作,或者未按照要求向卫生行政部门进行医疗技术临床应用备案的,由卫生健康主管部门责令限期改正;逾期不改的,暂停或者停止相关医疗技术临床应用,给予警告,并处以3 000元以下罚款;造成严重后果的,处以3 000元以上3万元以下罚款,并对医疗机构主要负责人、负有责任的主管人员和其他直接责任人员依法给予处分。

4. 开展禁止类技术临床应用的,或者不符合医疗技术临床应用管理规范要求擅自开展相关医疗技术的,由卫生健康主管部门予以警告、责令其改正,没收违法所得,并可以根据情节处以1万元以上10万元以下的罚款;情节严重的,吊销其《医疗机构执业许可证》或者责令其停止执业活动,对医疗机构主要负责人和其他直接责任人员依法给予处分。

四、医疗纠纷预防和处理的监督

(一)相关概念

1. 医疗纠纷(medical dispute)　是指医患双方因诊疗活动引发的争议。

2. 医疗事故(medical negligence)　是指医疗机构及其医疗卫生人员在医疗活动中,违反医疗卫生管理法律、行政法规、部门规章和诊疗护理规范、常规,过失造成患者人身损害的事故。

(二)法律依据

为了保障医疗安全,保护患者和医疗机构及其医疗卫生人员的合法权益,国务院于2002年4月4日颁布了《医疗事故处理条例》,并于2002年9月1日开始施行。同年,卫生部出台了《医疗事故技术鉴定暂行办法》《医疗事故分级标准(试行)》等配套规章文件,进一步为正确处理医疗事故提供了依据。人民群众健康需求的不断增长和法律意识的增强,对医疗服务提出了更高的要求。管理者们逐渐认识到及早预防和有效处置医疗纠纷的重要性。近年来,国家层面出台了一系列化解医疗纠纷的政策措施,并将实践中探索积累的经验上升为法律规范,制定实施《医疗纠纷预防和处理条例》《医疗机构投诉管理办法》作为加强医疗纠纷预防和处置的法律依据。

(三)医疗纠纷的预防和处置

1. 医疗纠纷的预防　医疗机构贯彻以患者为中心的理念,开展诊疗活动应当严格遵循法律、法规、诊疗相关规范、常规,遵守职业道德。医疗机构应当落实医疗质量安全管理制度,主动加强对医疗服务关键环节和领域的风险识别、评估和防控,开展具有较高医疗风险的诊疗活动提前预备应对方案,主动防范突发风险。加强医疗服务中的医患沟通,对患者在诊疗过程中提出的咨询、意见耐心解释说明,并按照规定进行处理。医疗机构应当建立投诉接待制度,设置统一投诉管理部门或者配备专(兼)职人员,建立畅通、便捷的投诉渠道,方便患者投诉或者咨询。

2. 医疗纠纷的处置　处理医疗纠纷应当遵循公平、公正、及时的原则,实事求是,依法处理。发生医疗纠纷,医患双方可以通过自行协商、人民调解、行政调解、司法诉讼等途径解决。医疗机构应当告知患方病历资料复制、实物封存等规定,并积极协商;不能协商解决的,引导患者通过调解、诉讼等途径解决,并做好解释疏导工作。发生重大医疗纠纷的,医疗机构应当按规定向卫生健康主管部门报告。对诊疗活动中医疗事故的行政调查处理,依照《医疗事故处理条例》的相关规定执行。

(四)医疗事故的处理及其监督

1. 医疗事故的分级　根据对患者人身造成的损害程度,医疗事故分为4级。①一级医疗事故:造成患者死亡、重度残疾的;②二级医疗事故:造成患者中度残疾、器官组织损伤导致严重功能障碍的;③三级医疗事故:造成患者轻度残疾、器官组织损伤导致一般功能障碍的;④四级医疗事故:造成患者明显人身损害的其他后果的。

2. 医疗事故的处理 医疗机构应当制订防范、处理医疗事故的预案,预防医疗事故的发生,减轻医疗事故的损害。发生或者发现医疗过失行为,医疗机构及其医疗卫生人员应当立即采取有效措施,避免或者减轻对患者身体健康的损害,防止损害扩大。发生医疗事故的,医疗机构应当按照规定向卫生健康主管部门报告。

3. 医疗事故的行政处理 卫生健康主管部门接到医疗机构关于重大医疗过失行为的报告后,除责令医疗机构及时采取必要的医疗救治措施,防止损害后果扩大外,应当组织调查,判定是否属于医疗事故;对不能判定是否属于医疗事故的,应当交由负责医疗事故技术鉴定工作的医学会组织鉴定。

（五）法律责任

医疗机构及其医疗卫生人员违反医疗纠纷预防、医疗事故处理有关法律法规的,应承担相应的法律责任。其中医疗机构承担的法律责任主要包括以下2项:

1. 开展具有较高医疗风险的诊疗活动未提前预备应对方案防范突发风险,或者未建立投诉接待制度、设置统一投诉管理部门或者配备专(兼)职人员,或者未按规定封存、保管、启封病历资料和现场实物,或者未按规定向卫生健康主管部门报告重大医疗纠纷的,由卫生健康主管部门责令改正,给予警告,并处1万元以上5万元以下罚款;情节严重的,对直接负责的主管人员和其他直接责任人员给予或者责令给予降低岗位等级或者撤职的处分,对有关医疗卫生人员可以责令暂停1个月以上6个月以下执业活动;构成犯罪的,依法追究刑事责任。

2. 发生医疗事故的,由卫生健康主管部门根据医疗事故等级和情节,给予警告;情节严重的,责令限期停业整顿直至由原发证部门吊销执业许可证。对负有责任的医疗卫生人员依照刑法关于医疗事故罪的规定,依法追究刑事责任;尚不够刑事处罚的,依法给予行政处分或者纪律处分。

第五节　大型医用设备配置和使用监督

一、相 关 概 念

（一）医疗器械与大型医用设备的概念

医疗器械,是指直接或者间接用于人体的仪器、设备、器具、体外诊断试剂及校准物、材料以及其他类似或者相关的物品,包括所需要的计算机软件;其效用主要通过物理等方式获得,不是通过药理学、免疫学或者代谢的方式获得,或者虽然有这些方式参与但是只起辅助作用。其目的是:①疾病的诊断、预防、监护、治疗或者缓解;②损伤的诊断、监护、治疗、缓解或者功能补偿;③生理结构或者生理过程的检验、替代、调节或者支持;④生命的支持或者维持;⑤妊娠控制;⑥通过对来自人体的样本进行检查,为医疗或者诊断目的提供信息。

大型医用设备是国家实行特殊管理的一类医疗器械。大型医用设备(large medical equipment),是指使用技术复杂、资金投入量大、运行成本高、对医疗费用影响大且纳入目录管理的大型医疗器械。

（二）大型医用设备目录及其分类

大型医用设备目录由国家卫生健康主管部门会商国务院有关部门提出,报国务院批准后公布执行。《大型医用设备配置许可管理目录(2023年)》分为甲、乙两类。甲类包括:①重离子质子放射治疗系统;②高端放射治疗类设备[包括磁共振引导放射治疗系统、X射线立体定向放射外科治疗系统(含Cyberknife)];③首次配置的单台(套)价格在5000万元人民币及以上的大型医疗器械。乙类包括:①正电子发射型磁共振成像系统(英文简称PET/MR);②X射线正电子发射断层扫描仪（英文简称 PET/CT）；③腹腔内窥镜手术系统；④常规放射治疗类设备（包括医用直线加速器、螺旋断层放射治疗系统、伽玛射线立体定向放射治疗系统）；⑤首次配置的单台（套）价格在 3 000 万～5 000 万元人民币的大型医疗器械。

二、大型医用设备配置和使用监督的法律依据

大型医用设备作为特色医疗资源，直接关系医疗质量安全、医疗费用和人民群众健康权益。1995 年，卫生部规定医疗卫生机构购置大型医用设备应当具备《大型医用设备配置许可证》。2004 年，国务院对 211 项非行政许可审批项目暂予保留，"大型医用设备配置许可证核发"是其中之一。2015 年，国务院全面取消非行政许可审批事项，大型设备配置许可证核发随之取消。2017 年，修订后的《医疗器械监督管理条例》将大型医用设备配置设定为行政许可，并在 2018 年修订实施《大型医用设备配置与使用管理办法（试行）》《大型医用设备配置许可管理目录》《甲类大型医用设备配置许可管理实施细则》等规范性文件。2020 年国务院再次修订的《医疗器械监督管理条例》和 2021 年国家卫生健康委员会颁布的《医疗器械临床使用管理办法》，更是从法规规章层面规范大型医用设备的配置、使用和监管。

三、大型医用设备的配置及其监督

（一）大型医用设备的配置规划

国家按照目录对大型医用设备实行分级分类配置规划。大型医用设备配置规划应当与国民经济和社会发展水平、医学科学技术进步以及人民群众健康需求相适应，科学设置配置准入标准，促进大型医用设备合理配置和有效使用，保障医疗质量安全，控制医疗费用过快增长，同时符合医疗卫生服务体系规划，促进区域医疗资源共享，提升医疗资源供给效率，支撑卫生健康事业高质量发展。省级卫生健康主管部门结合各自医疗卫生服务体系规划，提出大型医用设备配置规划和实施方案建议并报送国家卫生健康主管部门。国家卫生健康主管部门负责制定大型医用设备配置规划，并向社会公开。大型医用设备配置规划原则上每 5 年编制一次，分年度实施。配置规划包括规划数量、年度实施计划、区域布局和配置标准等内容。

（二）大型医用设备的配置管理

国家按照目录对大型医用设备实行配置许可证管理，《大型医用设备配置许可证》实行一机一证。甲类大型医用设备由国家卫生健康主管部门负责配置管理并核发配置许可证；乙类大型医用设备由省级卫生健康主管部门负责配置管理并核发配置许可证。属于放射诊疗设备的也应遵守放射卫生相关规定。

医疗机构申请配置大型医用设备，应当符合大型医用设备配置规划，与其功能定位、临床服务需求相适应，具有相应的技术条件、配套设施和具备相应资质、能力的专业技术人员。申请配置甲类大型医用设备的，向国家卫生健康主管部门提出申请；申请配置乙类大型医用设备的，向所在地省级卫生健康主管部门提出申请。医疗机构取得《大型医用设备配置许可证》后，应当及时配置相应大型医用设备，并向发证机关报送所配置的大型医用设备相关信息。《大型医用设备配置许可证》信息发生改变的，医疗机构应当按规定向原发证机关报送并修改相关信息。

医疗机构应当依法使用和妥善保管《大型医用设备配置许可证》，不得伪造、变造、买卖、出租、出借。医疗机构应当将《大型医用设备配置许可证》信息列为向社会主动公开的信息，并将《大型医用设备配置许可证》正本悬挂在大型医用设备使用场所的显著位置。当出现医疗机构执业许可（或从事医疗服务的其他法人资质）终止，或者相关诊疗科目被注销，或者无正当理由未在规定时限内配置，或者未按照核发的《大型医用设备配置许可证》配置相应设备以及法律、法

规规定的其他情形,《大型医用设备配置许可证》自行失效,医疗机构应当自失效之日起5个工作日内向原发证机关交回《大型医用设备配置许可证》,并由发证机关予以注销。《大型医用设备配置许可证》失效但医疗器械使用单位仍需使用该设备的,应当重新申请办理。

随着"放管服"改革的推进,为了调动社会办医积极性,支持社会力量提供多层次多样化医疗服务,自2017年起,国家开始对社会办医疗机构配置大型医用设备合理放宽规划限制,探索国务院批准的自由贸易试验区内的社会办医疗机构配置乙类大型医用设备实行告知承诺制。2019年,国家卫生健康委员会等10部委联合发文,明确规定社会办医疗机构配置乙类大型医用设备实行告知承诺制,同年国务院在自由贸易试验区开展"证照分离"改革全覆盖试点工作,上海、广东等自由贸易试验区的社会办医疗机构配置乙类大型医用设备,由许可事项改为备案管理。2021年,国务院进一步深化"证照分离"改革,在全国的自由贸易试验区内对社会办医疗机构配置乙类大型医用设备实行备案管理,优化营商环境。

(三)大型医用设备的使用管理

大型医用设备的使用应当遵循安全、有效、合理和必需的原则。医疗机构应当建立大型医用设备管理档案,记录其采购、安装、验收、使用、维护、维修、质量控制等事项,并如实记载相关信息。医疗机构应当按照大型医用设备产品说明书等要求,进行定期检查、检验、校准、保养、维护,确保大型医用设备处于良好状态。大型医用设备必须达到计(剂)量准确、辐射防护安全、性能指标合格后方可使用。医疗机构使用大型医疗器械,应当将其名称、关键性技术参数等信息以及与使用质量安全密切相关的必要信息记载到病历等相关记录中。医疗机构应当建立完善大型医用设备使用信息安全防护措施,确保相关信息系统运行和医疗数据的安全。医疗机构发现大型医用设备不良事件或者可疑不良事件,应当按照规定及时报告医疗器械不良事件监测技术机构。

医疗机构发现大型医用设备使用存在安全隐患的,或者外部环境、使用人员、技术等条件发生变化,不能保障使用安全质量的,应当立即停止使用。经检修不能达到使用安全标准的,不得继续使用。医疗机构不得使用无合格证明、过期、失效、淘汰的大型医用设备,不得以升级等名义擅自提高设备配置性能或规格,规避大型医用设备配置管理,不得引进境外研制但境外尚未配置使用的大型医用设备。

(四)大型医用设备的监督检查

卫生健康主管部门负责对大型医用设备配置和使用状况进行监督与评估。通过现场检查,查阅有关文件、档案、记录等资料,以及实时在线监管,核查配置大型医用设备的医疗机构是否持证;大型医用设备使用人员是否具备相应的资质、能力,是否按照产品说明书、技术操作规范等使用;医疗机构是否按照规定报送使用情况。同时检查结果应当纳入医疗机构监督管理档案,并对有不良信用记录的单位增加监督检查频次。

四、法 律 责 任

医疗机构违反大型医用设备配置管理有关法律法规,应当承担相应的法律责任,主要包括以下2项:

1. 未经许可擅自配置使用大型医用设备的,由卫生健康主管部门责令停止使用,给予警告,没收违法所得;违法所得不足1万元的,并处5万元以上10万元以下罚款;违法所得1万元以上的,并处违法所得10倍以上30倍以下罚款;情节严重的,5年内不受理相关责任人以及单位提出的大型医用设备配置许可申请,对违法单位的法定代表人、主要负责人、直接负责的主管人员和其他责任人员,没收违法行为发生期间自本单位所获收入,并处所获收入30%以上3倍以下罚款,依法给予处分。

2. 未按照规定将大型医疗器械信息记载到病历等相关记录中，或者发现使用的医疗器械存在安全隐患但未立即停止使用、通知检修，或者继续使用经检修仍不能达到使用安全标准的医疗器械，或者违规使用不能保障医疗质量安全的，由卫生健康主管部门责令改正，给予警告；拒不改正的，处 5 万元以上 10 万元以下罚款；情节严重的，处 10 万元以上 30 万元以下罚款，责令暂停相关医疗器械使用活动，直至由原发证部门吊销执业许可证，依法责令相关责任人员暂停 6 个月以上 1 年以下执业活动，直至由原发证部门吊销相关人员执业证书，对违法单位的法定代表人、主要负责人、直接负责的主管人员和其他责任人员，没收违法行为发生期间自本单位所获收入，并处所获收入 30% 以上 3 倍以下罚款，依法给予处分。

第六节　精神卫生监督

一、相 关 概 念

精神障碍，是指由各种原因引起的感知、情感和思维等精神活动的紊乱或者异常，导致患者明显的心理痛苦或者社会适应等功能损害。

严重精神障碍，是指疾病症状严重，导致患者社会适应等功能严重损害、对自身健康状况或者客观现实不能完整认识，或者不能处理自身事务的精神障碍。

精神障碍患者的监护人，是指依照《中华人民共和国民法典》的有关规定可以担任监护人的人。

二、精神卫生监督的法律依据

精神卫生既是重大公共卫生问题，也是公众关注的社会问题。全社会应当尊重、理解、关爱精神障碍患者。为了促进精神卫生事业发展，规范精神卫生服务，维护精神障碍患者合法权益，第十一届全国人民代表大会常务委员会第二十九次会议于 2012 年 10 月 26 日通过了《中华人民共和国精神卫生法》，并于 2013 年 5 月 1 日起正式实施。该法填补了我国精神卫生领域的法律空白，是精神卫生领域具有里程碑意义的大事，对我国精神卫生工作产生了深远影响。

三、精神卫生监督的内容

（一）医疗机构的职责和义务

医疗机构开展疾病诊疗服务，应当按照诊断标准和治疗规范的要求，对就诊者进行心理健康指导；发现就诊者可能患有精神障碍的，应当建议其到相关的医疗机构就诊；医疗机构不得因就诊者是精神障碍患者，推诿或者拒绝为其治疗属于本医疗机构诊疗范围的其他疾病。心理咨询人员应当提高业务素质，遵守执业规范，保护接受咨询人员的隐私，为社会公众提供专业化的心理咨询服务；不得从事心理治疗或者精神障碍的诊断、治疗。

心理治疗活动应当在医疗机构内开展。综合性医疗机构应当按照国务院卫生健康主管部门的规定开设精神科门诊或者心理治疗门诊，提高精神障碍预防、诊断、治疗能力。从事精神障碍诊断、治疗的专科医疗机构应当配备从事心理治疗的人员。心理治疗人员包括接受了规范化的心理治疗培训的精神科（助理）执业医师、通过卫生专业技术资格考试（心理治疗专业）并取得专业技术资格的卫生技术人员 2 类。专门从事心理治疗的人员不得从事精神障碍的诊断，不得为精神障碍患者开具处方或者提供外科治疗。

开展精神障碍诊断、治疗活动的医疗机构，应当配备精神科执业医师、护士，适宜的设施和设备，建立相应的管理制度和质量监控制度。精神障碍的诊断、治疗应当坚持维护患者合法权益、尊重患者人格尊严的原则。疑似精神障碍患者发生伤害自身、危害他人安全的行为，或者有伤害自身、危害他人安全的危险的，其近亲属、所在单位、当地公安机关应当立即采取措施予以制止，并将其送往医疗机构进行精神障碍诊断。医疗机构接到送诊的疑似精神障碍患者，不得拒绝为其作出诊断。精神障碍的住院治疗实行自愿原则，但诊断为严重精神障碍患者，并且已经发生伤害自身或危害他人安全的行为，或者有伤害自身或危害他人安全的危险的，应当对其实施住院治疗。医疗机构及其医疗卫生人员应当遵循精神障碍诊断标准和治疗规范，制订治疗方案，并向精神障碍患者或者其监护人告知治疗方案和治疗方法、目的以及可能产生的后果。当精神障碍患者在医疗机构内发生或者将要发生伤害自身、危害他人安全、扰乱医疗秩序的行为，医疗卫生人员在没有其他可替代措施的情况下，可以遵循诊断标准和治疗规范实施约束、隔离等保护性医疗措施，并在实施后告知患者的监护人；不得利用约束、隔离等保护性医疗措施惩罚精神障碍患者。医疗机构不得强迫精神障碍患者从事生产劳动；不得对存在发生伤害自身或者危害他人安全的风险，甚至行为的住院治疗的严重精神障碍患者实施以治疗精神障碍为目的的外科手术；不得对精神障碍患者实施与治疗其精神障碍无关的实验性临床医疗；不得侵害精神障碍患者的通讯和会见探访者的权利。

（二）监督检查

对于开展精神障碍诊断、治疗的医疗机构，通过现场检查，询问调查，查阅《医疗机构执业许可证》，抽查病历资料、医疗卫生人员资质等，核查从事心理治疗和精神障碍诊治活动的医疗机构、医疗卫生人员资质是否符合要求，诊疗行为是否符合法律法规、诊断标准、治疗规范等要求。

四、法律责任

医疗机构及其医疗卫生人员违反精神卫生有关法律法规，应当承担相应的法律责任。其中医疗机构承担的法律责任主要包括以下3项：

1. 擅自从事精神障碍诊断、治疗的，由卫生健康主管部门责令停止相关诊疗活动，给予警告，并处5 000元以上1万元以下罚款，有违法所得的，没收违法所得；对直接负责的主管人员和其他直接责任人员，依法给予或者责令给予降低岗位等级或者撤职、开除的处分；对有关医疗卫生人员，吊销其执业证书。

2. 拒绝对送诊的疑似精神障碍患者作出诊断的，由卫生健康主管部门责令改正，给予警告；情节严重的，对直接负责的主管人员和其他直接责任人员依法给予或者责令给予降低岗位等级或者撤职、开除的处分，并可以责令有关医疗卫生人员暂停1个月以上6个月以下执业活动。

3. 违反规定实施约束、隔离等保护性医疗措施，或者强迫精神障碍患者劳动，或者对精神障碍患者实施外科手术，或者对精神障碍患者实施实验性临床医疗，或者侵害精神障碍患者的通讯和会见探访者等权利，或者违反精神障碍诊断标准，将非精神障碍患者诊断为精神障碍患者的，由卫生健康主管部门责令改正，对直接负责的主管人员和其他直接责任人员依法给予或者责令给予降低岗位等级或者撤职的处分；对有关医疗卫生人员，暂停6个月以上1年以下执业活动；情节严重的，给予或者责令给予开除的处分，并吊销有关医疗卫生人员的执业证书。

第七节 医疗广告监督

一、相关概念

广告（advertisement），是指商品经营者或者服务提供者通过一定媒介和形式，直接或者间接地介绍自己所推销的商品或者服务的活动。

医疗广告（medical advertisement），是指医疗机构利用各种媒介或者形式，直接或间接介绍医疗机构或者医疗服务的广告。

二、医疗广告监督的法律依据

为加强医疗广告管理，从根本上遏制虚假违法医疗广告，净化医疗广告市场，2006年，国家工商行政管理总局、卫生部联合颁布了《医疗广告管理办法》。2015年修订的《中华人民共和国广告法》进一步规范了广告活动，加大了对违法医疗广告的处罚力度，充分保障了群众的健康权益。市场监督管理部门主管广告监督管理工作，国务院有关部门在各自的职责范围内负责广告管理相关工作。

三、医疗广告的监督管理

（一）医疗广告的发布

发布医疗广告，应当在发布前由卫生健康主管部门对广告内容进行审查；未经审查，不得发布。审查合格的医疗广告，取得《医疗广告审查证明》；审查不合格的医疗广告，由卫生健康主管部门书面通知医疗机构并告知理由。取得《医疗广告审查证明》后，医疗机构方可发布医疗广告。《医疗广告审查证明》的有效期为1年，到期后仍需继续发布医疗广告的，应当重新提出审查申请。医疗广告内容需要改动或者医疗机构的执业情况发生变化，与经审查的医疗广告成品样件内容不符的，医疗机构应当重新提出审查申请。医疗机构不得以内部科室名义发布医疗广告。

医疗机构应当按照《医疗广告审查证明》核准的广告成品样件内容与媒体类别发布医疗广告，应当标注医疗机构第一名称和《医疗广告审查证明》文号。医疗广告内容仅限于医疗机构第一名称、医疗机构地址、所有制形式、医疗机构类别、诊疗科目、床位数、接诊时间、联系电话等8项，且广告内容必须与其《医疗机构执业许可证》或备案证明的内容一致。医疗广告的表现形式不得含有以下情形：①涉及医疗技术、诊疗方法、疾病名称、药物的；②保证治愈或者隐含保证治愈的；③宣传治愈率、有效率等诊疗效果的；④淫秽、迷信、荒诞的；⑤贬低他人的；⑥利用患者、医疗卫生人员、医学教育科研机构及人员以及其他社会社团、组织的名义、形象作证明的；⑦使用解放军和武警部队名义的；⑧法律、行政法规规定禁止的其他情形，如医疗机构不得以介绍健康、养生知识等形式变相发布医疗广告。

（二）医疗广告的监督检查

国家建立健全广告监测制度，完善监测措施，及时发现和依法查处违法广告行为。检查发布医疗广告的医疗机构是否取得《医疗广告审查证明》，是否发布虚假医疗广告；医疗广告的内容是否与《医疗广告审查证明》内容一致，是否符合国家有关规定。医疗机构受到停业整顿、吊销《医疗机构执业许可证》或者停业、歇业或被注销等的，卫生健康主管部门应当收回《医疗广告审查证明》，并告知医疗机构。

四、法律责任

医疗机构违反医疗广告管理有关法律法规,应当承担相应的法律责任,主要包括以下4项:

1. 未经审查发布广告的,由市场监督管理部门责令停止发布广告,责令医疗机构在相应范围内消除影响,处广告费用1倍以上3倍以下的罚款,广告费用无法计算或者明显偏低的,处10万元以上20万元以下的罚款;情节严重的,处广告费用3倍以上5倍以下的罚款,广告费用无法计算或者明显偏低的,处20万元以上100万元以下的罚款,可以吊销营业执照,并由卫生健康主管部门撤销广告审查批准文件、1年内不受理其广告审查申请。情节严重的,除由市场监督管理部门处罚外,卫生健康主管部门可以吊销其诊疗科目或者吊销《医疗机构执业许可证》。

2. 伪造、变造或者转让广告审查批准文件的,由市场监督管理部门没收违法所得,并处1万元以上10万元以下的罚款。

3. 违反《中华人民共和国广告法》中医疗广告内容有关禁止性规定的,由市场监督管理部门责令停止发布广告,责令医疗机构在相应范围内消除影响,处广告费用1倍以上3倍以下的罚款,广告费用无法计算或者明显偏低的,处10万元以上20万元以下的罚款;情节严重的,处广告费用3倍以上5倍以下的罚款,广告费用无法计算或者明显偏低的,处20万元以上100万元以下的罚款,可以吊销营业执照,并由卫生健康主管部门撤销广告审查批准文件、1年内不受理其广告审查申请。

4. 发布虚假广告的,由市场监督管理部门责令停止发布广告,责令医疗机构在相应范围内消除影响,处广告费用3倍以上5倍以下的罚款,广告费用无法计算或者明显偏低的,处20万元以上100万元以下的罚款;2年内有3次以上违法行为或者有其他严重情节的,处广告费用5倍以上10倍以下的罚款,广告费用无法计算或者明显偏低的,处100万元以上200万元以下的罚款,可以吊销营业执照,并由卫生健康主管部门撤销广告审查批准文件、1年内不受理其广告审查申请。情节严重的,除由市场监督管理部门处罚外,卫生健康主管部门可以吊销其诊疗科目或者《医疗机构执业许可证》。构成犯罪的,依法追究刑事责任。

第八节　血液及用血安全监督

一、相关概念

1. **采供血机构**(blood collection and supply institution)　是指采集、储存血液,并向临床或血液制品生产单位供血的机构,分为血站和单采血浆站。

2. **血站**(blood station)　是指不以营利为目的,采集、提供临床用血的公益性卫生机构。血站分为一般血站和特殊血站。一般血站包括血液中心、中心血站和中心血库。特殊血站包括脐带血造血干细胞库和国家卫生健康主管部门根据医学发展需要批准、设置的其他类型血库。

3. **脐带血造血干细胞库**(cord blood bank)　是指以人体造血干细胞移植为目的,具有采集、处理、保存和提供造血干细胞的能力,并具有相当研究实力的特殊血站。

4. **单采血浆站**(plasma collection station)　是指根据地区血源资源,按照有关标准和要求并经严格审批设立,采集供应血液制品生产用原料血浆的单位。

5. **医疗机构临床用血**(blood for clinical use in medical institution)　是指医疗机构以临床治疗为目的,将指定血站申请的血液、紧急情况向他人采集的血液、术前或术中向患者采集或回收的血液,输入患者血管内的过程。

二、血液及用血安全的法律依据

为加强血液和血液制品的管理,保证临床用血的需要和安全,1996 年国务院发布了《血液制品管理条例》,1997 年第八届全国人民代表大会常务委员会第二十九次会议通过了《中华人民共和国献血法》,我国血液安全管理走上法制化的道路。卫生部后续相继颁布了《血站管理办法》《单采血浆站管理办法》《医疗机构临床用血管理办法》等配套规章,逐步完善采供血监管体系,并制定质量管理规定和有关标准,细化采供血、临床用血全过程监督管理,保障血液及用血安全。

三、采供血机构的设置与审批

(一)采供血机构的设置

1.血站的规划设置　国家卫生健康主管部门制定全国采供血机构设置规划指导原则。血站设置规划应坚持政府主导、科学发展、服务可及、安全有效的原则。省级卫生健康主管部门制订辖区内血站设置规划,报同级人民政府批准,根据当地社会、经济、医疗需求、医疗资源、疾病等发展变化情况,对规划内容每 5 年修订一次。每个省级行政区域只设 1 个血液中心,一般设在直辖市或省会城市;在设区的市级人民政府所在城市,可规划设置 1 所相应规模的中心血站;在血液中心或中心血站难以覆盖的县(市),可以根据实际需要在县级综合医院内设置 1 所中心血库。国家卫生健康主管部门统一制定我国脐带血造血干细胞库等特殊血站的设置规划和原则;国家不批准设置以营利为目的的脐带血造血干细胞库等特殊血站;符合全国规划设置的省级行政区域范围内,只能设置 1 个脐带血造血干细胞库。

2.单采血浆站的规划设置　血液制品生产单位设置单采血浆站应当符合当地单采血浆站设置规划,并经省级卫生健康主管部门批准。单采血浆站应设置在县(旗)及县级市,不得与一般血站设置在同一县行政区划内,有地方病或者经血传播的传染病流行、高发的地区不得规划设置单采血浆站,上一年度和本年度自愿无偿献血未能满足临床用血的市级行政区域内不得新建单采血浆站。

(二)采供血机构的执业登记

1.血站的执业登记　血站开展采供血活动应当向所在地省级卫生健康主管部门申请办理执业登记,取得《血站执业许可证》。卫生健康主管部门在受理血站执业登记申请后,应当组织有关专家或者委托技术部门对申请单位进行技术审查,并在接到专家或者技术部门的技术审查报告后对申请事项进行审核。审查合格的,予以执业登记,发给《血站执业许可证》;存在下列情形之一的,不予执业登记:①《血站质量管理规范》技术审查不合格;②《血站实验室质量管理规范》技术审查不合格;③血液质量检测结果不合格。

脐带血造血干细胞库等特殊血站执业,应当向所在地省级卫生健康主管部门申请办理执业登记。卫生健康主管部门应当组织有关专家和技术部门对申请单位进行技术审查及执业验收。审查合格的发给《血站执业许可证》,并注明开展的业务。

一般血站与特殊血站的《血站执业许可证》有效期为 3 年,有效期满前 3 个月,血站应当办理再次执业登记,审核合格的,予以继续执业。未通过审核的,责令其限期整改;经整改仍审核不合格的,注销其《血站执业许可证》。未办理再次执业登记手续或者被注销《血站执业许可证》的血站,不得继续执业。

2.单采血浆站的执业登记　县级卫生健康主管部门在收到全部申请材料后进行初审,经设区的市、自治州卫生健康主管部门审查同意后,报省级卫生健康主管部门审批。收到申请材料后，组织有关专家或者委托技术机构进行技术审查，经审查符合条件的，由省级卫生健康主管部门核发《单采血浆许可证》，并在设置审批后报国家卫生健康主管部门备案。

《单采血浆许可证》有效期为 2 年，有效期满前 3 个月，单采血浆站应当向原发证部门申请延续，省级卫生健康主管部门根据单采血浆站上一执业周期业务开展情况、技术审查和监督检查等情况进行审核，审核合格的，予以延续。经审核不合格的，责令其限期整改；经整改仍不合格的，注销其《单采血浆许可证》。

四、采供血机构的监督

（一）执业许可的监督

采供血机构必须取得有效的《血站执业许可证》或《单采血浆许可证》，方可执业；未取得《血站执业许可证》的，不得开展采供血或采供脐带血造血干细胞等业务，未取得《单采血浆许可证》的，不得开展采供血浆活动。不得租用、借用、出租、出借、变造、伪造《血站执业许可证》或《单采血浆许可证》开展相应业务活动。对采供血机构执业许可监督的主要内容包括采供血机构是否取得《血站执业许可证》或《单采血浆许可证》，许可证是否在有效期内，是否按照执业登记的项目、内容、范围开展业务活动。

（二）执业监督

1. 采血的监督 血站应按照国家有关规定对献血者进行健康检查和血液采集，采血前对献血者身份进行核对及登记；严禁采集冒名顶替者的血液。采集血液遵循自愿和知情同意的原则，并对献血者履行规定的告知义务；建立献血者信息保密制度，为献血者保密。血站对献血者每次采集血液量一般为 200ml，最多不得超过 400ml，两次采集间隔期不少于 6 个月；严禁超量、频繁采集血液。不得采集血液制品生产用原料血浆。

血站应保证所采集的血液由具有血液检测实验室资格的实验室进行检测；对检测不合格或者报废的血液，严格按照有关规定处理；血液标本的保存期为全血或成分血使用后 2 年。

2. 供血的监督 供血的监督管理包括对血液的包装、储存、运输，血站使用的药品、体外诊断试剂、一次性卫生器材的监督。无偿献血的血液必须用于临床，不得买卖。血站应当保证发出的血液质量符合国家有关标准，其品种、规格、数量、活性、血型无差错；未经检测或者检测不合格的血液，不得向医疗机构提供。血液包装袋上应标明下列内容：①血站的名称及其许可证号；②献血编号或者条形码；③血型；④血液品种；⑤采血日期及时间或者制备日期及时间；⑥有效日期及时间；⑦储存条件。血站使用的药品、体外诊断试剂、一次性卫生器材应符合国家有关标准。

3. 特殊血站的监督 特殊血站除应遵守上述管理要求外，还应监督其遵守以下规定：①按照国家卫生健康主管部门规定的脐带血造血干细胞库等特殊血站的基本标准、技术规范等执业。②脐带血等特殊血液成分的采集必须符合医学伦理的有关要求，并遵循自愿和知情同意的原则。脐带血造血干细胞库必须与捐献者签署经执业登记机关审核的知情同意书。③脐带血造血干细胞库等特殊血站只能向有造血干细胞移植经验和基础，并装备有造血干细胞移植所需的无菌病房和其他必需设施的医疗机构提供脐带血造血干细胞。④脐带血等特殊血液成分必须用于临床。

4. 单采血浆站的监督 单采血浆站应当按照《中国药典》血液制品原料血浆规程对申请供血浆者进行健康状况征询、健康检查和血样化验，并按照规定对供血浆者履行告知义务。对健康检查合格的申请供血浆者，卫生健康主管部门应当按规定发给《供血浆证》；严禁采集冒名顶替者及无《供血浆证》者的血浆。单采血浆站必须使用单采血浆机械采集血浆，严禁手工采集血浆；应当保证所采集的血浆均进行严格的检测；血浆采集后必须单人份冷冻保存，严禁混浆。每次采集供血浆者的血浆量不得超过 580ml（含抗凝剂溶液，以容积比换算质量比不超过 600g），严禁超量采集血浆。两次供血浆时间间隔不得少于 14 天，严禁频繁采集血浆。严禁采集血液或者将所采集的原料血浆用于临床。

五、医疗机构临床用血的监督

医疗机构应当加强临床用血管理，完善组织建设，建立健全岗位责任制。医疗机构法定代表人为临床用血管理第一责任人。医疗机构应当根据有关规定和临床用血需求设置输血科或者血库，并根据自身功能、任务、规模，配备与输血工作相适应的专业技术人员、设施、设备；不具备条件设置输血科或者血库的医疗机构，应当安排专（兼）职人员负责临床用血工作。

医疗机构应当制定并落实相关规章制度和技术操作规程、工作规范。医疗机构应当使用卫生健康主管部门指定血站提供的血液，并配合血站建立血液库存动态预警机制，保障临床用血需求和正常医疗秩序。医疗机构应当科学制订临床用血计划，建立临床合理用血的评价制度，并对血液预订、接收、入库、储存、出库及库存预警等进行管理，保证血液储存、运送符合国家有关标准和要求，提高临床合理安全用血水平。医疗机构应当在血液发放和输血时进行核对，并指定医疗卫生人员负责血液的收领、发放工作。医疗卫生人员应当认真执行临床输血技术规范，严格掌握临床输血适应证，制订输血治疗方案；在输血治疗前，医师应当向患者或者其近亲属说明输血目的、方式和风险，并签署临床输血治疗知情同意书。医疗机构应当根据国家有关法律法规和规范建立临床用血不良事件监测报告制度，临床发现输血不良反应后积极救治患者，及时向有关部门报告，并做好观察和记录。

医疗机构应当制订应急用血工作预案。为保证应急用血，医疗机构可以临时采集血液，但必须同时符合以下条件，并在临时采集血液后 10 日内将情况报告县级以上卫生健康主管部门：①危及患者生命，急需输血；②所在地血站无法及时提供血液，且无法及时从其他医疗机构调剂血液，而其他医疗措施不能替代输血治疗；③具备开展交叉配血及乙型肝炎病毒表面抗原、丙型肝炎病毒抗体、艾滋病病毒抗体和梅毒螺旋体抗体的检测能力；④遵守采供血相关操作规程和技术标准。

六、法　律　责　任

采供血机构、医疗机构违反血液及用血安全相关法律法规，应当承担相应的法律责任。主要包括以下 9 项：

1. 非法采集血液，或者血站、医疗机构出售无偿献血的血液，或者非法组织他人出卖血液的，由卫生健康主管部门予以取缔，没收违法所得，可以并处 10 万元以下的罚款；构成犯罪的，依法追究刑事责任。

2. 租用、借用、出租、出借、变造、伪造《血站执业许可证》开展采供血活动的，由卫生健康主管部门予以取缔，没收违法所得，可以并处 10 万元以下的罚款；构成犯罪的，依法追究刑事责任。

3. 血站违反规定，向医疗机构提供不符合国家规定标准的血液的，由卫生健康主管部门责令改正；情节严重，造成经血液途径传播的疾病传播或者有传播严重危险的，限期整顿，对直接负责的主管人员和其他责任人员，依法给予行政处分；构成犯罪的，依法追究刑事责任。

4. 临床用血的包装、储存、运输，不符合国家规定的卫生标准和要求的，由卫生健康主管部门责令改正，给予警告，可以并处 1 万元以下的罚款。

5. 未取得《单采血浆许可证》开展采供血浆活动，非法从事组织、采集、供应、倒卖原料血浆活动的，由卫生健康主管部门予以取缔，没收违法所得和从事违法活动的器材、设备，并处违法所得 5 倍以上 10 倍以下的罚款,没有违法所得的,并处 5 万元以上 10 万元以下的罚款;造成经血液途径传播的疾病传播、人身伤害等危害,构成犯罪的,依法追究刑事责任。

6. 涂改、伪造、转让《供血浆证》的,由卫生健康主管部门收缴《供血浆证》,没收违法所得,并处违法所得 3 倍以上 5 倍以下的罚款,没有违法所得的,并处 1 万元以下的罚款;构成犯罪的,依法追究刑事责任。

7. 医疗机构未设立临床用血管理委员会或者工作组,或者未建立血液发放和输血核对制度,或者未建立临床用血申请管理制度的,由卫生健康主管部门责令限期改正;逾期不改的,进行通报批评,并予以警告;情节严重或者造成严重后果的,可处 3 万元以下的罚款,对负有责任的主管人员和其他直接责任人员依法给予处分。

8. 医疗机构使用未经卫生健康主管部门指定的血站供应的血液的,由卫生健康主管部门给予警告,并处 3 万元以下罚款;情节严重或者造成严重后果的,对负有责任的主管人员和其他直接责任人员依法给予处分。

9. 医疗机构违反应急用血采血规定的,由卫生健康主管部门责令限期改正,给予警告;情节严重或者造成严重后果的,处 3 万元以下罚款,对负有责任的主管人员和其他直接责任人员依法给予处分。

第九节　医疗废物监督

一、相 关 概 念

(一)医疗废物

1. 医疗废物的概念　医疗废物(medical waste),是指医疗卫生机构在医疗、预防、保健以及其他相关活动中产生的具有直接或者间接感染性、毒性以及其他危害性的废物。

计划生育技术服务、医学科研、教学、尸体检查和其他相关活动中产生的具有直接或者间接感染性、毒性以及其他危害性废物的按照医疗废物管理。医疗卫生机构收治的传染病病人或者疑似传染病病人产生的生活垃圾,按照医疗废物进行管理和处置。

2. 医疗废物的分类　按照《医疗废物分类目录(2021 年版)》,医疗废物分为 5 类,其类别与特征见表 10-2。

表 10-2　医疗废物分类及其特征

类别	特征
感染性废物	携带病原微生物具有引发感染性疾病传播危险的医疗废物
损伤性废物	能够刺伤或者割伤人体的废弃的医用锐器
病理性废物	诊疗过程中产生的人体废弃物和医学实验动物尸体等
药物性废物	过期、淘汰、变质或者被污染的废弃的药物
化学性废物	具有毒性、腐蚀性、易燃性、反应性的废弃的化学物品

(二)医疗机构污水

医疗机构污水,是指医疗机构门诊、病房、手术室、各类检验室、病理解剖室、放射室、洗衣房、太平间等处排出的诊疗、生活及粪便污水。当医疗机构其他污水与上述污水混合排出时,一律视为医疗机构污水。

（三）医疗废物监督

医疗废物的收集、运送、贮存、处置的监督管理涉及多个部门，本节所涉及的医疗废物监督仅指卫生健康主管部门的监管职责，不涉及其他政府部门对医疗废物的工作职责。

医疗废物监督，是指对医疗卫生机构等单位在医疗废物收集、运送、贮存、处置中与疾病防治有关活动实施的卫生行政执法。

二、医疗废物监督的法律依据

为了加强医疗废物的安全管理，防止疾病传播，保护环境，保障人体健康，根据《中华人民共和国传染病防治法》和《中华人民共和国固体废物污染环境防治法》，2003 年 6 月 4 日国务院第十次常务会议通过了《医疗废物管理条例》，卫生部、国家环保总局又接着联合下发了《医疗卫生机构医疗废物管理办法》《医疗废物管理行政处罚办法》和《医疗废物分类目录》。上述法律法规既明确了医疗卫生机构对医疗废物的管理，又是行政部门加强医疗废物监督管理工作的执法依据。

三、医疗废物监督的内容

2014 年 7 月 14 日，《国家卫生计生委关于印发传染病防治卫生监督工作规范的通知》，其中对医疗废物处置情况的卫生监督内容包括六个方面：①医疗废物管理组织、制度、应急方案的建立和落实情况；②从事医疗废物分类收集、运送、暂时贮存、处置工作人员和管理人员的职业卫生安全防护和培训情况；③医疗废物分类收集、转运、登记的情况；④医疗废物暂时贮存的情况；⑤医疗废物、污水的处置情况；⑥实行医疗废物集中处置的医疗卫生机构与具有资质的医疗废物集中处置单位签订合同的情况，不具备集中处置医疗废物条件的医疗卫生机构按照有关部门的要求自行处置医疗废物的情况。目前医疗机构基本签订了医疗废物处置合同，正探索建立医疗废物片区集中贮存点模式，第六个方面监督内容很少涉及。

（一）医疗废物管理体系、规章制度情况的监督

1. 相关制度 包括：①医疗废物管理责任制，其法定代表人或者主要负责人为第一责任人；②医疗卫生机构内医疗废物各产生地点对医疗废物分类收集方法和工作要求；③医疗卫生机构内医疗废物的产生地点、暂时贮存地点的工作制度及从产生地点运送至暂时贮存地点的工作要求；④医疗废物在医疗卫生机构内部运送及将医疗废物交由医疗废物处置单位的有关交接、登记的规定；⑤医疗废物分类收集、运送、暂时贮存过程中有关工作人员的职业卫生安全防护。

2. 人员培训 包括：①对本机构工作人员进行培训，提高全体工作人员对医疗废物管理工作的认识；②对从事医疗废物分类收集、运送、暂时贮存、处置等工作的人员和管理人员，进行相关法律和专业技术、安全防护以及紧急处理等知识的培训。

3. 职业防护 包括：①根据接触医疗废物种类及风险大小的不同，采取适宜、有效的职业卫生防护措施；②为机构内从事医疗废物分类收集、运送、暂时贮存和处置等工作的人员和管理人员配备必要的防护用品，定期进行健康检查，必要时，对有关人员进行免疫接种，防止其受到健康损害。

（二）医疗废物分类收集的监督

2003 年，卫生部和国家环境保护总局根据《医疗废物管理条例》制定了《医疗废物分类目录》。2021 年，国家卫生健康委和生态环境部对目录进行了修订，形成《医疗废物分类目录（2021年版）》。医疗废物分为感染性、病理性、损伤性、药物性、化学性五类。各类医疗废物应按照规定收集方式分别进行收集，具体内容见表 10-3。

表10-3 五类医疗废物常见组分与收集方式

类别	常见组分或废物名称	收集方式
感染性废物	1. 被患者血液、体液、排泄物等污染的除锐器以外的废物 2. 使用后废弃的一次性使用医疗器械，如注射器、输液器、透析器等 3. 病原微生物实验室废弃的病原体培养基、标本，菌种和毒种保存液及其容器；其他实验室及科室废弃的血液、血清、分泌物等标本和容器 4. 隔离传染病患者或者疑似传染病患者产生的废弃物	1. 收集于符合《医疗废物专用包装袋、容器和警示标志标准》(HJ421)的医疗废物包装袋中 2. 病原微生物实验室废弃的病原体培养基、标本，菌种和毒种保存液及其容器，应在产生地点进行压力蒸汽灭菌或者使用其他方式消毒，然后按感染性废物收集处理 3. 隔离传染病患者或者疑似传染病患者产生的医疗废物应当使用双层医疗废物包装袋盛装
损伤性废物	1. 废弃的金属类锐器，如针头、缝合针、针灸针、探针、穿刺针、解剖刀、手术刀、手术锯、备皮刀、钢钉和导丝等 2. 废弃的玻璃类锐器，如盖玻片、载玻片、玻璃安瓿等 3. 废弃的其他材质类锐器	1. 收集于符合《医疗废物专用包装袋、容器和警示标志标准》(HJ421)的利器盒中 2. 利器盒达到3/4满时，应当封闭严密，按流程运送、贮存
病理性废物	1. 手术及其他医学服务过程中产生的废弃的人体组织、器官 2. 病理切片后废弃的人体组织、病理蜡块 3. 废弃的医学实验动物的组织和尸体 4. 16周胎龄以下或重量不足500g的胚胎组织等 5. 确诊、疑似传染病或携带传染病病原体的产妇的胎盘	1. 收集于符合《医疗废物专用包装袋、容器和警示标志标准》(HJ421)的医疗废物包装袋中 2. 确诊、疑似传染病产妇或携带传染病病原体的产妇的胎盘应使用双层医疗废物包装袋盛装 3. 可进行防腐或者低温保存
药物性废物	1. 废弃的一般性药物 2. 废弃的细胞毒性药物和遗传毒性药物 3. 废弃的疫苗及血液制品	1. 少量的药物性废物可以并入感染性废物中，但应在标签中注明 2. 批量废弃的药物性废物，收集后应交由具备相应资质的医疗废物处置单位或者危险废物处置单位等进行处置
化学性废物	列入《国家危险废物名录》中的废弃危险化学品，如甲醛、二甲苯等；非特定行业来源的危险废物，如含汞血压计、含汞体温计，废弃的牙科汞合金材料及其残余物等	1. 收集于容器中，粘贴标签并注明主要成分 2. 收集后应交由具备相应资质的医疗废物处置单位或者危险废物处置单位等进行处置

（三）医疗废物转运和登记的监督

1. 转运监督 包括：①运送人员每天从医疗废物产生地点将分类包装的医疗废物按照规定的时间和路线运送至内部指定的暂时贮存地点；运送前，应当检查包装物或者容器的标识、标签及封口是否符合要求；运送时，应当防止造成包装物或容器破损和医疗废物的流失、泄漏和扩散，并防止医疗废物直接接触身体。②运送医疗废物应当使用防渗漏、防遗撒、无锐利边角、易于装卸和清洁的专用运送工具，每天运送工作结束后，应当及时对运送工具进行清洁和消毒。

2. 登记监督 包括：①医疗卫生机构应当将医疗废物交由取得县级以上环境保护行政主管部门许可的医疗废物集中处置单位处置，依照危险废物转移联单制度填写和保存转移联单；②医疗卫生机构应当对医疗废物进行登记，登记内容应当包括医疗废物的来源、种类、重量或者数量、交接时间、最终去向以及经办人签名等项目。登记资料至少保存3年。医疗卫生机构内科室交转运人员、转运人员交暂存间均应登记。

（四）医疗废物暂时贮存的监督

1. 卫生要求 包括：①远离医疗区、食品加工区、人员活动区和生活垃圾存放场所，方便医疗废物运送人员及运送工具、车辆的出入；②有严密的封闭措施，设专（兼）职人员管理，防止非工作人员接触医疗废物；③有防鼠、防蚊蝇、防蟑螂的安全措施；④防止渗漏和雨水冲刷；⑤易于清洁和消毒；⑥避免阳光直射；⑦设有明显的医疗废物警示标识和"禁止吸烟、饮食"的警示标识。

2. 管理要求　包括：①医疗卫生机构应当建立医疗废物暂时贮存设施、设备，不得露天存放医疗废物；②医疗废物暂时贮存的时间不得超过 2 天；③医疗废物转交出去后，应当对暂时贮存地点、设施及时进行清洁和消毒处理。

（五）医院污水处置的监督

医疗卫生机构产生的污水、传染病病人或者疑似传染病病人的排泄物，应当按照国家规定严格消毒；达到国家规定的排放标准后，方可排入污水处理系统。排入院内污水处理系统的污水无排放标准。

1. 现行国家规定中关于医疗污水消毒的规定　2003 年国家环境保护总局规范性文件《医院污水处理技术指南》指出，"传染病医院（含带传染病房综合医院）应设专用化粪池""传染病医院病人的排泄物进行预消毒后排入化粪池""传染病医院污水在进入污水处理系统前必须预消毒"。2013 年环境保护部发布行业标准《医院污水处理工程技术规范》（HJ 2029—2013）指出，"传染病医院污水预消毒宜采用臭氧消毒。消毒时间应不小于 30min"。

2. 现行国家规定中关于医疗污水排放的规定　《医疗机构水污染物排放标准》（GB 18466—2005）提出"传染病、结核病医疗机构水污染物排放限值""综合医疗机构和其他医疗机构水污染物排放限值"，还规定了"带传染病房的综合医疗机构，应将传染病房污水与非传染病房污水分开。传染病房的污水、粪便经过消毒后方可与其他污水合并处理""医疗机构的各种特殊排水应单独收集并进行处理后，再排入医院污水处理站"。

3. 按照现行国家规定　传染病医院和综合医院传染病区应设专用化粪池，污水与非传染病区污水分开收集，病人的排泄物和污水要预消毒才能排入污水处理系统。宜采用臭氧消毒。

四、法律责任

违反医疗废物有关法律法规的，应承担相应的法律责任。主要包括以下 7 项：

1. 医疗卫生机构未建立、健全医疗废物管理制度，或者未设置监控部门或者专（兼）职人员，或者未对有关人员进行相关法律和专业技术、安全防护以及紧急处理等知识培训，或者未对医疗废物进行登记或者未保存登记资料，或者对使用后的医疗废物运送工具或者运送车辆未在指定地点及时进行消毒和清洁，或者自行建有医疗废物处置设施的医疗卫生机构未定期对医疗废物处置设施的污染防治和卫生学效果进行检测、评价，或者未将检测、评价效果存档、报告的，由卫生健康主管部门责令限期改正，给予警告；逾期不改正的，处 2 000 元以上 5 000 元以下的罚款。

2. 医疗卫生机构、医疗废物集中处置单位未对从事医疗废物收集、运送、贮存、处置等工作的人员和管理人员采取职业卫生防护措施的，由卫生健康主管部门责令限期改正，给予警告；逾期不改正的，处 2 000 元以上 5 000 元以下的罚款。

3. 医疗卫生机构贮存设施或者设备不符合环境保护、卫生要求，或者未将医疗废物按照类别分置于专用包装物或者容器，或者未使用符合标准的运送工具运送医疗废物的，由卫生健康主管部门责令限期改正，给予警告，可以并处 5 000 元以下的罚款，逾期不改正的，处 5 000 元以上 3 万元以下的罚款。

4. 在医疗卫生机构内运送过程中丢弃医疗废物，在非贮存地点倾倒、堆放医疗废物或者将医疗废物混入其他废物和生活垃圾，或者未按照《医疗废物管理条例》的规定对污水、传染病病人或者疑似传染病病人的排泄物进行严格消毒的，或者未达到国家规定的排放标准，排入污水处理系统的，或者对收治的传染病病人或者疑似传染病病人产生的生活垃圾，未按照医疗废物进行管理和处置的,由卫生健康主管部门责令限期改正,给予警告,并处 5 000 元以上 1 万元以下的罚款;逾期不改正的,处 1 万元以上 3 万元以下的罚款。

5. 医疗卫生机构发生医疗废物流失、泄漏、扩散时,未采取紧急处理措施,或者未及时向卫生健康主管部门报告的,由卫生健康主管部门责令改正,给予警告,并处 1 万元以上 3 万元以下的罚款。

6. 不具备集中处置医疗废物条件的农村,医疗卫生机构未按照卫生健康主管部门有关疾病防治的要求处置医疗废物的,由卫生健康主管部门责令限期改正,给予警告;逾期不改正的,处 1 000 元以上 5 000 元以下的罚款。

7. 未按照《医疗废物管理条例》进行管理和处置医疗废物,造成传染病传播或者环境污染事故的,由卫生健康主管部门依法处罚,并由原发证的卫生健康主管部门暂扣或者吊销执业许可证件。

本章小结

医疗卫生事业是国家和民族基础性的事业,人民健康是国家富强和民族昌盛的重要标志。医疗服务监督不仅是国家行政管理职责的重要体现,还为人民群众提供更有力的健康支持。医疗服务监督点多面广,本章主要介绍了医疗服务监督发展概况、法律体系,与医疗服务监督相关的基本概念,医疗机构设置与执业、医疗保健专项技术服务、医疗质量安全、大型医用设备配置和使用、精神卫生、医疗广告、血液及用血安全、医疗废物监督管理的主要内容以及医疗机构违反相关法律、法规应承担的法律责任。通过本章的学习,可以对医疗服务监督形成较为完整的框架。

思考题

1. 医疗机构执业应取得什么资质证明? 许可制医疗机构资质的监督要点是什么?
2. 母婴保健技术服务执业许可的条件有哪些?
3. 医疗机构未按规定填写、保管病历资料,应承担什么法律责任?
4. 医疗广告的内容包括哪几项?
5. 医疗废物的监督包括哪些内容?

(何中臣)

第十一章　医疗卫生人员监督

医疗卫生人员通常被分为医师、药师、护士、技师四类，医师主要承担诊断、治疗任务，护士负责护理工作，药师进行药物调剂、制备，其他技师则负责检验、影像、医疗器械维护等卫生技术工作。医、药、护、技的工作几乎都事关生死，国家历来重视对上述人员的监督管理。

第一节　概　　述

一、医疗卫生人员监督的概念

医疗卫生人员监督（surveillance of medical technician），是指政府有关行政部门依据医师、药师、护士管理等卫生法律、法规、规章，对医疗卫生人员的执业资格、执业行为等进行监督检查，并对其行为作出处理的卫生行政执法活动。

二、医疗卫生人员的范围

医疗卫生人员（medical technician）包括执业医师、执业助理医师、乡村医生、护士、药师、检验技师、影像技师等卫生专业技术人员。这些从事医疗卫生技术工作的人员均受过高等或中等医疗卫生教育或培训，掌握医疗卫生知识，经卫生行政部门审查合格，从事医疗、药学、护理或其他医疗卫生专业技术工作。成为医疗卫生人员应当同时具备 4 个条件：①接受过医疗卫生教育；②掌握医疗卫生知识；③具备政府规定的从事特定医疗卫生工作的各项条件；④从事医疗卫生工作。

1. 医师与乡村医生　是掌握医药卫生知识、以治病为业的一类人员。医师是指依法取得医师资格，经注册在医疗卫生机构中执业的专业医务人员，包括执业医师和执业助理医师。国家实行医师资格考试、医师注册制度。同时具备《医师资格证书》和《医师执业证书》的人员方可认定为医师。乡村医生是指经注册在村医疗卫生机构从事预防、保健和一般医疗服务的工作人员。

2. 护士　护士是从事护理技术工作人员的统称，指经执业注册取得《护士执业证书》，依法在医疗机构从事护理工作的人员。

3. 药师　药师也称药剂师，是药学专业技术人员的统称，指受过高等药学教育或在医疗预防机构、药事机构和制药企业从事药品调剂、制备、检定和生产等工作并经有关部门审查合格的药学技术人员。药师可分为执业药师和临床药师。执业药师是指经全国统一考试合格，取得《中华人民共和国执业药师职业资格证书》并经注册，在药品生产、经营、使用和其他需要提供药学服务的单位中执业的药学技术人员。临床药师是指以系统药学专业知识为基础，并具有一定医学和相关专业基础知识与技能，直接参与临床用药，促进药物合理应用和保护患者用药安全的药学专业技术人员。

4. 技师　技师是技能工程师的简称，指具备相关技术，掌握或精通某一类技巧、技能的人员。从事医疗卫生服务的技术人员通常被称为医技人员。根据国家卫生行政部门发布的《医疗机构从业人员行为规范》，医技人员被定义为医疗机构内除医师、护士、药学技术人员之外从事其他技术服务的卫生专业技术人员。通常认为，医技人员包括检验科、影像科、B超室、心电图、脑电图等辅助科室的技术工作人员，还包括口腔医学技术、病案信息技术等专业技术人员。

三、医疗卫生人员监督的法律依据

《基本医疗卫生与健康促进法》是规范医疗卫生、健康促进及其监督管理活动的基础性法律，实际工作中，监督执法主要依据下位法律、行政法规和规章。《基本医疗卫生与健康促进法》原则性地规定了医疗卫生人员的行为规范，要求"医疗卫生人员应当弘扬敬佑生命、救死扶伤、甘于奉献、大爱无疆的崇高职业精神，遵守行业规范，恪守医德，努力提高专业水平和服务质量""遵循医学科学规律，遵守有关临床诊疗技术规范和各项操作规范以及医学伦理规范，使用适宜技术和药物，合理诊疗，因病施治，不得对患者实施过度医疗""不得利用职务之便索要、非法收受财物或者牟取其他不正当利益"。"医疗卫生人员有下列行为之一的，由县级以上人民政府卫生健康主管部门依照有关执业医师、护士管理和医疗纠纷预防处理等法律、行政法规的规定给予行政处罚：①利用职务之便索要、非法收受财物或者牟取其他不正当利益；②泄露公民个人健康信息；③在开展医学研究或提供医疗卫生服务过程中未按照规定履行告知义务或者违反医学伦理规范"。

（一）医师监督的法律依据

《中华人民共和国医师法》是保障医师权利、规范医师行为的主要法律制度，规范乡村医生执业行为的法规是《乡村医生从业管理条例》。配套规章包括《医师资格考试暂行办法》《医师执业注册管理办法》《医师外出会诊管理暂行规定》《医师定期考核管理办法》《外国医师来华短期行医暂行管理办法》《香港和澳门特别行政区医疗专业技术人员在内地短期执业管理暂行规定》《香港、澳门特别行政区医师在内地短期行医管理规定》《台湾地区医师在大陆短期行医管理规定》《处方管理办法》《互联网诊疗管理办法（试行）》《远程医疗服务管理规范（试行）》等。

（二）护士监督的法律依据

《护士条例》是规范护理人员行为的基本制度，配套规章包括《护士执业资格考试办法》《护士执业注册管理办法》。护理服务规范有《住院患者基础护理服务项目（试行）》《基础护理服务工作规范》《常用临床护理技术服务规范》《临床护理实践指南》等。

（三）药师监督的法律依据

《执业药师职业资格制度规定》《执业药师职业资格考试实施办法》《执业药师业务规范》是规范执业药师行为的主要制度。规范临床药师的药品调剂、处方和药事管理的规章、规范性文件包括《处方管理办法》《静脉用药集中调配质量管理规范》《医疗机构药事管理规定》《医疗机构处方审核规范》等。

（四）医技人员监督的法律依据

由于医技人员指除医师、护士、药剂师外从事医疗技术工作的所有人员，范围广泛，其提供的技术服务性质各异，至今国家未出台统一的规范性文件，但《医疗机构从业人员行为规范》对医技人员行为规范进行了原则性的规定。规范检验人员的主要是《医疗机构临床实验室管理办法》《病原微生物实验室生物安全管理条例》，规范放射诊疗工作人员的是《放射诊疗管理规定》《放射工作人员职业健康管理办法》《放射卫生技术服务机构管理办法》等。

第二节　执业资格监督

一、执业资格取得的条件和程序

执业资格是对从事某一职业所必备的学识、技术和能力的基本要求。国家对医师、护士等医疗卫生人员依法实行执业注册制度，进入医疗服务行业的医疗卫生人员不仅要接受过医疗卫生专业的教育或者专门培训，掌握一定的专业知识和技能，而且还必须经过卫生行政部门审查、取得相应的执业资格后才能从事相关的卫生技术工作。卫生系列医、药、护、技各专业的中、初级专业技术资格实行以考代评和与执业准入制度并轨的考试制度，通过考试同时取得专业技术资格和专业技术职称。专业技术资格与专业技术职称具有对应关系，中级专业技术资格对应主治医师/主管医师、主管药师、主管护师、主管技师，初级专业技术资格对应医师、药师、护师、技师或医士、药士、护士、技士。医疗卫生机构根据工作需要，从获得资格证书的人员中择优聘任。

二、执业资格考试和认定

（一）医师资格考试和认定

我国大陆地区（内地）公民获得医师资格的途径有三条，一是原《中华人民共和国执业医师法》实施之前符合医师资格的，由卫生行政部门直接认定，二是通过医师资格考试后获得，三是以师承方式学习中医或者经多年实践、医术确有专长、由至少 2 名中医医师推荐、经省级人民政府中医药主管部门组织实践技能和效果考核合格取得中医医师资格。目前，医师资格直接认定工作已经截止，除极特殊情况外不会再启动。因此，除少数以师承方式学习中医或确有专长者外，考试是获得医师资格的唯一途径。

国家实行医师资格统一考试制度。医师资格考试是评价申请医师资格者是否具备执业所必需的专业知识与技能的考试。医师资格考试可分为以下几类：按照考试方式分为实践技能考试和医学综合笔试，按级别分为执业医师资格考试和执业助理医师资格考试，按类别分为临床、中医（包括中医、民族医、中西医结合）、口腔、公共卫生四类。符合条件的取得医学专业学历的人员、经认定取得执业助理医师资格的人员、传统医学师承和确有专长人员可以报考国家医师资格考试。报考人员需要按照本人取得学历的医学专业和与之相一致的医学专业工作实践考核合格证明报考相应类别的医师资格。其中，中医、中西医结合和民族医医学专业毕业的报考人员，按照取得学历的医学专业报考中医类别相应的医师资格。执业助理医师报考执业医师资格的，报考类别应当与执业助理医师资格类别一致。

1. 医师资格考试的报考条件　报考执业医师资格考试的需要具备下列条件之一：①具有高等学校相关医学专业本科以上学历，在执业医师指导下，在医疗卫生机构中参加医学专业工作实践满 1 年；②具有高等学校相关医学专业专科学历，取得执业助理医师执业证书后，在医疗卫生机构中执业满 2 年；③师承和确有专长人员取得执业助理医师执业证书后，在医疗机构中从事中医医疗工作满 5 年。

报考执业助理医师资格考试的需要具备下列条件之一：①具有高等学校相关医学专业专科以上学历，在执业医师指导下，在医疗卫生机构中参加医学专业工作实践满 1 年；②师承和确有专长人员取得《传统医学师承出师证书》或者《传统医学医术确有专长证书》后，在执业医师指导下，在授予《传统医学师承出师证书》或者《传统医学医术确有专长证书》的省（自治区、直辖市）内的医疗机构参加医学专业工作实践满 1 年并考核合格。

按照《传统医学师承和确有专长人员医师资格考核考试办法》的规定，以师承方式学习的人员，须通过省级中医药管理部门组织的出师考核，可取得《传统医学师承出师证书》。确有专长人员通过设区的市级卫生行政部门和中医药管理部门共同组织的考核，可获得《传统医学医术确有专长证书》。《传统医学师承出师证书》《传统医学医术确有专长证书》的法律效力相当于医学专业学历。

为解决农村地区医疗卫生人员不足的问题，国家于 2016 年开始试点乡村全科执业助理医师考试工作。按照《关于开展 2016 年乡村全科执业助理医师资格考试试点工作的通知》，参加乡村全科执业助理医师资格考试需要具备以下条件：①已在乡镇卫生院或村卫生室工作满 1 年且考核合格；②具有中职（中专）以上医学学历人员。农村地区的医疗卫生人员还可以以乡村医生的身份开展工作。按照相关规定，《乡村医生从业管理条例》公布前的乡村医生，已取得县级以上卫生行政部门颁发的乡村医生证书，如符合相应条件，可以向县级卫生行政部门申请乡村医生执业注册，取得《乡村医生执业证书》；如不符合相应条件，需经培训并考试合格，可申请乡村医生执业注册。

2．以考试方式取得医师资格　医师资格考试的目的是评价申请医师资格者是否具备执业所必需的专业知识与技能，专业知识通过笔试的方式衡量，专业技能通过实际操作来考察，前者称为医学综合笔试，后者被命名为实践技能考试。实践技能考试由省级医师资格考试领导小组负责，考试合格的，发给由主考签发的实践技能考试合格证明。实践技能考试合格者方能参加医学综合笔试。医学综合笔试考试成绩合格的，授予执业医师资格或执业助理医师资格，由省级卫生行政部门颁发国家卫生行政部门统一印制的《医师资格证书》。

3．以考核方式取得医师资格　以师承方式学习中医或者经多年实践，医术确有专长的，由至少 2 名中医医师推荐，经省级人民政府中医药主管部门组织实践技能和效果考核合格后，即可取得中医医师资格及相应的资格证书。

4．医师资格证书的换领　原则上《医师资格证书》终身有效，无须更换，但军队医师转业、复员或者退休，须到地方换领《医师资格证书》。根据相关规定，换取地方《医师资格证书》时，申请人应提交中国人民解放军总后勤部卫生部出具的下列证明材料：由大军区级单位联（后）勤机关卫生部门出具的换领《医师资格证书》介绍信；转业、复员或退休移交地方人民政府安置证明；原持有的军队《医师资格证书》和复印件。

（二）护士资格考试

护士执业资格考试是评价申请护士执业资格者是否具备执业所必需的护理专业知识与工作能力的考试。根据现行法律法规，护士执业资格考试与护理专业技术职称考试合二为一，获得护士执业资格，同时获得护理专业初级专业技术职称（护士）。护士执业资格考试包括专业知识和实践能力两个科目。一次考试通过两个科目为考试成绩合格。

申请参加护士执业资格考试应当具备以下条件：在中等职业学校、高等学校完成国务院教育主管部门和国务院卫生主管部门规定的普通全日制 3 年以上的护理、助产专业课程学习，包括在教学医院、综合医院完成 8 个月以上护理临床实习，并取得相应学历证书。

（三）药师资格考试和考核

执业药师资格通过考试获得。考试分为药学、中药学两个专业类别。考试内容包括专业知识、管理与法规、综合知识与技能。申请参加执业药师资格考试的，首先须是中华人民共和国公民和获准在我国境内就业的外籍人员，且须符合法定的专业、工作年限等条件。

临床药师通过考核获得相应资格。具有高等学校临床药学专业或者药学专业本科毕业以上学历，经过规范化培训，考核合格者可取得临床药师资格。

三、执业注册

医疗卫生人员通过专业技术资格考试,证明其具备了相应的专业知识和技能。执业资格的最终获得,需要在有关国家机关登记注册。就医疗卫生人员来说,注册标志着正式获得为社会公众提供特定医疗卫生技术服务的资格。

(一)医师执业注册

1. 执业医师注册　国家实行医师电子注册管理。取得医师资格的人,可以向所在地县级以上地方人民政府卫生健康主管部门申请注册。医疗卫生机构也可以为本机构中的申请人集体办理注册手续。卫生行政部门应当自受理申请之日起20个工作日内准予注册、将注册信息录入国家信息平台,并发给《医师执业证书》。

(1)注册事项:执业注册事项包括执业类别、执业范围和执业地点。执业类别(licensed type),是指临床、中医(包括中医、民族医和中西医结合)、口腔、公共卫生。医师进行执业注册的类别必须以取得医师资格的类别为依据。医师依法取得2个或2个类别以上医师资格的,除以下2种情况之外,只能选择1个类别及其中1个相应的专业作为执业范围进行注册:①在县及县级以下医疗机构(主要是乡镇卫生院和社区卫生服务机构)执业的临床医师,从事基层医疗卫生服务工作,确因工作需要,经县级卫生行政部门考核批准,报设区的市级卫生行政部门备案,可申请同一类别至多3个专业作为执业范围进行注册。②在乡镇卫生院和社区卫生服务机构中执业的临床医师因工作需要,经过国家医师资格考试取得公共卫生类医师资格,可申请增加公共卫生类别专业作为执业范围进行注册;在乡镇卫生院和社区卫生服务机构中执业的公共卫生医师因工作需要,经过国家医师资格考试取得临床类医师资格,可申请增加临床类别相关专业作为执业范围进行注册。

执业范围(licensed scope),是指医师在医疗、预防、保健活动中从事的与其执业能力相适应的专业,是医师从事医疗活动的专业范围,即诊疗服务被限定于特定一级诊疗科目或二级诊疗科目之内,但经相关专业培训和考核合格可以增加执业范围。医师不得从事执业注册范围以外其他专业的非急诊执业活动。在计划生育技术服务机构中执业的临床医师,其执业范围为计划生育技术服务专业。在医疗机构中执业的临床医师以妇产科专业作为执业范围进行注册的,其范围含计划生育技术服务专业。取得全科医学专业技术职务任职资格者,方可申请注册全科医学专业作为执业范围。另外,经考试取得医师资格的中医医师按照国家有关规定,经培训和考核合格可以采用与其专业相关的西医药技术方法。西医医师按照国家有关规定,经培训和考核合格可以采用与其专业相关的中医药技术方法。

执业地点(licensed place),是指医师执业的医疗、预防、保健机构及其登记注册的地址,即医疗、预防、保健机构所在地的省级或者县级行政区划。《医师执业注册管理办法》将执业地点由原来执业的医疗、预防、保健机构扩大到行政区划,增加了执业机构的概念。执业医师的执业地点为执业的医疗、预防、保健机构所在地的省级行政区划,执业助理医师的执业地点是执业的医疗、预防、保健机构所在地的县级行政区划。为了鼓励多地点执业,执业医师可以注册多个执业地点,并可跨省执业注册,但执业助理医师只能注册1个执业地点。在同一执业地点多个机构执业的医师,应当确定1个机构作为其主要执业机构,并向批准该机构执业的卫生行政部门申请注册;对于拟执业的其他机构,向批准该机构执业的卫生行政部门分别申请备案,注明所在执业机构的名称。国家鼓励医师定期定点到县级以下医疗卫生机构提供医疗卫生服务,如乡镇卫生院、村卫生室、社区卫生服务中心等,主执业机构有义务支持并提供便利。获得执业助理医师资格的农村医学专业毕业生,其执业地点、执业机构受到严格限制,依法只能到村卫生室和边远贫困地区乡镇卫生院执业,申请到其他医疗机构执业的,卫生行政部门不予批准。

（2）不予注册：注册申请人有下列情形之一的，卫生行政部门应作出不予注册的决定：①无民事行为能力或者限制民事行为能力；②受刑事处罚，刑罚执行完毕不满2年或者被依法禁止从事医师职业的期限未满；③被吊销《医师执业证书》不满2年；④因医师定期考核不合格被注销注册不满1年；⑤法律、行政法规规定不得从事医疗卫生服务的其他情形。

（3）注销注册：医师注册后有下列情形之一的，其所在医疗卫生机构应当在30日内报告准予注册的卫生行政部门，或者发现下列情形的卫生行政部门有义务及时通报准予注册的卫生行政部门，卫生行政部门应当注销注册、废止《医师执业证书》：①死亡；②受刑事处罚；③被吊销《医师执业证书》；④医师定期考核不合格，暂停执业活动期满，再次考核仍不合格；⑤中止医师执业活动满2年；⑥法律、行政法规规定不得从事医疗卫生服务或者应当办理注销手续的其他情形。

（4）变更注册：医师变更执业地点、执业类别、执业范围、主要执业机构等注册事项的，应当通过国家医师管理信息系统提交医师变更执业注册申请及省级以上卫生行政部门规定的其他材料。医师因参加培训需要注册或者变更注册的，应当按规定办理相关手续。医师变更主要执业机构的，应当按规定重新办理注册。但医师从事下列活动的，可以不办理相关变更注册手续：①参加规范化培训、进修、对口支援、会诊、突发事件医疗救援、慈善或者其他公益性医疗、义诊；②承担国家任务或者参加政府组织的重要活动等；③在医疗联合体内的医疗机构中执业。

（5）重新注册：注销注册的医师可以重新申请注册。当中止医师执业活动2年以上或者《医师法》规定不予注册的情形消失后，经县级以上人民政府卫生健康主管部门或者其委托的医疗卫生机构、行业组织考核合格，可以重新办理注册手续。

2. 乡村医生执业注册

（1）注册条件：符合下列条件之一的，县级卫生行政部门应予注册为乡村医生：①已经取得中等以上医学专业学历的；②在村医疗卫生机构连续工作20年以上的；③按照省、自治区、直辖市人民政府卫生行政主管部门制定的培训规划，接受培训取得合格证书的。

（2）不予注册：乡村医生有下列情形之一的，不予注册：①不具有完全民事行为能力的；②受刑事处罚，自刑罚执行完毕之日起至申请执业注册之日止不满2年的；③受吊销《乡村医生执业证书》行政处罚，自处罚决定之日起至申请执业注册之日止不满2年的。

（3）注销注册：乡村医生有下列情形之一的，由原注册的卫生行政主管部门注销执业注册，收回《乡村医生执业证书》：①死亡或者被宣告失踪的；②受刑事处罚的；③中止执业活动满2年的；④考核不合格，逾期未提出再次考核申请或者经再次考核仍不合格的。

3. 港、澳、台医师短期行医注册　港、澳、台医师内地（大陆）短期行医是指具有港、澳、台地区合法资格的医师应聘在内地（大陆）医疗机构从事不超过3年的临床诊疗活动。

（1）执业注册：港、澳、台医师在内地（大陆）短期行医应当按照规定进行执业注册，取得《港澳医师短期行医执业证书》或《台湾医师短期行医执业证书》。港、澳、台医师短期行医许可证有效期最长3年。有效期满后，如拟继续执业的，应当重新办理短期行医执业注册手续。

港、澳、台医师在内地（大陆）短期行医，必须在执业证有效期内按照注册的执业地点、执业类别、执业范围从事相应的诊疗活动。

（2）定期考核：港、澳、台医师在内地（大陆）短期行医按照《医师定期考核管理办法》和有关规定接受定期考核。执业注册后有下列情形之一的，聘用的医疗机构应当在30日内报告准予其执业注册的卫生行政部门，卫生行政部门应当注销注册，收回执业许可证：①医疗机构和港、澳、台医师解除聘用关系的；②身体健康状况不适宜继续执业的；③在考核周期内因考核不合格，被责令暂停执业活动，并在暂停执业活动期满经培训后再次考核仍不合格的；④违反《医师法》有关规定，被吊销《短期行医执业证书》的；⑤出借、出租、抵押、转让、涂改《短期行医执业证书》的；⑥死亡或者被宣告失踪的；⑦受刑事处罚的；⑧被公安机关取消内地（大陆）居留资格的；⑨国家卫生行政部门规定不宜从事医疗、预防、保健业务的其他情形的。港、澳、台医师因上述

③、④、⑦、⑧的情形而被注销执业注册的,2年内不得再次申请在内地(大陆)短期行医。

4.外籍医师短期行医注册　申请来华行医的外籍医师,首先应为取得外国行医权的医师;其次,应与境内医疗卫生机构签订了邀请或者聘用协议。外籍医师可持相关文件向卫生行政部门申请注册,经注册取得《外国医师短期行医许可证》。外国医师来华短期行医注册的有效期不超过1年,注册期满需要延期的,须按照规定重新办理注册手续。

(二)护士执业注册

1.注册条件及期限　申请护士执业注册应当具备下列条件:①具有完全民事行为能力;②在中等职业学校、高等学校完成国务院教育主管部门和国务院卫生主管部门规定的普通全日制3年以上的护理、助产专业课程学习,包括在教学、综合医院完成8个月以上护理临床实习,并取得相应学历证书;③通过国务院卫生主管部门组织的护士执业资格考试;④符合国务院卫生主管部门规定的健康标准。

护士执业注册有效期为5年。护士执业注册有效期届满需要继续执业的,应当在护士执业注册有效期届满前30日向执业地人民政府卫生主管部门申请延续注册。收到申请的卫生主管部门对具备法定条件的,准予延续,延续执业注册有效期为5年。对不具备法定条件的,不予延续,但要书面说明理由。

2.变更注册　护士在其执业注册有效期内变更执业地点等注册项目,须办理变更注册手续,但下列情况除外:①承担经注册执业机构批准的卫生支援、进修、学术交流、政府交办事项等任务和参加卫生健康主管部门批准的义诊;②在签订帮扶或者托管协议的医疗卫生机构内执业;③从事执业机构派出的上门护理服务等。

3.注销注册　存在下列情形的护士应办理注销注册手续:①注册有效期届满未延续注册;②受吊销《护士执业证书》处罚;③护士死亡或丧失民事行为能力。

4.重新注册　注销注册后拟再执业的,要办理重新注册手续,但因被吊销执业证书注销注册的,自执业证书被吊销之日起2年内不予办理。

(三)药师执业注册

1.执业药师注册

(1)注册条件:申请执业药师注册者必须同时具备下列条件:①取得《执业药师资格证书》;②遵纪守法,遵守药师职业道德,无不良信息记录;③身体健康,能坚持在执业药师岗位工作;④经所在单位考核同意;⑤按规定参加继续教育学习。存在下列情形的不予注册:①不具有完全民事行为能力的;②甲类、乙类传染病传染期、精神疾病发病期等健康状况不适宜或者不能胜任相应业务工作的;③受到刑事处罚,自刑罚执行完毕之日到申请注册之日不满3年的;④未按规定完成继续教育学习的;⑤近3年有新增不良信息记录的;⑥国家规定不宜从事执业药师业务的其他情形。经批准注册者,由执业药师注册管理机构核发《执业药师注册证》。取得执业药师职业资格,可认定其具备主管药师或主管中药师职称。

(2)注册内容:执业药师注册内容包括执业地区、执业类别、执业范围、执业单位。执业地区是省、自治区或者直辖市;执业类别为药学类、中药学类、药学与中药学类;执业范围为药品生产、药品经营、药品使用;执业单位为药品生产、经营、使用及其他需要提供药学服务的单位。

(3)注册期限:执业药师注册有效期为5年。需要延续的,应当在有效期届满30日前向所在地注册管理机构提出延续注册申请。执业药师变更执业单位、执业范围等,应当及时办理变更注册手续。

(4)注销注册:执业药师有下列情形之一的,依法或经申请办理注销注册手续:①注册有效期满未延续的;②《执业药师注册证》被依法撤销或者吊销的;③本人主动申请注销注册的;④执业药师身体健康状况不适宜继续执业的;⑤执业药师无正当理由不在执业单位执业,超过1个月的;⑥执业药师死亡或者被宣告失踪的;⑦执业药师丧失完全民事行为能力的;⑧执业药师受到刑事处罚的;⑨法律法规规定的应当注销注册的其他情形。

2. 临床药师任职资格的取得　临床药师是指以系统药学专业知识为基础,并具有一定医学和相关专业基础知识与技能,直接参与临床用药,促进药物合理应用和保护患者用药安全的药学专业技术人员。在医疗机构工作的药学专业技术人员须通过专业技术资格考试取得临床药师任职资格。

（四）医技人员任职资格的取得

由执业医师承担的检验技术工作,如医学检验和病理专业,适用医师执业注册制度。其他技术人员,如检验技术人员、口腔医学技术人员、放射医学技术人员、病理学技术人员、康复医学治疗技术人员、营养师、病案信息技术人员等,须通过专业技术资格考试取得任职资格。

四、定 期 考 核

医疗卫生人员定期考核工作由不同机构负责,其中,医师的定期考核工作由受委托机构或组织承担,乡村医生由县级卫生行政部门组织考核,其他医疗卫生人员由所在医疗卫生机构负责定期考核工作。

（一）医师定期考核

医师定期考核是指受县级以上地方人民政府卫生行政部门委托的机构或组织按照医师执业标准对医师的业务水平、工作成绩和职业道德进行的考核。考核周期为3年。业务水平考核包括医师掌握医疗卫生管理相关法律、法规、部门规章和应用本专业的基本理论、基础知识、基本技能解决实际问题的能力以及学习和掌握新理论、新知识、新技术和新方法的能力。工作成绩考核内容是医师执业过程中,遵守有关规定和要求,一定阶段完成工作的数量、质量和政府指令性工作的情况。职业道德包括医师执业中坚持救死扶伤,以病人为中心,以及医德医风、医患关系、团结协作、依法执业状况等。

医师在考核周期内有下列情形之一的,考核机构应当认定为考核不合格:①在发生的医疗事故中负有完全或主要责任的;②未经所在机构或者卫生行政部门批准,擅自在注册地点以外的医疗、预防、保健机构进行执业活动的;③跨执业类别进行执业活动的;④代他人参加医师资格考试的;⑤在医疗卫生服务活动中索要患者及其亲友财物或者牟取其他不正当利益的;⑥索要或者收受医疗器械、药品、试剂等生产、销售企业或其工作人员给予的回扣、提成或者谋取其他不正当利益的;⑦通过介绍病人到其他单位检查、治疗或者购买药品、医疗器械等收取回扣或者提成的;⑧出具虚假医学证明文件,参与虚假医疗广告宣传和药品医疗器械促销的;⑨未按照规定执行医院感染控制任务,未有效实施消毒或者无害化处置,造成疾病传播、流行的;⑩故意泄露传染病病人、病原携带者、疑似传染病病人、密切接触者涉及个人隐私的有关信息、资料的;⑪疾病预防控制机构的医师未依法履行传染病监测、报告、调查、处理职责,造成严重后果的;⑫考核周期内,有一次以上医德考评结果为医德较差的;⑬无正当理由不参加考核,或者扰乱考核秩序的;⑭违反《医师法》有关规定,被行政处罚的。

卫生行政部门应当将考核结果记入《医师执业证书》的"执业记录"栏,并录入医师执业注册信息库。对考核不合格的医师,卫生行政部门可以责令其暂停执业活动3个月至6个月,并接受培训和继续医学教育;暂停执业活动期满,由考核机构再次进行考核。对考核合格者,允许其继续执业,但该医师在本考核周期内不得评优和晋升;对考核不合格的,由卫生行政部门注销注册,收回《医师执业证书》。

（二）乡村医生定期考核

省、自治区、直辖市人民政府组织制定乡村医生培训规划,保证乡村医生至少每2年接受1次培训。县级人民政府根据培训规划制定本地区乡村医生培训计划。同时,县级人民政府卫生行政主管部门负责组织本地区乡村医生的考核工作。乡村医生经考核合格的，可以继续执业；经考核不合格的，在6个月之内可以申请进行再次考核。逾期未提出再次考核申请或者经再次考核仍不合格的乡村医生，原注册部门应当注销其执业注册，并收回《乡村医生执业证书》。

第三节　专项技术服务资格监督

经执业注册或者考核登记后，医疗卫生人员获得了为社会提供某一领域医疗技术服务的资格。在某一特定领域之内，卫生技术服务项目众多，各项目的危险性、复杂性不一，因此在某些情况下，医疗卫生人员还需进一步取得实施特定专项卫生技术服务的资格。

一、抗菌药物临床应用资格监督

根据《抗菌药物临床应用管理办法》，抗菌药物分为三级，即非限制使用级、限制使用级与特殊使用级。具有高级专业技术职务任职资格的医师，可授予特殊使用级抗菌药物处方权；具有中级以上专业技术职务任职资格的医师，可授予限制使用级抗菌药物处方权；具有初级专业技术职务任职资格的医师，在乡、民族乡、镇、村的医疗机构独立从事一般执业活动的执业助理医师以及乡村医生，可授予非限制使用级抗菌药物处方权。药师经培训并考核合格后，方可获得抗菌药物调剂资格。

二级以上医院应当定期对医师和药师进行抗菌药物临床应用知识和规范化管理的培训。医师经本机构培训并考核合格后，方可获得相应的处方权。其他医疗机构依法享有处方权的医师、乡村医生和从事处方调剂工作的药师，由县级以上卫生行政部门组织相关培训、考核。经考核合格的，授予相应的抗菌药物处方权或者抗菌药物调剂资格。

二、母婴保健技术服务资格监督

母婴保健技术服务人员是指从事母婴保健法律法规规定的婚前医学检查、遗传病诊断、产前诊断、施行助产技术、结扎手术和终止妊娠手术服务的人员。上述人员经母婴保健技术培训、考核合格，取得母婴保健技术服务资格后才能提供相应服务。

母婴保健技术服务人员通过母婴保健技术培训并考核合格后，妇产科医师在《医师执业证书》上加注母婴保健技术服务的相关内容。其他从事母婴保健技术服务的执业护士和非妇产科执业类别执业（助理）医师取得《母婴保健技术考核合格证书》。

从事产前诊断技术服务的临床医师首先必须是执业医师；其次，需要具备下列条件之一：①医学院校本科以上学历，且具有妇产科或其他相关临床学科5年以上临床经验，接受过临床遗传学专业技术培训。②从事产前诊断技术服务10年以上，掌握临床遗传学专业知识和技能，这些知识和技能包括：遗传咨询的目的、原则、步骤和基本策略，常见染色体病及其他遗传病的临床表现、一般进程、预后、遗传方式、遗传风险及可采取的预防和治疗措施，常见的致畸因素、致畸原理以及预防措施，常见遗传病和先天畸形的检测方法及临床意义，胎儿标本采集（如绒毛膜、羊膜腔或脐静脉穿刺技术）及其术前术后医疗处置。

从事产前诊断的超声诊断医师首先也必须是执业医师，且接受过超声产前诊断的系统培训，已经熟练掌握胎儿发育各阶段脏器的正常与异常超声图像及羊膜腔穿刺定位技术，能够鉴别常见的严重体表畸形和内脏畸形；其次，需要具备下列条件之一：①大专以上学历，且具有中级以上技术职称；②在本岗位从事妇产科超声检查工作5年以上。

三、人类辅助生殖技术服务资格监督

从事人类辅助生殖技术的医疗机构简称生殖医学机构。根据《人类辅助生殖技术规范》,生殖医学机构的在编专职技术人员包括临床医师、实验室专业技术人员、护理人员 3 类,在编专职技术人员不得少于 12 人,其中临床医师不得少于 6 人(包括男科执业医师 1 人),实验室专业技术人员不得少于 3 人,护理人员不得少于 3 人。上述人员须在国家卫生行政部门指定的医疗机构接受生殖医学专业技术培训,且应符合下列条件。

1. 临床医师 临床医师须满足下列要求:①专职临床医师必须是具备医学学士学位并已获得中级以上技术职称或具备生殖医学硕士学位的妇产科或泌尿男科专业的执业医师。②临床负责人须由从事生殖专业具有高级技术职称的妇产科执业医师担任。③临床医师必须具备以下方面的知识和工作能力:掌握女性生殖内分泌学临床专业知识,特别是促排卵药物的使用和月经周期的激素调控;掌握妇科超声技术,并具备卵泡超声监测及 B 超介导下阴道穿刺取卵的技术能力,具备开腹手术的能力;具备处理人类辅助生殖技术各种并发症的能力。④机构中应配备专职男科临床医师,掌握男性生殖医学基础理论和临床专业技术。

2. 实验室技术人员 实验室技术人员须符合下列要求:①胚胎培养实验室技术人员必须具备医学或生物学专业学士以上学位或大专毕业并具备中级技术职称;②实验室负责人须由医学或生物学专业高级技术职称人员担任,具备细胞生物学、胚胎学、遗传学等相关学科的理论及细胞培养技能,掌握人类辅助生殖技术的实验室技能,具有实验室管理能力;③至少 1 人具有按世界卫生组织精液分析标准程序处理精液的技能;④至少 1 人在国家卫生行政部门指定的机构接受过精子、胚胎冷冻及复苏技术培训,并系统掌握精子、胚胎冷冻及复苏技能;⑤开展卵胞浆内单精子显微注射技术的机构,至少有 1 人在国家卫生行政部门指定机构受过本技术的培训,并具备熟练的显微操作及体外受精与胚胎移植实验室技能;⑥开展植入前胚胎遗传学诊断的机构,必须有专门人员受过极体或胚胎卵裂球活检技术培训,熟练掌握该项技术的操作技能,掌握医学遗传学理论知识和单细胞遗传学诊断技术,所在机构必须具备遗传咨询和产前诊断技术条件。

3. 护理人员 护理人员须符合以下要求:具有《护士执业证书》;受过生殖医学护理工作的培训;护理工作的负责人必须具备中级技术职称。

四、放射诊疗技术服务资格监督

放射诊疗工作是指使用放射性同位素、射线装置进行临床医学诊断、治疗和健康检查的活动。在放射工作单位从事放射职业活动中受到电离辐射照射的人员被称为放射工作人员。

按照诊疗风险和技术难易程度,放射诊疗工作分为 4 类:放射治疗、核医学、介入放射学、X 射线影像诊断。开展不同类别的放射诊疗医师应符合下列条件:①开展放射治疗工作的应当是具有中级以上专业技术职务任职资格的放射肿瘤医师;②开展核医学诊疗工作的应当是具有中级以上专业技术职务任职资格的核医学医师;③开展介入放射学治疗工作的应当是具有大学本科以上学历或中级以上专业技术职务任职资格的放射影像医师;④开展 X 射线影像诊断工作的应当是放射影像医师。

五、肿瘤消融治疗技术服务资格监督

肿瘤消融治疗医师需要具备以下条件:①取得《医师执业证书》,执业范围为开展本技术应用相关专业的本院在职医师;②有 3 年以上肿瘤诊疗的临床工作经验,具有主治医师及以上专业技术职务任职资格；③经过相应的肿瘤消融治疗技术系统培训并考核合格。

参与肿瘤消融治疗的其他相关卫生专业技术人员，需经过肿瘤消融治疗技术相关专业系统培训并考核合格。

六、心血管疾病介入诊疗技术服务资格监督

心血管疾病介入诊疗医师需同时具备以下条件：①执业范围为内科、外科、儿科或其他与开展心血管介入诊疗技术相适应的临床专业；②有 3 年以上相关临床专业诊疗工作经验，具有主治医师及以上专业技术职务任职资格；③经过心血管疾病介入诊疗技术相关系统培训并考核合格。

拟独立开展按照四级手术管理的心血管疾病介入诊疗技术的医师还应满足以下条件：①从事心血管疾病介入诊疗工作不少于 5 年，累计独立完成心血管疾病介入诊疗操作不少于 200 例，其中完成按照三级手术管理的心血管疾病介入诊疗操作不少于 50 例；②经过符合要求的心血管疾病介入诊疗技术培训基地系统培训并考核合格。

其他相关卫生专业技术人员须经过心血管疾病介入诊疗技术相关专业系统培训，具有开展心血管疾病诊疗技术临床应用的相关能力。

七、妇科内镜诊疗技术服务资格监督

妇科内镜诊疗医师需要具备以下条件：①取得《医师执业证书》，执业范围为妇产科专业；②有 5 年以上妇科诊疗工作经验，具有主治医师以上专业技术职务任职资格；③经过省级以上卫生行政部门认定的妇科内镜诊疗技术培训基地系统培训并考核合格；④拟开展四级妇科内镜手术的妇科内镜诊疗医师还应当满足以下要求：具有副主任医师以上专业技术职务任职资格，经国家卫生行政部门妇科内镜诊疗技术培训基地系统培训并考核合格。

妇科内镜诊疗其他相关卫生专业技术人员，应当经过妇科内镜诊疗技术相关专业系统培训并考核合格。

八、非血缘外周血造血干细胞采集与移植专业技术服务资格监督

1. 采集医师 非血缘外周血造血干细胞采集医师需要具备以下条件：①取得《医师执业证书》，执业范围为内科；②有主治医师以上专业技术职务任职资格；③有 3 年以上血液内科工作经验和造血干细胞采集经验；④负责造血干细胞采集工作的医师有副主任医师以上专业技术职务任职资格，有 5 年以上血液内科工作经验和造血干细胞采集经验。

2. 其他采集人员 非血缘外周血造血干细胞采集其他技术人员需要具备的条件：能够胜任造血干细胞采集相关工作，能熟练掌握血细胞分离机的操作、相关仪器设备使用和计算机操作。

3. 移植医师 非血缘外周血造血干细胞移植医师需要具备以下条件：①取得《医师执业证书》，执业范围为内科；②经过国家卫生行政部门认定的造血干细胞移植培训基地系统培训并考核合格；③负责造血干细胞移植工作的医师还应当有高级专业技术职务任职资格，有 10 年以上血液内科工作经验、参与血缘造血干细胞移植工作 5 年以上，有造血干细胞移植合并症的诊断和处理能力。

4. 移植护士 非血缘外周血造血干细胞移植护士需要具备以下条件：①取得《护士执业证书》；②经过国家卫生行政部门认定的造血干细胞移植培训基地系统培训并考核合格；③造血干细胞移植护理工作负责人还应当有 3 年以上造血干细胞移植患者护理经验。

九、人体器官移植技术服务资格监督

开展肝脏、肾脏、心脏、肺脏移植技术临床应用，应当至少有 3 名经省级卫生行政部门或军队卫生部门认定的本机构在职人体器官移植医师，其中，至少 1 名应当具有主任医师专业技术任职资格。

开展胰腺、小肠移植技术临床应用，应当至少有 1 名经省级卫生行政部门或军队卫生部门认定的本机构在职人体器官移植医师。

脑死亡判定技术人员，经培训合格具备脑电图评估、诱发电位评估和经颅多普勒超声评估能力的医师或卫生技术人员不少于 1 人，具备脑死亡临床评估能力的医师不少于 2 人。

十、医疗美容技术服务资格监督

医疗美容，是指运用手术、药物、医疗器械以及其他具有创伤性或者侵入性的医学技术方法对人的容貌和人体各部位形态进行的修复与再塑。外科、口腔科、眼科、皮肤科、中医科等相关临床学科在疾病治疗过程中涉及的相关医疗美容活动不受此限制。

1. 主诊医师 负责实施医疗美容项目的主诊医师必须同时具备下列条件：①具有执业医师资格，经执业医师注册机关注册。②具有从事相关临床学科工作经历。其中，负责实施美容外科项目的应具有 6 年以上从事美容外科或整形外科等相关专业临床工作经历；负责实施美容牙科项目的应具有 5 年以上从事美容牙科或口腔科专业临床工作经历；负责实施美容中医科和美容皮肤科项目的应分别具有 3 年以上从事中医专业和皮肤病专业临床工作经历。③经过医疗美容专业培训或进修并合格，或已从事医疗美容临床工作 1 年以上。④省级人民政府卫生行政部门规定的其他条件。

2. 护理人员 从事医疗美容护理工作的人员应同时具备下列条件：①具有护士资格，并经护士注册机关注册；②具有 2 年以上护理工作经历；③经过医疗美容护理专业培训或进修并合格，或已从事医疗美容临床护理工作 6 个月以上。

十一、变性手术专业技术服务资格监督

变性手术，是指通过整形外科手段（组织移植和器官再造）使易性癖病患者的生理性别与其心理性别相符，即切除其原有的性器官并重建新性别的体表性器官和第二性征。变性手术的实施应满足下列要求：①手术组由整形外科医师为主组成，必要时可有其他相关科室医师参与；②手术者：取得《医师执业证书》的本院在职医师，执业范围为整形外科，具有副主任医师及以上专业技术职务任职资格；从事整形外科临床工作 10 年以上，其中有 5 年以上参与变性手术临床工作的经验，曾独立完成 10 例以上的生殖器再造术；③第一助手：从事整形外科临床工作 5 年以上的整形外科医师，或者其他相关科室具有主治医师以上专业技术职务任职资格的医师。

十二、互联网诊疗服务资格监督

开展互联网诊疗活动的医师、护士须为在国家电子注册系统中注册的医师、护士，且已进行电子实名认证。医务人员不得对首诊患者开展互联网诊疗活动，仅可开展常见病、慢性病的复诊工作，即医师确定患者在实体医疗机构明确诊断为某种或某几种常见病、慢性病后，才可以针对相同疾病进行复诊。

第四节　执业行为监督

医疗卫生人员的行为往往直接或者间接关系到患者的生命健康,世界范围内,几乎所有的国家和地区都会对医疗卫生人员严格监管。监管的主要手段之一是资质许可,即在行业准入方面严加管理,甚至细化到具体诊疗行为的准入。在获得一般性的行业准入资格之后,卫生监督的重点转为医疗卫生人员的具体行为,其中,执业范围、医疗行为是监督的重点。

一、执业范围监督

(一)医师与乡村医生执业范围监督

1.执业医师执业范围监督　医师执业注册时需登记执业范围。国家设定执业范围时遵循了宜粗不宜细的原则,更细的专业分类通过专科医师制度加以规范。医师在申请登记执业范围时,须同时确定"聘用的科目",即拟执业医疗机构的诊疗科目。而医疗机构诊疗科目分一级诊疗科目和二级诊疗科目。因此,医师执业范围受个人执业范围和所在医疗机构诊疗科目双重规范。如医师登记的执业范围是内科专业,拟聘用的科目可能是内科,也可能是消化内科、神经内科、呼吸内科等二级诊疗科目。只有在聘用科目中登记为二级诊疗科目的人员,才有资格提供属于专科技术的专业技术服务。

在各专业执业范围中,全科医学专业的执业范围受到特别限制。全科医生主要提供常见病、多发病的诊疗和转诊、预防、保健、康复,以及慢性病管理、健康管理等服务,全科医生不得从事专科手术、助产、介入治疗等风险较高的专科诊疗。根据国务院《关于改革完善全科医生培养与使用激励机制的意见》等政策,国家鼓励二级及以上医院有关专科医师参加全科医生转岗培训,对培训合格的,直接注册或者在原注册执业范围基础上增加全科医学专业。

2.乡村医生从业范围监督　《乡村医生从业管理条例》规定,乡村医生只能提供一般医疗服务,进行一般医学处置,且使用的药物必须在各省制定的乡村医生基本用药目录之内。对超出一般医疗服务范围的患者需及时转诊。

(二)护士执业范围监督

护理工作范围广泛,服务项目众多,正确界定医疗护理、防止生活护理人员从事护理技术工作是护士执业范围监督的重点。

护理工作可分为以下3类:①对患者进行全面的健康评估和分析,并作出专业判断;②根据评估结果,正确实施护理措施和执行医嘱;③对患者及家属或照顾者进行指导或告知。根据2010年卫生部《住院患者基础护理服务项目(试行)》《基础护理服务工作规范》和《常用临床护理技术服务规范》3个文件以及《临床护理实践指南(2011版)》《老年护理实践指南(试行)》等,护理工作包括以下内容:临床护理工作中的清洁与舒适管理;营养与排泄护理;身体活动管理;常见症状护理;皮肤、伤口、造口护理;气道护理;引流护理;围手术期护理;常用监测技术与身体评估;急救技术;常用标本采集;给药治疗与护理;化学治疗、生物治疗及放射治疗的护理;孕产期护理;新生儿及婴幼儿护理;血液净化专科护理操作;心理护理等。

护工只可从事生活护理工作,属于临床护理工作中的清洁与舒适管理、营养与排泄护理、身体活动管理的范畴。其工作内容可包括:外送患者(途中无危险者)进行各种检查,送取各类检查化验标本、报告单及病房用物,规定物品的清洗、消毒,在护士指导下对患者进行简单生活护理和床单的清洁消毒等工作。护工不能从事护理技术性操作及对危重患者的生活护理。

（三）医技人员从业范围监督

1. 实验室医技人员从业范围监督 医疗机构临床实验室是指对取自人体的各种标本进行生物学、微生物学、免疫学、化学、血液免疫学、血液学、生物物理学、细胞学等检验，并为临床提供医学检验服务的实验室。医疗机构临床实验室专业技术人员应当具有相应的专业学历，并取得相应专业技术职务任职资格。二级以上医疗机构临床实验室负责人应当经过省级以上卫生行政部门组织的相关培训。

根据《医疗机构临床实验室管理办法》，实验室检验结果需要形成书面检验报告。检验报告分为诊断性检验报告和描述性检验报告。影像、病理、超声、心电图等诊断性临床检验报告应当由执业医师出具，乡、民族乡、镇的医疗机构临床实验室诊断性临床检验报告可以由执业助理医师出具。数字、形态描述等客观描述性的检查报告可由其他医技人员出具。

2. 盲人医疗按摩人员从业范围监督 盲人医疗按摩人员不得开展推拿以外的医疗、预防、保健活动，不得开具药品处方，不得出具医学诊断证明，不得签署与盲人医疗按摩无关的医学证明文件，且非盲人不得在盲人医疗按摩所从事医疗、预防、保健活动。

二、医疗行为监督

（一）诊疗行为监督

《基本医疗卫生与健康促进法》规定，医疗卫生人员应当遵循医学科学规律，遵守有关临床诊疗技术规范和各项操作规范以及医学伦理规范，使用适宜技术和药物，合理诊疗，因病施治，不得对患者实施过度医疗。《医师法》规定，医师应遵循临床诊疗指南，遵守临床技术操作规范。

医疗卫生技术服务主要指诊疗服务，原则上非医疗卫生人员不得实施，但医学生的临床见习、临床实习、毕业实习等临床教学实践活动和试用期医学毕业生的临床实践活动均属于医学教育临床实践。医学生和试用期医学毕业生参与医学教育临床诊疗活动必须由临床带教教师或指导医师监督、指导，不得独自为患者提供临床诊疗服务。临床实践过程中产生的有关诊疗的文字材料必须经临床带教教师或指导医师审核签名后，才能作为正式医疗文件。

在实施特定医疗行为时，医师的行为还需符合某些特别要求。

1. 因医学需要的胎儿性别鉴定 国家禁止实施非医学需要的胎儿性别鉴定。在因医学需要鉴定胎儿性别时，应当由医疗卫生机构组织 3 名以上具有临床经验和医学遗传学知识，并具有副主任医师以上的专业技术职称的专家集体审核。经诊断，确需人工终止妊娠的，应当出具医学诊断报告，并由医疗卫生机构通报当地县级卫生行政部门。

2. 产前诊断 产前诊断是指对胎儿进行先天性缺陷和遗传性疾病的诊断，包括相应筛查。孕妇有下列情形之一的，经治医师应当书面建议其进行产前诊断：①羊水过多或者过少的；②胎儿发育异常或者胎儿有可疑畸形的；③孕早期时接触过可能导致胎儿先天缺陷的物质的；④有遗传病家族史或者曾经分娩过先天性严重缺陷婴儿的；⑤年龄超过 35 周岁的。

在发现胎儿异常的情况下，经治医师必须将继续妊娠和终止妊娠可能出现的结果以及进一步处理意见，以书面形式明确告知孕妇，由孕妇夫妻双方自行选择处理方案，并签署知情同意书。若孕妇缺乏认知能力，由其近亲属代为选择。涉及伦理问题的，应当交医学伦理委员会讨论。

开展产前诊断技术的医疗保健机构出具的产前诊断报告，应当由 2 名以上经资格认定的执业医师签发。

（二）护理行为监督

护士应正确执行临床护理实践和护理技术规范，全面履行医学照顾、病情观察、协助诊疗、心理支持、健康教育和康复指导等护理职责，为患者提供安全、优质的护理服务。

县级以上卫生行政部门应建立护士执业信息记录系统。执业信息记录分良好记录和不良记录,护士执业良好记录包括护士受到的表彰、奖励以及完成政府指令性任务的情况等内容。护士执业不良记录包括护士因违反《护士条例》以及其他卫生管理法律、法规、规章或者诊疗技术规范的规定受到行政处罚、处分的情况等内容。

(三)药品调剂、管理行为监督

药师的业务活动包括药品调剂、用药指导、药物治疗管理、药品不良反应监测、健康宣教等。

1. 药品调剂和用药指导　医疗机构内药学专业技术人员的主要工作是药品调剂,也称处方调剂。处方调剂包括处方审核、处方调配、复核交付和用药交代。根据《处方管理办法》,具有药师以上专业技术职务任职资格的人员负责处方审核、评估、核对、发药以及安全用药指导——药品调剂工作,药士只能从事处方调配——调和、配合工作。处方调剂的基本规则是非经医师处方不得调剂,除此之外,还须遵守以下规则。①处方审核:药师首先要逐项检查处方前记、正文和后记的书写是否清晰、完整;其次,要审核处方是否合法、用药是否适当,如规定必须做皮试的药品,处方医师是否注明过敏试验及结果的判定;处方用药与临床诊断的相符性;剂量、用法的正确性;选用剂型与给药途径的合理性;是否有重复给药现象;是否有潜在临床意义的药物相互作用和配伍禁忌;其他用药不适宜情况。对于不规范处方或者不能判定其合法性的处方,不得调剂。药师经处方审核后认为存在用药不适宜时,应当告知处方医师,请其确认或者重新开具处方。药师发现严重不合理用药或者用药错误,应当拒绝调剂,及时告知处方医师,并应当记录,按照有关规定报告。②调配药品:药师调配药品要准确,且具体调配工作可由药士负责。另外,随着静脉用药集中调配工作的广泛开展,集中调配工作需要遵守原卫生部《静脉用药集中调配质量管理规范》的各项要求。③书写药袋或粘贴标签:药师应正确书写药袋或粘贴标签,注明患者姓名和药品名称、用法、用量。④用药指导:向患者交付药品时,按照药品说明书或者处方用法,进行用药交代与指导,包括每种药品的用法、用量、注意事项等。

2. 药物治疗管理　药师为患者合理用药、优化药物疗效提供专业服务,具体工作内容如下:①采集患者个体的所有治疗相关信息;②评估和确认患者是否存在药物治疗问题;③与患者一起确定治疗目标,制订干预措施,并执行药学监护计划;④对制订的治疗目标进行随访和进一步评估,以确保患者的药物治疗达到最佳效果。

3. 药品不良反应监测　药师有义务对药品使用情况进行跟踪,特别要关注处于药品监测期和特殊人群使用的药品。发现药品不良反应时,有责任及时记录、填写报表并按《药品不良反应报告和监测管理办法》的规定上报。

(四)医疗技术服务行为监督

实验室医技人员有权出具非诊断性临床检验报告。临床检验报告应当使用中文或者国际通用的、规范的缩写。规范的临床检验报告内容应当包括以下内容:①实验室名称、患者姓名、性别、年龄、住院病历或者门诊病历号;②检验项目、检验结果和单位、参考范围、异常结果提示;③操作者姓名、审核者姓名、标本接收时间、报告时间;④其他需要报告的内容。

三、病历书写情况监督

病历是指医务人员在医疗活动过程中形成的文字、符号、图表、影像、切片等资料的总和,包括门(急)诊病历和住院病历。门(急)诊病历内容包括门(急)诊病历首页[门(急)诊手册封面]、病历记录、化验单(检验报告)、医学影像检查资料等。住院病历内容包括住院病案首页、入院记录、病程记录、手术同意书、麻醉同意书、输血治疗知情同意书、特殊检查(特殊治疗)同意书、病危(重)通知书、医嘱单、辅助检查报告单、体温单、医学影像检查资料、病理资料等。

病历书写应当使用中文,通用的外文缩写和无正式中文译名的症状、体征、疾病名称等可以使用外文;病历书写过程中出现错字时,应当用双线画在错字上,保留原记录清楚、可辨,并注明修改时间,修改人签名,不得采用刮、粘、涂等方法掩盖或去除原来的字迹;病历书写一律使用阿拉伯数字书写日期和时间,采用 24 小时制记录。

四、急救义务履行情况监督

《医师法》规定,对需要紧急救治的患者,医师应当采取紧急措施进行诊治,不得拒绝急救处置。首诊负责制是落实急救义务的重要制度。

2018 年国家卫生健康委员会公布《医疗质量安全核心制度要点》,首诊负责制度作为首条被提出。首诊负责制指患者的首位接诊医师(首诊医师)在一次就诊过程结束前或由其他医师接诊前,负责该患者全程诊疗管理的制度。医疗机构和科室的首诊责任参照医师首诊责任执行。对于医师来说,首诊负责制意味着以下内容:①首先接诊的科室为首诊责任科室,接诊医师为首诊责任人;②首诊医师对病人进行初步诊断,并做出相应处理,不允许任何推诿或变相推诿现象;③遇到需要急诊抢救的危重病人,应就地抢救治疗,如设备、条件有限,首诊医师在应急对症处理的同时,与上级医院或 120 联系,并护送病人到上级医院;④遇危重、疑难病人处理困难时,应及时请会诊或转诊,并上报业务主管部门;⑤病人病情涉及多科室,原则上首诊科室先处理,必要时请其他科室协同处理,各科室经治医师均应详细记录处理经过;⑥病人因病情需要住院或观察室留观,门诊医师须与有关科室医师取得联系并做好交接,以保证医疗安全;⑦危重病人进行检查、转科、留观、住院,均需有医护人员护送。

护士在执业活动中,发现病人病情危急,应当立即通知医师;在紧急情况下为抢救垂危病人生命,应当先行实施必要的紧急救护。

五、其他义务履行情况监督

《基本医疗卫生与健康促进法》《医师法》《护士条例》等还规定了医疗卫生人员应履行的其他义务,如不得利用职务之便索取、非法收受患者财物或者牟取其他不正当利益,遇有自然灾害、传染病流行、突发重大伤亡事故及其他严重威胁人民生命健康的紧急情况时服从政府调遣,发现传染病疫情、突发公共卫生事件、职业病、药品不良反应等情况时及时报告,另外,根据《医疗机构管理条例》,医疗机构工作人员上岗工作必须佩戴载有本人姓名、职务或职称的标牌,目前,这一规定也已延伸至从事义诊活动的医务人员。

第五节 法 律 责 任

一、考生违反法律的行政责任

参加医师资格考试的考生有下列情形之一的,县级以上卫生行政部门视情节给予警告、通报批评、终止考试、取消单元考试资格、取消当年考试资格和考试成绩并取消自下一年度起 2 年内参加医师资格考试资格的处罚或行政处分,构成犯罪的,依法追究刑事责任:①违反考场纪律、影响考场秩序;②传抄、夹带、偷换试卷;③假报姓名、年龄、学历、工龄、民族、身份证明、学籍等;④伪造有关资料,弄虚作假;⑤其他严重舞弊行为。

考生由他人代考,取消当年考试资格和考试成绩并取消自下一年度起 2 年内参加医师资格考试的资格。代他人参加医师资格考试的经执业注册的医师,应认定为医师定期考核不合格,责令其暂停执业活动 3 个月至 6 个月,并接受培训和继续医学教育。代他人参加医师资格考试的其他人员,移交相关部门处理。

在医师资格考试中有违反考试纪律等行为,情节严重的,1年至3年内禁止参加医师资格考试。

二、医师违反法律的行政责任

（一）未取得行医资格擅自执业的法律责任

未取得医师资格证,或者取得医师资格证但未经执业注册行医的,由县级以上人民政府卫生健康主管部门责令停止非法执业活动,没收违法所得和药品、医疗器械,并处违法所得2倍以上10倍以下的罚款,违法所得不足1万元的,按1万元计算。

（二）执业助理医师独立执业的法律责任

执业助理医师应当在执业医师的指导下,在医疗卫生机构中按照注册的执业类别、执业范围执业。在乡、民族乡、镇和村医疗卫生机构以及艰苦边远地区县级医疗卫生机构中执业的执业助理医师,可以根据医疗卫生服务情况和本人实践经验,独立从事一般的执业活动。

执业助理医师独立从事执业活动未造成严重后果的,责令立即改正;独立从事执业活动造成严重后果的,由县级以上人民政府卫生健康主管部门责令改正,给予警告;情节严重的,责令暂停6个月以上1年以下执业活动直至吊销《医师执业证书》。

发现执业助理医师独立从事执业活动时,医疗机构应当提前组织考核。考核不合格的,卫生行政部门可以责令其暂停执业活动3个月至6个月,并接受培训和继续医学教育;暂停执业活动期满,由考核机构再次进行考核。对考核合格者,允许其继续执业,但该医师在本考核周期内不得评优和晋升;对考核不合格的,由卫生行政部门注销注册,收回《医师执业证书》。

（三）医师未按照注册的执业地点、执业类别、执业范围执业的法律责任

医师未按照注册的执业地点、执业类别、执业范围执业的,由县级以上人民政府卫生健康主管部门或者中医药主管部门责令改正,给予警告,没收违法所得,并处1万元以上3万元以下的罚款;情节严重的,责令暂停6个月以上1年以下执业活动直至吊销《医师执业证书》。

（四）医师违反规定开具药品处方的法律责任

医师无处方权开具药品处方,或者开具的药品处方违反处方书写规则的,由县级以上卫生行政部门给予警告或者责令暂停6个月以上1年以下执业活动;情节严重的,吊销其执业证书。

（五）严重违反医师职业道德、医学伦理规范的法律责任

严重违反医师职业道德、医学伦理规范,造成恶劣社会影响的,由省级以上人民政府卫生健康主管部门吊销《医师执业证书》或者责令停止非法执业活动,5年直至终身禁止从事医疗卫生服务或者医学临床研究。

（六）乡村医生违规的法律责任

1. 未经注册在村医疗卫生机构从事医疗活动　未经注册在村医疗卫生机构从事医疗活动的乡村医生,由县级以上卫生行政部门予以取缔,没收其违法所得以及药品、医疗器械,违法所得5 000元以上的,并处违法所得1倍以上3倍以下的罚款;没有违法所得或者违法所得不足5 000元的,并处1 000元以上3 000元以下的罚款。

2. 乡村医生擅自变更执业地点　乡村医生变更执业的村医疗卫生机构未办理变更执业注册手续的,由县级卫生行政部门给予警告,责令限期办理变更注册手续。未经注册在村医疗卫生机构从事医疗活动的,由县级以上卫生行政部门予以取缔,没收其违法所得以及药品、医疗器械,违法所得5 000元以上的,并处违法所得1倍以上3倍以下的罚款;没有违法所得或者违法所得不足5 000元的,并处1 000元以上3 000元以下的罚款。

三、护士违反法律的行政责任

护士在执业活动中有下列情形之一的,由县级以上卫生行政部门依据职责分工责令改正,给予警告;情节严重的,暂停其6个月以上1年以下执业活动,直至由原发证部门吊销其《护士执业证书》:①发现患者病情危急未立即通知医师的;②发现医嘱违反法律、法规、规章或者诊疗技术规范的规定,未依法提出或者报告的;③泄露患者隐私的;④发生自然灾害、公共卫生事件等严重威胁公众生命健康的突发事件,不服从安排参加医疗救护的。

四、药师违反法律的行政责任

1. 药师未按照规定调剂处方药品　药师未按照规定调剂处方药品,情节严重的,由县级以上卫生行政部门责令改正、通报批评,给予警告,并由所在医疗机构或者其上级单位给予纪律处分。

2. 药师未按照规定调剂麻醉药品、精神药品处方　药师未对麻醉药品和第一类精神药品处方进行核对,造成严重后果的,由原发证部门吊销其执业证书。

五、医技人员违反法律的行政责任

医技人员不能出具影像、病理、超声、心电图等诊断报告,一旦出具诊断报告,视为未取得行医资格擅自执业,由县级以上卫生行政部门责令停止非法执业活动,没收违法所得和药品、医疗器械,并处违法所得2倍以上10倍以下的罚款,违法所得不足1万元的,按1万元计算。

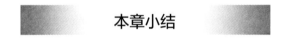

本章小结

医疗卫生人员是指受过高等或中等医药卫生教育或培训,掌握医药卫生知识,经卫生行政部门审查合格,从事医疗、预防、药剂、护理或其他卫生技术工作的专业技术人员。医疗卫生人员通常被分为医师、药师、护士、技师四类。医疗卫生人员通过考试或者考核取得相应的专业技术服务资格,一般须注册后才能从事卫生专业技术工作。医疗卫生人员应按照法律、法规、规章、诊疗护理技术规范和常规从事医疗卫生技术工作,不得超执业类别、执业范围、执业地点执业,并应依法履行医疗救治、病历书写、急救等义务,违反法律的医疗卫生人员将承担法律责任。

思考题

1. 国家实施医疗卫生人员监督制度的原因是什么?
2. 医疗技术人员如何取得医疗技术服务资格?
3. 什么是医师首诊负责制?具体负责哪些工作?
4. 医师未按照注册的执业类别、执业范围、执业地点执业的法律责任是什么?

(马　辉)

第十二章　传染病防治监督

全球经济一体化进程的加速，加快了全球传染性疾病的传播和蔓延，少数传染病被消灭，新的传染病不断被发现，我国传染病防治工作也面临新的形势。自 1989 年《中华人民共和国传染病防治法》（以下简称《传染病防治法》）颁布实施以来，传染病防治相关的法律法规体系日趋完善，卫生监督在传染病防治工作中的职责日趋明确，作用和意义也日趋重要。

传染病防控是一项长期性工作，充分认识卫生监督在传染病防治工作中的职责和作用，有利于防范公共卫生风险，为广大人民群众健康、国家安全和社会稳定提供更加坚实的保障和基础。

第一节　概　　述

一、传染病防治监督的概念和特征

（一）传染病防治监督的概念

传染病防治监督（health supervision for control and prevention of infectious diseases），是指政府和卫生健康主管部门依据《传染病防治法》及其相关法律法规等对个人、法人和其他组织从事与传染病防治有关事项的许可，履行传染病防治职责的行为进行监督检查，并对其行为作出处理的行政执法活动。其目的是通过对传染病防治工作实施统一的监督检查，达到预防、控制与消除传染病的发生和流行，保障人体健康和公共卫生的目标。

（二）传染病防治监督的特征

1. 预防性和广泛性　预防为主是我国卫生工作的方针，也是传染病防治监督的首要特征。我国在贯彻预防为主的防治策略实践中，建立和完善了各项具体预防措施与制度。通过对预防措施与制度的监督，对违反法律法规的行为追究法律责任，才能有效地落实措施，遏制传染病的发生、传播和流行。传染病防治监督的广泛性主要体现在监督的法律法规依据门类众多，涉及法律法规 20 余部；监督对象众多，既包括医疗卫生机构，也包括公共场所、学校、托幼机构、生活饮用水供水单位和设施等；监督内容众多，涉及预防接种、传染病报告、消毒隔离、疫情控制等多方面。

2. 综合性和经常性　传染病防治是一项社会综合治理工作，涉及卫生、农业、交通、环保等多部门，需要多部门协调与合作。传染病防治监督应积极加强与其他部门的沟通，提高监督的效能和水平。此外，传染病发生和流行涉及的环节众多、影响因素复杂多样，若对这些环节和因素监督不严，就可能导致传染病的发生和流行。因此传染病预防监督应保持经常性，常抓不懈。

3. 科学性和专业性　传染病防治的重点是控制传染源、切断传播途径和保护易感人群"三环节"。政府和卫生健康主管部门依法对各单位"三环节"措施落实情况进行监督，保证各项预防、控制措施的落实，体现了监督的科学性原则。在传染病防治监督实践中需要运用自然科学和现代科技手段，需要很强的医学专业知识，同时也应具备流行病学、传染病学、临床、统计学等知识和法律知识。

4. 艰巨性和长期性　传染病对人类的威胁是长期的，只要世界上有生物多样性的存在，就要面对传染病的问题。另外，随着社会的发展，与传染病相关的健康产业、产品不断涌现，医院感染控制技术迅速发展,监管环境也日趋复杂,需要卫生健康监督部门根据新的形势开展分析研究,提出监督管理措施。这就决定了传染病防治卫生监督工作的艰巨性和长期性。

二、传染病防治监督的主要法律依据

(一)法律

1.《中华人民共和国传染病防治法》 该法于 1989 年 2 月 21 日第七届全国人民代表大会常务委员会第六次会议通过,于 2004 年 8 月 28 日第十届全国人民代表大会常务委员会第十一次会议进行修订,修订后自 2004 年 12 月 1 日起施行。2013 年修正(根据 2013 年 6 月 29 日第十二届全国人民代表大会常务委员会第三次会议《关于修改＜中华人民共和国文物保护法＞等十二部法律的决定》修正)。

2.其他法律 《中华人民共和国国境卫生检疫法》(简称《国境卫生检疫法》)于 1986 年 12 月 2 日第六届全国人民代表大会常务委员会第十八次会议通过,2018 年 4 月 27 日第三次修正。《中华人民共和国疫苗管理法》(简称《疫苗管理法》)于 2019 年 6 月 29 日第十三届全国人民代表大会常务委员会第十一次会议通过,自 2019 年 12 月 1 日起施行。《中华人民共和国生物安全法》(简称《生物安全法》)于 2020 年 10 月 17 日第十三届全国人民代表大会常务委员会第二十二次会议通过,自 2021 年 4 月 15 日起施行。

(二)行政法规

1.《突发公共卫生事件应急条例》 为了有效预防、及时控制和消除突发公共卫生事件的危害,保障公众身体健康与生命安全,维护正常的社会秩序,2003 年 5 月 7 日国务院第七次常务会议通过该条例,2003 年 5 月 9 日公布施行,2011 年进行了修订。

2.《医疗废物管理条例》 为加强医疗废物的安全管理,防止疾病传播,保护环境,保障人体健康,2003 年 6 月 4 日国务院第十次常务会议通过该条例,于 2003 年 6 月 16 日发布并施行,2011 年进行了修订。

3.《病原微生物实验室生物安全管理条例》 为加强病原微生物实验室生物安全管理,保护实验室工作人员和公众的健康,2004 年 11 月 5 日国务院第 69 次常务会议通过该条例,2004 年 11 月 12 日发布施行,2016 年、2018 年分别进行了修订。

4.《艾滋病防治条例》 为预防、控制艾滋病的发生与流行,保障人体健康和公共卫生,2006 年 1 月 18 日国务院第 122 次常务会议通过了该条例,自 2006 年 3 月 1 日起施行,2019 年进行了修订。

5.《血吸虫病防治条例》 为预防、控制和消灭血吸虫病,保障人体健康、动物健康和公共卫生,促进经济社会发展,2006 年 3 月 22 日国务院第 129 次常务会议通过了该条例,自 2006 年 5 月 1 日起施行,2019 年进行了修订。

6.《国内交通卫生检疫条例》 为控制检疫传染病通过交通工具及其乘运的人员、物资传播,防止检疫传染病流行,保障人体健康,国务院于 1998 年 11 月 28 日发布该条例,自 1999 年 3 月 1 日起施行。

7.其他相关行政法规 如《公共场所卫生管理条例》(1987 年颁布实施,2016 年、2019 年修订)、《学校卫生工作条例》(1990 年颁布实施)、《血液制品管理条例》(1996 年颁布实施,2016 年修订)、《医疗器械监督管理条例》(2000 年颁布实施,2014 年、2017 年、2021 年修订)、《医疗纠纷预防和处理条例》(2018 年颁布实施)、《中华人民共和国国境卫生检疫法实施细则》(1989 年颁布实施,2010 年、2016 年、2019 年修订)等。

(三)部门规章

为加强对传染病防治工作的管理,国家卫生健康主管部门颁布了多部部门规章,如《中华人民共和国传染病防治法实施办法》（1991 年）、《消毒管理办法》（2017 年修订）、《医院感染管理办法》（2006 年）、《医疗卫生机构医疗废物管理办法》（2003 年）、《医疗废物管理行政处罚办法》（2010 年修正）、《突发公共卫生事件与传染病疫情监测信息报告管理办法》（2006 年修订）、《医疗机构传染病预检分诊管理办法》（2005 年）、《性病防治管理办法》（2012 年）、《传染性非典型肺炎防治管理办法》（2003 年）、《结核病防治管理办法》（2013 年）、《人间传染的病原微生物菌（毒）种保藏机构管理办法》（2009 年）、《可感染人类的高致病性病原微生物菌（毒）种或样本运输管理规定》（2005 年）、《人间传染的高致病性病原微生物实验室和实验活动生物安全审批管理办法》（2016 年修订）、《预防接种异常反应鉴定办法》（2008 年）、《传染病人或疑似传染病病人尸体解剖查验规定》（2005 年）、《突发公共卫生事件交通应急规定》（2004 年）、《公共场所卫生管理条例实施细则》（2017 年修正）、《生活饮用水卫生监督管理办法》（2016 年修改）等。

（四）其他相关卫生标准、卫生规范

其他相关卫生标准、卫生规范包括《医院消毒卫生标准》（GB 15982—2012）、《医院消毒供应中心》（WS 310.2—2016）等卫生标准，以及《传染病防治卫生监督工作规范》（2014 年）、《预防接种工作规范》（2016 年）、《消毒技术规范》（2002 年）、《疫苗储存和运输管理规范》（2017 年）等卫生规范。

三、传染病防治监督的主要内容

（一）传染病防治监督的主体

国家疾病预防控制局牵头负责全国传染病防治及其监督管理工作。县级以上地方人民政府卫生健康主管部门负责本行政区域内的传染病防治及其监督管理工作。县级以上地方人民政府卫生健康主管部门及其委托的卫生健康监督机构履行传染病防治监督检查职责。

县级以上人民政府发展改革、教育、科技、工业和信息化、公安、民政、司法、财政、人力资源和社会保障、交通运输、农业农村、商务、应急管理、海关、市场监督管理、移民管理、林业草原、医保等部门在各自的职责范围内负责传染病防治及其监督管理工作。

（二）传染病防治监督的对象

《传染病防治法》规定，在中华人民共和国领域内的一切单位、团体和个人，有责任和义务协助、支持和配合传染病防控工作。一切单位和团体，包括我国的一切机关、企事业单位、社会团体，也包括在我国领域内的一切外资、中外合资、合作企业等，一切个人即在我国领域内的一切自然人，包括中国人、外国人和无国籍人，外交人员也不例外。此外，其他行政法规和规章也设定了相应的监督对象。

综合传染病防治相关法律法规，从广义上来讲，传染病防治监督的对象包括医疗卫生机构、公共场所、消毒产品生产经营使用单位、集中式供水单位、学校、托幼机构、农贸市场、活禽交易场所、医用防护用品生产经营单位、餐饮服务单位、进口冷链食品的储运加工销售企业、养老服务机构、儿童福利机构、残疾人养护机构、羁押监管场所等。涉及国境口岸和出入境的人员、交通工具、运输设备以及可能传播传染病的行李、货物、邮包等物品，由海关依照国境卫生检疫法律法规的规定采取卫生检疫措施。

根据《传染病防治卫生监督工作规范》第二条的规定，传染病防治卫生监督的对象包括医疗机构、疾病预防控制机构和采供血机构。这是传染病防治监督狭义的对象。一般来说，卫生监督工作中所指的传染病防治监督对象是狭义的概念。

（三）法定的传染病病种

我国《传染病防治法》法定管理的传染病分为甲类、乙类和丙类。截至 2022 年 7 月 31 日，法定管理的三类传染病分别为甲类 2 种、乙类 27 种、丙类 11 种。

甲类传染病是指对人体健康和生命安全危害特别严重，可能造成重大经济损失和社会影响，需要采取强制管理、强制隔离治疗、强制卫生检疫，控制疫情蔓延的传染病，包括鼠疫、霍乱。

乙类传染病是指对人体健康和生命安全危害严重，可能造成较大经济损失和社会影响，需要采取严格管理，落实各项防控措施，降低发病率，减少危害的传染病。包括传染性非典型肺炎、艾滋病、病毒性肝炎、脊髓灰质炎、人感染高致病性禽流感、麻疹、流行性出血热、狂犬病、流行性乙型脑炎、登革热、炭疽、细菌性和阿米巴性痢疾、肺结核、伤寒和副伤寒、流行性脑脊髓膜炎、百日咳、白喉、新生儿破伤风、猩红热、布鲁氏菌病、淋病、梅毒、钩端螺旋体病、血吸虫病、疟疾、人感染 H7N9 禽流感、新型冠状病毒感染。

丙类传染病是指常见多发、对人体健康和生命安全造成危害，可能造成一定程度的经济损失和社会影响，需要监测管理，关注流行趋势，控制暴发流行的传染病。包括流行性感冒、流行性腮腺炎、风疹、急性出血性结膜炎、麻风病、流行性和地方性斑疹伤寒、黑热病、包虫病、丝虫病，除霍乱、细菌性和阿米巴性痢疾、伤寒和副伤寒以外的感染性腹泻病、手足口病。

国务院卫生健康主管部门根据传染病暴发、流行情况和危害程度，及时确定和调整各类传染病名录予以公布。其中甲类传染病名录须经国务院批准。对乙类传染病中传染性非典型肺炎、炭疽中的肺炭疽采取甲类传染病的预防、控制措施。其他乙类传染病和具备传染病流行特征的不明原因聚集性疾病需要采取甲类传染病的预防、控制措施的，由国务院卫生健康主管部门及时报经国务院批准后予以公布、实施。

省、自治区、直辖市人民政府对本行政区域内常见、多发的其他地方性传染病，可以根据情况决定按照乙类或者丙类传染病管理并予以公布，报国务院卫生健康主管部门备案。

（四）传染病防治监督的主要内容

政府各级主管部门按照各自工作职责，根据传染病防控要求，主要对有关单位人员防护措施、消毒措施、应急处置措施等落实情况进行监督检查。

依据《传染病防治卫生监督工作规范》，卫生健康主管部门承担的传染病防治监督内容主要包括以下 6 方面：预防接种的卫生监督、传染病疫情报告的卫生监督、传染病疫情控制的卫生监督、消毒隔离制度执行情况的卫生监督、医疗废物处置的卫生监督和病原微生物实验室生物安全管理的卫生监督。

第二节　传染病预防监督

一、预 防 措 施

（一）经常性预防措施

1. 爱国卫生运动　是党和政府把群众路线运用于卫生防疫工作的伟大创举和成功实践，是中国特色社会主义事业的重要组成部分，主要包括创造促进健康的良好环境，提高群众文明卫生素质，推进社会卫生综合治理等内容。

2. 健康教育　通过信息传播和行为干预，帮助个体和群体掌握卫生保健知识，树立健康观念，在获得信息、提升认识的前提下，自愿采纳有利于健康的行为和生活方式的教育活动与过程。

3. 预防接种　利用人工制备的抗原或抗体，通过适宜的途径对机体进行接种，使机体获得对某种传染病的特异免疫力，以提高个体或群体的免疫水平，预防和控制相关传染病的发生与流行。预防接种是政府提供的一项重要基本公共卫生服务，也是社会性非常强的公共卫生工作。

4. 切断病媒和人畜共患传染病传播途径　消除鼠害和蚊、蝇等病媒生物以及其他传播传染病的或者患有人畜共患传染病的动物，是切断传染病传播媒介的重要内容。国家有计划开展组织消除交通工具以及相关场所的鼠害和蚊、蝇等病媒生物的活动，有计划组织消除农田、湖区、河流、牧场、林区的鼠害与血吸虫危害的活动，重点加强鼠疫、狂犬病、人感染新亚型流感、布鲁氏菌病、炭疽、血吸虫病、包虫病等动物传染病的防治管理。

5. 加强管理和大力改善公共卫生状况　加强公共卫生管理是预防传染病发生的重要措施。地方各级政府有计划地建设和改造公共卫生设施，对污水、污物、粪便进行无害化处理，改善饮用水卫生条件。

（二）重点预防措施

1. 传染源管理

（1）单位和个人的管理：单位和个人应当接受、配合医疗卫生机构为预防、控制、消除传染病危害依法采取的调查、检验、采集样本、隔离治疗、医学观察等措施。传染病患者、病原携带者和疑似传染病患者，应当如实提供相关信息，在治愈前或者排除传染病嫌疑前，不得从事法律、行政法规和国务院卫生健康主管部门规定禁止从事的易使该传染病扩散的工作。传染病患者、病原携带者和疑似传染病患者，不得以任何方式故意传播疾病。

（2）人畜共患传染病动物的管理：与人畜共患传染病有关的野生动物、家畜家禽的出售或者运输应按下列规定和要求接受监督：①与人畜共患传染病有关的野生动物、家畜家禽，经检疫合格后方可出售、运输。②传染病流行区的家畜家禽，未经畜牧兽医部门检疫不得外运；畜牧、兽医、公安、卫生等部门要共同加强与人畜共患传染病有关的野生动物、家养动物的管理，如进入鼠疫自然疫源地捕猎旱獭应执行国家有关规定，狂犬病防治中养犬的有关规定亦应执行。③在国家确认的自然疫源地计划兴建水利、交通、旅游、能源等大型建设项目开工前，应当事先由省级以上疾病预防控制机构对施工环境进行卫生调查和实施卫生防疫措施。工程竣工后，疾病预防控制机构应对可能发生的传染病进行监测。

（3）传染病菌（毒）种管理的监督：见本章第六节中病原微生物菌（毒）种、样本的采集、运输、储存的监督。

2. 特殊人群的防护措施　对从事传染病预防、医疗、科研、教学、现场处理疫情等特殊人员应当实施防护措施：①疾病预防控制机构和从事致病性微生物的科研、教学、实验和生产等单位应当建立健全并严格执行防止致病性微生物扩散和人体防护制度；②对从事传染病预防、医疗、科研、教学、现场处理疫情的人员，以及在生产、工作中接触传染病病原体的其他人员，有关单位应当按照国家规定，采取有效的卫生防护措施和医疗保健措施，并给予适当的津贴。

3. 传播途径的控制措施

（1）对传染病患者，病原携带者及疑似患者污染的环境（包括污水、污物、粪便），应当依照有关法律、法规进行严格消毒，及时处理。

（2）在自然疫源地计划兴办大型建设项目，应当事先由省级以上疾病预防控制机构对施工环境进行卫生调查。建设单位应当根据疾病预防控制机构的意见，采取必要的传染病预防、控制措施。

二、传染病预防监督的主要内容

（一）预防接种的监督

1. 疫苗、预防接种和免疫规划　疫苗是指为预防、控制疾病的发生、流行，用于人体免疫接种的预防性生物制品，包括免疫规划疫苗和非免疫规划疫苗。免疫规划疫苗，是指居民应当按照政府的规定接种的疫苗，包括国家免疫规划确定的疫苗，省、自治区、直辖市人民政府在执行国家免疫规划时增加的疫苗，以及县级以上人民政府或者其卫生健康主管部门组织的应急接种或者群体性预防接种所使用的疫苗；非免疫规划疫苗，是指由居民自愿接种的其他疫苗。

免疫规划是指按照国家或者省、自治区、直辖市确定的疫苗品种、免疫程序或者接种方案，在人群中有计划地进行预防接种，以预防和控制特定传染病的发生与流行。

《疫苗管理法》规定：国家实行免疫规划制度。居住在中国境内的居民，依法享有接种免疫规划疫苗的权利，履行接种免疫规划疫苗的义务。政府免费向居民提供免疫规划疫苗。

国务院卫生健康主管部门制定国家免疫规划；国家免疫规划疫苗种类由国务院卫生健康主管部门会同国务院财政部门拟订，报国务院批准后公布。省、自治区、直辖市人民政府在执行国家免疫规划时，可以根据本行政区域疾病预防、控制需要，增加免疫规划疫苗种类，报国务院卫生健康主管部门备案并公布。

2. 对预防接种单位的监督　内容包括：①是否取得《医疗机构执业许可证》；②是否具有经过县级人民政府卫生健康主管部门组织的预防接种专业培训并考核合格的医师、护士或者乡村医生；③是否具有符合疫苗储存、运输管理规范的冷藏设施、设备和冷藏保管制度；④开展预防接种工作的医疗机构，是否经过县级以上地方人民政府卫生健康主管部门指定或者报颁发其《医疗机构执业许可证》的卫生健康主管部门备案；⑤接种单位是否建立真实、准确、完整的疫苗接收、购进、储存、配送、供应记录；⑥接种单位开展预防接种工作是否遵守预防接种工作规范、免疫程序、疫苗使用指导原则和接种方案；⑦接种单位接种免疫规划疫苗不得收取任何费用；⑧接种单位不得接收疾病预防控制机构以外的单位和个人供应的疫苗；⑨发现疑似预防接种异常反应时是否按照规定向疾病预防控制机构报告。

3. 对各级疾病预防控制机构的监督　内容包括：①省级疾病预防控制机构应当根据国家免疫规划和本行政区域疾病预防、控制需要，制订本行政区域免疫规划疫苗使用计划，并按照国家有关规定向组织采购疫苗的部门报告，同时报省、自治区、直辖市人民政府卫生健康主管部门备案；②疾病预防控制机构应当按照规定向接种单位供应疫苗；③是否遵守疫苗储存、运输管理规范；④是否建立真实、准确、完整的疫苗接收、购进、储存、配送、供应记录；⑤各级疾病预防控制机构是否依照各自职责，开展与预防接种相关的宣传、培训、技术指导、监测、评价、流行病学调查、应急处置等工作；⑥是否为托幼机构、学校查验预防接种证等提供技术指导；⑦对疑似预防接种异常反应，是否按照规定及时报告，组织调查、诊断。

（二）传染病监测制度和预警制度的监督

1. 传染病监测制度的监督　国家建立传染病监测制度，对此应按下列规定进行监督：①国务院卫生健康主管部门制定国家传染病监测规划和方案。省、自治区、直辖市人民政府卫生健康主管部门根据国家传染病监测规划和方案，制订本行政区域的传染病监测计划和工作方案。②各级疾病预防控制机构对传染病的发生、流行以及影响其发生、流行的因素进行监测；对国外发生、国内尚未发生的传染病或者国内新发生的传染病进行监测。③国家、省级疾病预防控制机构负责对传染病发生、流行以及分布进行监测，对重大传染病流行趋势进行预测，提出预防控制对策，参与并指导对暴发的疫情进行调查处理，开展传染病病原学鉴定，建立检测质量控制体系，开展应用性研究和卫生评价。④设区的市和县级疾病预防控制机构负责本地区疫情和突发公共卫生事件监测、报告，开展流行病学调查和常见病原微生物检测。

2. 传染病预警制度的监督　国家建立传染病预警制度，对此应按下列规定进行监督：①国务院卫生健康主管部门和省、自治区、直辖市人民政府根据传染病发生、流行趋势的预测，及时发出传染病预警，根据情况予以公布；②县级以上地方人民政府应当制定传染病预防、控制预案，报上一级人民政府备案；③地方人民政府和疾病预防控制机构接到国务院卫生健康主管部门或者省、自治区、直辖市人民政府发出的传染病预警后，应当按照传染病预防、控制预案，采取相应的预防、控制措施；④传染病预防、控制预案应当包括《传染病防治法》规定的内容。

（三）传染病相关卫生制度、标准执行情况的监督

国家在重点领域明确要求建立卫生制度和卫生标准，并建立检查制度督促执行：①检查从事易使传染病扩散工作的从业人员的健康检查制度的执行情况；②检查疾病预防控制机构、医疗机构的实验室和从事病原微生物实验的单位的管理制度、操作规程、消毒隔离制度的执行情况；③检查医疗卫生机构医院内感染控制措施和消毒隔离措施的执行情况；④检查血液、血液制品各项卫生制度和卫生标准的执行情况；⑤检查用于传染病防治的消毒产品、饮用水供水单位供应的饮用水和涉及饮用水卫生安全的产品符合国家卫生标准和卫生规范的执行情况；⑥检查公共场所、施工工地、学校、托幼机构、养老机构、康复机构、福利机构、监管场所等传染病重点防控单位和场所的传染病管理制度的执行情况。

三、法律责任

（一）违反《疫苗管理法》的法律责任

1. 疾病预防控制机构、接种单位有下列情形之一的，由县级以上人民政府卫生健康主管部门责令改正，给予警告，没收违法所得；情节严重的，对主要负责人、直接负责的主管人员和其他直接责任人员依法给予警告直至撤职处分，责令负有责任的医疗卫生人员暂停一年以上十八个月以下执业活动；造成严重后果的，对主要负责人、直接负责的主管人员和其他直接责任人员依法给予开除处分，由原发证部门吊销负有责任的医疗卫生人员的执业证书：①未按照规定供应、接收、采购疫苗；②接种疫苗未遵守预防接种工作规范、免疫程序、疫苗使用指导原则、接种方案；③擅自进行群体性预防接种。

2. 疾病预防控制机构、接种单位有下列情形之一的，由县级以上人民政府卫生健康主管部门责令改正，给予警告；情节严重的，对主要负责人、直接负责的主管人员和其他直接责任人员依法给予警告直至撤职处分，责令负有责任的医疗卫生人员暂停六个月以上一年以下执业活动；造成严重后果的，对主要负责人、直接负责的主管人员和其他直接责任人员依法给予开除处分，由原发证部门吊销负有责任的医疗卫生人员的执业证书：①未按照规定提供追溯信息；②接收或者购进疫苗时未按照规定索取并保存相关证明文件、温度监测记录；③未按照规定建立并保存疫苗接收、购进、储存、配送、供应、接种、处置记录；④未按照规定告知、询问受种者或者其监护人有关情况。

3. 疾病预防控制机构、接种单位违反规定收取费用的，由县级以上人民政府卫生健康主管部门监督其将违法收取的费用退还给原缴费的单位或者个人，并由县级以上人民政府市场监督管理部门依法给予处罚。

4. 未经县级以上地方人民政府卫生健康主管部门指定，擅自从事免疫规划疫苗接种工作、从事非免疫规划疫苗接种工作不符合条件或者未备案的，由县级以上人民政府卫生健康主管部门责令改正，给予警告，没收违法所得和违法持有的疫苗，责令停业整顿，并处十万元以上一百万元以下的罚款，对主要负责人、直接负责的主管人员和其他直接责任人员依法给予处分。

5. 县级以上地方人民政府在疫苗监督管理工作中有下列情形之一的，对直接负责的主管人员和其他直接责任人员依法给予降级或者撤职处分；情节严重的，依法给予开除处分；造成严重后果的，其主要负责人应当引咎辞职：①履行职责不力，造成严重不良影响或者重大损失；②瞒报、谎报、缓报、漏报疫苗安全事件；③干扰、阻碍对疫苗违法行为或者疫苗安全事件的调查；④本行政区域发生特别重大疫苗安全事故，或者连续发生重大疫苗安全事故。

6. 药品监督管理部门、卫生健康主管部门等部门在疫苗监督管理工作中有下列情形之一的，对直接负责的主管人员和其他直接责任人员依法给予降级或者撤职处分；情节严重的，依法给予开除处分；造成严重后果的，其主要负责人应当引咎辞职：①未履行监督检查职责，或者发现违法行为不及时查处；②擅自进行群体性预防接种；③瞒报、谎报、缓报、漏报疫苗安全事件；④干扰、阻碍对疫苗违法行为或者疫苗安全事件的调查；⑤泄露举报人的信息；⑥接到疑似预防接种异常反应相关报告，未按照规定组织调查、处理；⑦其他未履行疫苗监督管理职责的行为，造成严重不良影响或者重大损失。

（二）违反《传染病防治法》的法律责任

1. 非法采集血液或者组织他人出卖血液的，由县级以上人民政府卫生健康主管部门予以取缔，没收违法所得，可以并处十万元以下的罚款。

2. 违反《传染病防治法》，出现以下情形，导致或者可能导致传染病传播、流行的，由县级以上人民政府卫生健康主管部门责令限期改正，没收违法所得，可以并处罚款；已取得许可证的，原发证部门可以依法暂扣或者吊销许可证：①饮用水供水单位供应的饮用水不符合国家卫生标准和卫生规范的；②涉及饮用水卫生安全的产品不符合国家卫生标准和卫生规范的；③用于传染病防治的消毒产品不符合国家卫生标准和卫生规范的；④出售、运输疫区中被传染病病原体污染或者可能被传染病病原体污染的物品，未进行消毒处理的；⑤生物制品生产单位生产的血液制品不符合国家质量标准的。

3. 未经检疫出售、运输与人畜共患传染病有关的野生动物、家畜家禽的，由县级以上地方人民政府畜牧兽医行政部门责令停止违法行为，并依法给予行政处罚。在国家确认的自然疫源地兴建水利、交通、旅游、能源等大型建设项目，未经卫生调查进行施工的，或者未按照疾病预防控制机构的意见采取必要的传染病预防、控制措施的，由县级以上人民政府卫生健康主管部门责令限期改正，给予警告，并处罚款；逾期不改正的，加大罚款力度，并可以提请有关人民政府依据职责权限，责令停建、关闭。

4. 有下列情形之一的，由县级以上人民政府卫生健康主管部门责令限期改正，通报批评，给予警告；对负有责任的主管人员和其他直接责任人员，依法给予降级、撤职、开除的处分，并可以依法吊销有关责任人员的执业证书：①疾病预防控制机构未依法履行传染病监测职责的；②采供血机构未执行国家有关规定，导致因输入血液引起经血液传播疾病发生的；③医疗机构未按照规定承担本单位的传染病预防、控制工作，医院感染控制任务和责任区域内的传染病预防工作的。

（三）其他法律责任

1. 危害公共卫生罪 《中华人民共和国刑法》第三百三十条规定，违反传染病防治法的规定，有下列情形之一，引起甲类传染病以及依法确定采取甲类传染病预防、控制措施的传染病传播或者有传播严重危险的，处三年以下有期徒刑或者拘役；后果特别严重的，处三年以上七年以下有期徒刑：①供水单位供应的饮用水不符合国家规定的卫生标准的；②拒绝按照疾病预防控制机构提出的卫生要求，对传染病病原体污染的污水、污物、场所和物品进行消毒处理的；③准许或者纵容传染病病人、病原携带者和疑似传染病病人从事国务院卫生健康主管部门规定禁止从事的易使该传染病扩散的工作的；④出售、运输疫区中被传染病病原体污染或者可能被传染病病原体污染的物品，未进行消毒处理的；⑤拒绝执行县级以上人民政府、疾病预防控制机构依照传染病防治法提出的预防、控制措施的。

单位犯前款罪的，对单位判处罚金，并对其直接负责的主管人员和其他直接负责人员，依照前款的规定处罚。

2. 传播性病罪 《中华人民共和国刑法》第三百六十条规定，明知自己患有梅毒、淋病等严重性病卖淫、嫖娼的，处五年以下有期徒刑、拘役或者管制，并处罚金。

3. 生产、销售伪劣商品罪 《中华人民共和国刑法》第一百四十一条规定，生产、销售假药的，处三年以下有期徒刑或者拘役，并处罚金；对人体健康造成严重危害或者有其他严重情节的，处三年以上十年以下有期徒刑，并处罚金；致人死亡或者有其他特别严重情节的，处十年以上有期徒刑、无期徒刑或者死刑，并处罚金或者没收财产。药品使用单位的人员明知是假药而提供给他人使用的，依照前款的规定处罚。《中华人民共和国刑法》第一百四十二条规定，生产、销售劣药，对人体健康造成严重危害的，处三年以上十年以下有期徒刑，并处罚金；后果特别严重的,处十年以上有期徒刑或者无期徒刑,并处罚金或者没收财产。药品使用单位的人员明知是劣药而提供给他人使用的,依照前款的规定处罚。

第三节 传染病疫情报告、通报、公布的监督

一、传染病疫情的报告和通报

(一)传染病疫情报告制度

国家建立传染病疫情报告制度。传染病疫情报告是预防和控制传染病流行的重要措施,包括法定传染病疫情报告、突发原因不明的传染病疫情报告和其他传染病暴发、流行疫情报告。疾病预防控制机构、医疗机构和采供血机构及其执行职务的人员、单位、个人均负有传染病疫情报告的法定义务。传染病疫情报告应遵循及时、准确的原则。

(二)疫情报告内容、程序和方式

首诊医生在诊疗过程中发现传染病病人、疑似病人和规定报告的病原携带者后,应按照要求填写《中华人民共和国传染病报告卡》或通过电子病历、电子健康档案自动抽取符合交换文档标准的电子传染病报告卡。

传染病报告实行属地化管理,首诊负责制。传染病报告卡由首诊医生或其他执行职务的人员负责填写。现场调查时发现的传染病病例,由属地医疗机构诊断并报告。采供血机构发现阳性病例也应填写报告卡。

(三)传染病疫情通报

县级以上地方人民政府卫生健康主管部门、国务院卫生健康主管部门、县级以上人民政府有关部门等均有义务做好疫情及相关信息的通报工作,加强传染病疫情相关信息共享。

二、传染病疫情报告、通报、公布监督的主要内容

传染病疫情报告、通报和公布对预防传染病发生和控制其流行具有非常重要的意义,应根据《传染病防治法》《突发公共卫生事件应急条例》《突发公共卫生事件与传染病疫情监测信息报告管理办法》以及《传染病信息报告管理规范》的规定,对传染病疫情报告、通报、公布进行监督。

(一)对传染病疫情报告的监督

1.对法定疫情报告人的监督 按下列规定对法定疫情报告人及其责任进行监督:①各级各类医疗卫生机构为责任报告单位;其执行职务的人员和乡村医生、个体开业医生均为责任疫情报告人;②疾病预防控制机构、医疗机构和采供血机构及其执行职务的人员发现传染病疫情时,应当遵循疫情报告属地管理原则,填写传染病报告卡,按照国务院规定的或者国务院卫生健康主管部门规定的内容、程序、方式和时限报告;③任何单位和个人发现传染病病人或者疑似传染病病人时,应当及时向附近的疾病预防控制机构或者医疗机构报告;④港口、机场、铁路疾病预防控制机构以及国境卫生检疫机关发现甲类传染病病人、病原携带者、疑似传染病病人时,应当按照国家有关规定立即向国境口岸所在地的疾病预防控制机构或者所在地县级以上地方人民政府卫生健康主管部门报告并互相通报;⑤负有传染病疫情报告职责的单位和个人不得隐瞒、谎报、缓报传染病疫情。

2.对疫情报告内容、程序、方式和时限的监督 按下列规定对疫情报告内容、程序、方式和时限进行监督:①传染病报告卡由首诊医生或其他执行职务的人员负责填写;现场调查时发现的传染病病例,由属地医疗机构诊断并报告;采供血机构发现阳性病例也应填写报告卡。②传染病

疫情信息实行网络直报或直接数据交换。不具备网络直报条件的医疗机构，在规定的时限内将传染病报告卡信息报告属地乡镇卫生院、城市社区卫生服务中心或县级疾病预防控制机构进行网络报告，同时传真或寄送传染病报告卡至代报单位。③责任报告单位和责任疫情报告人发现甲类传染病和乙类传染病中的传染性非典型肺炎、炭疽中的肺炭疽等按照甲类管理的传染病病人或疑似病人时，或发现其他传染病和不明原因疾病暴发时，应于 2 小时内将传染病报告卡通过网络报告；对其他乙、丙类传染病病人、疑似病人和规定报告的传染病病原携带者在诊断后，应于 24 小时内进行网络报告；不具备网络直报条件的医疗机构及时向属地乡镇卫生院、城市社区卫生服务中心或县级疾病预防控制机构报告，并于 24 小时内寄送出传染病报告卡至代报单位。④疾病预防控制机构应当主动收集、分析、调查、核实传染病疫情信息；接到甲类、乙类传染病疫情报告或者发现传染病暴发、流行时，应当立即报告当地卫生健康主管部门，由当地卫生健康主管部门立即报告当地人民政府，同时报告上级卫生健康主管部门和国务院卫生健康主管部门；省级政府卫生健康主管部门接到发现甲类传染病和发生传染病暴发、流行的报告后，应当于 6 小时内报告国务院卫生健康主管部门。⑤突发事件监测机构、医疗卫生机构和有关单位发现发生或者可能发生传染病暴发、流行；发生或者发现不明原因的群体性疾病时，应当在 2 小时内向所在地县级人民政府卫生健康主管部门报告；接到报告的卫生健康主管部门应当在 2 小时内向本级人民政府报告，并同时向上级人民政府卫生健康主管部门和国务院卫生健康主管部门报告；省、自治区、直辖市人民政府应当在接到报告 1 小时内，向国务院卫生健康主管部门报告。⑥流动人员中的传染病病人、病原携带者和疑似传染病病人的传染病报告、处理由诊治地负责，其疫情登记、统计由户口所在地负责。

（二）对传染病疫情通报的监督

应按下列规定对传染病疫情通报进行监督：①县级以上地方人民政府卫生健康主管部门应当及时向本行政区域内的疾病预防控制机构和医疗机构通报传染病疫情以及监测、预警的相关信息，接到通报的疾病预防控制机构和医疗机构应当及时告知本单位的有关人员；②国务院卫生健康主管部门应当及时向国务院其他有关部门和各省、自治区、直辖市人民政府卫生健康主管部门通报全国传染病疫情以及监测、预警的相关信息；③毗邻的以及相关的地方人民政府卫生健康主管部门，应当及时互相通报本行政区域的传染病疫情以及监测、预警的相关信息；④县级以上人民政府有关部门发现传染病疫情时，应当及时向同级人民政府卫生健康主管部门通报；⑤动物防疫机构和疾病预防控制机构，应当及时互相通报动物间和人间发生的人畜共患传染病疫情以及相关信息；⑥国境口岸所在地卫生健康主管部门指定的卫生防疫机构和港口、机场、铁路卫生防疫机构发现《国境卫生检疫法》规定的检疫传染病时，应当互相通报疫情；⑦突发传染病发生地的省、自治区、直辖市人民政府卫生健康主管部门，应当及时向毗邻省、自治区、直辖市人民政府卫生健康主管部门通报，接到通报的省、自治区、直辖市人民政府卫生健康主管部门，必要时应当及时通知本行政区域内的医疗卫生机构；国务院卫生健康主管部门应当根据突发传染病的情况，及时向国务院有关部门和各省、自治区、直辖市人民政府卫生健康主管部门以及军队有关部门通报。

（三）对传染病疫情公布的监督

应按下列规定对传染病疫情的公布进行监督：①国家建立传染病疫情信息公布制度；②国务院卫生健康主管部门定期公布全国传染病疫情信息；③省、自治区、直辖市人民政府卫生健康主管部门定期公布本行政区域的传染病疫情信息；④传染病暴发、流行时，国务院卫生健康主管部门负责向社会公布传染病疫情信息，并可以授权省、自治区、直辖市人民政府卫生健康主管部门向社会公布本行政区域的传染病疫情信息；⑤突发传染病发生时，国务院卫生健康主管部门负责向社会发布突发事件的信息，必要时，可以授权省、自治区、直辖市人民政府卫生健康主管部门向社会发布本行政区域内突发事件的信息；⑥公布传染病疫情信息应当及时、准确。

三、法　律　责　任

（一）医疗卫生机构等的法律责任

1. 有下列情形之一的，由县级以上人民政府卫生健康主管部门按《传染病防治法》给予相应处罚。

（1）疾病预防控制机构：①未依法履行传染病监测职责的；②未依法履行传染病疫情报告、通报职责，或者隐瞒、谎报、缓报传染病疫情的；③未主动收集传染病疫情信息，或者对传染病疫情信息和疫情报告未及时进行分析、调查、核实的；④发现传染病疫情时，未依据职责及时采取《传染病防治法》规定的措施的；⑤故意泄露传染病病人、病原携带者、疑似传染病病人、密切接触者涉及个人隐私的有关信息、资料的。

（2）医疗机构：①未按照规定报告传染病疫情，或者隐瞒、谎报、缓报传染病疫情的；②在医疗救治过程中未按照规定保管医学记录资料的；③故意泄露传染病病人、病原携带者、疑似传染病病人、密切接触者涉及个人隐私的有关信息、资料的。

（3）采供血机构：未按照规定报告传染病疫情，或者隐瞒、谎报、缓报传染病疫情，或者未执行国家有关规定，导致因输入血液引起经血液传播疾病发生的。

2. 国境卫生检疫机关、动物防疫机构未依法履行传染病疫情通报职责的；铁路、交通、民用航空经营单位未依照《传染病防治法》的规定优先运送处理传染病疫情的人员以及防治传染病的药品和医疗器械的，由有关部门在各自职责范围内按《传染病防治法》给予相应处罚。

（二）政府和卫生健康主管部门的法律责任

地方各级人民政府、县级以上人民政府卫生健康主管部门未依照《传染病防治法》的规定履行报告职责，或者隐瞒、谎报、缓报传染病疫情，或者在传染病暴发、流行时，未及时组织救治、采取控制措施的；县级以上人民政府有关部门未依照《传染病防治法》的规定履行传染病防治和保障职责的，由人民政府或上级人民政府有关部门依照《传染病防治法》给予相应处罚。此外，县级以上人民政府卫生健康主管部门具有下列行为之一的，亦应给予相应处罚：①未履行监督检查职责，或者发现违法行为不及时查处的；②未及时调查、处理单位和个人对下级卫生健康主管部门不履行传染病防治职责的举报的；③县级以上人民政府有关部门未依照《传染病防治法》的规定履行传染病防治和保障职责的。

第四节　传染病疫情控制的监督

一、有关概念及传染病疫情分类

（一）突发公共卫生事件

突发公共卫生事件（emergency public health event），是指突然发生，造成或者可能造成社会公众健康严重损害的重大传染病疫情、群体性不明原因疾病、重大食物和职业中毒以及其他严重影响公众健康的事件。

（二）突发传染病

突发传染病（emergency infectious disease），是指突然发生，造成或者可能造成社会公众健康严重损害的重大传染病。突发传染病发生后，应依据《传染病防治法》和《突发公共卫生事件应急条例》，采取应急处理措施，及时控制疫情，消除危害，保障公众身体健康与生命安全，维护正常的社会秩序。

（三）传染病疫情分类

传染病疫情没有专门的分类标准，重大传染病疫情是突发公共卫生事件的一类，因此重大传染病疫情可以根据突发公共卫生事件进行分类，按照事件性质、危害程度、涉及范围，突发公共卫生事件划分为特别重大（Ⅰ级）、重大（Ⅱ级）、较大（Ⅲ级）和一般（Ⅳ级）四级。

其中，特别重大突发公共卫生事件中与传染病有关的主要包括以下 5 项：①肺鼠疫、肺炭疽在大、中城市发生并有扩散趋势，或肺鼠疫、肺炭疽疫情波及 2 个以上的省份，并有进一步扩散趋势；②发生传染性非典型肺炎病例，并有扩散趋势；③发生新传染病或我国尚未发现的传染病发生或传入，并有扩散趋势，或发现我国已消灭的传染病重新流行；④涉及多个省份的群体性不明原因疾病，并有扩散趋势；⑤周边以及与我国通航的国家和地区发生特大传染病疫情，并出现输入性病例，严重危及我国公共卫生安全的事件。

二、传染病疫情控制监督的主要内容

（一）对医疗机构的监督

1. 管理组织和制度　医疗机构应成立传染病防治工作的领导组织。由行政管理、职能管理部门人员组成，承担本单位和责任区域内的传染病预防和控制工作，各部门及岗位应分工明确，责任到位。

医疗机构应建立和完善传染病防控的各项工作制度，如预检分诊的制度和工作流程、疫情预防控制及处理的应急预案、医院感染管理制度、消毒管理制度等。

2. 预检分诊　医疗机构应实行预检、分诊制度，根据传染病的流行季节、周期和流行趋势做好特定的预检分诊工作。

3. 感染性疾病科　感染性疾病科是临床业务科室，负责本医疗机构传染病的分诊工作和治疗。二级以上综合医院都应设立，没有设立感染性疾病科的医疗机构应设立预检分诊点。

4. 手卫生　医务人员应当在接触患者前、清洁或无菌操作前、暴露患者血液体液后、接触患者后、接触患者周围环境后 5 个时刻采取手卫生措施。手卫生措施包括流动水洗手和卫生手消毒等。

5. 个人防护用品　医疗机构应当加强人员防护管理，医务人员应当根据暴露风险和开展的诊疗操作，正确合理使用医用外科或医用防护口罩、护目镜或防护面屏、手套、隔离衣或防护服等个人防护用品。

6. 医疗救治　医疗机构对传染病病人和疑似传染病病人应提供医疗救治服务，不具备救治能力的应将病人转移至具相应救治能力的定点医疗机构。在接诊过程中应按照消毒隔离要求做好对场所环境、物品的消毒处理，规范处理医疗废物和污水。医疗机构和医务人员不得歧视传染病病人，不得泄露病人隐私。

（二）对疾病预防控制机构的监督

1. 依法履行传染病监测职责　疾病预防控制机构应当建立传染病监测工作制度，制订传染病监测工作计划和方案，组织实施传染病监测的规划、计划和方案，及时对传染病监测信息进行分析处理。

2. 发现传染病疫情时，依据属地管理原则及时采取传染病控制措施的情况　疾病预防控制机构应开展对传染病疫情和突发公共卫生事件的流行病学调查、现场处理及其效果评价；开展疫情报告和预警，提出疫点、疫区的划定建议，提出现场预防、控制的措施；开展传染病实验室检测、诊断、病原学鉴定；实施免疫规划；开展健康教育，普及传染病防治知识。

（三）对隔离场所的监督

隔离场所是按照疫情防控要求，对人员进行隔离和医学观察的临时性建筑及其配套设施。

医学隔离观察临时设施要远离人群密集区，远离水源取水点，相对独立，与周围建筑有一定的隔离区域，并在周围建筑常年主导风向的下风向。场所应将医务人员和其他工作人员的通道（清洁通道）与隔离对象的通道（污染通道）完全分开，并进行合理的功能分区，包括：①隔离区（污染区）：隔离人员接受医学观察的区域，可设置相关医疗功能用房及其配套用房；②工作准备区（清洁区）：工作人员开展准备工作及休息的区域，包括办公室、值班室、库房、配餐间、工作人员宿舍等用房；③卫生通过区（潜在污染区）：位于隔离区与工作准备区之间的区域，包括工作人员由工作准备区进入隔离区、由隔离区返回工作准备区时开展必要卫生安全准备工作的用房及相关设施，以及物资由工作准备区进入隔离区的通道。

隔离场所的空调设置、医疗废物、污水消毒等要符合传染病防控要求，并采取智能化手段提高效率，减少接触污染。

（四）突发重大传染病疫情防控的监督

1. 控制传染源、切断传播途径措施的监督　传染病疫情发生时，应采取以隔离治疗和医学观察为主的措施来控制传染源，采取消毒，对媒介昆虫和可能染疫动物的杀灭和消除等措施来切断传播途径。

2. 易感人群保护措施的监督　对于受到传染病威胁的人群，可采取预防接种等措施。

3. 控制传染病所采取的紧急措施的监督

（1）传染病疫区的宣布及封锁：县级以上地方人民政府报经上一级人民政府决定，可以宣布本行政区域部分或者全部为疫区，国务院可以决定并宣布跨省、自治区、直辖市的疫区；自治区、直辖市人民政府可以决定对本行政区域内的甲类传染病疫区实施封锁，但是，封锁大、中城市的疫区或者封锁跨省、自治区、直辖市的疫区，以及封锁疫区导致中断干线交通或者封锁国境的，由国务院决定。

（2）紧急控制措施的规定及实施：根据传染病暴发、流行情况，必要时，县级以上地方人民政府报经上一级人民政府决定，可以采取下列紧急措施并予以公告：①限制或者停止集市、影剧院演出或者其他人群聚集的活动；②停工、停业、停课；③封闭或者封存被传染病病原体污染的公共饮用水源、食品以及相关物品；④控制或者扑杀染疫野生动物、家畜家禽；⑤封闭可能造成传染病扩散的场所。

（3）疫区封锁解除：疫情得到有效控制后，由原决定机关宣布疫区封锁的解除。

4. 医疗救治及保障措施的监督　检查传染病医疗救治工作开展情况，内容包括：①县级以上人民政府是否指定具备传染病救治条件和能力的医疗机构承担传染病救治任务，或者根据传染病救治需要设置传染病医院；②医疗机构的基本标准、建筑设计和服务流程，是否符合预防传染病医院感染的要求；③医疗机构是否按照规定对使用的医疗器械进行消毒及使用后的规范处置；④医疗机构是否按照国务院卫生健康主管部门规定的传染病诊断标准和治疗要求，采取相应措施，提高传染病医疗救治能力；⑤医疗机构是否对传染病病人或者疑似传染病病人提供医疗救护、现场救援和接诊治疗，书写病历记录以及其他有关资料，并妥善保管；⑥医疗机构不具备相应救治能力的，是否将病人及其病历记录复印件一并转至具备相应救治能力的医疗机构。

检查相关部门是否在人员、物资、药品、器械等方面采取相应的配合措施并提供了相关保障措施。

三、法律责任

（一）医疗机构的法律责任

医疗机构有下列情形之一的，由县级以上人民政府卫生健康主管部门责令改正，通报批评，给予警告；造成传染病传播、流行或者其他严重后果的，对负有责任的主管人员和其他直接责任人员,依法给予降级、撤职、开除的处分,并可以依法吊销有关责任人员的执业证书;构成犯罪的,依法追究刑事责任。包括:①未按照规定承担本单位的传染病预防控制工作、医院感染控制任务和责任区域内的传染病预防工作的;②未按照规定报告传染病疫情,或者隐瞒、谎报、缓报传染病疫情的;③发现传染病疫情时,未按照规定对传染病病人、疑似传染病病人提供医疗救护、现场救援、接诊、转诊的,或者拒绝接受转诊的;④未按照规定对本单位内被传染病病原体污染的场所、物品以及医疗废物实施消毒或者无害化处置的;⑤在医疗救治过程中未按照规定保管医学记录资料的;⑥故意泄露传染病病人、病原携带者、疑似传染病病人、密切接触者涉及个人隐私的有关信息、资料的。

(二)疾病预防控制机构的法律责任

疾病预防控制机构有下列情形之一的,由县级以上人民政府卫生健康主管部门责令限期改正,通报批评,给予警告;对负有责任的主管人员和其他直接责任人员,依法给予降级、撤职、开除的处分,并可以依法吊销有关责任人员的执业证书;构成犯罪的,依法追究刑事责任。包括:①未依法履行传染病监测职责的;②未依法履行传染病疫情报告、通报职责,或者隐瞒、谎报、缓报传染病疫情的;③未主动收集传染病疫情信息,或者对传染病疫情信息和疫情报告未及时进行分析、调查、核实的;④发现传染病疫情时,未依据职责及时采取《传染病防治法》规定的措施的;⑤故意泄露传染病病人、病原携带者、疑似传染病病人、密切接触者涉及个人隐私的有关信息、资料的。

第五节　消毒卫生监督

一、概　述

(一)消毒作用水平

根据消毒因子的适当剂量(浓度)或强度和作用时间对微生物的杀灭能力,可将其分为灭菌、高水平消毒法、中水平消毒法、低水平消毒法等4个作用水平的消毒方法。

1. 灭菌　指杀灭或清除传播媒介上一切微生物的处理,可杀灭一切微生物(包括细菌芽孢)达到灭菌保证水平的方法。属于此类的方法有:热力灭菌、电离辐射灭菌、微波灭菌、等离子体灭菌等物理灭菌方法,以及用甲醛、戊二醛、环氧乙烷、过氧乙酸、过氧化氢等消毒剂进行灭菌的方法。

2. 高水平消毒法　指可以杀灭各种微生物,对细菌芽孢杀灭达到消毒效果的方法。这类消毒方法应能杀灭一切细菌繁殖体(包括结核分枝杆菌)、病毒、真菌及其孢子和绝大多数细菌芽孢。属于此类的方法有:热力、电力辐射、微波和紫外线等以及用含氯、二氧化氯、过氧乙酸、过氧化氢、含溴消毒剂、臭氧、二溴海因等甲基乙内酰脲类化合物和一些复配的消毒剂等消毒因子进行消毒的方法。

3. 中水平消毒法　指可以杀灭和去除细菌芽孢以外的各种病原微生物的消毒方法,包括超声波、碘类消毒剂(聚维酮碘、碘酊等)、醇类、醇类和氯己定的复方,醇类和季铵盐(包括双链季铵盐)类化合物的复方、酚类等消毒剂进行消毒的方法。

4. 低水平消毒法　指只能杀灭细菌繁殖体(分枝杆菌除外)和亲脂病毒的化学消毒剂和通风换气、冲洗等机械除菌法。如单链季铵盐类消毒剂(苯扎溴铵等)、双胍类消毒剂如氯己定、植物类消毒剂和汞、银、铜等金属离子消毒剂等进行消毒的方法。

(二)消毒产品

消毒产品,是指纳入《消毒产品分类目录》的消毒剂、消毒器械(含生物指示物、化学指示物、带有灭菌标识的包装物)和卫生用品等与人体健康相关的产品。

（三）消毒服务机构

消毒服务机构，是指为社会提供可能被污染的物品及场所、卫生用品和一次性使用医疗用品等进行消毒与灭菌服务的单位。

二、消毒卫生监督的主要内容

（一）预防性消毒的监督

预防性消毒，是指对可能受到病原微生物污染的物品和场所进行的消毒。我国对医疗机构、公共场所、托幼机构、病原微生物实验室、殡仪馆、火葬场、养老机构、康复机构、福利机构、监管机构以及动物及其产品相关场所等重点单位、重要场所的预防性消毒以及集中空调通风系统、公共交通运输工具、二次供水设施、水源水、城镇污水等环节的消毒处理作出了管理规定。预防性消毒监督主要包括以下单位、场所和环节按规定落实消毒工作的监督：①医疗卫生机构医疗用品、医疗器械的消毒灭菌情况，医疗环境、物品消毒情况，污水、污物无害化处理情况等；②公共场所用品用具及有关环节的清洁、消毒，集中空调通风系统清洗消毒情况；③餐饮单位餐饮具、加工工具、容器等的消毒、公共交通运输工具及其站点相关环境场所、物品的清洁、消毒；④托幼机构室内空气、餐饮具、毛巾、玩具和其他幼儿活动的场所及接触物品等的清洁、消毒；⑤出租衣物及洗涤衣物的单位和个人对相关物品及场所进行的消毒；⑥从事致病性微生物的科研、教学、实验和生产等单位应按规定做好环境场所、实验器材、污染物品等的消毒；⑦殡仪馆、火葬场内与遗体接触的物品及运送遗体的车辆应当及时消毒；⑧招用流动人员200人以上的用工单位对流动人员集中生活起居的场所及使用的物品定期消毒情况；⑨生活饮用水二次供水设施及水源水的处理；⑩城镇污水、污物的无害化处理，公共厕所的环境消毒；⑪动物及其产品相关场所、设施等的清洁、消毒；⑫养老机构、康复机构、福利机构、监管机构等其他需要消毒场所的消毒；⑬活禽交易场所、设施设备、运载工具等清洗消毒情况。主要监督内容包括消毒工作管理制度、操作规程等的制定与完善情况；清洁、消毒人员的培训考核情况，职业防护情况；消毒方法使用情况，是否按照规定落实消毒措施，是否按规定开展消毒效果检测；是否使用合法、有效的消毒产品等。

（二）对疫源地消毒的监督

疫源地消毒，是指对存在或曾经存在传染源的场所进行的消毒，主要包括以下监督内容：①发生传染病疫情时，疾病预防控制机构及相关专业机构应根据传染病性质、危害程度和病原体可能波及的范围，划分传染病疫源地消毒范围。②对被传染病病原体污染或可能污染的场所、环境、物品、污水和污物，应按职责分工，由疾病预防控制机构落实现场消毒或由有关单位和个人按照疾病预防控制机构提出的卫生要求，按照规定进行严格消毒处理；拒绝消毒处理的，由当地卫生健康主管部门或者疾病预防控制机构进行强制消毒处理。③疫区中被传染病病原体污染或可能被传染病病原体污染的物品，经消毒可以使用的，应当在疾病预防控制机构的指导下进行消毒处理后，方可使用、出售或运输。④使用的消毒设备、消毒方法是否符合规定要求。⑤疫源地消毒的消毒人员消毒知识培训和掌握情况，消毒人员个人防护用品穿脱情况。⑥疫源地消毒工作记录以及质量控制和评估情况。⑦对出入检疫传染病疫区的交通工具及其停靠场所以及污染或者可能污染的物品，应当按要求进行消毒等卫生处理。⑧在非检疫传染病疫区的交通工具上，对承运过检疫传染病病人、病原携带者、疑似检疫传染病病人的交通工具和可能被污染的环境按规定实施消毒等卫生处理。⑨对来自其他国家疫区的、被检疫传染病污染的或者可能成为检疫传染病传播媒介的交通工具以及行李、货物、邮包等物品，按规定实施消毒或者其他卫生处理。

（三）突发公共卫生事件消毒监督

突发灾害事件发生后，地方政府应及时评估传染病发生风险和消毒要求，依据国家相关标准、指南和技术文件，制定灾害后预防性消毒方案和消毒应急预案，组建应急队伍，组织当地居民共同参与应急处置和现场消毒，重点对饮用水及有关环境场所进行消毒，对集中生活点的粪便和生活垃圾等做好无害化处理。

（四）消毒服务机构的监督

按照相应要求做好对采用压力蒸汽、环氧乙烷、电离辐射等方法消毒的服务机构、医疗消毒供应中心、现场消毒服务机构、医源性织物洗涤消毒服务机构、餐具、饮具集中消毒服务机构、集中空调通风系统清洗消毒服务机构、二次供水设施清洗消毒服务机构等的监督。

对消毒服务机构主要监督内容包括：是否具备相关消毒服务资质；是否具备与开展消毒服务相匹配的场地、消毒或灭菌设备设施和专业消毒人员；消毒人员的培训考核情况；是否建立完善消毒管理制度、操作规程；消毒或灭菌质量控制、消毒效果监测等是否符合规范要求；是否保存相关资料和记录等。

（五）对消毒产品生产企业、消毒产品经营者的监督

对消毒产品生产企业按照下列规定监督：①消毒产品的生产应当符合国家有关规范、标准和规定，对生产的消毒产品应当进行检验，不合格者不得出厂。②消毒剂、消毒器械和卫生用品生产企业应当符合《消毒产品生产企业卫生规范》要求，并取得所在地省级卫生健康主管部门发放的卫生许可证，方可从事消毒产品的生产。③消毒产品生产企业迁移厂址或者另设分厂（车间），应当按规定向生产场所所在地的省级卫生健康主管部门申请消毒产品生产企业卫生许可证。④产品包装上标注的厂址、卫生许可证号应当是实际生产地地址和其卫生许可证号。⑤生产、进口利用新材料、新工艺技术和新杀菌原理生产消毒剂和消毒器械（简称新消毒产品）应当按照《消毒管理办法》规定，取得国家卫生健康主管部门颁发的卫生许可批件。⑥生产、进口新消毒产品外的消毒剂、消毒器械和卫生用品中的抗（抑）菌制剂，生产、进口企业应当按照有关规定进行卫生安全评价，符合卫生标准和卫生规范要求。⑦产品上市时要将卫生安全评价报告向省级卫生健康主管部门备案，备案应当按照规定要求提供材料。⑧消毒产品及生产企业卫生许可资质、生产条件、生产过程、使用原材料卫生质量、消毒产品和物料仓储条件、消毒产品从业人员配备和管理情况、消毒产品卫生质量。

对消毒产品经营单位按照下列规定监督：①经营者采购消毒产品时，应当索取下列有效证件，包括生产企业卫生许可证复印件、产品卫生安全评价报告或者新消毒产品卫生许可批件复印件。有效证件的复印件应当加盖原件持有者的印章。②消毒产品的命名、标签（含说明书）应当符合国家卫生健康主管部门的有关规定。③消毒产品的标签（含说明书）和宣传内容必须真实，不得出现或暗示对疾病的治疗效果。④禁止生产经营下列消毒产品，包括无生产企业卫生许可证或新消毒产品卫生许可批准文件的；产品卫生安全评价不合格或产品卫生质量不符合要求的。

三、法 律 责 任

（一）消毒产品生产经营单位和消毒服务单位的法律责任

1. 消毒产品生产经营单位违反《消毒管理办法》，具有下列行为之一的，由县级以上地方卫生健康主管部门给予相应处罚：①消毒产品的命名、标签（含说明书）不符合国家卫生健康主管部门的有关规定；②消毒产品的标签（含说明书）和宣传内容不真实，出现或暗示对疾病的治疗效果；③生产经营无生产企业卫生许可证或新消毒产品卫生许可批准文件的消毒产品；④生产经营产品卫生安全评价不合格或产品卫生质量不符合要求的消毒产品。

2. 消毒服务机构违反《消毒管理办法》规定，消毒后的物品未达到卫生标准和要求的，由县级以上卫生健康主管部门给予相应处罚。

（二）重点单位、场所的法律责任

1. 医疗卫生机构违反《消毒管理办法》下列规定的，由县级以上卫生健康主管部门给予相应处罚：①未建立消毒管理组织、制定消毒管理制度，未执行国家有关标准、规范、规定的，未定期开展消毒与灭菌效果检测工作的。②工作人员未接受消毒技术培训、掌握消毒知识，未严格执行消毒隔离制度的。③使用的进入人体组织或无菌器官的医疗用品未达到灭菌要求的，接触皮肤黏膜的器械和用品未达到消毒要求的，一次性使用医疗用品用后未及时进行无害化处理的。④购进消毒产品未执行进货检查验收制度的。⑤医疗卫生机构的环境、物品不符合国家有关规范、标准和规定。排放废弃的污水、污物未按照国家有关规定进行无害化处理。运送传染病病人及其污染物品的车辆、工具未消毒处理。⑥发生感染性疾病暴发、流行时，未及时报告当地卫生健康主管部门，并采取有效消毒措施的。

2. 公共场所违反《公共场所卫生管理条例》及其实施细则下列规定的，由县级以上卫生健康主管部门给予相应处罚：①未按照规定对顾客用品用具进行清洗、消毒、保洁，或者重复使用一次性用品用具的；②未按照规定设置与其经营规模、项目相适应的清洗、消毒、保洁、盥洗等设施设备和公共卫生间，或者擅自停用、拆除上述设施设备，或者挪作他用的。

3. 生活饮用水供水单位违反《生活饮用水卫生监督管理办法》，供应的饮用水不符合国家规定的生活饮用水卫生标准的，县级以上地方卫生健康主管部门应当责令限期改进，并可处以20元以上5 000元以下的罚款。

（三）其他法律责任

违反《传染病防治法》，出售、运输被传染病病原体污染或者来自疫区可能被传染病病原体污染的皮毛，未按国家有关规定进行消毒处理的，导致或者可能导致传染病传播、流行的，由县级以上卫生健康主管部门给予处罚，已取得许可证的，原发证部门可以依法暂扣或者吊销许可证；构成犯罪的，依法追究刑事责任。

单位和个人违反《传染病防治法》规定，导致传染病传播、流行，给他人人身、财产造成损害的，应当依法承担民事责任。

违反《国境卫生检疫法》规定，引起检疫传染病传播或者有引起检疫传染病传播严重危险的，依照刑法有关规定追究刑事责任。

违反《国内交通卫生检疫条例》有关交通工具及其停靠场所以及污染或者可能污染的物品需要进行消毒处理而未处理的，县级以上地方卫生健康主管部门或者铁路、交通、民用航空行政主管部门的卫生主管机构，应根据各自职责分工实施行政处罚；情节严重，引起检疫传染病传播或者有传播严重危险，构成犯罪的，依法追究刑事责任。

餐具、饮具和盛放直接入口食品的容器，使用前未经洗净、消毒或者清洗消毒不合格等情况，应依据《食品安全法》进行行政处罚。

第六节　病原微生物生物安全监督

一、病原微生物及病原微生物实验室的分类

（一）病原微生物的定义与分类

病原微生物，是指可以侵犯人、动物引起感染甚至传染病的微生物，包括病毒、细菌、真菌、立克次体、螺旋体等。

根据病原微生物的传染性、感染后对个体或者群体的危害程度,可分为四类:第一类病原微生物,是指能够引起人类或者动物非常严重疾病的微生物,以及我国尚未发现或者已经宣布消灭的微生物;第二类病原微生物,是指能够引起人类或者动物严重疾病,比较容易直接或者间接在人与人、动物与人、动物与动物间传播的微生物;第三类病原微生物,是指能够引起人类或者动物疾病,但一般情况下对人、动物或者环境不构成严重危害,传播风险有限,实验室感染后很少引起严重疾病,并且具备有效治疗和预防措施的微生物;第四类病原微生物,是指在通常情况下不会引起人类或者动物疾病的微生物。第一类、第二类病原微生物统称为高致病性病原微生物。

(二)病原微生物实验室的分类

为防止传染病病原体的扩散,实验活动必须在相应等级的实验室中开展。根据实验室对病原微生物的生物安全防护水平(biosafety level,BSL),并依照实验室生物安全国家标准的规定,根据所操作的生物因子的危害程度和采取的防护措施,将实验室分为一级(biosafety level 1,BSL-1)、二级(BSL-2)、三级(BSL-3)、四级(BSL-4)。以 BSL-1、BSL-2、BSL-3、BSL-4 表示仅从事体外操作的实验室的相应生物安全防护水平。动物实验室的生物安全防护设施参照 BSL-1~BSL-4 实验室的相应要求分为四级,以 ABSL-1、ABSL-2、ABSL-3、ABSL-4 表示。生物安全防护水平为一级的实验室适用于操作在通常情况下不会引起人类或者动物疾病的微生物,生物安全防护水平为四级的实验室适用于操作能够引起人类或者动物非常严重疾病的微生物,我国尚未发现或者已经宣布消灭的微生物。一级防护水平最低,四级防护水平最高。

二、病原微生物生物安全监督的主要内容

生物安全是国家安全的重要组成部分。我国把生物安全纳入国家安全战略。近年来,新传染病不断出现,旧传染病死灰复燃,实验室感染事件,生物恐怖威胁时有发生。生物安全问题严重威胁人类健康、社会发展和国家安全。为了维护国家安全,防范和应对生物安全风险,保障人民生命健康,2021 年我国颁布了《生物安全法》。实验室生物安全是生物安全的重要内容之一,《传染病防治法》和《病原微生物实验室生物安全管理条例》对病原微生物实验室的生物安全管理进行了规定。法律法规明确卫生健康主管部门负责动物实验室以外的病原微生物实验室生物安全管理。

(一)病原微生物实验室设立的监督

病原微生物因具有传染性及致病性的特点,病原微生物实验室的设立,要依法取得相关行政部门的批准或者进行备案。个人不得设立病原微生物实验室。新建、改建或者扩建一级、二级实验室,应当向设区的市级人民政府卫生健康主管部门备案。

新建、改建、扩建三级、四级实验室或者生产、进口移动式三级、四级实验室,应当依法向国务院科技主管部门、环境保护主管部门提出申请,履行有关审批手续;三级、四级实验室需要通过实验室国家认可,并向所在地的县级人民政府环境保护主管部门备案;三级、四级实验室从事高致病性或疑似高致病性病原微生物相关实验活动的,应经省级以上卫生健康主管部门批准,并应向当地公安机关备案。

(二)病原微生物实验室从事实验活动的监督

健全的病原微生物实验室生物安全管理体系、齐全的设施设备、规范的实验室操作以及有效的个人防护措施是避免发生实验室感染的关键要素。从事病原微生物实验活动过程应严格执行相关规定,卫生监督应从以下主要内容进行监督:①病原微生物实验室设立单位的法定代表人和实验室负责人应当对实验室生物安全负责;②从事病原微生物实验活动应当在相应等级的实验室进行,严格遵守有关国家标准和实验室技术规范、操作规程;③实验室明显位置标示生物危险标识和生物安全实验室级别标志;④一级、二级实验室不得从事高致病性病原微生物实验活动;⑤三级、四级实验室,需要从事高致病性病原微生物或者疑似高致病性病原微生物实验活动的,

应报省级以上人民政府卫生健康主管部门批准,并向当地公安机关备案;⑥在同一个实验室的同一个独立安全区域内,只能同时从事一种高致病性病原微生物的相关实验活动,并应当有2名以上的工作人员共同进行;⑦实验室负责人应当指定专人监督检查实验室技术规范和操作规程及有关生物安全规定的落实情况;⑧涉及从事高致病性病原微生物相关实验活动的实验档案应予以保存;⑨实验室应选择适宜的方法做好消毒与灭菌工作及消毒效果监测。

(三)病原微生物实验室感染控制的监督

严格的人员、制度管理和标准预防、技术规范、医疗废物正确处理等措施,是做好病原微生物实验室感染控制管理的环节。卫生监督工作应从以下方面进行监督:①实验室设立单位应当指定专门的机构或者人员(简称感控人员)承担实验室感染控制工作;②感控人员具有病原微生物有关的传染病防治知识,并定期调查、了解实验室工作人员的健康状况;③实验室工作人员出现与相关实验活动有关的感染临床症状或者体征或发生高致病性病原微生物泄漏时应立即采取控制措施,实验室负责人应当向感控人员报告;④感控人员接报后应立即启动实验室感染应急处置预案,对有关人员进行医学观察或者隔离治疗,封闭实验室,防止扩散;⑤实验室废物的处置应符合《医疗废物管理条例》的规定。

(四)病原微生物菌(毒)种、样本的采集、运输、储存的监督

生物样本采集过程中由于防护设备、人员操作的原因以及运输储存过程中操作不当造成泄漏、生物样本丢失而导致的实验室安全事故,必定给人体健康和公共卫生安全造成影响,尤其是高致病性病原微生物。卫生监督工作应从以下内容进行:

1.病原微生物菌(毒)种、样本采集的监督　包括:①实验室具有与采集病原微生物样本所需要的生物安全防护水平相适应的设备;②具有掌握相关专业知识和操作技能的工作人员;③具有有效防止病原微生物扩散和感染的措施;④具有保证病原微生物样本质量的技术方法和手段;⑤采集高致病性病原微生物样本的工作人员在采集过程中应当防止病原微生物扩散和感染,并对样本的来源、采集过程和方法等作详细记录。

2.病原微生物菌(毒)种、样本运输的监督　包括:①运输高致病性病原微生物菌(毒)种或者样本,应经省级以上人民政府卫生健康主管部门批准;②需要跨省、自治区、直辖市运输或者运往国外的,由出发地的人民政府卫生健康主管部门进行初审后,分别报国务院卫生健康主管部门批准;③高致病性病原微生物菌(毒)种或者样本,不得通过公共电(汽)车和城市铁路运输;④首选陆路运输,无陆路通道可以通过水路运输;紧急情况下或者需要运往国外的,可以通过民用航空运输;⑤通过民用航空运输高致病性病原微生物菌(毒)种或者样本的,还应当经国务院民用航空主管部门批准;⑥高致病性病原微生物运输目的、用途和接收单位应当符合国务院主管部门的规定;⑦存放的容器应当密封,符合防水、防破损、防外泄、耐高(低)温、耐高压的要求且印有国务院主管部门规定的生物危险标识、警告用语和提示用语;⑧应当由不少于2人的专人护送,确保运输安全。

3.病原微生物菌(毒)种、样本储存的监督　①国务院主管部门指定的菌(毒)种保藏中心或者专业实验室(以下称保藏机构),承担集中储存病原微生物菌(毒)种、样本的任务;②保藏机构应当依照国务院主管部门的规定,制定严格的安全保管制度,指定专人负责,做好病原微生物菌(毒)种、样本进出和储存的记录,建立档案;③对高致病性病原微生物菌(毒)种、样本应当设专库或者专柜单独储存。

三、法　律　责　任

(一)主管部门及其他相关部门的法律责任

《生物安全法》和《病原微生物实验室生物安全管理条例》针对未按照规定履行管理职责的主

管部门及其他相关部门的工作人员发生违法行为,根据情节不同,依法予以行政处分,构成犯罪的则追究刑事责任。给当事人的合法权益造成损害的,须承担赔偿责任。

(二)病原微生物实验室的法律责任

违反《生物安全法》规定,发生未经实验室负责人批准进入高等级病原微生物实验室;从事病原微生物实验活动未在相应等级的实验室进行,或者高等级病原微生物实验室未经批准从事高致病性、疑似高致病性病原微生物实验活动的,按照不同情节依法作出相应处理。

违反《病原微生物实验室生物安全管理条例》规定发生以下情形,由县级人民政府卫生健康主管部门按照不同情节予以相应处理,构成犯罪的,依法追究刑事责任。①三级、四级实验室未经批准从事实验活动;②在不符合相应生物安全要求的实验室从事相关实验活动;③未在明显位置标示生物危险标识和生物安全实验室级别标志;④未报告实验活动结果以及工作情况;⑤未依照规定采集病原微生物样本,或者未作详细记录;⑥新建、改建或者扩建一级、二级实验室未向主管部门备案;⑦未定期对工作人员进行培训,或考核不合格上岗,或批准未采取防护措施的人员进入实验室;⑧工作人员未遵守生物安全技术规范和操作规程;⑨未建立或者保存实验档案;⑩未制定实验室感染应急处置预案并备案;⑪三级、四级实验室的设立单位未建立健全安全保卫制度,或者未采取安全保卫措施;⑫在相关实验活动结束后未及时将病原微生物菌(毒)种和样本就地销毁或者送交保藏机构保管;⑬使用新技术、新方法从事高致病性病原微生物相关实验活动未经专家委员会论证;⑭未经批准擅自从事或在未经指定的专业实验室从事我国尚未发现或者已经宣布消灭的病原微生物相关实验活动;⑮在同一个实验室的同一个独立安全区域内同时从事两种或者两种以上高致病性病原微生物的相关实验活动;⑯出现工作人员有关感染临床症状或者体征,实验室发生高致病性病原微生物泄漏时未依照规定报告,或者未依照规定采取控制措施;⑰拒绝接受主管部门依法开展调查取证、采集样品等活动或者依照管理条例规定采取有关预防、控制措施的。

(三)运输、储存、保管高致病性病原微生物菌(毒)种或者样本的法律责任

违反《病原微生物实验室生物安全管理条例》规定发生以下情形,由县级人民政府主管部门按照不同情节予以相应处理;构成犯罪的,依法追究刑事责任。①未经批准运输高致病性病原微生物菌(毒)种或者样本,或者承运单位未履行保护义务,导致高致病性病原微生物菌(毒)种或者样本被盗、被抢、丢失、泄漏;②保藏机构未依照规定储存菌(毒)种和样本,或者未依照规定提供菌(毒)种和样本;③发生病原微生物被盗、被抢、丢失、泄漏,承运单位、护送人、保藏机构和实验室的设立单位未按规定报告。

(四)危害公共卫生罪

《中华人民共和国刑法》对从事实验、保藏、携带、运输传染病菌种、毒种的人员,违反国务院卫生健康主管部门的有关规定,造成传染病菌种、毒种扩散,后果严重的,予以刑事处罚。

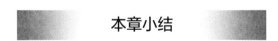

本章小结

传染病防治监督是政府和卫生健康主管部门依据卫生法律法规的规定对个人、法人和其他组织从事与传染病防治有关事项的许可,对执行传染病防治法律规范的情况进行监督检查,并对其行为作出处理的行政执法活动。

本章以《传染病防治法》等法律规范为基础,从传染病监督的概念和特征着手,围绕传染病预防监督,传染病疫情报告、通报、公布监督,传染病疫情控制监督,消毒卫生监督,病原微生物生物安全监督等五个方面进行了介绍。通过相关概念陈述、监督对象和监督内容罗列、法律责任解析等,详细说明传染病防治监督过程的各项工作要求,对于了解、熟悉和掌握传染病防治的相关知识具有一定作用。

思考题

1. 什么是预防接种？与预防接种有关的监管职责和法律义务有哪些？

2. 什么是传染病疫情责任报告单位和责任报告人？请阐述作为责任报告单位以及责任报告人，在传染病疫情报告方面的职责有哪些。

3. 医疗机构在落实传染病防控方面需做好哪些方面的工作？

4. 请分别指出以下物品（手术器械、压舌板、体温计、导尿管、穿刺针、胃肠镜、膀胱镜、气管镜、喉镜、听诊器、血压计袖带、输液器材、注射的药物和液体、呼吸机管道、避孕环）属于哪类危险物品？需要采取哪种水平的消毒灭菌方法？

5. 开展病原微生物实验活动所需的生物安全实验室级别是怎样的？

（张　帆）

第十三章　国境卫生检疫监督

人类发展史也是人类与传染病斗争史,在与传染病斗争中产生了卫生检疫。随着人类交往、世界经济贸易和交通运输业飞速发展,加强卫生检疫成为国际共识。在我国,通过《国境卫生检疫法》及其实施细则授权,由国境卫生检疫机关在国境口岸行使卫生检疫权,依法实施国境卫生检疫工作,承担我国缔结或参与有关卫生检疫国际条约义务。其目的是防止传染病由国外传入或者由国内传出,保护人体健康。国境卫生检疫监督是国境卫生检疫工作的重要组成部分,也是一项强制性卫生措施。通过国境卫生检疫监督工作,捍卫法律尊严,维护国家利益,树立国境口岸良好形象,保障口岸卫生安全。

第一节　概　　述

一、国境卫生检疫的概念和特征

(一)国境卫生检疫的概念

国境卫生检疫(frontier health and quarantine inspection),是指为了防止传染病由国外传入或者由国内传出,由国家在国境口岸设立的国境卫生检疫机关,依照国境卫生检疫的法律法规,在国境口岸对出入境人员、交通工具、运输设备以及可能传播检疫传染病的行李、货物、邮包等物品实施卫生检疫查验、传染病监测、卫生监督和卫生处理的卫生行政执法行为。这里所说的国境口岸是指国际通航的港口、机场、车站、陆地边境和国界江河的关口。根据入境、出境的方向,国境卫生检疫可分为入境检疫和出境检疫;根据实施检疫的国境口岸的地理位置,可分为海港检疫、航空检疫和陆地边境检疫。

国境卫生检疫的目的是贯彻预防为主的方针,控制国际传染病的传播,改善国境口岸卫生面貌,树立良好国际形象,维护国家主权尊严。随着经济社会发展及公共卫生问题的变化,2005年第五十八届世界卫生大会修订《国际卫生条例(2005)》,中国政府已正式宣布适用《国际卫生条例(2005)》,卫生检疫已不单纯是防止传染病的传入和传出问题,而是涉及对人体健康有害因素的管理。

(二)国境卫生检疫的特征

1. 卫生检疫行为的国家性　国境卫生检疫不仅是卫生行政执法活动,而且是维护国家主权和尊严的国家行为,对维护国家主权、及早发现和控制检疫传染病的发生和流行有重要意义。

2. 卫生检疫地点的特殊性　国境卫生检疫是以国境口岸为依托进行的行政执法活动。

3. 卫生检疫范围的广泛性　国境卫生检疫的范围十分广泛,包括对入出国境的人员、交通工具、运输设备以及可能传播检疫传染病的行李、货物、邮包等物品实施传染病检疫,传染病监测和卫生监督,还包括实施其检疫、监测、卫生监督的场所;此外,国境口岸内的涉外宾馆、生活服务单位,出入境交通工具、公共场所、饮用水、食品及其从业人员亦属于国境卫生检疫范围。

4. 卫生检疫手段的复杂性　国境卫生检疫是以医学等自然科学为主要手段的执法行为,是一项技术性很强的活动。

5.卫生检疫措施的综合性　国境卫生检疫对出入境的人员、交通工具、集装箱、行李和货物实施医学检查、卫生检查和必要的卫生处理等综合性措施。

二、国境卫生检疫法律依据

1.《国境卫生检疫法》及其实施细则　国境卫生检疫主要依据《国境卫生检疫法》及其实施细则,对出入境的交通工具、人员、集装箱、货物、行李、邮包、尸体骸骨、特殊物品等实施卫生检疫查验、传染病监测、卫生监督和卫生处理,防止传染病的传入和传出,保证国境口岸和出入境人员的健康。

2.其他法律法规　国境卫生检疫的法律依据还包括《国际卫生条例(2005)》《中华人民共和国传染病防治法》《中华人民共和国生物安全法》《中华人民共和国食品安全法》《中华人民共和国出境入境管理法》《中华人民共和国人类遗传资源管理条例》《公共场所卫生管理条例》《艾滋病防治条例》《国际航行船舶进出中华人民共和国口岸检查办法》《中华人民共和国国境口岸卫生监督办法》《中华人民共和国食品安全法实施条例》《口岸艾滋病预防控制管理办法》《中华人民共和国海关行政许可管理办法》《出入境邮轮检疫管理办法》《国境口岸卫生许可管理办法》《出入境检疫处理单位和人员管理办法》《出入境检疫处理管理工作规定》《出入境人员携带物检疫管理办法》《出入境尸体骸骨卫生检疫管理办法》《出入境特殊物品卫生检疫管理规定》《国境口岸食品卫生监督管理规定》《国境口岸突发公共卫生事件出入境检验检疫应急处理规定》《国际航行船舶出入境检疫管理办法》《出入境快件检验检疫管理办法》《进出境集装箱检验检疫管理办法》等。

三、国境卫生检疫的主体及范围

(一)国境卫生检疫的主体

国境卫生检疫的主体是《国境卫生检疫法》所授权的国境卫生检疫机关(frontier health and quarantine office)。该机关是国家在国境口岸设立并依法实施传染病检疫、监测和卫生监督的卫生执法机构,它代表国家在国境口岸行使检疫主权。国境卫生检疫机关的职责是:①执行《国境卫生检疫法》及其实施细则等国家有关卫生法律法规;②及时收集、整理、报告国际和国境口岸传染病的发生、流行和终息情况;③对国境口岸的卫生状况实施卫生监督,对入境、出境的交通工具、人员、集装箱、尸体、骸骨以及可能传播检疫传染病的行李、货物、邮包等实施检疫查验、传染病监测、卫生监督和卫生处理;④对出入境的微生物、生物制品、人体组织、血液及其制品等特殊物品以及能传播人类传染病的动物,实施卫生检疫;⑤对入境、出境人员进行预防接种、健康检查、医疗服务、国际旅行健康咨询和卫生宣传;⑥签发卫生检疫证件;⑦进行流行病学调查研究,开展科学实验;⑧执行国务院卫生行政部门指定的其他工作。

根据《国境卫生检疫法》及其实施细则,海关总署及设在各地直属海关负责在我国口岸对出入境人员、交通工具、集装箱、货物、行李、邮包、尸体骸骨、特殊物品等实施卫生检疫查验、传染病监测、卫生监督和卫生处理,促进国家对外开放政策的实施,防止传染病的传入和传出,保证出入境人员的健康卫生安全。

(二)国境卫生检疫的范围

1.出入境人员卫生检疫　是指入、出我国国境的一切人员。外交人员不享有卫生检疫豁免权。

2.出入境交通工具和运输设备卫生检疫　交通工具是指船舶、航空器、列车和其他车辆;运输设备是指集装箱等。海关总署公告要求的、被传染病污染、发现与人类健康有关的啮齿动物、病媒昆虫的交通工具和集装箱还应当实施消毒、除鼠除虫或者其他必要卫生处理。

3. 可能传播检疫传染病的行李、货物、邮包、快件和废旧物等物品卫生检疫 行李是指入境、出境人员携带的物品。货物是指由国外运进或者由国内运出的一切生产和生活资料。邮包是指入、出国境的邮件。出入境快件，是指依法经营出入境快件的企业在特定时间内以快速的商业运输方式承运的出入境货物和物品。海关总署公告要求的、被传染病污染、发现与人类健康有关的啮齿动物、病媒昆虫的货物和物品以及废旧物还应当实施消毒、除鼠除虫或者其他必要卫生处理。

4. 出入境尸体、骸骨卫生检疫 出入境的尸体、骸骨托运人或者代理人，必须向国境卫生检疫机关申报，经卫生检查合格后，方准运进或者运出。

5. 出入境微生物、血液等特殊物品卫生检疫 特殊物品包括出入境的微生物、人体组织、生物制品、血液及其制品等。

6. 人类遗传资源卫生检疫 指含有人体基因组、基因及其产物的器官、组织、细胞、血液、制备物、重组脱氧核糖核酸（DNA）构建体等遗传材料及相关的信息资料。

7. 传染病监测 根据《国境卫生检疫法》和国务院有关部门的规定，目前我国检疫传染病及监测传染病包括：①检疫传染病：鼠疫、霍乱、黄热病；②监测传染病：回归热、流行性斑疹伤寒、登革热、脊髓灰质炎、疟疾、流行性感冒、艾滋病；③禁止入境的疾病：传染性肺结核病或者可能对公共卫生造成重大危害的其他传染病。

8. 卫生监督 根据卫生法律法规和卫生标准对国境口岸卫生状况、停泊在国境口岸的交通工具卫生状况实施卫生监督。

第二节　出入境卫生检疫

一、出入境人员卫生检疫

出入境人员（包括交通工具上的员工和旅客）卫生检疫包括：①出入境人员应当在国境口岸（入境人员须在最先到达的国境口岸）的指定地点接受卫生检疫；②卫生检疫期间，除引航员外，未经海关许可，任何入境人员不准上下交通工具，不准装卸行李、货物、邮包等，不得离开查验场所；③海关应当阻止染疫人、染疫嫌疑人出境，但是对来自国外并且在到达时就地诊验的人，本人要求出境的，可以准许出境，所乘交通工具负责人须采取必要的预防措施；④患有艾滋病或者感染艾滋病病毒的入境人员，在入境时应当如实向海关申报，接受健康咨询；⑤海关应当阻止患有严重精神病、传染性肺结核病或者有可能对公共卫生造成重大危害的其他传染病的外国人入境。

二、出入境交通工具卫生检疫

出入境的交通工具（包括船舶、飞机、列车等），入境时必须在最先到达的国境口岸的指定地点接受卫生检疫，出境时必须在最后离开的国境口岸接受卫生检疫。所谓指定地点，是指检疫锚地、码头、允许航空器降落的停机坪或航空站、国际列车到达国境后的第一个火车站的站台及江河口岸边境的通道口等。出入境交通工具的卫生检疫基本程序如下。

1. 出入境前报告 在交通工具抵达国境前，交通工具的代理人或者有关管理机关（如实施检疫的航空站、车站等），须按照海关要求报告交通工具的名称、国籍、预到达时间、始发站与目的地、人数、货物种类等情况。如在行程中发现检疫传染病、疑似检疫传染病，或者有人因非意外伤害而死亡且死因不明的，交通工具负责人须立即向最先到达实施检疫口岸的海关报告，同时还应报告病名或主要症状、患病人数和死亡人数。受入境检疫的船舶，须按照规定悬挂检疫信号等待查验。同样，受出境检疫的交通工具起航（发车）前，亦必须通告此次行程的相关信息。

2. 提交相关申请证件　受出入境检疫船舶（航空器、列车等）的船长（机长、列车长或其授权的代理人），须向海关出示总申报单、航海健康申报书、旅客名单、货物仓单和有效灭蚊证书（来自黄热病传染病受染地区航空器）等有关卫生检疫证件。如实回答海关卫生检疫关员提出的有关询问。检疫未结束，除经海关许可外，任何人不得上下交通工具，不准装卸货物、行李、邮包等物品，船舶不得解除检疫信号。

3. 签发出入境检疫证　海关卫生检疫关员根据检疫结果，对未染疫交通工具或已经实施卫生处理的交通工具，签发入境或者出境检疫证。

入境船舶还可按规定申请电讯检疫、靠泊检疫和随船检疫，入境列车可随车实施检疫。

三、出入境物品卫生检疫

1. 集装箱、货物、废旧物等物品卫生检疫　包括：①集装箱、货物、废旧物等物品在到达口岸时，承运人、代理人或者货主，必须向海关申报并接受卫生检疫；②对来自传染病受染区、被传染病污染的以及可能传播检疫传染病或者发现与人类健康有关的啮齿动物和病媒昆虫的，应当实施消毒、除鼠、除虫或者其他必要的卫生处理；③海关通关部门凭卫生处理证明放行。

2. 微生物、生物制品等特殊物品卫生检疫　海关对微生物、人体组织、生物制品、血液及其制品等特殊物品的卫生检疫实行卫生检疫审批、现场查验和后续监督管理制度。主要包括：①卫生检疫审批：入境、出境特殊物品的货主或者其代理人应当在交运前向出入境口岸主管关区直属海关的卫生检疫部门提交《入/出境特殊物品卫生检疫审批申请单》；②现场查验：受理报检的口岸隶属海关按照有关规定对出入境特殊物品实施现场查验；③后续监管：直属海关对关区内含有或可能含有病原微生物的入境特殊物品实施后续监管，需要后续监管的入境特殊物品，未经海关卫生检疫部门的同意，不得擅自使用；④海关通关部门凭卫生检疫部门签发的《特殊物品审批单》放行。

3. 出入境人员携带行李和物品的卫生检疫　包括：①出入境的旅客、交通工具的员工随身携带或者托运来自传染病受染地区、被传染病污染或者可能传播传染病的行李和物品时，应当向海关申报，海关在现场实施卫生检疫。入境的，还应当如实填写入境卫生检疫申明卡。②海关应对来自检疫传染病受染地区或者被传染病污染的各种食品、饮料、水产品实施卫生处理或者销毁，并签发有关文书。

4. 邮包及快件卫生检疫　包括：①海关对应当实施卫生检疫的邮包进行卫生检查和必要的卫生处理时，邮政部门应予以配合；②未经海关许可，邮政部门不得运递邮包；③快件运营人应当向所在地海关申请办理备案登记，不得承运国家有关法律法规规定禁止出入境的货物或物品，对应当实施检验检疫的出入境快件，未经卫生检疫或者经卫生检疫不合格的，不得运递；④快件运营人应按有关规定向海关办理报检手续。出入境快件应以现场卫生检疫为主，特殊情况的，可以取样作实验室检验。

5. 尸体、骸骨卫生检疫　尸体，是指人去世后的遗体及其标本（含人体器官组织、人体骨骼及其标本）。对属于殡葬遗体出入境的，出入境的尸体、骸骨的托运人、承运人或者代理人应当提供死者的身份证明、死亡证明、国务院殡葬主管部门认可从事国际运尸服务单位出具的入殓证明和防腐处理证明等有关文件，经口岸卫生检疫查验后，出具卫生检疫证单后即可移运。因患检疫传染病、炭疽死亡的必须就近火化，不得移运。因患其他传染病死亡的，应当采取相应的卫生控制措施。在口岸以及出入境交通工具上死因不明的尸体，应采取卫生检疫措施，经海关现场监督并签发证明后，方可移运。对因医学科研原因出入境的尸体，按照特殊物品卫生检疫管理。

四、检疫传染病的监管

1. 检疫传染病染疫人及染疫嫌疑人管理 正在患检疫传染病（鼠疫、霍乱、黄热病）的人，或者经海关卫生检疫关员初步诊断，认为已经感染检疫传染病或者已经处于检疫传染病潜伏期的人，称为检疫传染病染疫人。接触过检疫传染病的感染环境，并且可能传播检疫传染病的人，称为检疫传染病染疫嫌疑人。法律规定：鼠疫的潜伏期为 6 日，霍乱的潜伏期为 5 日，黄热病的潜伏期为 6 日。对染疫人实施隔离。针对染疫的船舶、航空器或有染疫嫌疑的船舶、到达时载有检疫传染病病例的列车和其他车辆实施卫生处理（鼠疫为除虫和消毒，黄热病为灭蚊），对其上的染疫嫌疑人，并从到达时算起，实施不超过潜伏期的就地诊验或者留验。在此期间，船上的船员除因工作需要并且经海关许可外，不准上岸；卸货应当在海关监督下进行，并且防止卸货的工作人员遭受感染；必要时，对卸货的工作人员从卸货完毕时算起，实施不超过潜伏期的就地诊验或者留验。

2. 检疫传染病染疫人及染疫嫌疑人周围环境的管理

（1）染疫人、染疫嫌疑人的行李等物品的管理：对鼠疫或霍乱染疫人、染疫嫌疑人的行李、使用过的其他物品和海关认为有污染嫌疑的物品，实施除虫或消毒。

（2）交通工具的管理：主要采取下列措施：①染有鼠疫或鼠疫嫌疑的船舶、航空器上发现啮齿动物，必须实施除鼠。对船舶的除鼠应当在卸货以前进行。②对染有霍乱或霍乱嫌疑的船舶、航空器，应对污染或者有污染嫌疑的饮用水实施消毒后排放。对储水容器消毒后再换清洁饮用水。对人的排泄物、垃圾、废水、废物和装自霍乱受染区的压舱水消毒，未消毒不准排放和移下。③对染有黄热病或黄热病嫌疑的船舶、航空器，应当彻底杀灭其上的埃及伊蚊及其虫卵、幼虫和其他黄热病媒介。船舶在没有完成灭蚊以前，限制该船与陆地和其他船舶的距离不少于 400 米。对到达的时候载有黄热病病例的列车和其他车辆，或者来自黄热病疫区的列车和其他车辆，应彻底杀灭成蚊及其虫卵、幼虫。

3. 检疫传染病信息传递和报告 海关发现检疫传染病或者疑似检疫传染病时，必须立即通知当地卫生行政部门，同时用最快的方法报告国务院卫生行政部门，最迟不超过 24 小时。

4. 出入境传染病管理的特殊措施 在国内或者国外检疫传染病大流行的时候，国务院卫生行政部门可报请国务院下令采取封锁有关的国境或者采取其他紧急措施。

第三节　国境口岸卫生监督

国境口岸卫生监督（frontier port health supervision），是指国境口岸卫生检疫机关依据《国境卫生检疫法》的授权，根据卫生法律法规和卫生标准对国境口岸环境、停泊在国境口岸的出入境交通工具以及在国境口岸从事食品生产经营、为出入境交通工具提供食品与饮用水服务的单位或者个人进行卫生检查、卫生鉴定、卫生评价和采样检验等的卫生行政执法活动。其目的是加强国境口岸卫生监督管理，保障国境口岸公共卫生安全，保障公众健康。

一、国境口岸卫生许可

根据《国境卫生检疫法》及其实施细则、《食品安全法》及其实施条例等法律法规的规定，国境口岸从事食品生产、食品销售、餐饮服务、饮用水供应、公共场所经营的单位或者个人（以下统称为生产经营者）应当向所在地海关申请国境口岸卫生许可，取得《中华人民共和国国境口岸卫生许可证》后方可从事相关经营或者服务活动,并对其生产经营食品的安全、公共卫生安全负责。生产经营者应当依照法律法规以及食品、公共卫生及饮用水卫生安全标准从事生产经营活动,并依法接受海关监督。

海关实施国境口岸卫生许可应当遵循公开、公平、公正、非歧视以及便民高效的原则,并应当依照法定的权限、范围、条件和程序实施。

二、国境口岸环境卫生监督

国境口岸环境卫生监督范围主要是指海港(水运)、空港、陆港口岸范围内的道路、货场、仓库、海港附近水面、机场机坪跑道、陆港停车场等区域。监督检查包括:①国境口岸有关单位是否建立卫生制度,是否设置密闭垃圾箱,数量及布局是否合理,是否定期进行清理,保持环境整洁;②监督检查国境口岸内有无生活垃圾、生产垃圾,粪便、污物、污水及无害化处理情况;③国境口岸相关单位是否采取切实可行的措施,控制啮齿动物和病媒昆虫,使其量降低到不足为害的程度;④从停靠在国境口岸交通工具卸下的生活垃圾、污水、餐厨垃圾的运输过程是否密闭,是否无害化处理,需按照医疗废弃物处置的垃圾是否由有资质的公司处置,处置过程是否按规定的消毒浓度、消毒方式进行消毒处理,是否按照规定专车专用等。

三、国境口岸公共场所卫生监督

国境口岸公共场所主要是指国境口岸内的宾馆、生活服务单位以及候车、候机厅(室)。监督检查包括:①是否取得海关颁发的《国境口岸卫生许可证》;②是否按经营规模、项目设置清洗、消毒、保洁、盥洗等设施设备和公共卫生间,并保证各项设施运转正常;③是否设立卫生管理人员,具体负责本公共场所的卫生工作,是否建立卫生管理制度,包括从业人员卫生培训、卫生设施设备维护、公共场所危害健康事故应急、卫生管理档案等内容;④水质是否符合国家规定的要求;⑤是否配备有效的病媒生物控制设备设施及废弃物存放专用设施;⑥室内空气质量和微小气候及提供的用品、用具是否符合国家卫生标准和要求,采用集中空调通风系统的,是否符合集中空调通风系统相关规定的要求;⑦是否设置醒目的禁止吸烟警示语和标志。

四、国境口岸储存场地卫生监督

国境口岸储存场地是指进出口货物、集装箱、快件及其他物品的集散场所。主要包括露天堆场、集装箱场站、货物仓库等。监督检查包括:①是否有健全的卫生管理制度,有否专(兼)职卫生保洁员、职责明确,责任人;②场所与周围环境是否有较完整的隔离带,地面平整硬化,是否采取切实可行的措施,控制啮齿动物和病媒昆虫,使其量降低到国家标准内;③货物堆放是否分类存放、离地、离墙,堆垛墙之间适当空隙;④对食品储存场地,审查食品从业人员健康证明及卫生知识培训记录;是否有必要的消毒、杀虫、灭鼠的药物和器械。

五、出入境交通工具卫生监督

由于出入境交通工具不同,卫生监督重点不同,从环境卫生、食品安全、病媒生物控制和传染病管理方面开展卫生监督。监督检查包括:①环境卫生方面:除交通工具上的宿舱、车厢、厨房、盥洗室、厕所是否保持清洁卫生和通风良好,垃圾污染物处置是否密闭,有无渗漏及无害化外,船舶及船舶卫生证书是否有效、证书签注的卫生控制项目是否有效整改以及货舱、甲板是否整洁卫生，货舱食品有害物是否混装。②食品安全方面：食品饮水从业人员是否健康体检、食品安全知识掌握情况、食品库和食品保存情况、食品加工以及食饮用具消毒以及饮用水安全情况。③病媒生物控制情况：交通工具上是否具备除鼠、除虫药物及器械，是否备有防鼠防蚊蝇装置；检查是否有鼠患和病媒昆虫侵害。对停靠国境口岸的船舶检查是否悬挂防鼠挡板和夜间使用强光照射扶梯和桥板。船舶压载水压载和排放情况。对航空器按规定检查灭蚊证书等。④是否配备足够的急救药物、急救设备。交通工具员工健康体检、预防接种以及隔离设施。

国境口岸和交通工具负责人在卫生工作方面的责任有：经常抓好卫生工作；接受卫生监督人员的监督和检查，并为其开展工作提供方便条件；遵守《国境卫生检疫法》和其他卫生法律法规规定；按照卫生监督人员的建议，对国境口岸和交通工具的不同卫生状况及时采取措施，加以改进；在发现检疫传染病和监测传染病时，应当向国境卫生检疫机关或地方防疫部门报告，并立即采取防疫措施。上述责任的履行情况亦应受到监督。

六、出入境邮轮卫生监督

邮轮旅游项目近年来在我国迅速开展，而邮轮不同于一般船舶，是用于娱乐和航海的客轮，其航程、沿途目的地和船上设施属于旅游及娱乐组成部分。对其实施监督检查包括：①公共卫生安全管理制度是否完善（包含食品安全控制计划、饮用水安全控制计划、娱乐用水安全控制计划、病媒生物监测计划、邮轮公共场所卫生制度、废弃物管理制度、胃肠道疾病的监测与控制体系以及突发公共卫生事件应对工作机制）；②食品饮用水安全情况；③客舱、甲板、餐厅、酒吧、影剧院、游泳池、浴池等公共场卫生状况是否保持良好；④是否保持无感染源或者污染源，包括无病媒生物和宿主，并确保病媒生物控制措施的有效运行；⑤保持废弃物密闭储存，或者具备无害化处理能力；⑥保留完整规范的医疗记录、药品消耗及补充记录；⑦是否建立完善的压舱水排放报告机制；⑧中国籍邮轮上的食品生产经营单位、公共场所应当取得海关颁发的《国境口岸卫生许可证》后方可从事生产经营活动，邮轮上的食品从业人员应当持有有效的健康证明，并经过专业培训，能够按照食品安全控制要求进行操作；⑨邮轮运营方应当向持有有效《国境口岸卫生许可证》的食品生产经营单位采购食品或者餐饮服务，应当建立食品进货查验制度，并保存相关档案。

七、国境口岸食品安全监督

国境口岸食品安全监督是指对国境口岸从事食品生产（含航空配餐）、食品销售（含入／出境交通工具食品供应）、餐饮服务（食品摊贩除外）的食品安全监督。食品安全监督主要从卫生许可证管理、卫生安全管理、食品原材料采购和贮存安全、食品加工安全、食品用水安全、病媒生物预防和控制、餐饮具食品安全以及餐厅环境等方面情况开展检查。

在空港口岸应特别关注航空配餐的食品安全监督。航空食品是指供航空旅客及机组人员在航空器上食用或饮用的食品，主要分为航空配餐和外购即食食品两类。其中航空配餐企业生产的供航空旅客及机组人员在航空器上食用或饮用的食品称为航空配餐，根据不同工艺可分为冷链冷食食品、冷链热食食品和热链食品。根据航空配餐特点，食品安全监督检查时还应关注：①是否制定生产加工全过程卫生操作规范；②是否对原料、热加工、分装装配、冷加工、储存等关键控制点提出了时间 - 温度控制标准、监测规范和纠偏措施；③机组人员餐谱设计是否满足执行同一航班任务的正、副驾驶员的餐食应使用不同食材并不含酒或酒精饮料；④是否符合航空配餐第一质量控制期和第二质量控制期要求；⑤是否提供符合冷链要求的专用食品安全运输车辆；⑥是否按规定对航班延误后食品安全风险进行评估和处置。

八、国境口岸饮用水安全监督

国境口岸饮用水安全监督是指对国境口岸内生活饮用水供水、供水设施以及出入境交通工具供水的安全监督。饮用水安全监督主要从卫生许可管理,饮用水卫生安全管理、涉及饮水安全设备采购和贮存、供水设备设施维护、消毒剂和消毒设备管理、水质检验能力等方面情况开展检查。

在空港口岸需特别关注航空器供水安全监督。饮用水从机场输出、经过转运输送到飞机上都可能出现污染。根据国际机场的特点,饮用水安全监督检查时还应关注:①国际机场管理部门是否制定了持续确保饮用水供应安全管理计划,水安全计划是否覆盖了从水的接收一直到把水转运到飞机上全过程,是否进行危险识别和风险评估,是否制定了纠偏措施,控制措施是否能保证机上用水安全;②管理部门是否开展常规水质检测和定期自我审查或检查,出现污染和可疑不当操作纠偏措施执行情况;③检查供水站和供水车水龙带维护管理、使用前消毒和防止地面接触被污染情况;④检查输水管道是否保持正压,是否安装防回流装置及有效性情况;⑤饮用水的水质是否符合国家有关标准;⑥如航空器上水质不能满足有关卫生要求的,是否采取包括实施水处理或更换供水地点措施情况。

九、国境口岸病媒生物监测

国境口岸病媒生物监测是指对国境口岸常态监测、本底调查以及输入性监测工作。

1.国境口岸常态监测与本底调查监测 对象为鼠类及体表寄生虫(蚤、蜱、螨)、蚊类、蝇类、蜚蠊、游离蜱和蠓类等八大类病媒生物。国境口岸病媒生物常态监测根据各口岸本地蚊、蝇、蠓类等出现和消失时间调整监测起始和结束月份。口岸病媒生物监测范围为国境口岸及周边400米环境范围。尽可能覆盖整个口岸区域,覆盖所有的生态类型,力争捕获到口岸区域内的所有种类病媒生物,以便完整地掌握本口岸的病媒生物本底情况。监测应遵循"四定"原则,即"定人员、定时间、定生境和定方法"。病媒生物动态监测应及时汇总分析,掌握口岸病媒生物种类、数量、分布、季节消长以及携带病原体情况。

2.输入性病媒生物监测 对交通工具、集装箱、货物、快件及邮包开展输入性病媒生物监测。监测对象种类为输入性鼠、蚊、蝇、蜚蠊、蚤、蜱、螨、蠓,以及臭虫、白蛉、蚋、蚋、锥蝽、虱等。监测病媒生物的阳性指征为:①鼠类:活鼠、死鼠、鼠洞、鼠粪、鼠咬痕、鼠爪痕、鼠道、鼠巢等;②蚊类:成蚊、蚊幼、蚊蛹等;③蝇类:成蝇、蝇幼、蝇蛹等;④蜚蠊:蜚蠊成虫、若虫及卵鞘和空卵鞘、蟑尸、残肢、蜕皮、粪便等;⑤其他种类:其他种类病媒生物的成虫、卵、幼虫(若虫)和蛹等。

3.对捕获的病媒生物的种类鉴定和病原体检测 对捕获的各类病媒生物应重点进行以下病原体检测。①鼠类及体表寄生虫携带病原体:鼠疫耶尔森菌、汉坦病毒、伯氏疏螺旋体、致病性钩端螺旋体、巴尔通体等;②蚊类携带病原体:疟原虫、甲病毒属病毒、黄病毒属病毒等;③蜱类携带病原体:森林脑炎病毒、伯氏疏螺旋体、巴尔通体等;④根据海关总署、世界卫生组织和国家卫生健康委员会等的疫情通报和要求,应开展相关病原体检测。

对截获输入性活鼠或来自鼠疫流行区死鼠,检出鼠疫耶尔森菌、霍乱弧菌和黄热病毒,全国口岸首次截获的病媒生物,全国口岸首次检出的病原体,应在24小时内报海关总署。

十、国境口岸突发公共卫生事件出入境卫生检疫应急处理的监督

为有效预防、及时减轻、控制和消除突发公共卫生事件的危害,保障出入境人员和国境口岸公众身体健康,维护国境口岸正常的社会秩序,应当对国境口岸突发公共卫生事件出入境卫生检

疫应急处理进行监督。监督内容包括：①各级海关是否制订了本地国境口岸突发事件出入境卫生检疫应急预案，并报上一级机构和当地政府备案；②各级海关是否根据国境口岸突发事件出入境卫生检疫应急预案的要求，保证应急处理人员、设施、设备、防治药品和器械等资源的配备、储备，提高应对突发事件的处理能力；③各级海关是否依照法律、行政法规、规章的规定，开展突发事件应急处理知识的宣传教育，增强对突发事件的防范意识和应对能力；④各级海关是否按照规定进行突发事件的报告与通报以及应急处理。

出入境交通工具上发现传染病病人、疑似传染病病人，其负责人应当以最快的方式向当地口岸海关报告，海关接到报告后，应当立即组织有关人员采取相应的卫生检疫处置措施。对出入境交通工具上的传染病病人密切接触者，应当予以留验和医学观察，或依照卫生检疫法律法规的规定，采取控制措施。

第四节　传染病监测

一、传染病监测的概念、对象和范围

1. 传染病监测的概念　传染病监测（monitoring of infectious diseases），是指对特定环境、人群进行流行病学、血清学、病原学、临床症状以及其他有关影响因素的调查研究，预测有关传染病的发生、发展和流行。国境卫生检疫机关对出入境的人员实施传染病监测，并且采取必要的预防、控制措施。

2. 传染病监测的对象　出入境的交通工具、人员、食品、饮用水和其他物品以及病媒昆虫、动物均为传染病监测的对象。

3. 传染病监测的范围　传染病监测的内容包括：①首发病例的个案调查；②暴发流行的流行病学调查；③传染源调查；④国境口岸内监测传染病的回顾性调查；⑤病原体的分离、鉴定，人群、有关动物血清学调查以及其他流行病学调查；⑥有关动物、病媒昆虫、食品、饮用水和环境因素的调查；⑦消毒、除鼠、除虫的效果观察与评价；⑧国境口岸以及国内外监测传染病疫情的收集、整理、分析和传递；⑨对监测对象开展健康检查和监测传染病病人、疑似病人、密切接触人员的管理。

二、传染病监测的措施

（一）出入境人员的传染病监测

1. 禁止某些疾病病人入境　海关应当阻止传染性肺结核病或者可能对公共卫生造成重大危害的其他传染病的外国人入境。

2. 出示有关健康证件　受出入境检疫的人员，必须根据海关卫生检疫关员的要求，如实填报健康申明卡，出示某种有效的传染病预防接种证书、健康证明或者其他有关证件。健康申明卡，是指出入境人员就自己的健康情况，向海关进行申报说明。它是一种法律文书，如果发现出入境人员隐瞒真相，不如实填写，即成为追究法律责任的依据。外国人来中国定居或者居留 1 年以上的，在申请入境签证时，还须交验所在国政府指定的卫生医疗部门签发的，或者卫生医疗部门签发的并经过公证机关公证的健康证明书。健康证明书自签发之日起 6 个月有效，逾期可向海关申请健康检查。

3. 健康检查与健康咨询　健康检查是以物理检查（如快速体温检测、医学巡查等）与血清学检验为手段来鉴别霍乱、鼠疫、黄热病等检疫传染病，以及检测包括艾滋病（如为自愿接受艾滋病咨询和检测的人员提供咨询)在内的血清学指标,以便及时发现病情,采取有效的预防措施,防止传染病的传播和蔓延。检查下列人员是否根据规定进行健康检查:①国境口岸和入境、出境交通工具上从事饮食行业的人员;②经常进出国境的交通员工;③在境外居住 3 个月以上的回国中国公民和来华留学、工作、居住 1 年以上的外籍入境人员。

4. 签发就诊方便卡   对患有监测传染病的人、来自国外监测传染病流行区的人或者与监测传染病病人密切接触的人,海关卫生检疫关员可签发就诊方便卡,并及时通知当地卫生行政部门。各地医疗单位对持有就诊方便卡的人员,应当优先诊治,视同急诊给予医学检查。如果发现其患有检疫传染病或者监测传染病,疑似检疫传染病或者疑似监测传染病,应当立即实施必要的卫生措施,并且将情况报告当地卫生防疫机构和签发就诊方便卡的海关。

(二)卫生处理

卫生处理(sanitization),是指国境卫生检疫机关实施的隔离、留验和就地诊验等医学措施,以及消毒和除鼠、除虫等卫生措施。一般情况下的卫生处理特指的是消毒和除鼠、除虫等卫生措施。卫生处理的对象包括:①交通工具和废旧物品;②尸体、骸骨;③其他物品。

1. 交通工具和废旧物品的卫生处理   出入境的交通工具有下列情形之一的,需在海关监督下实施卫生处理:①海关总署公告要求的;②被传染病污染的;③发现有与人类健康有关的啮齿动物或者病媒昆虫,超过国家卫生标准的。对入境、出境的废旧物品和曾经行驶于境外港口的废旧交通工具,根据污染程度,在海关监督下分别实施消毒、除鼠、除虫,对污染严重的物品,在海关监督下实施销毁。

2. 尸体、骸骨的卫生处理   出入境的尸体、骸骨托运人或者代理人应当申请卫生检疫,并出示死亡证明或者其他有关证件;对不符合卫生要求的,在海关监督下实施卫生处理。海关签发尸体和骸骨入境、出境许可证后,方准将其运进或者运出。对因患检疫传染病而死亡的病人尸体,必须就近火化,不准移运。

在国境口岸或者交通工具上发现啮齿动物有反常死亡或者死因不明的,国境口岸有关单位或者交通工具的负责人必须立即向海关报告,迅速查明原因,实施卫生处理。

3. 其他物品的卫生处理   出入境的集装箱、行李、货物、邮包等物品需要卫生处理的,在海关监督下实施。对染疫人、染疫嫌疑人的行李、使用过的物品、占用过的部位等要实施除鼠、除虫、消毒;对污染或者有污染嫌疑的饮用水、食品以及人的排泄物、垃圾、废物等实施消毒;对来自霍乱受染地区的水产品、水果、蔬菜、饮料以及装有这些制品的邮包,必要时实施卫生处理。

(三)卫生处理监督

卫生处理监督,是指海关为确保国境口岸卫生处理工作能够按照法律法规、工作标准实施,对卫生处理单位的卫生处理质量安全开展检查。检查包括:①卫生处理单位是否在海关进行单位和人员资质备案;②是否针对不同类型的卫生处理任务制订卫生处理方案并备案审核;③方案中卫生处理场所是否符合要求,卫生处理指征是否正确,卫生处理方式是否科学,卫生处理目的是否与指征匹配,使用器械、药物、浓度、作用时间是否科学合理,卫生处理单位和人员是否具有相应资质以及卫生处理安全措施是否到位等;④对现场操作进行检查,卫生处理人员是否严格按照卫生处理方案进行操作,操作是否规范和熟练,发现问题要求立即整改。

第五节 法 律 责 任

一、行 政 责 任

行政责任包括行政处罚和行政处分。国境卫生检疫行政处罚是行政处罚中的一种,是指国境卫生检疫机关依据《国境卫生检疫法》及其实施细则等国家有关法律法规,对不履行法定义务而又未构成追究刑事责任的行政违法行为,作出警告、罚款等的具体行政行为。

1.《国境卫生检疫法》规定,逃避检疫,向国境卫生检疫机关隐瞒真实情况的;入境的人员未经国境卫生检疫机关许可,擅自上下交通工具,或者装卸行李、货物、邮包等物品,不听劝阻的,由国境卫生检疫机关给予相应行政处罚。具体行为包括:①应当受入境检疫的船舶,不悬挂检疫信号的;②入境、出境的交通工具,在入境检疫之前或者在出境检疫之后,擅自上下人员,卸装行李、货物、邮包等物品的;③未经检疫的入境、出境交通工具,擅自离开检疫地点,逃避查验的;④拒绝接受检疫或者抵制卫生监督,拒不接受卫生处理的;⑤伪造或者涂改检疫单、证,不如实申报疫情的;⑥瞒报或漏报携带禁止进口的微生物、人体组织、生物制品、血液及其制品或者其他可能引起传染病传播的动物和物品的;⑦未经卫生检疫机关实施卫生处理,擅自排放压舱水,移下垃圾、污物等控制的物品的;⑧未经卫生检疫机关实施卫生处理,擅自移运尸体、骸骨的;⑨废旧物品、废旧交通工具,未向卫生检疫机关申报,未经卫生检疫机关实施卫生处理和签发卫生检疫证书而擅自入境、出境或者使用、拆卸的;⑩未经卫生检疫机关检查,从交通工具上移下传染病病人造成传染病传播危险的;未经检验检疫机构许可,擅自调离或者处理在检验检疫机构指定的隔离场所中截留隔离的携带物的;未经检验检疫机构许可,擅自移运、销售和使用特殊物品的;在规定时限内未向检验检疫机构申报或者拒绝接受特殊物品卫生检疫后续监管的。

2.《口岸艾滋病预防控制管理办法》规定,国境卫生检疫机构未依照管理办法的规定履行艾滋病预防控制管理和监督保障职责的,根据《艾滋病防治条例》的有关规定,由上级机关责令改正,通报批评。

3. 国境口岸生产经营单位有下列情况之一的,海关依照《国境卫生检疫法》及其实施细则、《食品安全法》及其实施条例、《国境口岸卫生许可管理办法》等法律法规的相关规定予以相应行政处罚:①未取得《国境口岸卫生许可证》或者伪造《卫生许可证》从事生产经营活动的;②涂改、出借《国境口岸卫生许可证》的;③食品生产经营者生产经营致病性微生物,农药残留、兽药残留、生物毒素、重金属等污染物质以及其他危害人体健康的物质含量超过食品安全标准限量的食品的;④食品生产经营者未按规定建立食品安全管理制度,或者未按规定配备或者培训、考核食品安全管理人员;⑤食品生产经营者安排未取得健康证明或者患有国务院卫生行政部门规定的有碍食品安全疾病的人员从事接触直接入口食品的工作的;⑥公共场所经营者未按照规定对公共场所的空气、微小气候、水质、采光、照明、噪声、顾客用品用具等进行卫生检测的;⑦抵制海关卫生监督的。

4. 国境卫生检疫机关工作人员,应当秉公执法,忠于职守,对入境、出境的交通工具和人员,及时进行检疫;违法失职的,给予行政处分。

二、刑 事 责 任

《中华人民共和国刑法》第三百三十二条规定,违反国境卫生检疫规定,引起检疫传染病传播或者有传播严重危险的,处三年以下有期徒刑或者拘役,并处或者单处罚金。所谓违反国境卫生检疫规定,是指违反国境卫生检疫规定的下列行为之一:①逃避检疫,向国境卫生检疫机关隐瞒真实情况的;②入境的人员未经国境卫生检疫机关许可擅自上下交通工具,或者装卸行李、货物、邮包等物品、不听劝阻的。单位违反国境卫生检疫规定的,对单位判处罚金,并对其直接负责的主管人员和其他直接责任人员,依照上述规定处罚。国境卫生检疫机关人员违法失职,情节严重构成犯罪的,依法追究刑事责任。

本章小结

　　海关总署及设在各地的海关，依据《国境卫生检疫法》及其实施细则等法律法规，在我国国境口岸实施出入境人员、交通工具和运输设备、行李/货物/邮包/快件、尸体/骸骨、微生物/血液等特殊物品、人类遗传资源检疫以及传染病监测与管理、卫生监督活动。其主要包括：出入境人员、交通工具、物品检疫和检疫传染病的管理；国境口岸卫生许可；口岸环境、交通工具和食品、饮用水的卫生监督；病媒生物监测与控制以及传染病监测。传染病监测的措施主要有禁止某些疾病病人入境、出示有关健康证件、健康检查与健康咨询、签发就诊方便卡以及对交通工具和废旧物品、尸体、骸骨和其他物品的卫生处理。本章还介绍了违反国境口岸卫生监督相关法律的法律责任，主要包括行政责任和刑事责任。

思考题

　　1. 什么是国境卫生检疫？它的特征有哪些？

　　2. 什么是国境口岸卫生监督？主要包含哪些监督管理内容？

（宣成荣）

第十四章 职业卫生监督

为保护劳动者职业健康及其相关合法权益,有效开展职业卫生监督非常重要。职业卫生监督涉及职业病的前期预防、劳动过程中的防护与管理、职业病诊断与职业病病人保障等多个环节,本章将就上述各内容进行系统介绍。由于放射卫生属于职业卫生中需要特殊管理的一类,且有其鲜明的技术特点,因此,放射卫生监督将单列专章进行介绍。

第一节 概 述

一、职业卫生监督的概念

职业卫生监督(occupational health supervision),是指政府有关行政部门依据卫生法律、法规的规定对用人单位的职业卫生和职业病防治活动,对职业卫生技术服务机构执行卫生法律规范的情况进行监督检查,并对其行为作出处理的行政执法活动。

二、职业卫生监督法律依据

2001年10月27日,第九届全国人民代表大会常务委员会第二十四次会议通过了《中华人民共和国职业病防治法》(简称《职业病防治法》),自2002年5月1日起施行。该法是我国职业卫生与职业病防治领域一部最基本的法律,是开展职业卫生和职业病防治监督的主要法律依据。国务院先后制定了《中华人民共和国尘肺病防治条例》《使用有毒物品作业场所劳动保护条例》《放射性同位素与射线装置安全和防护条例》《女职工劳动保护特别规定》等职业卫生相关行政法规。原卫生部与国家有关部门制定了与之相应的配套规章和职业卫生标准,如与劳动和社会保障部共同制定的《职业病目录》《职业病危害因素分类目录》《职业病健康监护管理办法》《职业病诊断与鉴定管理办法》和《国家职业卫生标准管理办法》等10余项职业病防治配套规章和文件、300余项职业卫生标准。

2011年12月31日,第十一届全国人民代表大会常务委员会第二十四次会议通过《关于修改〈中华人民共和国职业病防治法〉的决定》,《中华人民共和国职业病防治法》作了相应修改,重新公布。随即,国家安全生产监督管理总局于2012年发布了《工作场所职业卫生监督管理规定》《职业病危害项目申报办法》《用人单位职业健康监护监督管理办法》《职业卫生技术服务机构监督管理暂行办法》《建设项目职业卫生"三同时"监督管理暂行办法》《建设项目职业病危害风险分类管理目录(2012年版)》。

2018年3月,中共中央印发的《深化党和国家机构改革方案》指出,为推动实施健康中国战略,树立大卫生、大健康理念,把以治病为中心转变到以人民健康为中心,将国家卫生和计划生育委员会与国家安全生产监督管理总局的职业安全健康监督管理职责整合,组建国家卫生健康委员会,作为国务院组成部门。职业卫生监管职责回归到卫生健康行政部门。2018年12月,《中华人民共和国职业病防治法》第四次修订删除了安全生产监督管理部门的监管职责。目前的职业卫生监督管理部门为县级以上人民政府卫生行政部门和劳动保障行政部门,以卫生行政部门为主。

2019 年之后,国家卫生健康委员会陆续修订发布了《职业健康检查管理办法》(国家卫生计生委令第 5 号,国家卫生健康委令第 2 号修改)、国家卫生健康委令第 4 号《职业卫生技术服务机构管理办法》、国家卫生健康委令第 5 号《工作场所职业卫生管理规定》、国家卫生健康委令第 6 号《职业病诊断与鉴定管理办法》以及《建设项目职业病危害风险分类管理目录》(2021 版)。

三、职业卫生监督的框架

在"企业自律、行业管理、政府监管、社会监督"的卫生监督管理框架下,健全机构自治、行业自律、政府监管、社会监督相结合的多元化综合监管体系,建立用人单位负责、行政机关监管、行业自律、职工参与和社会监督的机制,全面推行"教育、服务、处罚"并重的职业卫生监督管理模式,多渠道开展卫生监督相关法律、法规和标准的教育、宣传和指导,同时加大对严重危害人民群众健康权益的违法行为的打击力度。

1.企业自律 是指用人单位是职业病防治的第一责任人,自身应制定相应的内部管理制度,进行职业病防治工作的内部监督和质量保证并进行自身的工作评估。

2.行业管理 是指相关的行业协会(包括中介组织)应制定行业中的职业病防治相关准则、执业规则,进行资质认定、质量认证、质控检测、指导培训、法律咨询等,并在本行业中进行评估、信息公示等。

3.政府监管 是指政府部门按照法律法规、技术规范和标准对职业病防治工作进行许可备案、监督检查、案件查处、监督监测、应急处置和教育服务等,同时进行预警报告、信息发布等。

4.社会监督 是指公众(包括劳动者)、媒体等对存在职业病危害的隐患及信息及时发现、及时报告相关部门,以达到及时防范、及时处理、及时减小或消除危害等。

根据上述原则,职业卫生监督按照前期预防、劳动过程中的防护与管理(包括职业健康监护)、职业病发生后的诊断治疗与职业病病人的保障几个阶段,从致害源头抓起,实施全过程监督。

第二节 职业卫生预防性卫生监督

一、职业病危害项目申报制度

职业病危害项目是指存在或者产生职业病危害因素的项目。职业病危害因素按照《职业病危害因素分类目录》确定。

1.申报目的 职业病危害项目申报目的是使职业卫生监督管理部门及时掌握用人单位职业病危害项目的情况,有利于加强对职业病危害项目的"源头"管理。

2.申报内容 职业病危害项目申报的主要内容:①用人单位的基本情况;②工作场所职业病危害因素种类、分布情况以及接触人数;③法律、法规和规章规定的其他文件、资料。

3.申报时限 职业病危害项目申报包括:①新建、改建、扩建、技术改造、技术引进项目的(以下统称建设项目),自建设项目竣工验收之日起 30 日内向所在地县级卫生健康主管部门申报职业病危害项目;②因采用的生产技术、工艺、材料等变更导致原申报的职业病危害因素及其相关内容发生重大变化的,自发生改变之日起 15 日内向原申报机关申报变更内容;③用人单位工作场所、名称、法定代表人或者主要负责人发生变化的,自发生变化之日起 15 日内进行申报;④经过职业病危害因素检测、评价,发现原申报内容发生变化的,收到有关检测、评价结果之日起 15 日内进行申报。

4. 监督检查 对作业场所职业病危害项目申报的监督,一是要监督检查用人单位职业病危害申报制度建立及执行情况;二是用人单位出现变更申报事项时及时申报情况;三是对已申报的用人单位,根据申报档案,对照用人单位原辅材料、接触职业病危害人数,职业病危害因素种类,职业健康检查资料和职业病危害因素定期检测资料等进行现场核实,明确是否如实申报;四是对年度更新如产品产量变化、职业健康检查和职业病危害因素检测结果的年度更新申报情况及时进行检查,核实是否及时申报。

二、建设项目职业病危害的监督管理

(一)建设项目职业病危害风险分类

建设项目通过职业病危害预评价来确定其产生职业病危害的大小,而危害的类别则按职业病危害大小来划分。《职业病防治法》规定建设项目职业病管理采用分类管理原则,不同危害类别的建设项目应当采取不同的监管方法。国家根据建设项目可能产生职业病危害的风险程度,将建设项目分为严重和一般两个类别,并对职业病危害严重的建设项目实施重点监督检查。

《建设项目职业病危害风险分类管理目录》(简称《目录》)是在《职业病危害因素分类目录》(国卫疾控发〔2015〕92号)基础上,按照《国民经济行业分类》(GB/T 4754—2017)对建设项目和用人单位可能存在职业病危害的风险程度进行的行业分类。在实际运用中,如果一般风险行业的建设项目(或用人单位工作场所)采用的原材料、生产工艺和产品等可能产生的职业病危害的风险程度,与其在《目录》中所列行业职业病危害的风险程度有明显区别的,建设单位(或用人单位)可以根据职业病危害评价结果,确定该建设项目(或工作场所)职业病危害的风险类别。如果同一个项目(或用人单位)不同子项目内容(或工作场所)分别属于不同行业的,应当根据风险级别高者确定风险类别。

(二)建设项目职业病危害预评价管理

1. 建设项目职业病危害预评价 可能产生职业病危害的建设项目,建设单位应当在建设项目可行性论证阶段,对建设项目可能产生的职业病危害因素、危害程度、健康影响、防护措施等进行预测性卫生评价,以了解建设项目在职业病防治方面是否可行,也为职业病防治管理的分类提供科学依据。因此,建设项目在可行性论证阶段必须进行职业病危害预评价。

2. 建设项目职业病危害预评价报告的主要内容 建设项目职业病危害预评价报告的主要内容包括:①建设项目概况,主要包括项目名称、建设地点、建设内容、工作制度、岗位设置及人员数量等;②建设项目可能产生的职业病危害因素及其对工作场所、劳动者健康影响与危害程度的分析与评价;③对建设项目拟采取的职业病防护设施和防护措施进行分析、评价,并提出对策与建议;④评价结论,明确建设项目的职业病危害风险类别及拟采取的职业病防护设施和防护措施是否符合职业病防治有关法律、法规、规章和标准的要求。

3. 建设单位的职责 对可能产生职业病危害的建设项目,建设单位应当在建设项目可行性论证阶段进行职业病危害预评价,并编制预评价报告。职业病危害预评价报告编制完成后,属于职业病危害一般或者较重的建设项目,其建设单位主要负责人或其指定的负责人应当组织具有职业卫生相关专业背景的中级及中级以上专业技术职称人员或者具有职业卫生相关专业背景的注册安全工程师(以下统称职业卫生专业技术人员)对职业病危害预评价报告进行评审,并形成是否符合职业病防治有关法律、法规、规章和标准要求的评审意见;属于职业病危害严重的建设项目,其建设单位主要负责人或其指定的负责人应当组织外单位职业卫生专业技术人员参加评审工作,并形成评审意见。

建设单位应当按照评审意见对职业病危害预评价报告进行修改完善,并对最终的职业病危害预评价报告的真实性、客观性及合规性负责。职业病危害预评价工作过程应当形成书面报告备查。建设项目职业病危害预评价报告通过评审后，建设项目的生产规模、工艺等发生变更导致职业病危害风险发生重大变化的，建设单位应当对变更内容重新进行职业病危害预评价和评审。

（三）建设项目职业病防护设施设计管理

存在职业病危害的建设项目，建设单位应当在施工前按照职业病防治有关法律、法规、规章和标准的要求，进行职业病防护设施设计。建设项目职业病防护设施设计的内容包括：①设计的依据；②建设项目概况及工程分析；③职业病危害因素分析及危害程度预测；④拟采取的职业病防护设施和应急救援设施的名称、规格、型号、数量、分布，并对防控性能进行分析；⑤辅助用室及卫生设施的设置情况；⑥对预评价报告中拟采取的职业病防护设施、防护措施及对策措施采纳情况的说明；⑦职业病防护设施和应急救援设施投资预算明细表；⑧职业病防护设施和应急救援设施可以达到的预期效果及评价。

职业病防护设施设计完成后，属于职业病危害一般的建设项目，其建设单位主要负责人或其指定的负责人应当组织职业卫生专业技术人员对职业病防护设施设计进行评审，并形成是否符合职业病防治有关法律、法规、规章和标准要求的评审意见；属于职业病危害严重的建设项目，其建设单位主要负责人或其指定的负责人应当组织外单位职业卫生专业技术人员参加评审工作，并形成评审意见。

建设单位应当按照评审意见对职业病防护设施设计进行修改完善，并对最终的职业病防护设施设计的真实性、客观性及合规性负责。职业病防护设施设计工作过程应当形成书面报告备查。建设单位应当按照评审通过的设计和有关规定，组织职业病防护设施的采购和施工。

建设项目职业病防护设施设计在完成评审后，建设项目的生产规模、工艺等发生变更导致职业病危害风险发生重大变化的，建设单位应当对变更的内容重新进行职业病防护设施设计和评审。

（四）职业病危害控制效果评价与防护设施竣工验收管理

建设项目职业病防护设施应当由取得相应资质的施工单位负责施工，并与建设项目主体工程同时进行。

1. 施工及监理的职责 施工单位应按照职业病防护设施设计和有关施工技术标准、规范进行施工，并对职业病防护设施的工程质量负责。

工程监理单位、监理人员应按照法律法规和工程建设强制性标准，对职业病防护设施施工工程实施监理，并对职业病防护设施的工程质量承担监理责任。

2. 建设单位的职责 建设项目职业病防护设施建设期间，建设单位应对其进行经常性的检查，对发现的问题及时进行整改。建设项目完工后，需要进行试运行的，其配套建设的职业病防护设施必须与主体工程同时投入试运行。试运行时间应当不少于30日，最长不得超过180日，国家有关部门另有规定或者特殊要求的行业除外。分期建设、分期投入生产或者使用的建设项目，其配套的职业病防护设施应当分期与建设项目同步进行验收。

建设项目在竣工验收前或者试运行期间，建设单位应当进行职业病危害控制效果评价，编制评价报告。建设项目职业病危害控制效果评价报告应当符合职业病防治有关法律、法规、规章和标准的要求。

3. 建设项目职业病危害控制效果评价报告的主要内容 包括：①建设项目概况；②职业病防护设施设计执行情况分析、评价；③职业病防护设施检测和运行情况分析、评价；④工作场所职业病危害因素检测分析、评价；⑤工作场所职业病危害因素日常监测情况分析、评价；⑥职业病危害因素对劳动者健康危害程度分析、评价；⑦职业病危害防治管理措施分析、评价；⑧职业健康监护状况分析、评价；⑨职业病危害事故应急救援和控制措施分析、评价；⑩正常生产后建设项目职业病防治效果预期分析、评价；⑪职业病危害防护补充措施及建议；⑫评价结论，明确建设项目的职业病危害风险类别，以及采取控制效果评价报告所提对策建议后，职业病防护设施和防护措施是否符合职业病有关法律、法规、规章和标准的要求。

4.验收程序 建设单位在职业病防护设施验收前,应当编制验收方案。验收方案应当包括:①建设项目概况和风险类别,以及职业病危害预评价、职业病防护设施设计执行情况;②参与验收的人员及其工作内容、责任;③验收工作时间安排、程序等。建设单位应当在职业病防护设施验收前 20 日将验收方案向管辖该建设项目的卫生行政部门进行书面报告。属于职业病危害一般的建设项目,其建设单位主要负责人或其指定的负责人应当组织职业卫生专业技术人员对职业病危害控制效果评价报告进行评审以及对职业病防护设施进行验收,并形成是否符合职业病防治有关法律、法规、规章和标准要求的评审意见和验收意见。属于职业病危害严重的建设项目,其建设单位主要负责人或其指定的负责人应当组织外单位职业卫生专业技术人员参加评审和验收工作,并形成评审和验收意见。

建设单位应当按照评审与验收意见对职业病危害控制效果评价报告和职业病防护设施进行整改完善,并对最终的职业病危害控制效果评价报告和职业病防护设施验收结果的真实性、合规性和有效性负责。建设单位应当将职业病危害控制效果评价和职业病防护设施验收工作过程形成书面报告备查,其中职业病危害严重的建设项目应当在验收完成之日起 20 日内向管辖该建设项目的卫生行政部门提交书面报告。

三、职业卫生服务机构资质审批

职业卫生服务机构包括职业卫生技术服务机构、职业健康检查机构和职业病诊断机构等。职业卫生技术服务机构是指为用人单位提供职业病危害因素检测、职业病危害现状评价、职业病防护设备设施与防护用品的效果评价等技术服务的机构,由省级卫生行政部门认可并颁发证书。

职业健康检查机构和职业病诊断机构,应当在开展之日起 15 个工作日内向省级卫生行政部门备案。

(一)职业卫生技术服务机构的审批

1.机构的认可及颁发证书 职业卫生技术服务机构的资质由省级卫生健康行政部门负责审批并颁发资质证书,取得资质的职业卫生技术服务机构执业地域范围为全国。

2.职业卫生技术服务机构资质的申请人 应当具备下列条件:①能够独立承担民事责任。②有固定工作场所,实验室、档案室等场所的面积与所申请资质、业务范围相适应。③具有符合要求的实验室,具备与所申请资质、业务范围相适应的仪器设备。④有健全的内部管理制度和质量保证体系。⑤具有满足学历、专业、技术职称等要求的专业技术人员不少于 15 名。⑥有专职技术负责人和质量控制负责人。专职技术负责人具有高级专业技术职称和 3 年以上职业卫生相关工作经验,或者中级专业技术职称和 8 年以上职业卫生相关工作经验。质量控制负责人具有高级专业技术职称和 3 年以上相关工作经验,或者中级专业技术职称和 5 年以上相关工作经验。⑦具有与所申请资质、业务范围相适应的检测、评价能力。机构主要负责人和关键岗位负责人应当具有从事职业卫生技术服务工作 3 年以上工作经历。⑧截至申请之日 5 年内无严重违法失信记录。⑨正常运行并可以供公众查询信息的网站。⑩法律、行政法规规定的其他条件。

(二)职业卫生技术服务机构服务范围的改变

职业卫生技术服务机构取得资质 1 年以上,需要增加业务范围的,应当向原资质认可机关提出申请。资质认可机关应当按照规定进行认可。

1.证书遗失 职业卫生技术服务机构资质证书遗失的,应当自证书遗失之日起 30 日内向原资质认可机关书面申请补发。

2.证书期限 职业卫生技术服务机构资质证书有效期为 5 年。资质证书有效期届满需要延续的,职业卫生技术服务机构应当在有效期届满 3 个月前向原资质认可机关提出申请。经审核合格的,予以批准延续;不合格的,不予批准延续,并向申请人书面说明理由。

3．名称变更　职业卫生技术服务机构变更名称、法定代表人或者主要负责人、注册地址、实验室地址的，应当向原资质认可机关申请办理变更手续。

职业卫生技术服务机构分立、合并的，应当申请办理资质认可变更手续或者重新申请职业卫生技术服务机构资质认可。

四、职业病诊断医师资质审批

从事职业病诊断的医师应当具备下列条件，并取得省级卫生健康主管部门颁发的职业病诊断资格证书。职业病诊断医师的基本条件：①具有《医师执业证书》；②具有中级以上卫生专业技术职务任职资格；③熟悉职业病防治法律规范和职业病诊断标准；④从事职业病诊断、鉴定相关工作3年以上；⑤按规定参加职业病诊断医师相应专业的培训，并考核合格。

第三节　职业卫生经常性卫生监督

一、工作场所职业卫生的监督

产生职业病危害的用人单位的工作场所应当符合下列基本要求：①生产布局合理，有害作业与无害作业分开；②工作场所与生活场所分开，工作场所不得住人；③有与职业病防治工作相适应的有效防护设施；④职业病危害因素的强度或者浓度符合国家职业卫生标准；⑤有配套的更衣间、洗浴间、孕妇休息间等卫生设施；⑥设备、工具、用具等设施符合保护劳动者生理、心理健康的要求；⑦法律、法规、规章和国家职业卫生标准的其他规定。

卫生行政部门依法对用人单位执行有关职业病防治的法律、法规、规章和国家职业卫生标准的情况进行监督检查，检查的主要内容如下。

（一）设置或者指定职业卫生管理机构或者组织，配备专职或者兼职的职业卫生管理人员情况

职业病危害严重的用人单位，应当设置或者指定职业卫生管理机构或者组织，配备专职职业卫生管理人员。

其他存在职业病危害的用人单位，劳动者超过100人的，应当设置或者指定职业卫生管理机构或者组织，配备专职职业卫生管理人员；劳动者在100人以下的，应当配备专职或者兼职的职业卫生管理人员，负责本单位的职业病防治工作。

（二）职业卫生管理制度和操作规程的建立、落实及公布情况

存在职业病危害的用人单位应制订职业病危害防治计划和实施方案，建立、健全以下职业卫生管理制度和操作规程：①职业病危害防治责任制度；②职业病危害警示与告知制度；③职业病危害项目申报制度；④职业病防治宣传教育培训制度；⑤职业病防护设施维护检修制度；⑥职业病防护用品管理制度；⑦职业病危害监测及评价管理制度；⑧建设项目职业卫生"三同时"管理制度；⑨劳动者职业健康监护及其档案管理制度；⑩职业病危害事故处置与报告制度；⑪职业病危害应急救援与管理制度；⑫岗位职业卫生操作规程；⑬法律、法规、规章规定的其他职业病防治制度。

（三）用人单位的主要负责人、职业卫生管理人员和职业病危害严重的工作岗位的劳动者职业卫生培训情况

用人单位的主要负责人和职业卫生管理人员应具备与本单位所从事的生产经营活动相适应的职业卫生知识和管理能力，并接受职业卫生培训。

用人单位主要负责人、职业卫生管理人员的职业卫生培训主要内容包括：①职业卫生相关法律、法规、规章和国家职业卫生标准；②职业病危害预防和控制的基本知识；③职业卫生管理相关知识；④国家卫生健康委员会规定的其他内容。

用人单位应对劳动者进行上岗前的职业卫生培训和在岗期间的定期职业卫生培训，普及职业卫生知识，督促劳动者遵守职业病防治的法律、法规、规章、国家职业卫生标准和操作规程。

用人单位应对职业病危害严重的工作岗位的劳动者，进行专门的职业卫生培训，经培训合格后方可上岗作业。

因变更工艺、技术、设备、材料，或者岗位调整导致劳动者接触的职业病危害因素发生变化的，用人单位应重新对劳动者进行上岗前的职业卫生培训。

（四）建设项目职业卫生"三同时"制度落实情况

查阅建设项目职业病危害预评价报告、职业病防护设施设计、职业病危害控制效果评价报告及评审意见，职业病防护设施竣工验收意见等资料。

（五）工作场所职业病危害项目申报情况

用人单位工作场所存在职业病目录所列职业病危害因素的，应当按照《职业病危害项目申报办法》的规定，及时、如实向所在地卫生健康主管部门申报职业病危害项目，并接受卫生行政主管部门的监督检查。

（六）工作场所职业病危害因素监测、检测、评价及结果报告和公布情况

职业病危害严重的用人单位，应当委托具有相应资质的职业卫生技术服务机构，每年至少进行一次职业病危害因素检测，每三年至少进行一次职业病危害现状评价。

职业病危害一般的用人单位，应当委托具有相应资质的职业卫生技术服务机构，每三年至少进行一次职业病危害因素检测。

检测、评价结果应当存入本单位职业卫生档案，并向卫生健康主管部门报告和劳动者公布。

存在职业病危害的用人单位发生职业病危害事故或者国家卫生健康委员会规定的其他情形的，应当及时委托具有相应资质的职业卫生技术服务机构进行职业病危害现状评价。

用人单位应当落实职业病危害现状评价报告中提出的建议和措施，并将职业病危害现状评价结果及整改情况存入本单位职业卫生档案。

（七）职业病防护设施、应急救援设施的配置、维护、保养情况，以及职业病防护用品的发放、管理及劳动者佩戴使用情况

用人单位应为劳动者提供符合国家职业卫生标准的职业病防护用品，并督促、指导劳动者按照使用规则正确佩戴、使用，不得发放钱物替代发放职业病防护用品。

用人单位应对职业病防护用品进行经常性的维护、保养，确保防护用品有效，不得使用不符合国家职业卫生标准或者已经失效的职业病防护用品。

在可能发生急性职业损伤的有毒、有害工作场所，用人单位应当设置报警装置，配置现场急救用品、冲洗设备、应急撤离通道和必要的泄险区。

现场急救用品、冲洗设备等应当设在可能发生急性职业损伤的工作场所或者邻近地点，并在醒目位置设置清晰的标识。

在可能突然泄漏或者逸出大量有害物质的密闭或者半密闭工作场所，用人单位还应当安装事故通风装置以及与事故排风系统相连锁的泄漏报警装置。

（八）职业病危害因素及危害后果警示、告知情况

职业病危害告知的主要内容包括：①在签订劳动合同时，用人单位应当将工作过程中可能产生的职业病危害及其后果、职业病防护措施和待遇等如实告知劳动者，并在劳动合同中写明，不得隐瞒或者欺骗；②产生职业病危害的用人单位，应当在醒目位置设置公告栏，公布有关职业病防治的规章制度、操作规程、职业病危害事故应急救援措施和工作场所职业病危害因素检测、评价结果；③存在或产生职业病危害的工作场所、作业岗位、设备、设施，应按照《工作场所职业

病危害警示标识》的规定，在醒目位置设置图形、警示线、警示语句等警示标识和中文警示说明；④存在或产生高毒物品的作业岗位，应按照《高毒物品作业岗位职业病危害告知规范》的规定，在醒目位置设置高毒物品告知卡，告知卡应当载明高毒物品名称、理化特性、健康危害、防护措施及应急处理等告知内容和警示标识。

（九）劳动者职业健康监护情况

用人单位应根据劳动者所接触的职业病危害因素，定期安排劳动者进行在岗期间的职业健康检查。对在岗期间的职业健康检查，用人单位应当按照《职业健康监护技术规范》等国家职业卫生标准的规定和要求，确定接触职业病危害的劳动者的检查项目和检查周期。需要复查的，应当根据复查要求增加相应的检查项目。

出现下列情况之一的，用人单位应当立即组织有关劳动者进行应急职业健康检查：①接触职业病危害因素的劳动者在作业过程中出现与所接触职业病危害因素相关的不适症状的；②劳动者受到急性职业中毒危害或者出现职业中毒症状的。

对准备脱离所从事的职业病危害作业或者岗位的劳动者，用人单位应当在劳动者离岗前30日内组织劳动者进行离岗时的职业健康检查。劳动者离岗前90日内的在岗期间职业健康检查可以视为离岗时的职业健康检查。用人单位对未进行离岗时职业健康检查的劳动者，不得解除或者终止与其订立的劳动合同。用人单位应当及时将职业健康检查结果及职业健康检查机构的建议以书面形式如实告知劳动者。

（十）职业病危害事故报告情况

用人单位发生职业病危害事故时，用人单位应当立即采取应急救援和控制措施，并及时报告所在地卫生健康主管部门和有关部门。采取有效措施，减少或者消除职业病危害因素，防止事故扩大。对遭受或者可能遭受急性职业病危害的劳动者，用人单位应当及时组织救治、进行健康检查和医学观察，并承担所需费用。

用人单位不得故意破坏事故现场、毁灭有关证据，不得迟报、漏报、谎报或者瞒报职业病危害事故。

（十一）提供劳动者健康损害与职业史、职业病危害接触关系等相关资料的情况

卫生监督执法人员、劳动者或者其近亲属、劳动者委托的代理人有权查阅、复印劳动者的职业健康监护档案。

劳动者离开用人单位时，有权索取本人职业健康监护档案复印件，用人单位应当如实、无偿提供，并在所提供的复印件上签章。

（十二）依法监督检查的其他情况

用人单位不得安排未经上岗前职业健康检查的劳动者从事接触职业病危害的作业，不得安排有职业禁忌的劳动者从事其所禁忌的作业，不得安排未成年工从事接触职业病危害的作业，不得安排孕期、哺乳期的女职工从事对本人和胎儿、婴儿有危害的作业。

用人单位对有职业禁忌的劳动者，调离或者暂时脱离原工作岗位；对健康损害可能与所从事的职业相关的劳动者，进行妥善安置；对需要复查的劳动者，按照职业健康检查机构要求的时间安排复查和医学观察；对疑似职业病病人，按照职业健康检查机构的建议安排其进行医学观察或者职业病诊断等。

二、职业卫生服务机构的监督

（一）职业卫生技术服务机构的监督

卫生健康主管部门对职业卫生技术服务机构的技术服务工作及专职技术人员进行监督检查，督促职业卫生技术服务机构公平、公正、客观、科学地开展职业卫生技术服务。重点监督检

查内容包括：①是否以书面形式与用人单位明确技术服务内容、范围以及双方的责任；②是否按照标准规范要求开展现场调查、职业病危害因素识别、现场采样、现场检测、样品管理、实验室分析、数据处理及应用、危害程度评价、防护措施及其效果评价、技术报告编制等职业卫生技术服务活动；③技术服务内部审核、原始信息记录等是否规范；④职业卫生技术服务档案是否完整；⑤技术服务过程是否存在弄虚作假等违法违规情况；⑥是否按照规定向技术服务所在地卫生健康主管部门报送职业卫生技术服务相关信息；⑦是否按照规定在网上公开职业卫生技术报告相关信息；⑧依法应当监督检查的其他内容。

县级以上地方卫生健康主管部门应当按照有关"双随机、一公开"的规定，加强对本行政区域内从业的职业卫生技术服务机构事中事后监管，应当加强对有关职业卫生技术服务机构提供的职业卫生技术服务进行延伸检查。

（二）职业健康检查机构和职业病诊断机构的监督

县级以上地方卫生健康主管部门应当定期对职业健康检查机构和职业病诊断机构进行监督检查。职业健康检查机构监督的主要内容如下：①相关法律法规、标准的执行情况；②按照备案的类别和项目开展职业健康检查工作的情况；③外出职业健康检查工作情况；④职业健康检查质量控制情况；⑤职业健康检查结果、疑似职业病的报告与告知以及职业健康检查信息报告情况；⑥职业健康检查档案管理情况。

职业病诊断机构监督的主要内容如下：①法律法规、标准的执行情况；②规章制度建立情况；③备案的职业病诊断信息真实性情况；④按照备案的诊断项目开展职业病诊断工作情况；⑤开展职业病诊断质量控制、参加质量控制评估及整改情况；⑥人员、岗位职责落实和培训情况；⑦职业病报告情况。

三、职业病报告的监督

职业病诊断机构发现职业病病人或者疑似职业病病人时，应当及时向所在地县级卫生健康主管部门报告。职业病诊断机构应当在作出职业病诊断之日起15日内通过职业病及健康危害因素监测信息系统进行信息报告，并确保报告信息的完整、真实和准确。确诊为职业病的，用人单位还应向所在地的劳动保障部门报告。

（一）职业病报告种类及要求

职业病报告应符合下列要求：

1. 急性职业病 急性职业病报告具体要求包括：①最初接诊的医疗卫生机构、用人单位，在病人确诊后24小时之内向病人所在地卫生健康主管部门报告；②凡有死亡或同时发生10名以上急性职业中毒以及发生1名职业性炭疽，初诊医疗机构应当在2小时之内电话报告卫生健康主管部门；③有关用人单位也应当按照规定的时限和程序进行报告。

2. 非急性职业病 非急性职业病报告具体要求包括：①未承担职业病诊断工作的医疗卫生机构，在诊疗活动中发现劳动者的健康损害可能与其所从事的职业有关时，应及时告知劳动者到职业病诊断机构进行职业病诊断；②对确诊的非急性职业病病人如尘肺病、慢性职业中毒和其他慢性职业病，应在确诊后15日内向卫生健康主管部门上报，分别填报《职业性尘肺病报告卡》或《职业病报告卡（不含放射性疾病）》。

（二）职业病报告主体及要求

1. 职业病报告责任主体 医疗卫生机构和职业病鉴定办事机构是职业病报告单位，负责职业病报告资料的采集和报告。职业病报告单位在完成信息采集后，登录"中国疾病预防控制信息系统"进行网络直报。

2. 质量控制 职业病报告单位上报的《职业性尘肺病报告卡》《职业病报告卡》《疑似职业病

报告卡》《职业病诊断、鉴定相关信息报告卡》实行县、市、省三级确认审核,《职业健康检查汇总表》实行县、市两级确认审核。

（三）职业病报告管理

职业病报告工作是国家统计工作的一部分,各级负责职业病报告工作的单位和人员,必须树立法治观念,不得虚报、漏报、拒报、迟报、伪造和篡改。各级职业病报告业务管理单位应定期对本行政区域内职业病报告单位和下级职业病报告业务管理单位进行督导、考核和评估,考核结果报同级卫生健康行政部门。

（四）职业病统计报告

职业病统计报告管理工作是职业病防治监督工作的组成部分。同级卫生健康主管部门指定的各级职业病报告业务管理单位(疾病预防控制中心或职业病防治院所)应建立健全职业病报告业务管理组织和制度,协助当地同级卫生健康主管部门制定并落实本行政区域内职业病报告工作方案,负责本行政区域内职业病报告信息的数据管理、统计分析、技术指导、人员培训、质量控制、考核评估等工作。

第四节　职业健康监护监督

不论是对用人单位还是职业卫生服务机构,主要监督管理的内容之一是"职业健康监护"。

一、相关概念

1. 职业健康监护（occupational health surveillance）　是指以预防为目的,根据劳动者的职业接触史,通过定期或不定期的医学健康检查和健康相关资料的收集,连续性地监测劳动者的健康状况,分析劳动者健康变化与所接触的职业病危害因素的关系,并及时地将健康检查和资料分析结果报告给用人单位和劳动者本人,以便及时采取干预措施,保护劳动者健康。职业健康监护主要包括职业健康检查、离岗后健康检查、应急健康检查和职业健康监护档案管理等内容。职业健康检查包括上岗前、在岗期间、离岗时健康检查。

2. 职业健康检查　通过医学手段和方法,针对劳动者所接触的职业病危害因素可能产生的健康影响和健康损害进行临床医学检查,了解受检者健康状况,早期发现职业病、职业禁忌证和可能的其他疾病及健康损害的医疗行为。职业健康检查是职业健康监护的重要内容和主要的资料来源。

3. 职业病（occupational disease）　是指企业、事业单位和个体经济组织等用人单位(以下统称用人单位)的劳动者在职业活动中,因接触粉尘、放射性物质和其他有毒、有害物质等因素而引起的疾病。

4. 职业禁忌（occupational contraindication）　是指劳动者从事特定职业或者接触特定职业病危害因素时,比一般职业人群更易于遭受职业病危害和罹患职业病或者可能导致原有自身疾病病情加重,或者在作业过程中诱发可能导致对他人生命健康构成危险的疾病的个人特殊生理或病理状态。

二、职业健康监护的目的、责任和义务

（一）职业健康监护的目的

职业健康监护的目的包括：①早期发现职业病、职业健康损害和职业禁忌；②跟踪观察职业

病及职业健康损害的发生、发展规律及分布情况；③评价职业健康损害与作业环境中职业病危害因素的关系及危害程度；④识别新的职业病危害因素和高危人群；⑤进行目标干预，包括改善作业环境条件，改革生产工艺，采用有效的防护设施和个人防护用品，对职业病患者及疑似职业病和有职业禁忌人员的处理与安置等；⑥评价预防和干预措施的效果；⑦为制定或修订卫生政策和职业病防治对策服务。

（二）职业健康监护中的责任和义务

1.用人单位的责任和义务　对从事接触职业病危害因素作业的劳动者进行职业健康监护是用人单位的职责。其主要包括：①应根据国家有关法律、法规，结合生产劳动中存在的职业病危害因素，建立职业健康监护制度，保证劳动者能够得到与其所接触的职业病危害因素相应的健康监护；②要建立职业健康监护档案，由专人负责管理，并按照规定的期限妥善保存，要确保医学资料的机密和维护劳动者的职业健康隐私权、保密权；③应保证从事职业病危害因素作业的劳动者能按时参加安排的职业健康检查，劳动者接受健康检查的时间应视为正常出勤；④应安排即将从事接触职业病危害因素作业的劳动者进行上岗前的健康检查，但应保证其就业机会的公正性；⑤应根据企业文化理念和企业经营情况，鼓励制定更高的健康监护实施细则，以促进企业可持续发展，特别是人力资源的可持续发展。

2.劳动者的权利和义务　包括：①劳动者有获得职业健康检查的权利，并有权了解本人健康检查结果。②劳动者有权了解所从事的工作对他们的健康可能产生的影响和危害。劳动者或其代表有权参与用人单位建立职业健康监护制度和制定健康监护实施细则的决策过程。劳动者代表和工会组织也应与职业卫生专业人员合作，为预防职业病、促进劳动者健康发挥应有的作用。③劳动者应学习和了解相关的职业卫生知识和职业病防治法律、法规，应掌握作业操作规程。正确使用、维护职业病防护设备和个人使用的防护用品，发现职业病危害事故隐患应及时报告。④劳动者应参加用人单位安排的职业健康检查，并在其实施过程中与职业卫生专业人员和用人单位合作。如果该健康检查项目不是国家法律法规制定的强制性进行的项目，劳动者参加应本着自愿的原则。⑤劳动者有权对用人单位违反职业健康监护有关规定的行为进行投诉。⑥劳动者若不同意职业健康检查的结论，有权根据有关规定投诉。

3.职业健康检查机构的责任和义务　包括：①机构应保证其从事职业健康工作的主检医师具备相应的专业技能，同时还应熟悉工作场所可能存在的职业病危害因素，以便分析劳动者的健康状况与其所从事职业活动的关系，判断其是否适合从事该工作岗位。②职业健康检查机构应维护和保证其工作的独立性，包括不受用人单位、劳动者和其他行政意见的影响和干预。当机构或专业人员开展工作的独立性受到干扰或破坏时，可向其主管卫生行政部门提出申诉。③职业健康检查机构应客观、真实地报告职业健康检查结果，对其所出示的检查结果和总结报告承担责任。④职业健康检查专业人员应遵守职业健康监护的伦理道德规范，保护劳动者的隐私，采取一切必要的措施防止职业健康检查结果被用于其他目的。⑤职业健康检查专业人员在进行职业健康检查时，应将检查的目的和每项检查的意义向被检者解释清楚，并应说明接受或拒绝该项检查可能产生的利弊。⑥专业人员有义务接受劳动者对健康检查结果的询问或咨询，要如实地向劳动者解释检查结果和提出的问题，解释时应考虑劳动者的文化程度和理解能力。⑦在保护劳动者健康的广义的职权范围内，职业健康检查专业人员必要时可以向用人单位建议进行除国家法律、法规规定的最低要求之外的健康监护项目。

三、职业健康监护的工作程序和内容

（一）职业健康监护的工作程序

1.用人单位的工作程序　用人单位应根据《职业病防治法》和《职业健康检查管理办法》的

有关规定,制订本单位的职业健康监护工作计划。应选择并委托职业健康检查机构对本单位接触职业病危害因素的劳动者进行职业健康检查,也可以由劳动者持单位介绍信进行职业健康检查。在委托职业健康检查机构对本单位接触职业病危害的劳动者进行职业健康检查的同时,应提供以下材料:①用人单位的基本情况;②工作场所职业病危害因素种类及其接触人员名册、岗位(或工种)、接触时间;③工作场所职业病危害因素定期检测等相关资料。

2. 职业健康检查机构的工作程序 职业健康检查机构对职业健康检查结果进行汇总,并按照委托协议要求,在规定的时间内(在职业健康检查结束之日起30个工作日)向用人单位提交健康检查结果报告。报告内容包括:①劳动者个人职业健康检查报告和用人单位职业健康检查总结报告;②书面告知用人单位;③用人单位应当将劳动者个人职业健康检查结果及职业健康检查机构的建议等情况书面告知劳动者;④发现疑似职业病病人时,应当告知劳动者本人并及时通知用人单位,同时向所在地卫生健康主管部门报告;⑤发现职业禁忌的,应当及时告知用人单位和劳动者。

(二)职业健康监护的种类和周期

职业健康监护分为上岗前检查、在岗期间定期检查、离岗时检查、离岗后医学随访和应急健康检查五类。

1. 上岗前职业健康检查 上岗前健康检查的主要目的是发现有无职业禁忌,建立接触职业病危害因素人员的基础健康档案。上岗前健康检查均为强制性职业健康检查,应在开始从事有害作业前完成。以下人员应进行上岗前健康检查:①拟从事接触职业病危害因素作业的新录用人员,包括转岗到该种作业岗位的人员;②拟从事有特殊健康要求作业的人员,如从事高处作业、电工作业、职业机动车驾驶作业等。

2. 在岗期间职业健康检查 长期从事规定的需要开展健康监护的职业病危害因素作业的劳动者,应进行在岗期间的定期健康检查。定期健康检查的目的主要是早期发现职业病病人或疑似职业病病人或劳动者的其他健康异常改变;及时发现有职业禁忌的劳动者;通过动态观察劳动者群体健康变化,评价工作场所职业病危害因素的控制效果。定期健康检查的周期根据不同职业病危害因素的性质、工作场所有害因素的浓度或强度、目标疾病的潜伏期和防护措施等因素决定。

3. 离岗时职业健康检查 劳动者在准备调离或脱离所从事的职业病危害的作业或岗位前,应进行离岗时健康检查,主要目的是确定其在停止接触职业病危害因素时的健康状况。如最后一次在岗期间的健康检查是在离岗前的90日内,可视为离岗时检查。

4. 离岗后医学随访健康检查 如接触的职业病危害因素具有慢性健康影响,或发病有较长的潜伏期,在脱离接触后仍有可能发生职业病,需进行医学随访检查。

尘肺病患者在离岗后需进行医学随访检查。随访时间的长短应根据有害因素致病的流行病学及临床特点、劳动者从事该作业的时间长短、工作场所有害因素的浓度等因素综合考虑确定。

5. 应急健康检查 当发生急性职业病危害事故时,对遭受或者可能遭受急性职业病危害的劳动者,应及时组织健康检查。依据检查结果和现场劳动卫生学调查,确定危害因素,为急救和治疗提供依据,控制职业病危害的继续蔓延和发展。应急健康检查应在事故发生后立即开始。

从事可能产生职业性传染病作业的劳动者,在疫情流行期或近期密切接触传染源者,应及时开展应急健康检查,随时监测疫情动态。

(三)职业健康监护目标疾病

为有效地开展职业健康监护,每个健康监护项目应明确规定监护的目标疾病。职业健康监护目标疾病分为职业病和职业禁忌。在确定职业禁忌时,应注意为劳动者提供充分就业机会的原则。从这个意义上讲,应强调有职业禁忌的人员在从事接触特定职业病危害因素作业会更易导致健康损害的必然性。一般对能致劳动能力永久丧失的疾病不列为职业禁忌证。

确定目标疾病的原则：①目标疾病如果是职业禁忌证，应确定监护的职业病危害因素和所规定的职业禁忌证的关系及相关程度；②目标疾病如果是职业病，应是国家职业病目录中规定的疾病，应和监护的职业病危害因素有明确的因果关系，并要有一定的发病率；③有确定的监护手段和医学检查方法，能够做到早期发现目标疾病；④早期发现后采取干预措施能对目标疾病的转归产生有利的影响。

（四）开展职业健康监护的职业病危害因素界定

职业健康检查分为强制性和推荐性两种，在《职业健康监护技术规范》中，除在各种职业病危害因素相应的项目标明为推荐性健康检查外，其余均为强制性。

1. 国家颁布的《职业病危害因素分类目录》中的危害因素，符合以下条件者应实行强制性职业健康监护。

（1）该危害因素有确定的慢性毒性作用，并能引起慢性职业病或慢性健康损害；或有确定的致癌性，在暴露人群中所引起的职业性癌症有一定的发病率。

（2）该因素对人的慢性毒性作用和健康损害或致癌作用尚不能肯定，但有动物实验或流行病学调查的证据，有可靠的技术方法，通过系统的健康监护可以提供进一步明确的证据。

（3）有一定数量的暴露人群。

2. 国家颁布的《职业病危害因素分类目录》中的危害因素，只有急性毒性作用的以及对人体只有急性健康损害但有确定的职业禁忌证的，上岗前执行强制性健康监护，在岗期间执行推荐性健康监护。

3. 如需对该标准未包括的其他职业病危害因素开展健康监护，须通过专家评估后确定。评估内容包括：①这种物质在国内正在使用或准备使用，且有一定量的暴露人群。②要查阅相关文献，主要是毒理学研究资料，确定其是否符合国家规定的有害化学物质的分类标准及其对健康损害的特点和类型。③查阅流行病学资料及临床资料，有证据表明其存在损害劳动者健康的可能性或有理由怀疑在预期的使用情况下会损害劳动者健康。④对这种物质可能引起的健康损害，是否有开展健康监护的正确、有效、可信的方法，需要确定其敏感性、特异性和阳性预计值。⑤健康监护能够对个体或群体的健康产生有利的结果，对个体可早期发现健康损害并采取有效的预防或治疗措施；对群体健康状况的评价可以预测危害程度和发展趋势，采取有效的干预措施。⑥健康监护的方法是劳动者可以接受的，检查结果有明确的解释。⑦符合医学伦理道德规范。

（五）职业健康监护人群的界定

1. 接触需要开展强制性健康监护的职业病危害因素的人群，都应接受职业健康监护。

2. 在岗期间定期健康检查为推荐性的职业病危害因素，原则上可根据用人单位的安排接受健康监护。

3. 虽不是直接从事接触需要开展职业健康监护的职业病危害因素的作业，但在工作环境中受到与直接接触人员同样的或几乎同样的接触，应视同职业性接触，需和直接接触人员一样接受健康监护。

4. 根据不同职业病危害因素暴露和发病的特点及剂量 - 效应关系，主要根据工作场所有害因素的浓度或强度以及个体累计暴露的时间长度和工种，确定需要开展健康监护的人群；可参考《工作场所职业病危害作业分级》（GBZ/T 229—2010）等标准。

5. 离岗后健康检查的时间，主要根据有害因素致病的流行病学及临床特点、劳动者从事该作业的时间长短、工作场所有害因素的浓度等因素综合考虑确定。

（六）职业健康监护资料的应用

职业健康监护资料主要是指职业健康检查记录、健康评价和健康监护报告及所有相关的原始资料和档案（包括电子档案）。职业健康监护工作中收集的劳动者健康资料只能用于以保护劳动者个体和群体健康为目的的相关活动,应防止资料的滥用和扩散。职业健康监护资料应遵循医学资料的保密性和安全性的原则,应注意维护资料的完整和准确并及时更新。劳动者有权了解自己的健康资料,并有权得到资料的复印件。职业健康检查机构应以适当的方式向用人单位、劳动者提供和解释个体与群体的健康信息,以促进他们能从保护劳动者健康和维护就业方面考虑提出切实可行的改进措施。在应用健康监护资料评价劳动者对某一特定作业或某类型工作是否适合时,应首先建议改善作业环境条件和加强个体防护,在此前提下才能评价劳动者是否适合该工作。同时劳动者健康状况和工作环境都在随时发生变化,所以判定是否适合不应只是一次性的。

(七)职业健康监护档案管理

用人单位应根据《职业病防治法》的要求,建立职业健康监护档案。健康监护档案是健康监护全过程的客观记录资料,是系统地观察劳动者健康状况的变化,评价个体和群体健康损害的依据,其特征是资料的完整性、连续性。

用人单位应建立劳动者职业健康监护档案,并按规定妥善保存,与职业健康监护相关的资料应按照职业卫生档案统一管理。

1. 档案和资料内容 职业健康监护档案内容包括:①劳动者职业史、既往史和职业病危害接触史;②相应工作场所职业病危害因素监测结果;③职业健康检查结果及处理情况;④职业病诊疗等健康资料。

资料内容包括:①职业健康检查委托书;②职业健康检查结果报告和评价报告;③职业病报告卡;④用人单位对职业病患者和职业禁忌证者处理与安置的记录;⑤用人单位在职业健康监护中提供的其他资料和职业健康检查机构记录整理的相关资料;⑥卫生健康主管部门要求的其他资料。

2. 职业健康监护档案管理 职业健康监护档案应由用人单位建立和管理,并按照国家档案法律法规的规定移交保管。劳动者有权查阅、复印其本人的职业健康监护档案。职业健康监护档案应由专人严格管理。

四、用人单位的职业健康监护监督

县级以上地方卫生健康主管部门应当依法对用人单位落实有关职业健康监护的法律、法规、规章和标准的情况进行监督检查。重点监督检查下列内容:①职业健康监护制度建立情况;②职业健康监护计划制定和专项经费落实情况;③如实提供职业健康检查所需资料情况;④劳动者上岗前、在岗期间、离岗时、应急职业健康检查情况;⑤对职业健康检查结果及建议,向劳动者履行告知义务情况;⑥针对职业健康检查报告采取措施情况;⑦报告职业病、疑似职业病情况;⑧劳动者职业健康监护档案建立及管理情况;⑨为离开用人单位的劳动者如实、无偿提供本人职业健康监护档案复印件情况;⑩依法应当监督检查的其他情况。

检查采取查看资料和现场抽查接触职业病危害的劳动者,与职业健康检查档案进行核对,即对用人单位职业健康监护情况的检查:①现场察看用人单位职业健康监护管理档案和劳动者个人职业健康监护档案,查看职业健康检查开展情况,包括上岗前、在岗期间、离岗时职业健康检查时间,职业健康检查项目和职业健康检查的危害因素;②现场检查核对是否存在《职业健康监护技术规范》要求应当体检的职业病危害因素;③核对接触职业病危害因素的劳动者是否按照《职业健康监护技术规范》要求组织进行了职业健康检查;④检查劳动者与用人单位的关系,是自己的员工、还是劳务派遣工或外包工等。

第五节　职业病诊断与鉴定的监督

职业卫生监督工作除了大量的监督检查、案件查处外，还有更多的是服务教育、提供咨询、处理相关投诉举报和纠纷等工作，尤其是职业接触史的提供，在职业病诊断管理中尤其重要。"法定"职业病的诊断与鉴定具有"技术和政策"两方面的因素，因此，应了解掌握职业病诊断与鉴定中有关法律法规、技术规范和标准的相关知识，才有可能做好监督管理工作。

一、职业病诊断的监督

（一）诊断机构应具备的条件

1. 持有《医疗机构执业许可证》。

2. 具有相应的诊疗科目及与备案开展的诊断项目相适应的职业病诊断医师及相关医疗卫生技术人员。

3. 具有与备案开展的诊断项目相适应的场所和仪器、设备。

4. 具有健全的职业病诊断质量管理制度。

（二）职业病诊断机构的备案

《职业病诊断与鉴定管理办法》规定，医疗卫生机构开展职业病诊断工作，应当在开展之日起15个工作日内向省级卫生健康主管部门备案；省级卫生健康主管部门应当自收到完整备案材料之日起15个工作日内向社会公布备案的医疗卫生机构名单、地址、诊断项目（即《职业病分类和目录》中的职业病类别和病种）等相关信息。

职业病诊断机构对备案信息的真实性、准确性、合法性负责。当备案信息发生变化时，应当自信息发生变化之日起10个工作日内向省级卫生健康主管部门提交变更信息。

设区的市没有医疗卫生机构备案开展职业病诊断的，省级卫生健康主管部门应当根据职业病诊断工作的需要，指定符合条件的医疗卫生机构承担职业病诊断工作。

（三）职业病诊断过程

1. 选择诊断机构　劳动者有选择诊断的权利，劳动者可以在用人单位所在地、本人户籍所在地或者经常居住地选择职业病诊断机构进行职业病诊断。

2. 作出诊断　职业病诊断应当按照《职业病防治法》《职业病诊断与鉴定管理办法》的有关规定及《职业病分类和目录》、国家职业病诊断标准，依据劳动者的职业史、职业病危害接触史和工作场所职业病危害因素情况、临床表现以及辅助检查结果等，进行综合分析。在材料齐全的情况下，职业病诊断机构应当在收齐材料之日起30日内作出诊断结论。没有证据否定职业病危害因素与病人临床表现之间的必然联系的，应当诊断为职业病。

承担职业病诊断的医疗卫生机构不得拒绝劳动者进行职业病诊断的要求。

（四）职业病诊断依据

1. 诊断原则

（1）综合诊断：职业病诊断应当依据职业病诊断标准，结合劳动者的职业史、职业病危害接触史和工作场所职业病危害因素情况、临床表现以及辅助检查结果等，进行综合分析，作出诊断结论。

（2）排除诊断：在没有证据否定职业病危害因素与病人临床表现之间的必然联系的，应当诊断为职业病。

（3）参考依据诊断：职业病诊断、鉴定过程中，用人单位不能提供工作场所职业病危害因素检测结果、职业健康监护档案等资料或者提供资料不全的，职业病诊断机构应当结合劳动者的临床表现、辅助检查结果和劳动者的职业史、职业病危害接触史，并参考劳动者自述或工友旁证资料、卫生健康等有关部门提供的日常监督检查信息等，作出职业病诊断结论。对于作出无职业病诊断结论的病人，可依据病人的临床表现以及辅助检查结果作出疾病的诊断，提出相关医学意见或者建议。

2. 提供职业病危害接触史

（1）用人单位提供：用人单位应当如实提供职业病诊断、鉴定所需的劳动者职业史和职业病危害接触史、工作场所职业病危害因素检测结果等资料；职业病诊断机构可以依法提请卫生健康主管部门督促用人单位提供上述资料。

（2）卫生健康主管部门提供：劳动者对用人单位提供的工作场所职业病危害因素检测结果等资料有异议，或者因劳动者的用人单位解散、破产，无用人单位提供上述资料的，职业病诊断机构应当依法提请用人单位所在地卫生健康主管部门进行调查，卫生健康主管部门应当自接到申请之日起 30 日内对存在异议的资料或者工作场所职业病危害因素情况作出判定，有关部门也应当配合。

（3）劳动仲裁提供：在职业病诊断、鉴定过程中，在确认劳动者职业史、职业病危害接触史时，当事人对劳动关系、工种、工作岗位或者在岗时间有争议的，可以向当地的劳动人事争议仲裁委员会申请仲裁；接到申请的劳动人事争议仲裁委员会应当受理，并在 30 日内作出裁决。

（4）仲裁证据提供：当事人在仲裁过程中对自己提出的主张，有责任提供证据。劳动者无法提供由用人单位掌握管理的与仲裁主张有关的证据的，仲裁庭应当要求用人单位在指定期限内提供；用人单位在指定期限内不提供的，应当承担不利后果。

（5）法院诉讼：劳动者对仲裁裁决不服的，可以依法向人民法院提起诉讼。

用人单位对仲裁裁决不服的，可以在职业病诊断、鉴定程序结束之日起 15 日内依法向人民法院提起诉讼；诉讼期间，劳动者的治疗费用按照职业病待遇规定的途径支付。

（6）诊断机构调查：职业病诊断、鉴定机构需要了解工作场所职业病危害因素情况时，可以对工作场所进行现场调查，也可以依法提请卫生健康主管部门组织现场调查。卫生健康主管部门应当在接到申请之日起 30 日内完成现场调查。用人单位不得拒绝、阻挠。

（五）职业病诊断档案

职业病诊断机构应当建立职业病诊断档案并永久保存。档案内容包括：①职业病诊断证明书；②职业病诊断记录；③用人单位、劳动者和相关部门、机构提交的有关资料；④临床检查与实验室检验等资料。

二、职业病鉴定的监督

（一）鉴定的申请

当事人对职业病诊断机构作出的职业病诊断结论有异议的，可以在接到职业病诊断证明书之日起 30 日内，向作出诊断的职业病诊断机构所在地设区的市级卫生健康主管部门申请鉴定。

当事人对设区的市级职业病鉴定结论不服的，可以在接到诊断鉴定书之日起 15 日内，向原鉴定组织所在地省级卫生健康主管部门申请再鉴定，省级鉴定为最终鉴定。

职业病鉴定实行两级鉴定制，设区的市级职业病诊断鉴定委员会负责职业病诊断争议的首次鉴定，省级职业病鉴定结论为最终鉴定。

（二）鉴定的过程

设区的市级以上地方卫生健康主管部门可以指定办事机构，具体承担职业病诊断鉴定的组织和日常性工作。职业病诊断机构不能作为职业病鉴定办事机构。

职业病鉴定办事机构应当自收到申请资料之日起 5 个工作日内完成资料审核,对资料齐全的发给受理通知书;资料不全的,应当场或者在 5 个工作日内一次性告知当事人补充。资料补充齐全的,应当受理申请并组织鉴定。

职业病鉴定办事机构收到当事人鉴定申请之后,根据需要可以向原职业病诊断机构或者组织首次鉴定的办事机构调阅有关的诊断、鉴定资料。原职业病诊断机构或者组织首次鉴定的办事机构应当在接到通知之日起 10 日内提交。

职业病鉴定办事机构应当在受理鉴定申请之日起 40 日内组织鉴定、形成鉴定结论,并出具职业病诊断鉴定书。

(三)鉴定的专家

省级卫生健康主管部门应当设立职业病诊断鉴定专家库,专家库应当以取得职业病诊断资格的不同专业类别的医师为主要成员,吸收临床相关学科、职业卫生、放射卫生、法律等相关专业的专家组成。专家应当具备下列条件:①具有良好的业务素质和职业道德;②具有相关专业的高级专业技术职务任职资格;③熟悉职业病防治法律法规和职业病诊断标准;④身体健康,能够胜任职业病鉴定工作。

三、职业病病人的保障

用人单位应当及时安排对疑似职业病病人进行诊断,在疑似职业病病人诊断或者医学观察期间,不得解除或者终止与其订立的劳动合同。疑似职业病病人在诊断、医学观察期间的费用,由用人单位承担;职业病诊断、鉴定费用由用人单位承担。用人单位应当保障职业病病人依法享受国家规定的职业病待遇。用人单位应当按照国家有关规定,安排职业病病人进行治疗、康复和定期检查。用人单位对不适宜继续从事原工作的职业病病人,应当调离原岗位,并妥善安置。用人单位对从事接触职业病危害的作业的劳动者,应当给予适当岗位津贴。

职业病病人的诊疗、康复费用,伤残以及丧失劳动能力的职业病病人的社会保障,按照国家有关工伤保险的规定执行。职业病病人除依法享有工伤保险外,依照有关民事法律,尚有获得赔偿的权利的,有权向用人单位提出赔偿要求。劳动者被诊断患有职业病,但用人单位没有依法参加工伤保险的,其医疗和生活保障由该用人单位承担。职业病病人变动工作单位,其依法享有的待遇不变。

用人单位在发生分立、合并、解散、破产等情形时,应当对从事接触职业病危害的作业的劳动者进行健康检查,并按照国家有关规定妥善安置职业病病人。

用人单位已经不存在或者无法确认劳动关系的职业病病人,可以向地方人民政府医疗保障、民政部门申请医疗救助和生活等方面的救助。地方各级人民政府应当根据本地区的实际情况,采取其他措施,使上述职业病病人获得医疗救治。

第六节 法 律 责 任

一、建设单位的法律责任

建设单位违反《职业病防治法》的规定,有下列行为之一的,卫生健康主管部门将给予相应处罚:①未按照规定进行职业病危害预评价的;②医疗机构可能产生放射性职业病危害的建设项目未按照规定提交放射性职业病危害预评价报告,或者放射性职业病危害预评价报告未经卫生健康主管部门审核同意,开工建设的;③建设项目的职业病防护设施未按照规定与主体工程同时设计、同时施工、同时投入生产和使用的;④建设项目的职业病防护设施设计不符合国家职业卫生标准和卫生要求,或者医疗机构放射性职业病危害严重的建设项目的防护设施设计未经卫生健康主管部门审查同意擅自施工的;⑤未按照规定对职业病防护设施进行职业病危害控制效果评价的;⑥建设项目竣工投入生产和使用前,职业病防护设施未按照规定验收合格的。

二、用人单位的法律责任

用人单位违反《职业病防治法》的规定,有下列行为之一的,卫生健康主管部门将给予相应处罚。

(一)未建立管理制度和措施的法律责任

未建立管理制度和措施的情形包括:①未设置或者指定职业卫生管理机构或者组织,配备专职或者兼职的职业卫生管理人员,负责本单位的职业病防治工作;②未制定职业病防治计划和实施方案;③未建立、健全职业卫生管理制度和操作规程;④未建立、健全职业卫生档案和劳动者健康监护档案;⑤未建立、健全工作场所职业病危害因素监测及评价制度;⑥未建立、健全职业病危害事故应急救援预案。

(二)未落实管理制度和措施的法律责任

1. 用人单位未履行职业病危害告知义务的法律责任 包括:①订立或者变更劳动合同时,未告知劳动者职业病危害真实情况的;②未按照规定组织职业健康检查、建立职业健康监护档案或者未将检查结果书面告知劳动者的;③用人单位隐瞒有职业病危害的技术、工艺、设备、材料而采用的;④用人单位未在醒目位置设置公告栏,公布有关职业病防治的规章制度、操作规程、职业病危害事故应急救援措施和工作场所职业病危害因素检测结果;⑤产生严重职业病危害的作业岗位,未在其醒目位置设置警示标识和中文警示说明。

2. 用人单位未履行职业卫生知识培训的法律责任 包括:①用人单位的主要负责人和职业卫生管理人员未接受职业卫生培训;②用人单位未对劳动者进行上岗前的职业卫生培训和在岗期间的定期职业卫生培训,普及职业卫生知识;③未对劳动者正确使用、维护职业病防护设备和个人使用的职业病防护用品采取指导措施;④未对劳动者遵守职业病防治法律、法规、规章和操作规程采取督促措施。

3. 用人单位未采取职业病防护措施的法律责任 包括:①未提供职业病防护设施和个人使用的职业病防护用品,或者提供的职业病防护设施和个人使用的职业病防护用品不符合国家职业卫生标准和卫生要求的;②对职业病防护设备、应急救援设施和个人使用的职业病防护用品未按照规定进行维护、检修、检测,或者不能保持正常运行、使用状态。

(三)未进行监测、评价的法律责任

未进行监测、评价的情形包括:①未按照规定对工作场所职业病危害因素进行检测、评价;②未实施由专人负责的职业病危害因素日常监测,或者监测系统不能正常监测;③工作场所职业病危害因素的强度或者浓度不符合国家职业卫生标准。

(四)违法采用技术、工艺、材料的法律责任

违法采用技术、工艺、材料的情形包括:①任何单位和个人生产、经营、进口和使用国家明令禁止使用的可能产生职业病危害的设备或者材料;②国内首次使用或者首次进口与职业病危害有关的化学材料,使用单位或者进口单位按照国家规定经国务院有关部门批准后,未向国务院卫生行政部门报送该化学材料的毒性鉴定以及经有关部门登记注册或者批准进口的文件等资料。

(五)违法安排劳动者作业的法律责任

违法安排劳动者作业的情形包括:①用人单位安排未经上岗前职业健康检查的劳动者从事接触职业病危害的作业,安排有职业禁忌的劳动者从事其所禁忌的作业;②安排未成年工从事

接触职业病危害的作业；③安排孕期、哺乳期的女职工从事对本人和胎儿、婴儿有危害的作业；④违章指挥和强令劳动者进行没有职业病防护措施的作业。

三、职业卫生服务机构的法律责任

未取得职业卫生技术服务资质认可擅自从事职业卫生技术服务的，由县级以上地方卫生健康主管部门依据《职业病防治法》给予相应处罚。

职业卫生技术服务机构和职业健康检查、职业病诊断机构违反《职业病防治法》的规定，有下列行为之一的，卫生健康主管部门将给予相应处罚：①超出资质认可或者备案登记范围从事职业卫生技术服务或者职业病诊断的；②不按照规定履行法定职责的；③出具虚假证明文件的。

本章小结

职业卫生监督是政府有关行政部门依据卫生法律、法规的规定对用人单位的职业卫生和职业病防治活动，对职业卫生技术服务机构执行卫生法律规范的情况进行监督检查，并对其行为作出处理的行政执法活动。本章重点阐述了职业卫生监督法律依据和框架；预防性卫生监督中的职业病危害项目申报制度，建设项目职业病危害"三同时"的监督管理和职业卫生服务机构资质审批；经常性卫生监督中的工作场所职业卫生监督，职业卫生服务机构监督和职业病报告的监督。

思考题

1. 用人单位应当采取哪些职业病防治措施？
2. 职业健康监护中职业病危害因素和人群界定的原则是什么？

（栾耀君）

第十五章　放射卫生监督

国家通过放射卫生立法，预防、控制和消除放射性危害，尽可能降低或避免放射工作人员、受检者（患者）及公众的受照剂量，防止或减少放射损伤现象的发生，保障放射工作人员、受检者（患者）及公众的身体健康与生命安全，促进电离辐射技术的合理应用及可持续发展。

第一节　概　　述

一、放射卫生监督的概念

放射卫生监督，是指政府有关行政部门依据卫生法律、法规的规定对放射卫生管理相对人执行卫生法律规范的情况进行监督检查，并对其行为作出处理的行政执法活动。

二、放射卫生监督法律依据

2002年5月实施的《中华人民共和国职业病防治法》是我国第一部调整职业病防治法律关系的专门法律。为了防治放射性污染，保护环境，促进核能、核技术的开发与和平利用，2003年10月实施的《中华人民共和国放射性污染防治法》（以下简称《放射性污染防治法》）同样也是进行放射卫生监督的主要依据。放射卫生突发事件的预防与处置应当遵守《中华人民共和国突发事件应对法》和《突发公共卫生事件应急条例》。为了防止放射源的丢失、被盗和放射源失控造成的放射事故的发生，2003年12月中央机构编制委员会办公室在《关于放射源安全监管部门职责分工的通知》（中央编办发〔2003〕17号）中重新规定了卫生、环保、公安等部门对放射源的监督管理职责。为了适应部门职责调整的需要，2005年国务院颁布《放射性同位素与射线装置安全和防护条例》。

上述法律、法规为新形势下的放射卫生管理奠定了法律基础。除国务院卫生行政部门和环保部门外，其他行政部门也根据各自管理工作的需要制定了与职业健康和安全相关的部门规章。

第二节　放射卫生防护基本原则和方法

一、放射防护的基本原则

放射防护的目的是控制照射剂量，减少因不合理照射引起的随机性效应发生的概率，防止确定性效应、事故性照射的发生。为此，对放射防护需要遵循下述三项原则。

（一）辐射实践正当化

在引进伴有辐射照射的实践以前，应当进行正当性判断和利益、代价分析，只有这种实践使个人和社会从中获取的利益大于其可能造成的危害（包括对职业人员、受照者和公众）时，这项实践才是正当的,值得进行的,否则就不应当从事这项实践活动。

(二)辐射防护最优化

对于来自一项实践中的任一特定源的照射,应使防护与安全最优化,在考虑了经济和社会因素之后,个人受照剂量的大小、受照射的人数以及受照射的可能性均保持在可合理达到的尽量低水平;这种最优化应以该源所致个人剂量和潜在照射危险分别低于剂量约束和潜在照射危险约束为前提条件(治疗性医疗照射除外)。

(三)个人剂量限值

应对个人所受到的潜在照射危险加以限制,使来自各项获准实践的所有潜在照射所致的个人危险与正常照射剂量限值所相应的健康危险处于同一数量级水平。

以上基本原则通常称为放射防护三原则。在放射防护三原则运用中,应当认识到每项原则都是放射防护体系的重要组成部分,不可偏废或片面强调某项原则而忽视其他原则。辐射实践的正当化是放射防护的最优化的前提,个人剂量限值是放射防护的最优化的约束条件,实施放射防护的最优化的措施是降低受照剂量的关键。

二、放射防护的方法

(一)外照射防护

外照射(external irradiation),是指体外放射源对人体造成的照射,主要是由 X 射线、γ 射线、中子、高能带电离子和 β 射线所引起。

外照射防护的基本方法一般包括 4 种:时间防护、距离防护、屏蔽防护、控制照射强度和面积。

1. 时间防护 工作人员在辐射场停留的时间越长,他所受照射的总剂量也必然越大;反之就越小。时间防护就是以减少工作人员受照射的时间为手段的一种防护方法。

减少受照时间的方法有:提高操作技术的熟练程度,采用机械化、自动化操作,严格遵守规章制度以及减少在辐射场的不必要停留等。

2. 距离防护 从严格的物理、数学意义上考虑,只有当电离辐射源可以视为点状源,且周围介质对电离辐射的吸收很小,甚至可以忽略时,人体受到的外照射剂量率是与离源的距离的平方成反比的。距离增加 1 倍,外照射剂量率则将降为原来的 1/4。因此,离源越远,外照射剂量率越低,在相同时间内受到的照射量也越小。在实际工作中,采用机械操作或使用长柄的工具操作等,就是距离防护的具体应用。

3. 屏蔽防护 屏蔽防护是在辐射源和人体之间设置由一种或数种能减弱射线的材料构成的物体,从而使穿透屏蔽物入射人体的射线减少,以达到降低人体所受剂量的目的。

4. 控制照射强度和面积 是指放射工作人员在不影响照射目的的情况下,尽可能控制射线装置的照射野范围和出束条件,降低工作人员及患者的受照剂量,达到防护的目的。这与时间防护和距离防护一样,同样是不需要花费防护代价的有效防护措施。

(二)内照射防护

内照射(internal exposure),是指进入体内的放射性核素作为辐射源对人体的照射。可造成内照射的辐射源为非密封源(开放型放射源)。虽然放射性核素放出的 α 射线、β 射线、γ 射线等都有可能造成内照射,但是内照射防护更为重视能使器官和组织产生严重损伤的 α 射线和 β 射线。

1. 放射性核素进入体内的途径 包括吸入、食入和经皮肤黏膜或伤口等。

(1)吸入:放射性气体(例如 ^3H、^{133}Xe、^{222}Rn 等)、放射性气溶胶(例如 ^{99m}Tc 硫化胶体、^{133m}In 胶体)、含放射性核素的微尘(例如吸烟时烟雾中的 ^{210}Po)以及易升华或挥发的放射性核素主要通过呼吸器官吸入体内。

（2）食入：食入被放射性物质污染的水和食品，或通过被污染的手间接污染食物，通过消化器官进入体内。

（3）经皮肤黏膜或伤口：完好的皮肤可阻止放射性物质进入体内，但蒸气态或液态的氧化氚和碘蒸气、碘溶液或碘化合物溶液等放射性核素，能通过皮肤被组织吸收。当皮肤出现伤口时即失去天然屏障作用，放射性物质通过伤口进入体内。

2．内照射防护原则　放射性核素进入体内后，机体本身无法消除其放射性而摆脱射线的照射，其受照剂量只能靠放射性核素的衰变及人体的新陈代谢将其不断排出体外而逐渐降低。

防护原则包括：①防止放射性物质对空气、水和食品、工作场所的污染；②阻断放射性物质进入体内的途径。

3．防护方法　非密封型放射性工作场所应当按照《电离辐射防护与辐射源安全基本标准》（GB18871—2002）的规定进行分级。

（1）合理选址：选择人口密度小、地势高的地区，要布置在居住区常年风向的下风侧。地震区要有可靠的安全措施，同时要有符合要求的放射性"三废"的贮存与排放，条件容许要考虑选址的前瞻性。

（2）合理设计工作场所：非密封放射性工作场所应当独立或与非放射性工作场所分开设置；不同放射性水平操作室应当按照由低到高的顺序排列，根据非密封放射性物质的日等效最大操作活度的不同将工作场所分为三级。

放射工作场所的高活性区和清洁区之间要有卫生通过间，高活性区要设置在平面的末端，室内人工通风系统的气流方向要由低放射性区流向高放射性区。墙壁、地板、水槽、操作台用易于清洗去污的材料制作；并有放射性污染检测仪表。

（3）非密封放射性物质的安全操作：①操作前应作充分准备，拟订出周密的工作计划和熟悉操作规程，检查仪器是否正常；②穿戴个人防护用品，如防护衣、帽、防护口罩和手套；③高活度放射性物质的操作在手套箱或热室中进行；④开瓶、分装或可能产生放射性气体和气溶胶的操作必须在通风橱或操作箱内进行；⑤进行放射性液体的转移、稀释、滴定、搅拌时，容器应放在铺有吸水纸的瓷盘内进行，严禁用口吸移液管转移放射性液体，不能以裸露的手直接拿取放射性样品或有放射性沾染的物件；⑥操作 $4 \times 10^7 Bq$ 以上的 β、γ 核素，应使用有机玻璃屏或佩戴防护眼镜；⑦非密封源工作场所要保持清洁，应每天进行湿式清扫，场所内的设备和操作工具使用后应进行清洗，不得随意携带出去，用具不能与清洁区用的相混；⑧对于难度较大的操作及采用新技术和操作方法时，经反复试验切实可行后，并采用非放射性物质作空白试验，操作熟练后才可进行正式操作；⑨操作放射性核素的工作人员，在离开放射性工作场所前应洗手和进行表面污染检测，如其污染水平超过相关标准（如 GBZ 120—2020 表 2）规定值，应采取相应去污措施；⑩从控制区取出物品应进行表面污染检测，以杜绝超过相关标准（如 GBZ 120—2020 表 2）规定的表面污染控制水平的物品被带出控制区。

第三节　预防性放射卫生监督

预防性放射卫生监督是指卫生监督主体根据国家法律规范的要求，对新建、改建、扩建和技术改造、技术引进放射工作场所工程项目的卫生防护、放射性污染防治设施及职业病防护设施，是否与主体工程同时设计、同时施工、同时投入生产和使用所进行的卫生监督。

国家对放射源和射线装置实行分类管理。根据放射源、射线装置对人体健康和环境的潜在危害程度，从高到低将放射源分为Ⅰ类、Ⅱ类、Ⅲ类、Ⅳ类、Ⅴ类，将射线装置分为Ⅰ类、Ⅱ类、Ⅲ类，具体分类办法由国务院环境保护主管部门商国务院卫生健康主管部门制定。

一、监 督 依 据

《职业病防治法》和《放射性污染防治法》规定：新建、改建、扩建和技术改造、技术引进放射工作场所的放射防护设施，应当与主体工程同时设计、同时施工、同时投入使用。放射防护设施应当与主体工程同时验收；验收合格的，主体工程方可投入生产或者使用。

二、建设项目的管理

1. 根据建设项目可能产生的辐射危害程度将其分为三类：

A 类：是指职业病危害严重的建设项目。包括核设施、甲级非密封源工作场所、辐照加工、放射治疗、使用或贮存单个密封源活度大于 3.7×10^{10} Bq 的建设项目。

B 类：是指产生职业病危害一般的建设项目。包括乙级非密封源工作场所、单个密封源活度大于 $3.7 \times 10^{8} \sim 3.7 \times 10^{10}$ Bq 的建设项目、深部 X 射线治疗机的设施、CT 扫描装置机房、诊断 X 射线机房、行 X 射线检查。

C 类：是指能产生职业病危害轻微的建设项目。包括丙级非密封源工作场所、核子计应用设施、单个密封源活度不大于 3.7×10^{8} Bq 的设施、含 X 射线发生器的分析仪表使用设施。

2. 根据《放射诊疗建设项目卫生审查管理规定》（卫监督发〔2012〕25 号）规定，放射诊疗建设项目按照可能产生的放射性危害程度与诊疗风险分为两类：

（1）危害严重类：立体定向放射治疗装置（γ 刀、X 刀等）、医用加速器、质子治疗装置、重离子治疗装置、钴-60 治疗机、中子治疗装置与后装治疗机等放射治疗设施，正电子发射计算机断层显像装置（PET）与单光子发射计算机断层显像装置（SPECT）及使用放射性药物进行治疗的核医学设施。

（2）危害一般类：其他放射诊疗建设项目。

三、设 计 审 查

建设项目放射防护预评价是对可能产生职业病危害及对环境产生放射污染的建设项目，在可行性论证阶段，对建设项目可能产生的职业病危害因素、危害程度、放射污染水平、健康影响、防护措施等进行预防性卫生学评价，以了解建设项目在放射防护防治方面是否可行。放射防护预评价为放射防护的管理提供科学依据，从而降低发生放射事故的危险性，消除和减少对放射工作人员、受检者及公众的健康损害。

国家对医疗机构存在或可能产生职业病危害的建设项目的职业病危害评价报告实行审批制度。有资质从事评价工作的单位在完成报告书后，报有审批权的行政主管部门审批。

（一）辐照装置

1. 选址与屏蔽 在确定辐照装置地址时，必须提出环境影响分析报告。辐照室一般不宜设在人口密度较大的居民区，必须设置在单独建筑物内，并有足够的建筑面积。各类型辐照装置一般包括以下组成部分：放射源、源的贮存和远距离操作系统、辐照室、安全保护系统、观察系统、通风系统、辐照材料传送系统和其他辅助系统。辐照室屏蔽墙必须采取有效的屏蔽设计并严格按照设计进行施工，辐照室不同位置的屏蔽厚度均须专门计算设计，以保证各区域内的放射工作人员和公众受照剂量不超过各自限值。

2. γ 源的贮存 γ 辐照装置的源贮存分干法和湿法。大中型辐照装置几乎都采用湿法贮存，即用水作屏蔽材料，停止辐照期间将源贮存在水池或水井中。

3. 辐射安全联锁控制系统

（1）安全设计原则：辐照装置的安全设计必须符合国家相关标准和技术规范，并遵守纵深防御、冗余、独立作用、多样性、安全分析等原则。

（2）辐照室入口处管制：①在辐照室的入口管制中，应至少设置2～3道安全联锁装置，封住入口，防止有人误入。②辐照室入口处均应设置警示标识和工作状态指示灯；辐照室的门（人员入口门、货物进出门、源进出口防护塞）均应与辐射源的控制系统联锁，当辐射源处于辐照状态或升降过程中（或加在高电压状态下），辐照室门不能从外面打开；在辐照室内应设置固定式辐射水平监测仪，并与辐照室门联锁，当辐射水平超过预定值时，辐照室门不能从外面打开。③在辐照室的迷道入口处应设置防止人员误入的防护措施，如光电开关、脚踏板、安全绳索等，并将它们与辐射源的控制系统联锁。④要用两种或两种以上的独立手段判明辐射源的位置（或工作状态）；进入辐照室的人员必须佩戴个人剂量报警仪和手持巡测仪。⑤必须设置断电保护装置，断电时，辐射源能自动进入安全状态，但入口门不能从外面打开。

4. 防止人员误留辐照室的防护措施

（1）为防止有人留在辐照室内时辐射源被提升（或加高压给束流），应在辐照前给出声光报警信号。

（2）辐照室内四角应设置复位开关，这些开关与辐照控制系统联锁，强制工作人员在辐照前进入辐照室内四周进行检查，只有按下这些开关，走出辐照室并锁好门，才能启动辐射源进行辐照。

（3）误留辐照室内人员的应急措施：①在辐照室内的四周和迷道内墙壁上（及在加速器上）应设置拉线降源（或停止辐照）开关；②在辐照室出入门的内侧应设开门按钮，以供误留人员从里面打开门走出辐照室时使用。

（4）γ辐照装置的其他安全防护措施：①辐射源要符合密封源出厂设计要求；②贮源井及其贮源井水要求，源架故障报警装置。

（5）火灾报警装置：辐照室内发生火灾，由于传感器与控制台联锁，源可立即降到井下，并开动内部灭火系统，同时关闭通风系统。

（6）停电自动降源装置：当辐照室在运行时出现断电超过10秒时，源应自动降至安全位置。

5. 应急响应与准备 辐射加工企业需要编制自己的辐射事故应急预案，并上报监督部门备案。

6. 放射防护管理 包括安全机构的设置和人员责任的落实，工作人员安全教育培训，以及安全防护制度。

7. 辐射监测 包括个人剂量监测、工作场所监测、流出物监测、环境监测等的监测计划。

（二）γ工业探伤

1. 选址 γ探伤室应尽量设在单独的房间内，其主屏蔽墙的厚度应根据所用辐射的活度大小和射线能量决定，要保证室外公众人员所受的剂量不超过相应的限值。在估计公众人员所受的剂量时要同时考虑到穿透防护墙和天空散射引起的照射。探伤室门口要有醒目的电离辐射警示标识并安装灯光、声光报警、门机联锁装置。

2. 安全装置 γ探伤机的控制台应具有工作信号、源位置显示、联锁装置和紧急终止照射开关，并应保证终止照射后放射源能自动回复到安全状态。源处在探伤状态时，应保证探伤室内没有人，外面的人员进不去。辐射水平的监测仪表，探头应设在探伤室内，辐射水平仪表与入口的门要联锁。

3. 源和源容器 必须符合国家相关标准。

4. 辐射监测 包括个人剂量监测、使用个人剂量报警仪、源返回安全位置的监测。

（三）其他密封型放射源的应用

核子秤、料位计、测厚仪、密度湿度仪、油田测井、地质勘探参考相关的标准进行审查。

（四）非密封型放射源的应用

1. 工作单位的选址 对于生产、使用Ⅰ类和Ⅱ类非密封源的放射工作单位不应设于市区（经有关行政主管部门批准的例外）；第Ⅲ类单位及属于Ⅱ类的医疗机构可设于市区。

2. 工作场所布局 工作场所布局应符合以下要求。

（1）甲级工作场所的布局应遵循以下原则：①按"三区"原则布局，一区包括办公室、休息室、非放射性实验室和低活性实验室等；二区包括屏蔽室或密封容器的操作室、中活性和高活性实验室；三区包括可在其中打开屏蔽室或密封容器进行检修、装卸和去污的场所。②一区和二区之间应设有更衣、淋浴和污染监测装置的卫生通过间。③工作场所内部应合理布局，人员在各区域之间的通道，进入时只能从放射性较低的区域到较高的区域，出来时则相反。④运送放射性物质的通道尽可能与工作人员通道分开。

（2）乙级非密封型放射工作场所一般可以分为一区和二区两个区域。放射性物质的运送通道与工作人员通道可不截然分开。其他布局要求与甲级工作场所基本相同。

（3）丙级非密封型放射工作场所只包含一区，但应合理布局，防止污染扩散。

3. 防护设施 非密封型放射源防护设施包括以下内容：①甲、乙级工作场所建筑物的结构材料应具有较好的耐火性能。屏蔽室的墙壁、地面及天棚应有一定有效防护厚度。墙壁、天棚应全部以易去污的表面材料装修，地面应覆盖耐酸碱、光滑易去污的材料，要求平整无缝隙。工作场所的墙壁与地面和天棚交接处应做成圆角，以便去污。②产生大量放射性废水的单位应设专用下水道和废水贮存、处理设施。有临时收集、存放放射性固体废物、废水的设施。③产生放射性气体、气溶胶或粉尘的工作场所，应根据工作性质配备通风橱、操作箱等设备。④工作场所必须有良好的通风，保证气流从危险程度低的区域流向危险程度高的区域。一、二区的换气次数为2~5次每小时，三区为10次每小时。⑤甲、乙级工作场所的水、电管线力求暗装和密封，采暖设备应便于去污，水龙头最好采用长臂肘动或脚踏开关。

（五）射线装置

1. 场所要求 不同类型、不同规模的射线装置的工作场所要求如下。

（1）X射线衍射仪和荧光分析仪、一般行李通过式和样本透视式X射线安全检查仪等射线装置，可以安装在普通的工作室内，人员可以在工作室内操作设备及进行其他的有关工作。

（2）现场用便携式X射线探伤机，可以在室外工作场圈出控制管理区域，有限制地使用。

（3）固定式和移动式X射线工业探伤设备、高产额中子发生器、高功率离子束注入机、工业加速器，可以设在市区专用室内，并应设在单独建筑内或多层建筑物的底层。

2. 剂量控制设计指标 射线装置室的屏蔽设计必须满足国家规定的剂量限值要求，并符合"最优化"设计原则。一般情况下，设计中对职业人员受照剂量的控制指标不应高于其年剂量限值的1/10。

3. 屏蔽防护材料 射线装置室的防护材料不得使用空心材料。对于150kV以下的X射线机，普通砖可以作为机房的防护材料；对于空心隔板室的改造，可以用砖、水泥、铅或含铅、钡类复合材料。对于200kV以上的射线装置室，水泥是通常适用的建筑材料。

4. 防护墙与迷路 射线装置有用线束可直接照射到的主防护墙按屏蔽有用线束设计，其他次防护墙按屏蔽射线装置的泄漏辐射及散射辐射设计。

5. 门、窗设计 200kV以上的射线装置室，一般不设采光窗；射线装置的观察窗应与同方位的墙有等效的防护性能。当使用周向探伤机时，门与各面防护墙一样，必须按防护有用线束设计。

6. 室顶与管孔 对因使用工艺要求不能设置室顶的射线装置室（建在焊接厂房内的无顶探伤室），需要考虑"天空散射"及厂房顶面的反散射问题。射线装置室的通风管道和穿过防护墙的电缆线孔多采用曲路式，防止射线泄漏。

7.安全装置　射线装置室应设置工作状态指示灯、防止工作人员在射线装置工作时误入照射室的多重安全联锁设备、应急安全设备、通风设备和必要的固定安装的剂量监测仪表。

(六)医用电离辐射

1.X射线诊断与放射治疗设备

(1)工作场所选址:放射治疗设施一般单独建造或建在建筑物底部的一端;放射治疗机房及其辅助设施应同时设计和建造,并根据安全、卫生和方便的原则合理布置。

(2)工作场所布局:X射线设备机房(照射室)的设置应充分考虑邻室(含楼上和楼下)及周围场所的人员防护与安全,应尽量避免有用线束直接照射门、窗、管线口和工作人员操作位。治疗设备的控制室必须与照射室分开,X射线管治疗设备的治疗机房、术中放射治疗手术室可不设迷路;γ刀治疗设备的治疗机房,根据场所空间和环境条件,确定是否选用迷路;其他治疗机房均应设置迷路。

(3)机房有效使用面积和单边长度:除床旁摄影设备、便携式X射线设备和车载式诊断X射线设备外,对新建、改建和扩建项目及技术改造、技术引进项目的X射线设备机房,其最小有效使用面积、最小单边长度应符合GBZ 130—2020表2的规定。如:CT机及双管头或多管头X射线设备机房一般不应小于$30m^2$,单管头X射线设备机房不应小于$20m^2$。

(4)防护措施:不同类型X射线设备(不含床旁摄影设备和便携式X射线设备)机房的屏蔽防护应不低于GBZ 130—2020表3的规定。机房的门和窗与同侧的墙屏蔽防护要求一致。如:透视机房的墙壁应有1mPb当量的防护厚度;标称125kV及以下摄影机房中有用线束朝向的墙壁应有2mPb当量的防护厚度,其他侧墙和天棚应有1mPb当量的防护厚度;标称125kV以上摄影机房中有用线束朝向的墙壁应有3mPb当量的防护厚度,其他侧墙和天棚应有2mPb当量的防护厚度。

医用加速器有用线束直接投照的防护墙按初级辐射防护屏蔽设计,其余墙壁按次级辐射防护屏蔽设计。对于高于10MV的X射线治疗束和质子重离子治疗束的放射治疗,除考虑中子放射防护外,在日常操作中还应考虑感生放射线的放射防护。

(5)使用单位的自主管理:应定期开展治疗机房放射防护常规检测,制定放射治疗事件或事故应急预案。

2.核医学设备

核医学放射工作场所应划分为控制区和监督区。控制区一般包括使用非密封源核素的房间(放射性药物贮存室、分装和/或药物准备室、给药室等)、扫描室、给药后候诊室、样品测量室、放射性废物储藏室、病房(使用非密封源治疗患者)、卫生通过间、保洁用品储存场所等。监督区一般包括控制室、员工休息室、更衣室、医务人员卫生间等。应根据《电离辐射防护与辐射源安全基本标准》(GB 18871—2002)和《核医学放射防护要求》(GBZ 120—2020)的有关规定,结合核医学科的具体情况,对控制区和监督区采取相应管理措施。

四、批复与竣工验收

(一)批复

医疗机构在可行性论证阶段或建设项目开工前、完成建设项目《职业病危害预评价报告》后,向行政主管部门提交报告和专家审查意见,同意的予以批复;非医疗机构按照《建设项目职业病防护设施"三同时"监督管理办法》规定执行。

(二)竣工验收

建设项目在竣工验收前,应当委托有资质的技术服务机构进行职业病危害控制效果评价。依据技术服务机构编写的《职业病危害控制效果评价报告》,对该建设项目防护设施是否符合国家标准要求等进行现场核实、验收,医疗机构合格的予以批复。

五、许可制度

拟从事生产、使用、销售放射性同位素与射线装置工作的单位,在开展放射工作前,按《放射性同位素与射线装置安全和防护条例》的要求,向所在省、自治区、直辖市的环境保护主管部门申请办理许可手续,取得《辐射安全许可证》后,方可从事许可范围内的放射工作。从事放射诊疗工作的单位,还应向卫生健康主管部门申请办理《放射诊疗许可证》。如若《医疗机构执业许可证》无相应的二级诊疗科目,还应进行二级诊疗科目登记后,方可从事许可范围内的放射诊疗工作。

(一)申办许可证的基本条件

1. **专业技术人员**　具备与所从事的放射工作相适应的专业知识和执业资质、防护知识及健康条件。医疗机构的人员要求具体见《放射诊疗管理规定》第七条和《放射工作人员职业健康管理办法》相关规定。

2. **放射工作场所**　有符合职业卫生标准和安全防护要求的场所与配套设施。

3. **安全防护管理组织**　有专门的安全和防护管理机构或专(兼)职的防护管理人员,并配备工作中所必需的符合国家标准的防护用品和监测仪器。

4. **规章制度**　有健全的防护管理规章制度、放射事故应急预案。

5. **放射性"三废"处理**　产生放射性废气、废液、固体废物的,具有确保放射性废气、废液、固体废物达标排放的处理能力和可行性的处理方案。

6. 医疗机构具有经核准登记的医学影像科诊疗科目。

(二)《辐射安全许可证》的申办程序

1. **申请**　具备上述申办条件的放射工作单位,除提供相应的资料外,应根据辐射源的分类分别向环保主管部门提出申请。

(1)生产放射性同位素、销售和使用Ⅰ类放射源、销售和使用Ⅰ类射线装置的辐射工作单位的许可证,由国务院环境保护主管部门审批颁发。

(2)前款规定之外的辐射工作单位的许可证,由省、自治区、直辖市人民政府环境保护主管部门(以下简称"省级环境保护主管部门")审批颁发。

(3)一家辐射工作单位生产、销售、使用多类放射源、射线装置或者非密封放射性物质的,只需要申请一个许可证。

(4)国务院环境保护主管部门负责对列入限制进出口目录的放射性同位素的进口进行审批。

2. **受理**　环境保护主管部门应当自受理申请之日起20个工作日内完成审查,符合条件的,颁发许可证并予以公告;不符合条件的,书面通知申请单位并说明理由。

3. **变更与校验**　辐射工作单位变更单位名称、地址和法定代表人的,应当自变更登记之日起20日内,向原发证机关申请办理许可证变更手续。

4. **注销**　辐射工作单位部分终止或者全部终止生产、销售、使用放射性同位素与射线装置活动的,应当向原发证机关提出部分变更或者注销许可证申请,由原发证机关核查合格后,予以变更或者注销许可证。

5. **补办**　辐射工作单位因故遗失许可证的,应当及时到所在地省级报刊上刊登遗失公告,并于公告30日后的1个月内持公告到原发证机关申请补发。

(三)《放射诊疗许可证》的申办程序

1. **申请**　具备6条基本申办条件的放射工作单位,除提供相应的资料外,应根据辐射源的分类分别向卫生健康主管部门提出申请。

(1)使用X射线CT机、计算机X射线成像(CR)、直接数字X射线摄影系统(DR)、普通X射线机、牙科和乳腺X射线机等进行X射线影像诊断工作的医疗机构,向县级卫生健康主管部门提出申请。

（2）使用数字减影血管造影（DSA）进行介入放射诊疗或其他介入放射诊疗工作的医疗机构，向设区的市级卫生健康主管部门提出申请。

（3）使用正电子发射计算机断层显像（PET）、单光子发射计算机断层显像（SPECT）、γ相机、γ骨密度仪、放射性药物等进行核医学工作的医疗机构，向省级卫生健康主管部门提出申请；使用γ刀、X刀、医用加速器、质子治疗装置、中子治疗装置、钴-60治疗机、深部X射线机、敷贴治疗源等进行放射治疗工作的医疗机构，向省级卫生健康主管部门提出申请。

同时开展不同类别放射诊疗工作的，向具有高类别审批权的卫生健康主管部门申请办理。

2．受理　申请的放射诊疗项目属于本行政机关审批范围的，对材料齐全符合法定形式的应当在5个工作日内受理，并向申请单位出具受理通知书。

项目不属于本行政机关审批范围的应作出不予受理的决定，申请材料存在可当场更正的错误的，可允许当场更正；对材料不齐全、不符合法定形式或不能当场更正的，应在5个工作日内一次告知申请人需要补正的全部内容，并填写补正通知书。

3．审查与审批　卫生健康主管部门接到申请受理后，应对医疗机构提供的材料行审查。

4．放射诊疗许可的校验　取得《放射诊疗许可证》的医疗机构到达校验期前的应当向卫生健康主管部门申请校验，《放射诊疗许可证》和《医疗机构执业许可证》同时校验。

5．变更、注销、补办和撤销

（1）医疗机构的诊疗工作场所、诊疗设备或诊疗项目发生改变时，应向卫生健康主管部门申请变更手续。

（2）有下列情况之一的，由原发放许可的卫生健康主管部门注销其《放射诊疗许可证》：①逾期不申请校验或擅自变更放射诊疗科目的；②校验或者变更时不符合相关要求而逾期不整改或整改后仍不符合要求的；③被依法吊销《医疗机构执业许可证》或大型医疗设备配置许可的；④医疗机构申请注销的；⑤歇业或者停止诊疗科目连续一年以上的。

（3）《放射诊疗许可证》丢失的，应及时在发证机关所在地的主要报刊上刊登遗失公告，并在公告30日后的1个月内向原发证机关申请补办。

（4）有下列情形之一的，作出许可决定的卫生行政部门或其上级卫生健康主管部门应当撤销《放射诊疗许可证》：①以欺骗、贿赂等不正当手段取得《放射诊疗许可证》的；②卫生健康主管部门工作人员滥用职权、超越职权发放《放射诊疗许可证》的。

第四节　经常性放射卫生监督

一、放射性同位素的卫生监督

（一）生产、销售中的监督

生产、销售中的监督包括以下内容：①生产、销售单位应按规定办理辐射安全许可，不得向无许可登记或超越许可登记范围的单位或个人销售放射源；②生产、销售单位应建立健全放射源的保管、销售登记制度，应建立放射性同位素产品台账，将年度生产和销售情况及产品台账和放射源编码清单向生态环境主管部门报告，同时接受检查；③放射源出厂时应有明确的标志（注明放射源的化学符号、源标号、生产时间、活度及生产单位和说明文件），源的检验证明（应给出正式名称、编码、表面沾污与泄漏检验方法和结果等）。

（二）贮存中的监督

贮存中的监督包括以下内容：①存放密封源应有贮存库或贮存室（简称源库），如果是地下贮存,源库内设有贮存坑,应将密封源放入坑内,坑盖上要有标明源罐号、核素名称及活度等的标签。②源库应有足够的面积,应有防盗、防火、防水措施,保持良好的通风和照明。库内不得存放易燃易爆和易腐蚀的危险品。③源库应有专人看管,并应建立健全各项保管和安全防护制度,放射源的进出应及时登记,保管人和借还人要按规定进行签名认可。源库应上双锁,要有 2 名工作人员持有钥匙。并有辐射警告标志,源库外的周围剂量当量率不得大于 $2.5\mu Sv \cdot h^{-1}$。定期进行检查做到账物相符。

（三）放射源运输中的监督

放射源运输中的监督包括以下内容:①放射性物品运输容器的设计应符合安全标准,并有安全性能评价文件;②托运放射性物品的,托运人应当持有生产、销售、使用或者处置放射性物品的有效证明,使用与所托运的放射性物品类别相适应的运输容器进行包装,配备必要的辐射监测设备、防护用品和防盗、防破坏设备,并编制运输说明书、核与辐射事故应急响应指南、装卸作业方法、安全防护指南;③承运放射性物品应当取得国家规定的运输资质;④通过道路运输放射性物品的,应当经公安机关批准,按照指定的时间、路线、速度行驶,并悬挂警示标志,配备押运人员,使放射性物品处于押运人员的监管之下。

（四）安装、换源和维修的监督

安装、换源和维修的监督包括以下内容:①安装前应仔细检查密封源的出厂资料,核对无误后方可安装,安装前后均应进行全面的外照射检测和表面污染的检查;②对整套供应的仪表设备,如对安全防护方面已有周密考虑,可按说明书的要求安装或换源,否则应制订详细的防护方案,增加可靠的防护措施;③换下的密封源应按有关规定妥善处理;④从事密封源安装、换源和维修的人员,除应熟悉有关技术和熟练操作技能外,还应接受防护知识培训。

（五）使用中的监督

使用中的监督其目的是保证工作人员在使用过程中的安全,以防止发生误照事故。

使用中的监督包括以下内容:①从业人员除具有熟练的操作技能,还要进行防护知识的培训,并经考核合格。②对强放射源应设立单独的照射室,其屏蔽厚度应保证相邻区域人员的安全。室内、外设有声光报警装置及电离辐射警告标志和工作信号指示灯,并根据需要设置安全联锁装置或监视装置。③放射性工作单位使用的同位素的等效年用量和核素的最大等效日操作量应符合许可登记注册的单位类别和场所分级。④室外或野外工作时,应根据放射源的辐射水平划出控制区,设置围栏和警示标志或警告信号。必要时应设有专人警戒,禁止无关人员接近。⑤定期对工作场所及其环境进行剂量监测,对工作人员的手、皮肤、工作服、鞋进行表面污染监测,并进行个人剂量监测。⑥制定防止放射源丢失、被盗的安全防护制度,并制定有事故应急预案。

二、射线装置的卫生监督

（一）射线装置使用的卫生监督

对使用射线装置的管理,其重点内容是对安全防护系统的卫生监督,应做到设计合理,运行可靠。一般要求使用射线装置的单位每半年检查一次,应有定期检修记录并有定期的监测报告。

使用单位应有严格的管理制度,监督人员应认真检查管理制度的实施情况和防护装置的实际工作状态。另外,监督员应对安全操作进行监督,内容包括防护设备和个人防护用品的正确使用。

（二）对工业探伤装置的监督

探伤作业可以在室内、也可以根据需要在室外进行,固定式探伤应在探伤室内进行,照射室设置安全防护联锁装置并设有声光报警装置,以防止探伤过程中人员误入照射室。现场探伤时,应划定作业场所工作区域,并在相应的边界设置警示标识。将作业场所中的周围剂量当量率大于 $15\mu Sv \cdot h^{-1}$ 的范围划为控制区,并在边界上悬挂清晰可见的"禁止进入 X 射线区"警告牌,探伤作业人员应在控制区边界外操作；在控制区边界外将作业时周围剂量当量率大于 2.5μSv•h⁻¹ 的范围划为监督区，并在边界上悬挂清晰可见的"无关人员禁止入内"警告牌，必要时设专人警戒。在监督区边界附近不应有经常停留的公众成员。

三、对医疗卫生机构的监督

（一）对开展放射治疗工作的监督

放射治疗工作的监督包括以下内容：①放射治疗场所防护门是否设有门机联锁，防护门应有防挤压及强制手动措施和从室内开启治疗机房门的装置以及对讲和影像监视系统，检查机房内急停开关，其工作状态是否正常；②检查质量保证方案的实施：在对患者实施放射治疗前，应由中级专业技术任职资格以上的放射肿瘤医师逐例进行正当性判断，仅当利大于弊时方能进行放射治疗，放射肿瘤医师在放射治疗前应把可能的风险书面告知患者或家属；③放疗单位每年应委托有资质的技术服务机构对放射治疗装置进行一次状态检测，放射治疗机房工作场所辐射水平检测，并按照有关规定要求定期进行稳定性检测和状态验收检测，查看检测报告中设备性能和场所是否符合相关标准要求；④放疗单位应配备相应的患者防护与质量控制检测仪器，并按照规定定期进行检定或校准，检查计量检定证书；⑤放射治疗装置应配备固定式剂量报警装置和个人剂量报警仪，并对可能出现的故障和事故制定放射治疗事件或事故应急预案并进行培训及演练；⑥放射治疗工作场所的入口处，设有电离辐射警告标志；⑦放射治疗工作场所在控制区进出口及其他适当位置，设有电离辐射警告标志和工作状态指示灯；⑧放射治疗机房设置有强制排风系统（进风口设在放射治疗机房上部，排风口设在治疗机房下部，进风口与排风口位置应对角设置以确保室内空气充分交换），通风换气次数不小于 4 次/h，检查通风是否良好。

（二）对开展核医学工作的监督

开展核医学工作的监督包括以下内容。①放射源储存和保管情况：查看放射源的存入、领取和归还登记制度，需做到账目清楚，账物符合，记录资料完整。②是否配备活度计、放射性表面污染检测仪和防护巡测仪且按照规定时间进行检定或校准，并有剂量率水平和表面污染水平检测记录。③对开展临床核医学诊疗的要求：仅具有相应资格的执业医师才能对患者开具放射性药物治疗的处方，执业医师应逐例进行正当性判断，严格掌握适应证，在诊疗实施前，执业医师及相关人员有责任将可能的风险以口头或书面形式告知患者或其家属。④放射防护最优化：执业医师在开具放射性药物处方时，应在能实现预期的诊断目标情况下，使患者接受的剂量尽可能低，避免一切不必要的重复照射，应有核医学实际的医疗照射与放射性药物诊疗处方相一致的验证程序。⑤有关剂量约束：探视者和家庭成员在患者的诊断或治疗期间所受的剂量应不超过 5mSv。儿童应尽量避免探视已施用放射性药物的患者或受检者，无法避免时所受剂量不应超过 1mSv。接受了碘-131(¹³³I)治疗的患者，其体内放射性活度降至低于 400MBq 或距离患者体表 1m 处的周围剂量当量率不大于 25μSv•h⁻¹ 之前不得出院。⑥质量控制要求：应制定全面的质量保证大纲；放射性药物及其质量控制；设备的质量控制；操作中的放射防护要求、患者或受检者放射防护要求、¹³³I 治疗患者住院期间的放射防护要求、粒籽源植入放射防护要求、放射性核素敷贴治疗放射防护要求等应符合国家职业卫生标准《核医学放射防护要求》(GBZ 120—2020)。⑦放射性废物处理应符合国家标准。⑧每年应委托有资质的技术服务机构对核医学装置进行一次状态检测，并按照有关规定要求定期进行稳定性检测和验收检测；每年应委托有资质的技术服务机构对核医学工作场所辐射水平进行检测。查看检测报告中设备性能和场所是否符合相关标准要求。

（三）对开展 X 射线影像诊断的监督

X 射线影像诊断的监督包括以下内容：①X 射线诊断检查中受检者所受的医疗照射应经过正当性判断，掌握好适应证并注意避免不必要的重复检查，对育龄妇女、儿童的 X 射线诊断检查更应慎重进行判断。医院应配备患者防护用品，特别注意对儿童、孕妇的保护以及对患者重要组织和器官的保护。②检查 X 射线机房门外工作状态指示灯能否正常显示，灯箱上应设置如"射线有害，灯亮勿入"的可视警示语句，工作状态指示灯能与机房门有效关联；电动推拉门防夹装置是否正常运行，工作状态指示灯是否与机房门有效关联；门外是否有电离辐射警示标识；查看防护用品、防护设施品种及其铅当量是否符合《放射诊断放射防护要求》(GBZ 130—2020)要求，其数量应满足开展工作需要；查看放射工作人员、患者是否正确穿戴防护用品；候诊区是否设置放射防护注意事项告知栏。③以医学监护为目的的群体 X 射线检查，应针对不同群体实际，恰当控制 X 射线检查人数、部位和频率。不应将胸透列为群体体检的必检项目，不得将 X 射线胸部检查列入对婴幼儿及少年儿童体检的常规检查项目；受检者不应在机房内候诊；非特殊情况，检查过程中陪检者不应滞留在机房内。移动式和便携式 X 射线设备不应用于常规检查。只有在不能实现或在医学上不允许把受检者送到固定设备进行检查的情况下，并在采取严格的相应防护措施后，才能使用移动式或便携式 X 射线设备在床旁操作，实施医学影像检查；车载式诊断 X 射线设备一般应在巡回体检或医学应急时使用，不应作为固定场所的常规 X 射线诊断设备。④设备维修保养情况的监督：为获得高质量和稳定的 X 射线影像，避免使受检者接受过多的照射剂量，必须对 X 射线诊断设备进行检测维护，达到质量保证要求。可通过查看维修记录和质量保证检验记录来判断其工作的开展情况。⑤每年应委托有资质的技术服务机构对放射诊断和介入设备进行一次状态检测，并按照有关规定要求定期进行稳定性检测和验收检测；每年应委托有资质的技术服务机构对工作场所辐射水平进行检测。检查检测报告中设备性能和场所是否符合相关标准要求。⑥机房内不应堆放与该设备诊断工作无关的杂物；机房应设置动力通风装置，并保持良好的通风。⑦防护用品、防护设施品种及其铅当量是否符合《放射诊断放射防护要求》(GBZ 130—2020)要求，其数量应满足开展工作需要。

（四）对放射工作人员的监督

对放射工作人员的监督包括以下内容：①人员是否符合从业条件；医疗机构放射工作人员资质是否符合《放射诊疗管理规定》第七条规定；②是否按照规定进行职业健康检查等职业健康管理；③是否按照规定进行培训；④是否按照规定进行个人剂量监测管理。

第五节　放射事故卫生监督

一、放射事故的分级与报告

（一）事故的分级

根据辐射事故的性质、严重程度、可控性和影响范围等因素，从重到轻将辐射事故分为特别重大辐射事故、重大辐射事故、较大辐射事故和一般辐射事故四个等级。

1. 特别重大辐射事故　是指Ⅰ类、Ⅱ类放射源丢失、被盗、失控造成大范围严重辐射污染后果，或者放射性同位素和射线装置失控导致 3 人以上（含 3 人）急性死亡。

2. 重大辐射事故　是指Ⅰ类、Ⅱ类放射源丢失、被盗、失控，或者放射性同位素和射线装置失控导致 2 人以下（含 2 人）急性死亡或者 10 人以上（含 10 人）急性重度放射病、局部器官残疾。

3. 较大辐射事故　是指Ⅲ类放射源丢失、被盗、失控，或者放射性同位素和射线装置失控导致 9 人以下（含 9 人）急性重度放射病、局部器官残疾。

4. 一般辐射事故　是指Ⅳ类、Ⅴ类放射源丢失、被盗、失控，或者放射性同位素和射线装置失控导致人员受到超过年剂量限值的照射。

（二）事故的报告

1. 发生辐射事故时，生产、销售、使用放射性同位素和射线装置的单位应当立即启动本单位的应急方案,采取应急措施,并立即向当地环境保护主管部门、公安部门、卫生健康主管部门报告。

2. 环境保护主管部门、公安部门、卫生健康主管部门接到辐射事故报告后,应当立即派人赶赴现场,进行现场调查,采取有效措施,控制并消除事故影响;同时将辐射事故信息报告本级人民政府和上级人民政府生态环境主管部门、公安部门、卫生健康主管部门。

3. 县级以上地方人民政府及其有关部门接到辐射事故报告后,应当按照事故分级报告的规定及时将辐射事故信息报告上级人民政府及其有关部门。发生特别重大辐射事故和重大辐射事故后,事故发生地省、自治区、直辖市人民政府和国务院有关部门应当在 4 小时内报告国务院;特殊情况下,事故发生地人民政府及其有关部门可以直接向国务院报告,并同时报告上级人民政府及其有关部门。

二、放射事故的处理

(一)放射事故的处理原则

1. 控制放射源或射线装置　应尽快控制事故源,使失控的放射源或射线装置立即回复到安全状态,以防蔓延乃至发生更大的事故。

2. 控制污染　包括:①立即撤离有关工作人员,封锁现场,切断一切可能扩大污染范围的环节,迅速开展检测,严防对食物、禽畜及水源的污染;②对可能受到放射性核素污染或放射损伤的人员,采取隔离和应急措施,并组织人员进行去污,实施医学救治;③迅速确定放射性核素种类、活度、污染范围和污染程度;④污染现场未达到安全水平以前不得解除封锁。

3. 控制事故的不良影响　应判明事故的性质、影响范围,正确估计事故的可能后果,进行科学的宣传和解释,以减少或消除不良的社会影响。

(二)应急处理

辐射事故发生后,有关县级以上人民政府应当按照辐射事故的等级,启动并组织实施相应的应急预案。

1. 环境保护主管部门负责辐射事故的应急响应、调查处理和定性定级工作,协助公安部门监控追缴丢失、被盗的放射源。

2. 公安部门负责丢失、被盗放射源的立案侦查和追缴。

3. 卫生健康主管部门负责辐射事故的医疗应急。

三、放射事故的立案调查

环境保护主管部门会同公安机关和卫生健康主管部门对放射事故应当立案调查。基本内容包括:事故单位与放射工作有关的基本情况,如放射工作的种类、性质、规模、安全防护管理情况;事故基本情况,如发生事故的时间、地点、级别、性质、人员受照情况和财产损失情况等,并建立放射事故档案。

事故调查结束后,应依照法律、法规处理后结案,对构成犯罪的,依法追究刑事责任。

第六节　法　律　责　任

一、建设单位的法律责任

1. 建设单位违反《职业病防治法》的规定,有下列行为之一的,卫生健康主管部门将给予相应处罚：①未按照规定进行职业病危害预评价的；②医疗机构可能产生放射性职业病危害的建设项目未按照规定提交放射性职业病危害预评价报告，或者放射性职业病危害预评价报告未经卫生行政部门审核同意，开工建设的；③建设项目的职业病防护设施未按照规定与主体工程同时设计、同时施工、同时投入生产和使用的；④建设项目的职业病防护设施设计不符合国家职业卫生标准和卫生要求，或者医疗机构放射性职业病危害严重的建设项目的防护设施设计未经卫生行政部门审查同意擅自施工的；⑤未按照规定对职业病防护设施进行职业病危害控制效果评价的；⑥建设项目竣工投入生产和使用前，职业病防护设施未按照规定验收合格的。

2．未编制环境影响评价文件，或者环境影响评价文件未经环境保护行政主管部门批准，擅自进行建造、运行、生产和使用等活动的，由审批环境影响评价文件的环境保护行政主管部门责令停止违法行为，限期补办手续或者恢复原状，并处罚款。

3．未建造放射性污染防治设施、放射防护设施，或者防治防护设施未经验收合格，主体工程即投入生产或者使用的，由审批环境影响评价文件的环境保护行政主管部门责令停止违法行为，限期改正，并处罚款。

二、用人单位的法律责任

1．违反《放射性污染防治法》生产、销售、使用、转让、进口、贮存放射性同位素和射线装置以及装备有放射性同位素的仪表的，由县级以上人民政府环境保护行政主管部门或者其他有关部门依据职权责令停止违法行为，限期改正；逾期不改正的，责令停产停业或者吊销许可证；有违法所得的，没收违法所得；构成犯罪的，依法追究刑事责任。

2．违反《放射性污染防治法》，有下列行为之一的，由县级以上人民政府环境保护行政主管部门或者其他有关部门依据职权责令限期改正；逾期不改正的，责令停产停业，并罚款；构成犯罪的，依法追究刑事责任：①不按照规定设置放射性标识、标志、中文警示说明的；②不按照规定建立健全安全保卫制度和制定事故应急计划或者应急措施的；③不按照规定报告放射源丢失、被盗情况或者放射性污染事故的。

三、职业卫生服务机构的法律责任

未取得职业卫生技术服务资质认可擅自从事职业卫生技术服务的，由县级以上地方卫生健康主管部门依据《职业病防治法》给予相应处罚。

职业卫生技术服务机构和职业健康检查、职业病诊断机构违反《职业病防治法》的规定，有下列行为之一的，卫生健康主管部门将给予相应处罚：①超出资质认可或者备案登记范围从事职业卫生技术服务或者职业病诊断的；②不按照规定履行法定职责的；③出具虚假证明文件的。

本章小结

放射卫生监督是政府有关行政部门依据卫生法律、法规的规定对放射卫生管理相对人执行卫生法律规范的情况进行监督检查，并对其行为作出处理的行政执法活动。本章主要介绍了放射卫生监督的概念、放射防护的基本原则和方法、预防性放射卫生监督及经常性放射卫生监督的内容。建设项目职业病防护设施"三同时"的监督管理、申报制度和辐射安全许可、放射诊疗许可的申请办理。

思考题

1. 放射工作人员进入放射工作场所,应当遵守哪些规定?
2. 放射事故的处理原则包括哪些?

（栾耀君）

第十六章　公共场所卫生监督

公共场所卫生监督是我国卫生健康综合监督体系的重要组成部分。随着社会经济的发展和人民物质文化生活水平的提高，公共场所卫生在公共卫生领域中的位置日益凸显。如果公共场所卫生监管不力，将对公众健康产生潜在危害。尤其是在传染病疫情发生时，公共场所卫生监督是确保人民群众身体健康和生命安全，保障正常社会生活秩序，维护社会和谐稳定的不可忽视的重要工作。

第一节　概　　述

一、公共场所的概念和种类

公共场所（public place），是指人群聚集，并供公众从事各种社会生活（学习、社交、娱乐、医疗、休息和旅游等）使用的一切有围护结构的公用建筑物、场所及其设施的总称。它对公众来说是人工生活环境，对从业人员来说则是劳动环境。

公共场所是一类具有多种服务功能的公共建筑设施，按照不同的服务需求，有封闭式场所，如医院、宾馆、剧场、舞厅、浴室、商场、理发店等，也有开放式或露天的场所，如游泳池、体育场馆、公园等。

按照《公共场所卫生管理条例》规定，公共场所包括供公众从事学习、社交、娱乐、医疗、休息和旅游等活动的 7 类 28 种场所。具体包括：①住宿与交际类场所 8 种：宾馆、饭馆、旅店、招待所、车马店、咖啡馆、酒吧、茶座；②洗浴美容场所 3 种：公共浴室、理发店、美容店；③文化娱乐场所 5 种：影剧院、录像厅（室）、游艺厅（室）、舞厅、音乐厅；④体育游乐场所 3 种：体育场（馆）、游泳场（馆）、公园；⑤文化交流场所 4 种：展览馆、博物馆、美术馆、图书馆；⑥购物场所 2 种：商场（店）、书店；⑦就诊与交通场所 3 种：候诊室、候车（机、船）室、公共交通工具。

近年来，由于我国经济和社会的快速发展，公共生活娱乐方式改变，上述有的公共场所已逐渐趋于消失，如车马店、录像厅（室）等，但总的来说公共场所的种类不断增多，并向多功能综合性发展。除了上述 7 类 28 种外，银行、证券交易所、会展中心、照相馆（婚纱影楼）、网吧、歌舞厅、按摩店、足浴室、棋牌室、台球室、室内健身场所、老年人活动中心、殡仪馆、商城（集市）、娱乐城、儿童乐园、温泉度假村、高尔夫球场、旅游景点等也都属于公共场所。

此外，我国幅员辽阔，民族风俗习惯各异，社会经济发展水平参差不齐，各种公共场所的档次也很悬殊，特色和品位各有不同。为了解决当前的突出问题，国家卫生健康委员会再次修订了《公共场所卫生管理条例实施细则》。该实施细则规定："公共场所卫生监督的具体范围由省、自治区、直辖市人民政府卫生行政部门公布"。据此，部分省、市卫生行政部门对 7 类 28 种公共场所的概念和涵盖范围作出了具体规定，部分省市已经正式发文，公共场所卫生监督的具体范围扩大到了足浴室、网吧、婴儿游泳馆、棋牌室和健身场所等。

二、公共场所卫生监督的概念及意义

公共场所卫生监督（health supervision of public place），是指卫生行政部门及其卫生监督机构依据公共场所卫生法律、法规的规定，对辖区内公共场所执行卫生法律规范的情况进行监督检查，并对其行为作出处理的卫生行政执法活动。

由于公共场所的空间有限，在特定时间内接纳和聚集的人群数量比较大，人群停留时间相对较短，流动交换速度比较快，人员的组成十分复杂，生活方式和生活习惯有很大差异，所以公共场所的环境非常特殊，要受到多种因素的影响，通过人员活动把生物的、物理的、化学的等各种危险因素带入公共场所，影响公共场所的环境和卫生质量。

公共场所对于从业人员来讲，是工作环境即职业环境，对出入公共场所的中外顾客而言，是临时性社会活动环境和生活活动的环境。因此，公共场所是典型的生态环境。有利的生态环境可以不断促进公共场所环境质量的改善和卫生水平的提高，使生活在其中的人员感到方便、舒适和卫生。但不利的生态效应是产生大量的废弃物和污染的空气。其中有的对环境造成污染，有的可能对人体健康造成影响，对工作、生活在其中的从业人员和顾客的健康均构成潜在威胁。

另外，公共场所的卫生状况和场所室内外环境的卫生质量，是社会进步和文明程度的反映，也是一个城市、一个地区、一个民族物质文明和精神文明发展水平的重要标志。提高和改善公共场所的卫生质量，也将产生明显的社会效益和经济效益。

三、公共场所卫生监督依据

公共场所卫生监督的依据主要是国家制定的卫生法律、法规、规章、规范性文件和与之配套的卫生标准和规范。

（一）法律

主要是《中华人民共和国传染病防治法》。该法所调整法律关系的客体内容具有广泛性、多样性的特点，其部分条款对公共场所传染病防控做了相应的规定。例如第一条：为了预防、控制和消除传染病的发生与流行，保障人民健康和公共卫生，制定本法。第五十三条第一款第六项：对公共场所和有关单位的卫生条件和传染病预防、控制措施进行监督检查。

（二）法规

包括《公共场所卫生管理条例》《突发公共卫生事件应急条例》《艾滋病防治条例》等。公共场所卫生监督的主要法律依据是国务院于1987年4月1日颁布的《公共场所卫生管理条例》，该条例是针对公共场所的卫生监督管理工作专门制定的，包括了公共场所的卫生管理、卫生监督和相关的法律责任等一系列内容。2016年2月6日和2019年4月23日《国务院关于修改部分行政法规的决定》（国务院令第666号和第714号）、《国务院关于在全国推开"证照分离"改革的通知》（国发〔2018〕35号）、《国务院关于在自由贸易试验区开展"证照分离"改革全覆盖试点的通知》（国发〔2019〕25号）等对部分条款予以修改。

（三）部门规章

主要是《公共场所卫生管理条例实施细则》。该细则是卫生部在1987年9月15日颁布的，并于2011年、2016年、2017年多次进行修正，以适应经济社会发展和人民生活水平提高的要求。此外，《生活饮用水卫生监督管理办法》《国家食品药品监管总局　国家卫生计生委关于整合调整餐饮服务场所的公共场所卫生许可证和食品经营许可证有关事项的通知》、国家卫生健康委办公厅《关于全面推开公共场所卫生许可告知承诺制改革有关事项的通知》《国家卫生健康委关于印发自由贸易试验区"证照分离"改革卫生健康事项实施方案的通知》《国家卫生健康委办公厅关于印发职业健康和公共卫生监督领域"证照分离"改革措施的通知》等,也是公共场所卫生监督执法的重要依据。

(四)卫生标准和规范

2012年,公共场所集中空调通风系统3个行业标准出台,包括《公共场所集中空调通风系统卫生规范》(WS 394—2012)、《公共场所集中空调通风系统卫生学评价规范》(WS/T 395—2012)、《公共场所集中空调通风系统清洗消毒规范》(WS/T 396—2012),取代2006年出台的公共场所集中空调通风系统"一法三规",以更好适应公共场所集中空调通风系统的技术发展趋势和要求。

2019年,4项与公共场所卫生相关的国家标准正式实施。这是时隔23年后,公共场所系列卫生标准的一次紧跟时代的修订。我国原公共场所卫生标准颁布于1996年,其部分内容和指标已无法满足卫生监督管理和疾病防控的需要。新的公共场所系列卫生标准包括:①《公共场所卫生管理规范》(GB 37487—2019);②《公共场所卫生指标及限值要求》(GB 37488—2019);③《公共场所设计卫生规范》(GB 37489.1—2019、GB 37489.2—2019、GB 37489.3—2019、GB 37489.4—2019、GB 37489.5—2019);④《公共场所卫生学评价规范》(GB/T 37678—2019)。这些新标准可有效保护公共场所人体健康,提高公共场所卫生质量和管理水平,同时保留GB 9663~9673—1996、GB 16153—1996部分继续适用内容和GB 50325—2020、GB 50352—2019等民用建筑设计标准中的相应内容。

四、公共场所卫生监督部门及职责

根据《公共场所卫生管理条例》《公共场所卫生管理条例实施细则》以及2022年1月24日《中共中央办公厅 国务院办公厅关于调整国家卫生健康委员会职能配置、内设机构和人员编制的通知》等相关规定,国家疾病预防控制局承担公共卫生监督工作,组织指导地方开展公共场所卫生监督检查工作,依法组织查处公共卫生重大违法行为,完善卫生健康综合监督体系。

负责具体卫生监督工作的主体包括:①县级以上地方各级人民政府卫生行政部门,具体负责本行政区域的公共场所卫生监督管理工作。②民航、铁路、交通、厂(场)矿卫生防疫机构对辖区范围内的公共场所施行卫生监督,并接受当地卫生防疫机构的业务指导。其中,出入境检验检疫机构,具体负责国境口岸及出入境交通工具的卫生监督管理工作;铁路部门所属的卫生主管部门,具体负责对管辖范围内的车站、等候室、铁路客车以及主要为本系统职工服务的公共场所的卫生监督管理工作。

县级以上地方各级人民政府卫生行政部门应当根据公共场所卫生监督管理需要,建立健全公共场所卫生监督队伍和公共场所卫生监测体系,制定公共场所卫生监督计划并组织实施。

第二节 公共场所卫生管理

一、公共场所卫生管理概念

公共场所卫生管理,是指公共场所经营者依照国家有关卫生法律法规的规定,对公共场所进行预防疾病、保障公众健康的卫生管理工作。经营者的卫生管理是国家法律法规赋予的法定义务,同时也是公共场所经营者日常管理的重要组成部分。卫生状况的好坏,也反映了一个场所的整体经营管理水平。

二、公共场所卫生管理内容

（一）管理责任

公共场所的卫生实行责任制管理，公共场所的法定代表人或者负责人是其经营场所卫生安全的第一责任人。通过明确责任人，有利于将卫生管理落到实处。

公共场所经营者应当设立卫生管理部门或配备专（兼）职卫生管理人员，负责本公共场所的具体卫生工作，建立健全卫生管理制度和卫生管理档案，进行常规卫生检查，监督应急预案的落实情况，空气、微小气候、水、采光、照明、噪声、顾客用具的定期检测，并有权针对发现的问题提出整改意见。

（二）管理制度和档案

各类公共场所要从保护群众的身体健康出发，成立卫生管理机构（组织），按照公共场所卫生法律法规、卫生标准、卫生规范的要求和本单位实际情况，建立健全卫生管理制度，提出做好卫生工作的具体要求，把卫生管理纳入整个服务工作的考核内容中，促使单位全面达到各项卫生要求。

《公共场所卫生管理规范》（GB 37487—2019），推荐卫生管理制度宜包括以下内容：①环境卫生保洁制度；②空气、微小气候、水质、采光、照明、噪声、公共用品用具、集中空调通风系统等定期检测制度；③公共场所禁烟管理制度；④公共用品用具更换、清洗、消毒管理制度；⑤卫生设施的使用、维护管理制度；⑥集中空调、分散式空调管理制度；⑦从业人员健康检查、培训、个人卫生制度；⑧卫生相关产品采购、索证、验收制度；⑨生活饮用水、二次供水设施管理制度；⑩游泳场所、沐浴场所水质管理制度；⑪卫生间卫生管理制度；⑫日常卫生检查及奖惩制度；⑬传染病、健康危害事故应急处置和报告制度。

卫生管理档案应设置专人管理，管理者承担监督档案制作、整理及保存卫生档案的任务。为保证档案条理分明，《公共场所卫生管理条例实施细则》要求档案应分类记录。制作完成的卫生档案，其保存期限至少 2 年。为确保卫生管理档案的建立，有些地区将卫生档案作为卫生许可的必审项目，在《公共场所卫生许可证》的颁发、换证过程中严格审查。

卫生管理档案应包括以下内容：①卫生管理部门、人员设置情况及卫生管理制度；②空气、微小气候（湿度、温度、风速）、水质、采光、照明、噪声的检测情况；③顾客用品用具的清洗、消毒、更换及检测情况；④卫生设施的使用、维护、检查情况；⑤集中空调通风系统的清洗、消毒情况；⑥安排从业人员健康检查情况和培训考核情况；⑦公共卫生用品进货索证管理情况；⑧公共场所危害健康事故应急预案或者方案；⑨省、自治区、直辖市卫生行政部门要求记录的其他情况。

（三）宣传培训

为预防疾病，保障公众健康，公共场所的经营者有义务开展卫生知识宣传。宣传形式可灵活多样，宣传对象可以是社会公众，也可以是特定公共场所的顾客。

公共场所经营者应当建立卫生培训制度，组织从业人员学习相关卫生法律知识和公共场所卫生知识，并进行考核。对考核不合格的，经营者不得安排其上岗。在岗从业人员宜每 2 年复训一次。

（四）健康检查

公共场所经营者应当组织从业人员每年进行健康检查，从业人员在取得有效健康合格证明后方可上岗。患有痢疾、伤寒、甲型病毒性肝炎、戊型病毒性肝炎等消化道传染病的人员，以及患有活动性肺结核、化脓性或者渗出性皮肤病等疾病的人员，治愈前不得从事直接为顾客服务的工作。

（五）空气要求

公共场所经营者应当保持公共场所空气流通,室内空气质量应当符合国家卫生标准和要求。公共场所采用集中空调通风系统的,应当符合公共场所集中空调通风系统相关卫生规范和规定的要求。

（六）水质要求

公共场所经营者提供给顾客使用的生活饮用水,应当符合国家生活饮用水卫生标准和要求。游泳场（馆）和公共浴池水质应当符合国家卫生标准和要求。

（七）采光和噪声要求

公共场所的采光照明、噪声应当符合国家卫生标准和要求。公共场所应当尽量采用自然光。自然采光不足的,公共场所经营者应当配置与其经营场所规模相适应的照明设施。公共场所经营者应当采取措施降低噪声。

（八）用品用具要求

公共场所经营者提供给顾客使用的用品用具,应当保证卫生安全,可以反复使用的用品、用具应当一客一换,按照有关卫生标准和要求清洗、消毒、保洁。禁止重复使用一次性用品用具。

（九）设施设备要求

公共场所经营者应当根据经营规模、项目设置清洗、消毒、保洁、盥洗等设施设备。公共场所经营者应当建立卫生设施设备维护制度,定期检查卫生设施设备,确保其正常运行,不得擅自拆除、改造或者挪作他用。

公共场所经营者应当根据经营规模、项目设置公共卫生间,公共卫生间应当有单独通风排气设施,保持清洁无异味。

（十）病媒防治要求

公共场所应当配备安全、有效的预防控制蚊、蝇、蟑螂、鼠和其他病媒生物的设施设备及废弃物存放专用设施设备,并保证相关设施设备的正常使用,及时清运废弃物。

（十一）选址、设计、装修要求

公共场所的选址、设计、装修应当符合国家相关标准和规范的要求。公共场所室内装饰装修期间不得营业。进行局部装饰装修的经营者应当采取有效措施,保证营业的非装饰装修区域室内空气质量合格。

（十二）禁烟要求

室内公共场所禁止吸烟。公共场所经营者应当设置醒目的禁止吸烟警语和标志。室外公共场所设置的吸烟区不得位于行人必经的通道上。公共场所不得设置自动售烟机。公共场所经营者应当开展吸烟危害健康的宣传,并配备专（兼）职人员对吸烟者进行劝阻。

（十三）检测要求

公共场所经营者应当按照卫生标准、规范的要求对公共场所的空气、微小气候、水质、采光、照明、噪声、顾客用品用具和集中空调通风系统等进行卫生检测,每年至少检测一次;检测结果不符合卫生标准、规范要求的应当及时整改。公共场所经营者不具备检测能力的,可以委托检测。公共场所经营者应当在醒目位置如实公示检测结果,并对其卫生检测的真实性负责,依法依规承担相应后果。

三、公共场所危害健康事故处置

（一）概念

公共场所危害健康事故（health hazard accident in public place）,是指公共场所内发生的传染病疫情或者因空气质量、水质不符合卫生标准,用品用具或者设施受到污染导致的危害公众健康事故。公共场所危害事故威胁到公众的生命、健康，一旦发生，后果严重。

（二）分类

1.传染病疫情 传染性非典型肺炎、风疹、流行性脑脊髓膜炎、麻疹、急性结膜炎、军团菌肺炎和其他空气介质传播的传染性疾病。发生原因：当地出现散发或暴发病例。

2.空气质量不符合卫生标准 有机污染物：甲醛、苯、丙酮、氯乙烯、苯乙烯等；无机污染物：氨、一氧化碳、二氧化碳等；放射性污染物：氡等；可吸入颗粒物：PM_{10}、$PM_{2.5}$ 等。发生原因：公共场所建筑材料污染、公共场所装潢材料污染、室外环境污染、公共场所人类活动污染。

3.水质不符合卫生标准 生活饮用水水质超标、二次供水水质超标、分质供水水质超标。发生原因：水源水质污染、水厂制水工艺问题、供水管网污染、二次供水污染、直饮水处理问题、投毒行为。

4.用具用品或者设施受到污染 公共用品用具和卫生设施遭受污染所致的传染性疾病和皮肤病，如性病、艾滋病、皮肤癣等。因使用化妆品所致的毁容、脱发及皮肤病，如过敏性皮炎及各种皮肤损伤等。发生原因：公共用品用具和卫生设施未按规定清洗消毒，化妆品等公共用品受到汞、铅等化学物或致病菌微生物污染。

5.意外事故 氯气中毒、一氧化碳中毒（包括煤气中毒）、二氧化碳中毒、其他中毒事件。发生原因：氯气泄漏，消毒剂保存或使用操作不规范，锅炉、餐饮加工等过程中泄漏或燃烧不完全。

（三）应急预案

公共场所经营者应当制定公共场所危害健康事故应急预案或者方案，定期检查公共场所各项卫生制度、措施的落实情况，及时消除危害公众健康的隐患。

（四）事故报告

公共场所发生危害健康事故的，经营者应当立即处置，防止危害扩大，并及时向县级人民政府卫生行政部门报告。任何单位或者个人对危害健康事故不得隐瞒、缓报、谎报或者授意他人隐瞒、缓报、谎报。

（五）控制措施

县级以上地方人民政府卫生行政部门对发生危害健康事故的公共场所，可以依法采取封闭场所、封存相关物品等临时控制措施。经检验属于被污染的场所、物品，应当进行消毒或者销毁；对未被污染的场所、物品或者经消毒后可以使用的物品，应当解除控制措施。

（六）事故处理

涉及病人救治的，在第一时间组织救治病人；根据流行病学及现场卫生学调查和实验室检验结果撰写调查报告，内容包括事件发生时间、地点、发病人数和范围、病人主要临床症状、流行病学资料分析、检验结果、调查结论、采取的措施和处理意见，对公共场所危害健康事故资料进行整理并归档；对疑难的公共场所危害健康事故，由卫生行政部门组织专家进行分析论证并按规定报告，经排查如属于传染病疫情的，按相应传染病控制预案进行应急处理。疑似投毒的案件应及时通知公安部门。

第三节 公共场所设计卫生要求及卫生许可

一、公共场所设计卫生要求

《公共场所设计卫生规范》（GB 37489—2019）规定了新建、改建、扩建公共场所的基本要求及选址、总体布局与功能分区、单体、暖通空调、给水排水、采光照明、病媒生物防治的通用设计卫生要求。

（一）基本要求

1. 公共场所的设计应符合《民用建筑设计统一标准》（GB 50352—2019）的要求，并根据场所类别和卫生特征进行设计。

2. 公共场所物理因素、室内空气质量、生活饮用水、游泳池水、沐浴用水、集中空调通风系统、公共用品用具的卫生要求应符合《公共场所卫生指标及限值要求》（GB 37488—2019）的要求。

3. 应急通道、安全出口应符合《建筑设计防火规范（2018 年版）》（GB 50016—2014）的要求。

4. 无障碍设施应符合《无障碍设计规范》（GB 50763—2012）的要求。

5. 建筑装修材料应符合《民用建筑工程室内环境污染控制规范》（GB 50325—2020）等建筑装修材料有害物质限值标准的要求。不得使用国家禁止使用、限制使用的材料。

6. 隔声、吸声、隔振、减振设计应符合《民用建筑隔声设计规范》（GB 50118—2010）的要求。

（二）选址

1. 符合城市总体规划。

2. 不得设在自然疫源地。

3. 远离粉尘、有毒有害气体、放射性物质等污染源，与暴露垃圾堆、旱厕、粪坑等病媒生物滋生地的间距不应小于25m。

4. 具备给排水和电力供应的条件。

（三）总体布局与功能分区

1. 总体布局明确，功能分区合理。

2. 人员、物资通道宜分开设置。

3. 不同类别场所应分区设置，并与锅炉房、空调机房、水泵房、厨房操作间等辅助用房保持适当的距离。

4. 应在公共区域设公共卫生间。

5. 卫生间、盥洗室、浴室、游泳池等不应设在餐厅、厨房、食品贮藏室等有严格卫生要求用房的直接上层。

（四）单体

1. 清洗消毒间（区）　要求：①自行对公共用品用具清洗消毒的场所应设清洗消毒间（区）；②床单、枕套、被套、毛巾、浴巾、浴衣等棉织品可外送清洗消毒，采用外送清洗消毒的，应设外送物品的暂存区，暂存区不得设在清洁物品储藏间（区）；③地面与墙面应使用防水、防霉、可洗刷的材料，墙裙高度不得低于1.5m，地面应有一定坡度且有排水系统。

2. 储藏间（区）　要求：①应根据需求分类别设置储藏间（区）；②储藏间（区）应分设清洁物品、污染物品专间（区）；③应设置工作车停放及操作空间。

3. 公共卫生间　要求：①公共卫生间的规模及便器的数量应符合《公共厕所卫生规范》（GB/T 17217—2021）和《城市公共厕所设计标准》（CJJ 14—2016）的规定，并应配置一定数量的无障碍便器；②不应设通槽式水冲厕所；③宜设蹲式便器；④宜设流动冷热水洗手设备；⑤洗手龙头、洗手液宜采用非接触式器具；⑥大、小便的冲洗宜采用自动感应或脚踏开关冲便装置；⑦便器及地漏均应设水封。

（五）暖通空调

1. 集中空调　要求：①应符合《公共场所集中空调通风系统卫生规范》（WS 394—2012）的规定；②应设初效过滤器，采用初效过滤器不能满足要求时，应设中效过滤器；③新风口应避免设在开放式冷却塔夏季最大频率风向的下风侧；④新风口距离开放式冷却塔、污染气体排放口和其他污染源的水平间距不宜小于10m；⑤新风口应设防雨罩或防雨百叶窗等防水配件；新风应直接由风管通过送风口送入室内；⑥回风口及吊装式空气处理机不得设于产生异味、粉尘、油烟的位置上方；⑦排放有毒有害物的排风系统不得与集中空调通风系统相连通；⑧冷凝水管道应采取防凝露措施,冷凝水排入污水系统时应有空气隔断措施,冷凝水管不得与污水、废水、室内密闭雨水系统直接连接;⑨开放式冷却塔应通风良好,避免阳光直射集水池,远离热源,开放式冷却塔应设持续净化消毒、加药装置。

2. 通风　要求:①应充分利用自然通风,自然通风无法满足需求的场所应设机械通风装置;②厨房、卫生间的竖向排风道应具有防火、防倒灌、防串味及均匀排气的功能。

(六)给水排水

1. 给水　要求:①生活饮用水水质应符合《生活饮用水卫生标准》(GB 5749—2022)的要求,分质供水水质应按其水处理工艺分别符合 2005 年《生活饮用水水质处理器卫生安全与功能评价规范》的要求;②二次供水设施应符合《二次供水设施卫生规范》(GB 17051—1997)的要求;③生活饮用水不得因管道产生虹吸、背压回流而受污染。

2. 排水　要求:①有用水要求或冲洗地面的功能间应有给排水条件;②泵房内应设排水系统,地面应设防水层;③污、废水管线不得穿越有卫生、防潮等特殊要求用房和设施;④当构造内无存水弯的卫生器具与生活污水管道或其他可能产生有害气体的排水管道连接时,应在排水口以下设存水弯。存水弯的水封深度不得小于 50mm。

(七)采光照明

1. 采光质量应符合《建筑采光设计标准》(GB 50033—2013)的要求,照明数量和质量应符合《建筑照明设计标准》(GB 50034—2013)的要求。

2. 应充分利用自然采光,进行合理的日照控制和利用,避免直射阳光引起的眩光。

3. 照明设备光谱宜接近自然光,光线均匀、不炫目、照度合理。

4. 不得将含有紫外波段的光源作为照明使用。

(八)病媒生物防治

1. 应根据当地病媒生物的特点设置相应的防治设施,并符合国家有关规定。

2. 与外界直接相通并可开启的门窗应设易于拆卸、清洗的防蝇门帘、纱网或设空气风帘机。

3. 机械通风装置的风口和下水道的出口、排气口应设置防止鼠类进入的隔栅或网罩。

二、公共场所卫生许可

(一)卫生许可

国家对除公园、体育场馆、公共交通工具外的公共场所实行卫生许可证管理。公共场所经营者取得工商行政管理部门颁发的营业执照后,还应当按照规定向县级以上地方人民政府卫生行政部门申请卫生许可证,方可营业。公共场所卫生监督的具体范围由省、自治区、直辖市人民政府卫生行政部门公布。

为贯彻简政放权、放管结合、优化服务协同推进的部署,减少对餐饮企业重复发证、重复监管,切实减轻企业负担,2016 年 2 月国务院下发了《国务院关于整合调整餐饮服务场所的公共场所卫生许可证和食品经营许可证的决定》(国发〔2016〕12 号),取消地方卫生部门对饭馆、咖啡馆、酒吧、茶座 4 类公共场所核发的卫生许可证,有关食品安全许可内容整合进了食品药品监管部门核发的食品经营许可证,由食品药品监管部门一家许可、统一监管。

(二)自由贸易区证照改革

为贯彻落实《国务院关于在自由贸易试验区开展"证照分离"改革全覆盖试点的通知》(国发〔2019〕25 号)和《国家卫生健康委关于印发自由贸易试验区"证照分离"改革卫生健康事项实施方案的通知》(国卫法规发〔2019〕62 号)要求,严格落实清单管理制度,将涉企经营许可事项全部纳入清单管理,并依法定期更新,清单之外不得违规限制企业进入。

音乐厅等 7 类公共场所在自由贸易试验区实施备案管理改革试点。根据《国家卫生健康委办公厅关于印发职业健康和公共卫生监督领域"证照分离"改革措施的通知》(国卫办法规发〔2021〕13 号),2021 年 7 月 1 日起,在自由贸易试验区开展音乐厅、展览馆、博物馆、美术馆、图书馆、书店、录像厅(室)的公共场所卫生许可改为备案管理改革试点,经营者举办上述 7 类公共场所依法取得营业执照后不再核发卫生许可证,在保证卫生条件符合国家相关规定的前提下开展经营活动,并在领取营业执照后 30 日内将单位名称、场所地址、经营项目、法定代表人、联系人及联系电话以及是否使用集中空调通风系统、是否使用饮用水供水设施设备、是否存在重要环境卫生污染源等情况向所在地卫生行政部门备案。

(三)公共场所卫生许可告知承诺制

为落实《国务院关于在全国推开"证照分离"改革的通知》(国发〔2018〕35 号)要求,优化营商环境,强化事中事后监管,对依据《公共场所卫生管理条例》及其实施细则实行卫生许可证管理的公共场所,自 2018 年 11 月 10 日起在全国范围内实施卫生许可告知承诺制改革。按照《国务院办公厅关于全面推行证明事项和涉企经营许可事项告知承诺制的指导意见》(国办发〔2020〕42 号)和《国家卫生健康委办公厅关于全面推开公共场所卫生许可告知承诺制改革有关事项的通知》(国卫办监督发〔2018〕27 号)要求,在全国范围内继续深化公共场所卫生许可告知承诺制改革。对申办公共场所卫生许可依法应当具备的条件(空气、水质、采光、照明、噪声、顾客用具和卫生设施等符合卫生标准)实行告知承诺,经形式审查后由审批机关当场作出许可决定。

实行公共场所卫生许可告知承诺,是指申请人依法提出公共场所卫生许可申请,卫生行政部门一次告知审批条件和所需材料,申请人承诺符合审批条件并提交材料的,审批机关当场作出卫生行政许可决定并发放《公共场所卫生许可证》的行政许可审批方式。实施公共场所卫生许可告知承诺制改革,对于破解"准入不准营"难题,进一步营造稳定、公平、透明、可预期的市场准入环境,促进公共场所卫生监督管理创新方式、落实责任、提高效率,具有重要意义。

1. 申请和告知 申请人依法提出公共场所卫生许可新办或延续申请,行政审批机关应当以书面形式一次性向申请人告知审批条件和所需材料要求,并向申请人提供申请书和告知承诺文书示范文本。告知内容主要包括:①办理审批的法律依据;②获得批准应当达到的条件、标准,以及所需的前置审批手续等法定要求;③办理审批手续应当场提交的材料;④办理审批手续可以事后提交的材料以及提交材料的期限;⑤申请人作出不真实承诺或违背承诺应当承担的法律责任;⑥审批部门应当告知的其他内容。

2. 承诺和提交材料 申请人充分了解行政审批机关告知的审批条件和材料要求,如实填写卫生许可申请书和告知承诺格式文书,表明其认为已经符合有关行政审批事项的要求,书面作出承诺,并按要求提供相关材料。申请人作出不实承诺或不履行承诺事项的,应当承担相应的法律责任。

3. 受理和决定 包括:①申请人提供的材料齐全、书面承诺符合规定形式的,行政审批机关应当受理并当场作出准予行政许可的决定并发放《公共场所卫生许可证》;②申请人提交的申请材料不齐全或者不符合法定形式的,行政审批机关应当场一次性告知申请人需要补正的全部内容;③申请人应当诚信守诺,在其公共场所达到法定条件前,不得开展公共场所经营活动。

4. 现场核查 卫生行政部门对公共场所取得卫生许可证并营业后的卫生条件及申请人承诺事项,要及时进行全覆盖现场核查。对使用集中空调通风系统、涉及水质净化消毒等重要卫生设施的公共场所,要尽快进行现场核查,对承诺不实或不符合法定条件的,要依法依规处置,防范严重卫生安全隐患导致公共场所危害健康事故发生。具体现场核查时限以及有关要求由各地结合辖区实际确定。

5. 许可证有效期 《公共场所卫生许可证》有效期限为 4 年。《公共场所卫生许可证》应当载明编号、单位名称、法定代表人或者负责人、经营项目、经营场所地址、发证机关、发证时间、有效期限。

6.许可变更、延续与重新申请　公共场所经营者变更单位名称、法定代表人或者负责人的，应当向原发证卫生行政部门办理变更手续。公共场所经营者需要延续卫生许可证的，应当在卫生许可证有效期届满30日前，向原发证卫生行政部门提出申请。公共场所经营者变更经营项目、经营场所地址的，应当向县级以上地方人民政府卫生行政部门重新申请卫生许可证。

第四节　公共场所经常性卫生监督

一、公共场所经常性卫生监督含义

公共场所经常性卫生监督，是指在公共场所经营过程中，卫生监督主体对其遵守卫生法律规范的情况进行的卫生监督检查、卫生监测、卫生技术指导、卫生行政处罚等工作的总称。

《公共场所卫生管理条例实施细则》规定，县级以上地方人民政府卫生行政部门对公共场所进行监督检查，应当依据有关卫生标准和要求，采取现场卫生监测、采样、查阅和复制文件、询问等方法，有关单位和个人不得拒绝或者隐瞒；县级以上人民政府卫生行政部门应当加强公共场所卫生监督抽检，并将抽检结果向社会公布。

公共场所经常性卫生监督的目的是及时发现存在的卫生问题，对不符合卫生要求的及时给予卫生技术指导，提出具体改进意见，督促其采取有效的措施，迅速改善；对拒不整改或有违法行为的单位和个人，依照相关规定给予行政处罚。

二、公共场所经常性卫生监督内容

公共场所经常性卫生监督主要从卫生管理、功能间卫生、公共用品用具卫生和集中空调通风系统卫生要求等方面来进行。

（一）公示情况的监督

公共场所应在醒目位置做到"三公示"，即公示卫生许可证、公示卫生监测报告、公示卫生信誉度等级。同时，还要检查"三公示"的内容是否在有效期内。

（二）从业人员的监督

1.培训　公共场所经营者应当建立卫生培训制度，组织从业人员学习相关卫生法律知识和公共场所卫生知识，并进行考核。对考核不合格的，不得安排上岗。应有相应的培训、考核资料和记录。

2.健康体检　公共场所经营者应当组织从业人员每年进行健康体检，从业人员在取得有效健康合格证明后方可上岗。患有痢疾、伤寒、甲型病毒性肝炎、戊型病毒性肝炎等消化道传染病的人员，以及患有活动性肺结核、化脓性或者渗出性皮肤病等疾病的人员，治愈前不得从事直接为顾客服务的工作。

3.个人卫生　从业人员应保持良好的个人卫生。宜备有两套以上工作服，着清洁工作服上岗。美容美发人员为顾客洁面（剃须）、美容服务时应戴口罩。养成良好卫生习惯，做到勤洗手、勤换衣服、勤理发、勤洗澡。美容、美发人员和足浴服务人员有下列情形时，应洗手：为顾客理发、美容、足浴服务前；触摸耳、鼻、头发、口腔等人体部位后；如厕及其他可能污染双手的活动后。

（三）卫生管理组织及制度的监督

公共场所经营者应当设立卫生管理部门或者配备专（兼）职卫生管理人员，具体负责本公共场所的卫生工作，建立健全卫生管理制度。

（四）卫生管理档案的监督

公共场所卫生管理档案要求内容齐全、分类记录、至少保存 2 年。档案宜专人管理，妥善保管，各类归档管理的资料有相关人员签名。

（五）卫生专间的监督

各类公共场所应布局合理，相应功能间（消毒间、布草间、储藏室、工作间、更衣室、公共卫生间、洗衣房等）规范设置，清洗、消毒、保洁设施齐全，能正常使用，环境整洁。

1. 公共用具清洗消毒间 包括：①应做到专间专用，不得擅自停用或更改房间用途，在清洗消毒间内不得从事与清洗消毒无关的活动；②清洗、消毒、保洁设施应正常使用，并保持整洁；③有清洗消毒操作规程，配备消毒剂定量配制容器（化学法消毒）、洗消器材和工具；④不得放置饮水机、制冰机、清扫工具、个人生活用品、杂物及其他无关物品。

2. 清洁物品储藏间（备用品库房） 包括：①公共场所应根据场所种类、规模合理设置清洁物品储藏间，或在场所内清洁区域设置清洁物品储藏区，数量和规模应能满足经营需要；②不得放置污染物品、清扫工具、个人生活用品、杂物及其他无关物品；③环境应保持整洁，通风良好，室内无霉斑和积尘，设置病媒生物防治设施并正常使用，无病媒生物滋生。

3. 公共用品洗涤房间（洗衣房） 包括：①公共用品洗涤房间应专室专用，保持环境整洁；②公共用品的洗涤、消毒、烘干设备和洗手、更衣、通风、照明、保洁设施应正常使用，做好日常维护工作；③公共用品洗涤应做到分类清洗，清洁用品应及时存放到保洁设施内，清洁物品和污染物品的存放容器应严格分开，运输过程应有效防止交叉污染、二次污染。

4. 烫染发间（区） 包括：①烫染发操作应在烫染发工作间（区）内进行；②烫染发工作间（区）内机械排风设施应保持正常使用。

5. 卫生间 包括：①公共卫生间应及时清扫保洁，做到无积水、无积垢、无异味，上下水系统、洗手设施、机械排风设施应定期维护，保证正常使用；②公共卫生间设置座式便器的应提供一次性衬垫；③住宿场所客房卫生间应使用专用清扫工具对相应的洁具（脸池、浴缸、坐便器）进行清扫，并采用合适的方法对洁具表面进行消毒，消毒效果应符合卫生要求；④应根据物品、用具的污染程度合理清扫，有效防止交叉污染、二次污染。

（六）公共用品用具清洗消毒的监督

1. 方法选择 公共用品用具消毒应选择合适的方法，清洗消毒过程规范，保证消毒效果。

2. 化学法消毒 采用化学方法消毒，消毒池的容量、深度应能满足浸泡消毒的需要，保证消毒液有效浓度和浸泡时间，消毒后的用具应充分冲洗。

3. 物理法消毒 采用消毒柜消毒应按照使用说明操作；采用蒸汽、煮沸方法消毒应保证消毒时间、消毒温度。

4. 保洁措施 清洗消毒后的公共用品用具应采取保洁措施，防止二次污染。

5. 消毒记录 公共用品用具清洗消毒过程应有记录，包括消毒时间、人员、方法和消毒物品的种类、数量等。

（七）生活饮用水的卫生监督

1. 水质要求 公共场所经营者提供给顾客使用的生活饮用水应当符合国家《生活饮用水卫生标准》（GB 5749—2022）的要求。

2. 二次供水 二次供水设施使用单位应有专人负责卫生管理，设施的设计、管理和水质应符合 GB 17051—1997 要求，有日常管理记录和水质年度检测合格报告。

3. 自建供水 自建供水设施使用单位应由专人负责卫生管理，水源卫生防护和供水过程卫生管理应符合《生活饮用水集中式供水单位卫生规范》，水质符合 GB 5749—2022 要求，有日常管理记录和水质年度检测合格报告。

4. 交通工具供水 公共交通工具上提供的生活饮用水水质应符合 GB 5749—2022 要求。

5．分质供水 采用分质供水方式的公共场所,制水工艺应符合卫生要求,水质符合 GB 5749—2022 和相应的标准规定,使用的水质处理器应取得卫生许可批件,做好设备、管道日常管理和维护工作。

（八）公共场所集中空调通风系统的监督

1．卫生档案 建立集中空调系统卫生档案,主要包括以下内容:集中空调系统竣工图;卫生学检测或评价报告书;经常性卫生检查及维护记录、清洗、消毒及其资料记录;空调故障、事故及其他特殊情况记录。

2．定期清洗 集中空调通风系统应当保持清洁、无致病微生物污染,并要求定期清洗。具体要求:①公共场所经营者应当按照规定每年对集中空调至少检测一次,发现检测结果不符合标准的,应当及时整改,保证集中空调卫生质量符合标准要求;②开放式冷却塔每年清洗不少于一次;③空气过滤网、过滤器和净化器等每六个月清洗或更换一次;④空气处理机组、表冷器、加热（湿）器、冷凝水盘等每年清洗一次;⑤风管系统的清洗应当符合集中空调通风系统清洗规范。

3．消毒检测 有下列情形之一的,公共场所经营者应当立即对集中空调通风系统相关部位进行清洗和消毒,待其检测、评价合格后方可运行:①冷却水、冷凝水中检出嗜肺军团菌;②送风质量不合格:送风中检出嗜肺军团菌和 β-溶血性链球菌等致病微生物、$PM_{10} > 0.15mg/m^3$、细菌总数 $> 500CFU/m^3$、真菌总数 $> 500CFU/m^3$;③风管内表面不合格:风管内表面积尘量 $> 20g/m^2$、细菌总数 $> 100CFU/cm^2$、真菌总数 $> 100CFU/cm^2$。

4．应急预案 当空气传播性疾病在本地区暴发流行时,公共场所经营者应当按照卫生行政部门的要求启动预防空气传播性疾病的应急预案。符合下列要求的集中空调通风系统方可继续运行:①采用全新风方式运行的;②装有空气净化消毒装置,并保证该装置有效运行的;③风机盘管加新风的空调系统,能确保各房间独立通风的。

5．疾病暴发流行 当空气传播性疾病暴发流行时,应每周对运行的集中空调通风系统的开放式冷却塔、过滤网、过滤器、净化器、风口、空气处理机组、表冷器、加热湿气、冷凝水盘等设备或部件进行清洗、消毒或者更换。

（九）公共场所健康危害因素监测

县级以上人民政府卫生行政部门应当组织对危害公共场所的健康因素进行监测、分析,为制定法律法规、卫生标准和实施监督管理提供科学依据。

县级以上疾病预防控制机构应当承担卫生行政部门下达的公共场所健康危害因素监测任务。各类公共场所主要监测项目符合《公共场所卫生指标及限值要求》（GB 37488—2019）。

（十）卫生监督抽检

《国家卫生健康委办公厅关于印发职业健康和公共卫生监督领域"证照分离"改革措施的通知》,要求各地要强化公共场所"双随机、一公开"（即在公共场所监管过程中随机抽取检查对象,随机选派执法检查人员,抽查情况及查处结果及时向社会公开）监管,对发现的公共场所违法违规行为,要依法查处并公开结果。加强信用监管,向社会公布卫生状况存在严重问题的公共场所信息。要强化社会监督,畅通投诉举报渠道,依法及时处理投诉举报。

（十一）量化分级管理

县级以上地方人民政府卫生行政部门应当对公共场所卫生监督实施量化分级管理,促进公共场所自身卫生管理,增强卫生监督信息透明度。根据卫生监督量化评价的结果确定公共场所的卫生信誉度等级和日常监督频次。公共场所卫生信誉度等级应当在公共场所醒目位置公示。

第五节 法 律 责 任

一、公共场所经营单位的法律责任

（一）违反卫生许可证管理的处理

办理卫生许可过程中，行政审批机关发现申请人提供虚假材料或者隐瞒真实情况的，按照《行政许可法》有关规定处罚。申请人通过告知承诺方式取得《公共场所卫生许可证》并营业后，卫生行政部门应当在规定时间内对公共场所及申请人承诺事项进行全覆盖核查，发现实际情况与承诺内容不符的，应当责令限期整改，逾期拒不整改或者整改后仍不符合法定条件的，依法撤销审批并予以从重处罚。

公共场所未依法取得《公共场所卫生许可证》擅自营业的，由县级以上地方人民政府卫生行政部门责令限期改正，给予警告、并处以五百元以上五千元以下罚款。有下列情形之一的，处以五千元以上三万元以下罚款：①擅自营业曾受过卫生行政部门处罚的；②擅自营业时间在三个月以上的；③以涂改、转让、倒卖、伪造的卫生许可证擅自营业的。对涂改、转让、倒卖有效卫生许可证的，由原发证的卫生行政部门予以注销。

（二）公共场所卫生质量不合格的处理

公共场所经营者有下列情形之一的，由县级以上地方人民政府卫生行政部门责令限期改正，给予警告，并可处以二千元以下罚款；逾期不改正，造成公共场所卫生质量不符合卫生标准和要求的，处以二千元以上二万元以下罚款；情节严重的，可以依法责令停业整顿，直至吊销卫生许可证：①未按照规定对公共场所的空气、微小气候、水质、采光、照明、噪声、顾客用品用具等进行卫生检测的；②未按照规定对顾客用品用具进行清洗、消毒、保洁，或者重复使用一次性用品用具的。

（三）违反卫生管理要求的处理

公共场所经营者有下列情形之一的，由县级以上地方人民政府卫生行政部门责令限期改正；逾期不改的，给予警告，并处以一千元以上一万元以下罚款；对拒绝监督的，处以一万元以上三万元以下罚款；情节严重的，可以依法责令停业整顿，直至吊销卫生许可证：①未按照规定建立卫生管理制度、设立卫生管理部门或者配备专（兼）职卫生管理人员，或者未建立卫生管理档案的；②未按照规定组织从业人员进行相关卫生法律知识和公共场所卫生知识培训，或者安排未经相关卫生法律知识和公共场所卫生知识培训考核的从业人员上岗的；③未按照规定设置与其经营规模、项目相适应的清洗、消毒、保洁、盥洗等设施设备和公共卫生间，或者擅自停止使用、拆除上述设施设备，或者挪作他用的；④未按照规定配备预防控制鼠、蚊、蝇、蟑螂和其他病媒生物的设施设备以及废弃物存放专用设施设备，或者擅自停止使用、拆除预防控制鼠、蚊、蝇、蟑螂和其他病媒生物的设施设备以及废弃物存放专用设施设备的；⑤未按照规定索取公共卫生用品检验合格证明和其他相关资料的；⑥公共场所集中空调通风系统未经卫生检测或者评价不合格而投入使用的；⑦未按照规定公示《公共场所卫生许可证》、卫生检测结果和卫生信誉度等级的。

（四）违反健康管理要求的处理

公共场所经营者安排未获得有效健康合格证明的从业人员从事直接为顾客服务工作的，由县级以上地方人民政府卫生行政部门责令限期改正，给予警告，并处以五百元以上五千元以下罚款；逾期不改正的，处以五千元以上一万五千元以下罚款。

（五）违反危害健康事故管理要求的处理

公共场所经营者对发生的危害健康事故未立即采取处置措施，导致危害扩大，或者隐瞒、缓报、谎报的，由县级以上地方人民政府卫生行政部门处以五千元以上三万元以下罚款；情节严重的，可以依法责令停业整顿，直至吊销卫生许可证。构成犯罪的，依法追究刑事责任。

（六）未在公共场所内放置安全套或者设置安全套发售设施的处理

公共场所的经营者未查验服务人员的健康合格证明或者允许未取得健康合格证明的人员从事服务工作，省、自治区、直辖市人民政府确定的公共场所的经营者未在公共场所内放置安全套或者设置安全套发售设施的，由县级以上人民政府卫生行政部门责令限期改正，给予警告，可以并处五百元以上五千元以下的罚款；逾期不改正的，责令停业整顿；情节严重的，由原发证部门依法吊销其执业许可证件。

二、公共场所监督主体的法律责任

县级以上人民政府卫生行政部门及其工作人员玩忽职守、滥用职权、收取贿赂的，由有关部门对单位负责人、直接负责的主管人员和其他责任人员依法给予行政处分。构成犯罪的，依法追究刑事责任。

本章小结

根据《公共场所卫生管理条例》《公共场所卫生管理条例实施细则》以及2022年1月24日《中共中央办公厅 国务院办公厅关于调整国家卫生健康委员会职能配置、内设机构和人员编制的通知》等相关规定，国家疾病预防控制局承担公共卫生监督工作，组织指导地方开展公共场所卫生监督检查工作，依法组织查处公共卫生重大违法行为，完善卫生健康综合监督体系。县级以上地方各级人民政府卫生行政部门应当根据公共场所卫生监督管理需要，建立健全公共场所卫生监督队伍和公共场所卫生监测体系，制定公共场所卫生监督计划并组织实施。本章主要介绍了公共场所卫生监督的概念、目的意义及监督依据。重点阐述了公共场所卫生管理、公共场所设计卫生要求及卫生许可、公共场所经常性卫生监督、公共场所危害健康事故处置等内容和相关概念。

思考题

1. 什么是公共场所卫生许可告知承诺制？
2. 什么是公共场所危害健康事故？控制措施有哪些？

（娄峰阁）

第十七章 学校及托幼机构卫生监督

学校卫生监督是卫生监督领域的重要内容,同时也是全面开展学校卫生工作的重要保障。如何科学、有序地实施学校卫生监督,保障学校卫生工作的有效开展,达到保障广大儿童青少年健康的目的,始终是学校卫生工作者,尤其是学校卫生监督工作者探索的重要课题。习近平总书记在全国卫生与健康大会上指出"要重视少年儿童健康,全面加强幼儿园、中小学的卫生与健康工作,加强健康知识宣传力度,提高学生主动防病意识,有针对性地实施贫困地区学生营养餐或营养包行动,保障生长发育。"

第一节 学校卫生监督概述

学校的全部教育过程、建筑设备条件、生活学习环境、膳食营养、体育与劳动锻炼、心理卫生、健康教育和卫生保健措施等均与学生健康密切相关。依法开展学校卫生监督,对保障广大学生身心健康成长具有重要意义。

一、学校卫生监督概念

学校卫生监督(health supervision of school),是指卫生行政部门及其卫生监督机构依据国家法律法规对辖区内学校的卫生工作进行检查指导,督促改进,并对其行为作出处理的卫生行政执法活动。实施学校卫生监督后,应当及时将检查情况反馈给被检查单位,针对问题及时出具卫生监督意见书,必要时通报当地教育行政部门,督促学校落实整改措施;对存在违法行为的,应当按照相关法律、法规和规章的规定予以查处,并将查处结果通报当地教育部门。学校卫生监督是一项政策性、综合性、科学性和技术性都很强的卫生监督工作,是卫生执法的重要内容,是国家卫生监督的一个组成部分。

二、学校卫生监督的目的和意义

通过开展学校卫生监督,促使学校落实卫生工作要求,规范学校卫生管理行为,改善学校卫生条件和学习生活环境,提高学校卫生工作水平,保障学生身心健康成长。

加强学校卫生监督工作有着重要而深远的意义。首先,它是国家不断发展教育事业的需要。随着我国经济社会的发展,教育投入逐年增加,新建、改建、扩建的各级各类学校大量出现,新型的学校建筑、教学设施和卫生设备等亦不断涌现,要加强对新建校舍的选址、设计、教学和生活设施的预防性卫生监督,使其符合国家卫生标准要求。其次,学校卫生监督是促进青少年儿童身心健康成长所必需的保护手段。学校是儿童和青少年学习、锻炼、娱乐和科技活动的场所,对学校内影响学生健康的学习、生活、劳动、环境、食品卫生和传染病防治等工作进行卫生监督,对保障学生身心全面发展起着重要的作用。再次,学校卫生监督是保障为学生服务产品的安全使用所必需。学生使用的产品不仅要品种多,而且要使用方便,更要安全,并适合不同年级儿童少年身心发展的需要。对学生使用的文具、娱乐器具、保健用品实行卫生监督，确保学生用品的卫生质量，才能够保障学生的健康成长。

三、学校卫生监督的依据

学校卫生监督涉及学校内的传染病防控以及生活饮用水、食品、公共场所、教学环境、生活环境等各项内容，是一项综合性和政策性都很强的卫生监督工作，涉及的法律法规和标准规范也较多。

学校卫生监督的依据包括法律、行政法规、部门规章、规范性文件和政策性文件以及大量的学校卫生标准和技术规范。

1. 法律　包括《中华人民共和国义务教育法》《中华人民共和国未成年人保护法》《中华人民共和国食品安全法》《中华人民共和国传染病防治法》《中华人民共和国医师法》《中华人民共和国突发事件应对法》《中华人民共和国疫苗管理法》等。

2. 行政法规　包括《学校卫生工作条例》《公共场所卫生管理条例》《医疗机构管理条例》《医疗废物管理条例》《护士条例》《突发公共卫生事件应急条例》《国务院关于第三批取消和调整行政审批项目的决定》等。

3. 部门规章　包括《生活饮用水卫生监督管理办法》《公共场所卫生管理条例实施细则》《医疗机构管理条例实施细则》《消毒管理办法》《突发公共卫生事件与传染病疫情监测信息报告管理办法》等。

4. 规范性文件　包括《医疗机构基本标准（试行）》《学校和托幼机构传染病疫情报告工作规范（试行）》《国家学校体育卫生条件试行基本标准》《学校卫生监督工作规范》《国家基本公共卫生服务规范》《中小学生健康体检管理办法》（2021年版）等。

5. 政策性文件　包括《中共中央　国务院关于加强青少年体育增强青少年体质的意见》《卫生部、教育部关于做好入托、入学儿童预防接种证查验工作的通知》《卫生部办公厅、教育部办公厅关于进一步加强学校卫生管理与监督工作的通知》等。

6. 卫生标准和技术规范　包括《中小学校教室采光和照明卫生标准》（GB 7793—2010）、《中小学校传染病预防控制工作管理规范》（GB 28932—2012）、《儿童青少年学习用品近视防控卫生要求》（GB 40070—2021）等。

四、学校卫生监督的职责

《学校卫生工作条例》第四条明确规定："教育行政部门负责学校卫生工作的行政管理。卫生行政部门负责对学校卫生工作的监督指导。"

（一）各级卫生行政部门的学校卫生监督职责

县级以上卫生行政部门实施学校卫生监督指导工作，各级卫生监督机构在同级卫生行政部门领导下承担学校卫生监督工作任务。学校卫生监督职责包括：①教学及生活环境卫生监督；②传染病防控工作卫生监督；③生活饮用水卫生监督；④学校内设医疗机构和保健室卫生监督；⑤学校内公共场所卫生监督；⑥配合相关部门对学校突发公共卫生事件应急处置工作落实情况卫生监督；⑦根据教育行政部门或学校申请，开展学校校舍新建、改建、扩建项目选址、设计及竣工验收的预防性卫生监督指导工作；⑧上级卫生行政部门交办的其他学校卫生监督任务。

（二）卫生监督协管服务中的学校卫生工作职责

建立健全卫生监督协管服务工作制度。在乡镇卫生院、社区卫生服务中心配备专（兼）职人员负责有关学校卫生监督协管服务工作，协助卫生监督机构定期开展学校卫生巡查，及时发现并报告问题及隐患；指导学校设立宣传栏，协助开展健康教育及相关培训。

第二节 学校预防性卫生监督

一、学校预防性卫生监督的概念

学校预防性卫生监督（preventive health supervision of school），是指卫生行政部门及其卫生监督机构根据教育行政部门或学校申请，依据法律、法规、规章对辖区内学校新建、改建、扩建校舍的选址、设计进行卫生审查并参与竣工验收。审查或验收发现不符合相关要求的，及时提出整改意见，指导其采取有效措施，防止和消除不良环境对师生健康的影响。学校预防性卫生监督是学校卫生监督的基本内容之一，其目的是使建成后的学校校舍达到卫生要求，从源头上防止和消除不良环境对学生健康造成的影响。近年来，我国教育投入水平大幅提高，各类新建、改建和扩建校舍不断出现，新形势下如何依法开展学校预防性卫生监督工作尤为重要。

二、学校预防性卫生监督的依据

《学校卫生工作条例》第六条规定："学校教学建筑、环境噪声、室内微小气候、采光、照明等环境质量以及黑板、课桌椅的设置应当符合国家有关标准。新建、改建、扩建校舍，其选址、设计应当符合国家的卫生标准，并取得当地卫生行政部门的许可。竣工验收应当有当地卫生行政部门参加。"第二十八条规定：县以上卫生行政部门对学校卫生工作行使监督职权，其职责之一是"对新建、改建、扩建校舍的选址、设计实行卫生监督"。随着行政审批制度的改革，国务院于2004年5月19日下发了《国务院关于第三批取消和调整行政审批项目的决定》（国发〔2004〕16号），公布取消新建、改建、扩建校舍的卫生许可。卫生部于2012年9月印发的《学校卫生监督工作规范》第十九条规定："学校预防性卫生监督内容：根据教育行政部门或学校申请，对新建、改建、扩建校舍的选址、设计监督指导并参与竣工验收。"

在学校预防性卫生监督工作中，主要依据相关的标准规范判断新建、改建、扩建校舍选址、设计是否符合卫生要求，这些标准规范是学校预防性卫生监督的重要专业技术依据。

1. 与学校建筑设计相关的标准规范 主要包括《中小学校设计规范》（GB 50099—2011）、《特殊教育学校建筑设计规范》（JGJ 76—2003）等，适用于学校的新建、改建、扩建工程设计。

2. 与学校教学生活环境卫生相关的标准规范 主要有《建筑采光设计标准》（GB 50033—2013）、《建筑照明设计标准》（GB 50034—2013）、《中小学校教室采光和照明卫生标准》（GB 7793—2010）、《中小学校教室换气卫生要求》（GB/T 17226—2017）、《室内空气质量标准》（GB/T 18883—2022）、《民用建筑工程室内环境污染控制标准》（GB 50325—2020）、《书写板安全卫生要求》（GB 28231—2011）、《学校课桌椅功能尺寸及技术要求》（GB/T 3976—2014）、《民用建筑隔声设计规范》（GB 50118—2010）、《建筑与小区管道直饮水系统技术规程》（CJJ/T 110—2017）、《生活饮用水卫生标准》（GB 5749—2022）、《二次供水设施卫生规范》（GB 17051—1997）、《学生宿舍卫生要求及管理规范》（GB 31177—2014）、《公共场所设计卫生规范》（GB 37489—2019）、《公共场所卫生管理规范》（GB 37487—2019）、《公共场所卫生指标及限值要求》（GB 37488—2019）等。

三、学校预防性卫生监督的方法与程序

学校预防性卫生监督的主要方法是资料审阅、现场审查、现场勘察和测量，工作程序主要包括接受申请、进行卫生审查、参与竣工验收。

（一）方法

1. 资料审阅　查阅建设单位提交的相关材料,核实材料的真实性、完整性和准确性;查阅相关检测(评价)报告,核实建设项目符合卫生要求情况。

2. 现场审查和现场勘察及测量　指定 2 名以上卫生监督员进行现场审查,核实学校选址;建筑总体布局;教学环境(教室采光、照明、通风、采暖、黑板、课桌椅设置、噪声)、学生宿舍、厕所及校内游泳场所、公共浴室、医疗机构等符合相关卫生要求情况,以及核查建设单位提交材料与现场实际的吻合情况,并出具相关意见。

（二）程序

1. 接受申请　学校新建、改建、扩建项目经批准立项后,由教育行政部门或学校向当地卫生行政部门提出申请,填写《建设项目预防性卫生审查申请书》,并按要求提交下列材料:①相关主管部门批准文件的复印件;②学校选址相关资料:包括水文地质、周边环境、污染及灾害发生情况等;③设计图纸:根据建设项目选址、扩初、施工的不同阶段分别提供项目方案、地形图、扩初、施工的总平面图,单体建筑设计图(平、立、剖面图)、施工设计图等;④学校卫生专篇(或学校建设项目设计说明);⑤申请人对所提供材料真实性、合法性的承诺书。

卫生行政部门接到申请后,应对相关资料完整性、准确性进行审核。对材料齐全准确的及时登记受理,如发现资料不全或错误,应要求申请单位在规定的时间内补齐资料或修改准确后再予以受理。

2. 进行卫生审查　卫生行政部门根据教育行政部门或学校提供的资料,依据学校卫生相关法律法规和标准规范,对新建、改建、扩建校舍的选址、设计进行卫生审查。审查方式主要通过审阅项目选址资料、设计图纸和学校卫生专篇等相关资料,必要时可指定 2 名以上卫生监督员进行现场审查。

3. 参与竣工验收　学校建设项目竣工后,项目建设单位要向当地卫生行政部门提出竣工验收申请,填写《建设项目竣工验收申请书》。卫生行政部门接到申请后,应派 2 名以上卫生监督员进行现场审查,严格依据国家法律法规和标准规范,进行现场勘察和测量,对项目是否符合相关卫生要求进行验收,提出书面审核意见。如验收发现不符合卫生要求,应在书面审核意见中指出并提出整改意见。

四、学校预防性卫生监督的内容和要点

（一）主要内容

学校预防性卫生监督的主要内容包括:①学校选址和总平面布局;②教学及教学辅助用房,包括教室、实验室、自然教室、史地教室、美术教室、书法教室、舞蹈教室、音乐教室和琴房、语言教室、微机室、合班教室、风雨操场、图书阅览室及教师办公室、休息室等;③行政和生活服务用房,包括行政办公和生活服务用房,后者主要有厕所、淋浴室、饮水处、学生宿舍、食堂等。

（二）监督要点

学校预防性卫生监督是通过对校园规划布局和新建、改建、扩建工程的卫生审查,使其符合国家标准和卫生要求。应从规划布局、选址、设计、施工及竣工验收几个阶段依次进行卫生监督监测和审查,其要点包括设计依据、设计说明、主要卫生问题、卫生设施、措施和预期效果。

1. 规划布局卫生审查　规划布局也称总平面规划布局,根据有关资料和规划布局图,着重审查总平面布局是否符合功能分区划分的原则和国家标准要求。

2. 选址卫生审查　选址包括学校选址和建设工程项目选址。根据批准文件或有关资料及拟建地址现状图、规划图,结合现场勘察(或监测),审查有无违反卫生原则,有无与毗邻造成互相干扰。

3. 设计卫生审查　设计图的卫生审查是关键环节,应以有关卫生法律法规作为依据,结合土建图纸,重点审查采光、照明、通风、给水排水等卫生设施的设计是否符合国家标准和卫生要求。

4. 施工阶段卫生审查　审查建设单位和施工单位对施工设计图纸中的卫生要求是否全部落实。

5. 竣工验收　由于不同的工程项目有相应的卫生要求,所以竣工验收主要是根据建设项目的使用性质验收相应指标和卫生设施。

(三)学校预防性卫生监督具体要求

1. 校址选择卫生要求　包括:①校址应选择在阳光充足、空气通畅、场地干燥、排水通畅、地势较高的地段,校内应有布置运动场地和提供设置基础市政设施的条件。②中小学校严禁建设在地震、地质塌裂、暗河、洪涝等自然灾害及人为风险高的地段和污染超标的地段。校园及校内建筑与污染源的距离应符合对各类污染源实施控制的国家现行有关标准的规定。③学校教学区的隔声环境质量应符合现行国家标准《民用建筑隔声设计规范》(GB 50118—2010)的有关规定。学校主要教学用房设置窗户的外墙与铁路路轨的距离不应小于300m,与高速路、地上轨道交通线或城市主干道的距离不应小于80m。当距离不足时,应采取有效的隔声措施。学校周界外25m范围内已有邻里建筑处的噪声级不应超过现行国家标准《民用建筑隔声设计规范》(GB 50118—2010)有关规定的限值。④中小学校建设应远离殡仪馆、医院的太平间、传染病医院等建筑。与易燃易爆场所间的距离应符合现行国家标准《建筑设计防火规范(2018年版)》(GB 50016—2014)的有关规定。⑤高压电线、长输天然气管道、输油管道严禁穿越或跨越学校校园;当在学校周边铺设时,安全防护距离及防护措施应符合相关规定。⑥城镇完全小学的服务半径宜为500m,城镇初级中学的服务半径宜为1 000m;学校周边应有良好的交通条件,有条件时宜设置临时停车场地;学校的规划布局应与生源分布及周边交通相协调;与学校毗邻的城市主干道应设置适当的安全设施,以保障学生安全跨越。

2. 学校用地设计的卫生要求　中小学校用地应包括建筑用地、体育用地、绿化用地、道路及广场、停车场用地,有条件时宜预留发展用地。学校建筑用地应包括教学及教学辅助用房、行政办公和生活服务用房等全部建筑的用地;有住宿生学校的建筑用地应包括宿舍的用地;建筑用地应计算至台阶、坡道及散水外缘;自行车库及机动车停车库用地;设备与设施用房的用地。中小学校的体育用地应包括体操项目及武术项目用地、田径项目用地、球类用地和场地间的专用甬路等。设400m环形跑道时,宜设8条直跑道。中小学校的绿化用地宜包括集中绿地、零星绿地、水面和供教学实践的种植园及小动物饲养园等。

3. 学校平面布局设计卫生要求　中小学校的总平面设计应包括总平面布置、竖向设计及管网综合设计。总平面布置应包括建筑布置、体育场地布置、绿地布置、道路及广场、停车场布置等。教学用房、教学辅助用房、行政管理用房、服务用房、运动场地、自然科学园地及生活区等应分区明确、布局合理、联系方便、互不干扰。

4. 教室组成与布置设计卫生要求　普通教室、课桌椅设置和黑板设计等应符合规定;实验室包括物理、化学、生物实验室的设计应符合相应的规定;自然、地理、美术、书法教室的设计均应符合有关规定;音乐、舞蹈、语言、微机教室等的设计亦应符合有关规定;风雨操场、图书阅览室等的设计应符合有关规定。

5. 行政和生活服务用房设计卫生要求　学校的行政办公用房如办公室、会议室、保健室、广播室的设计要符合有关规定。生活服务用房宜设厕所、淋浴室、饮水处、学生宿舍、教职工单身宿舍、食堂、自行车棚等;各种用房要符合相应规定。

6. 学校建筑设备设计卫生要求　各类用房面积指数、层数、净高和建筑结构(包括门窗等)的设计应符合相应的规定。学校各种房间的采光、照明、取暖、通风,以及给排水设施应符合规定;学校的供、配电设计以及广播设计等应符合有关规定。

第三节　学校经常性卫生监督

一、学校教学环境和生活设施卫生监督

1. 卫生监督内容　包括：①教室人均面积、环境噪声、室内微小气候、采光、照明等环境卫生质量情况；②黑板、课桌椅等教学设施的设置情况；③学生宿舍、厕所等生活设施卫生情况。

2. 卫生监督方法　包括：①测量教室人均面积；检查教室受噪声干扰情况，核实噪声符合卫生标准情况；检查教室通风状况，测定教室内温度、二氧化碳浓度等，查阅室内空气质量检测报告，核实教室微小气候符合卫生标准情况；检查教室朝向、采光方向和照明设置，测定教室采光系数、窗地比、后（侧）墙反射比、课桌面平均照度和灯桌距离，核实教室采光、照明符合卫生标准情况；②检查课桌椅配置及符合卫生标准情况；检查黑板表面，测量黑板尺寸、黑板下缘与讲台地面的垂直距离、黑板反射比，核实教室黑板符合卫生标准情况；③检查学生厕所、洗手设施和寄宿制学校洗漱、洗澡等设施条件是否符合卫生要求，了解学生宿舍卫生管理制度落实情况，测量学生宿舍人均居住面积。

二、学校传染病防控卫生监督

1. 卫生监督内容　包括：①传染病防控制度建立及措施落实情况；②学校依法履行传染病疫情报告职责情况；③发生传染病后防控措施落实情况。

2. 卫生监督方法　包括：①查阅学校传染病防控制度及应急预案等资料；②查阅传染病疫情信息登记报告制度和记录等资料；③查阅学生晨检记录、因病缺勤登记、病愈返校证明、疑似传染病病例及病因排查登记、学生健康体检和教师常规体检记录、新生入学预防接种证查验及补种记录、校内公共活动区域及物品定期清洗消毒记录等资料；④对发生传染病病例的学校，查阅传染病病例登记及报告记录、被污染场所消毒处理记录、使用的消毒产品卫生许可批件等相关资料，核实学校传染病控制措施落实情况。

三、学校生活饮用水卫生监督

1. 卫生监督内容　包括：①生活饮用水管理制度建立及措施落实情况；②生活饮用水水质情况；③学校内供水设施卫生许可、管理情况；④供、管水人员持有效"健康合格证明"和"卫生培训合格证明"情况；⑤学校索取涉水产品有效卫生许可批件情况；⑥学校内供水水源防护情况。

2. 卫生监督方法　包括：①查阅生活饮用水卫生管理制度及水污染应急预案；②查阅水质卫生检测资料，检查学校饮用水供应方式，根据实际情况开展现场水质检测或采样送检；③查阅供水设施卫生许可证，供、管水人员"健康合格证明"和"卫生培训合格证明"；④查阅供水设施设备清洗消毒记录；⑤查阅涉水产品的卫生许可批件；⑥检查学校内供水水源防护设施。

四、学校内设医疗机构和保健室卫生监督

1. 卫生监督内容　包括：①医疗机构或保健室设置及学校卫生工作开展情况；②医疗机构持有效执业许可证、医护人员持有效执业证书情况；③医疗机构传染病疫情报告、消毒隔离、医疗废物处置等情况。

2. 卫生监督方法 包括：①检查医疗机构、保健室设置及功能分区，查阅中小学校卫生专业技术人员配置相关资料及卫生专业技术人员或保健教师接受学校卫生专业知识和急救知识技能培训记录以及相应的培训合格证书。②查阅《医疗机构执业许可证》、医护人员执业证书，查阅开展学校卫生工作资料。③查阅传染病疫情报告、疫情控制措施、消毒隔离等制度，检查执行情况，核实疫情报告管理部门和专职疫情报告人员及依法履行疫情报告与管理职责的情况；检查医疗废物的收集、运送、贮存、处置等环节，并查阅相关记录；查阅消毒剂的生产企业卫生许可证及消毒产品卫生许可批件复印件。

五、学校内游泳场所卫生监督

1. 卫生监督内容 包括：①持有卫生许可证的情况，从业人员健康检查和培训考核情况；②卫生管理制度落实及卫生管理人员配备情况；③游泳场所水质净化、消毒情况；④传染病和健康危害事故应急工作情况。

2. 卫生监督方法 包括：①查阅《公共场所卫生许可证》及从业人员"健康合格证明"和"卫生培训合格证明"；②查阅卫生管理制度，核实卫生管理部门或专（兼）职卫生管理人员的设立、配备情况；③查阅水质净化、消毒、检测记录及近期水质检测报告，根据实际情况开展现场检测或采样送检；④检查清洗、消毒、保洁、盥洗等设施设备和公共卫生间卫生状况，查阅卫生设施设备维护制度和检查记录；⑤查阅传染病和健康危害事故应急预案或者方案。

第四节 托幼机构卫生监督

托儿所和幼儿园是学龄前儿童生活及受教育的场所，其卫生保健工作是国家公共卫生的重要方面。加强托幼机构卫生监督，对促进托幼机构提高卫生保健工作水平、保障儿童身心健康成长具有重要意义。

一、托幼机构卫生监督概念

托幼机构卫生监督（health supervision of kindergartens and nurseries），是指卫生行政部门及其卫生监督机构依据国家法律法规，对托儿所、幼儿园等机构贯彻执行卫生法律法规的情况进行督促检查，并对其行为作出处理的卫生行政执法活动。卫生行政部门应当及时将托幼机构卫生监督检查情况及处理结果通报教育行政部门，教育行政部门将其作为托幼机构分级分类管理和质量评估的依据。

二、托幼机构卫生监督的目的和意义

通过开展托幼机构卫生监督，促使托幼机构落实卫生工作要求，规范托幼机构卫生管理行为，改善托幼机构卫生条件和学习生活环境，提高托幼机构卫生工作水平，保障幼儿身心健康成长。

加强托幼机构卫生监督具有重要的现实意义。首先，它是保障儿童身心健康发展的必然要求。托幼机构是处于身心发育关键时期的学龄前儿童生活学习的集中场所，学龄前儿童生长发育迅速，而身体尚未发育完善，适应环境的能力和对疾病的抵抗力不足，容易受外界各种致病因素的干扰而影响身体健康。开展托幼机构卫生监督，促进托幼机构提高卫生保健工作水平，是贯彻国家以预防为主的疾病防治工作方针，保障儿童身心健康成长的必然要求。其次，托幼机构卫生监督是全面实施新的生育政策的客观需要。随着国家生育政策的调整，社会对托幼机构卫生保健服务的需求也将不断增加，因此依法加强托幼机构卫生监督也是贯彻落实国家计划生育基本国策，保障托幼机构卫生保健服务质量，满足不断发展的学前教育事业的客观需要。再次，托幼机构卫生监督是促进儿童全面发展的必然需要。儿童时期是人生发展的关键时期，发挥儿童潜能将为儿童一生的发展奠定基础。促进儿童健康状况的持续改善，对促进儿童健康成长、全面提高中华民族素质，建设人力资源强国具有重要战略意义，也为实现中国梦奠定更加坚实的基础。

三、托幼机构卫生监督依据

托幼机构卫生监督的依据包括法律、行政法规、部门规章、规范性文件和政策性文件以及标准规范等。其中，法律主要有《中华人民共和国未成年人保护法》《中华人民共和国食品安全法》《中华人民共和国传染病防治法》《中华人民共和国突发事件应对法》《中华人民共和国疫苗管理法》《中华人民共和国人口与计划生育法》等；行政法规主要有《医疗机构管理条例》《医疗废物管理条例》《突发公共卫生事件应急条例》等；部门规章主要有《托儿所幼儿园卫生保健管理办法》《中小学幼儿园安全管理办法》《生活饮用水卫生监督管理办法》《医疗机构管理条例实施细则》《消毒管理办法》《突发公共卫生事件与传染病疫情监测信息报告管理办法》等；规范性文件主要有《国家基本公共卫生服务规范》《托儿所幼儿园卫生保健工作规范》《托育机构设置标准（试行）》《托育机构管理规范（试行）》等；政策性文件主要有《卫生部、教育部关于做好入托、入学儿童预防接种证查验工作的通知》等；标准规范主要有《托儿所、幼儿园建筑设计规范》（JGJ 39—2016）、《生活饮用水卫生标准》（GB 5749—2022）、《二次供水设施卫生规范》（GB 17051—1997）、《室内空气质量标准》（GB/T 18883—2002）等。

四、托幼机构监督管理职责

1.卫生行政部门及其卫生监督机构职责　包括：①县级以上各级人民政府卫生行政部门应当将托幼机构的卫生保健工作作为公共卫生服务的重要内容，加强监督和指导；②卫生监督机构依法对托幼机构饮用水卫生、传染病预防和控制等工作进行监督检查。

2.教育行政部门的职责　县级以上各级人民政府教育行政部门协助卫生行政部门检查指导托幼机构的卫生保健工作。

3.其他政府部门的职责　食品药品监督管理部门等负责餐饮服务监督管理的部门应当依法加强对托幼机构食品安全的指导与监督检查。

4.专业机构的业务指导　包括：①县级以上妇幼保健机构负责对辖区内托幼机构卫生保健工作进行业务指导。业务指导的内容包括：膳食营养、体格锻炼、健康检查、卫生消毒、疾病预防等；②疾病预防控制机构应当定期为托幼机构提供疾病预防控制咨询服务和指导。

五、托幼机构卫生监督

《托儿所幼儿园卫生保健管理办法》第五条规定："卫生监督执法机构应当依法对托幼机构的饮用水卫生、传染病预防和控制等工作进行监督检查。"因此，托幼机构卫生监督重点内容为托幼机构的饮用水卫生、传染病预防和控制等工作。托幼机构的饮用水卫生、传染病预防和控制、卫生室或保健室的卫生监督内容和方法与学校卫生监督一致。

托幼机构的建筑、设施、设备、环境及提供的食品、饮用水等应当符合国家有关卫生标准、规范的要求。

新设立的托幼机构，招生前应当取得县级以上地方人民政府卫生行政部门指定的医疗卫生机构出具的符合《托儿所幼儿园卫生保健工作规范》的卫生评价报告。

托幼机构应当组织在岗工作人员每年进行 1 次健康检查；在岗人员患有传染性疾病的，应当立即离岗治疗，治愈后方可上岗工作。精神病患者、有精神病史者不得在托幼机构工作。

六、托育机构卫生监督的特别规定

托幼机构包括托儿所和幼儿园，托育机构也属于托幼机构的范畴。《托儿所幼儿园卫生保健管理办法》第二条明确指出"本办法适用于招收 0~6 岁儿童的各级各类托儿所、幼儿园（以下简称托幼机构）"。教育行政部门出台的《幼儿园工作规程》第二条"幼儿园是对 3 周岁以上学龄前幼儿实施保育和教育的机构"，第四条"幼儿园适龄幼儿为 3 周岁至 6 周岁"。收托 0~3 岁幼儿的机构即托儿所，现称托育机构，实行备案管理，其行业主管部门为卫生行政部门。除遵守托幼机构的相关要求外，托育机构还应按照国家卫生行政部门出台的《托育机构设置标准（试行）》和《托育机构管理规范（试行）》进行管理。《中华人民共和国人口与计划生育法》对托育机构的违法行为规定有专门的处罚条款。

第五节　学校及托幼机构突发公共卫生事件应急处置与监督

一、学校及托幼机构突发公共卫生事件的概念

学校及托幼机构突发公共卫生事件（public health emergency in schools and nurseries），是指在学校、托幼机构内突然发生，造成或可能造成师生员工身体健康严重损害的传染病疫情、群体性不明原因疾病、群体性异常反应、食物和职业中毒以及其他严重影响师生员工身体健康的公共卫生事件。

学校、托幼机构是特殊公共场所，具有社会性与相对独立性特点，学校、托幼机构内的人和事物时刻与外界发生着交往，社会发生的变化随时会影响到学校、托幼机构，学校、托幼机构突发公共卫生事件没有固定的发生时间、发生方式，具有极大的隐蔽性和不确定性，除具有突发性、紧迫性、群体性和社会性、后果严重性与效应滞后性、处置复杂和难度大等特性外，还具有以下特点：

1. 主要累及人群是学生和幼儿　由于幼儿和中小学生正处于生长发展阶段，各方面免疫力还不完善，对如何预防疾病等方面的知识了解不足，未养成健康的卫生习惯，缺乏相关防护意识，导致幼儿和中小学生成为主要易感人群。

2. 主要事件类型是传染病疫情和食物（饮用水）中毒　由于学校和幼托机构人口密度大，学生相互近距离密切接触频繁，且同吃同饮，使其成为频频发生各类食物（饮用水）中毒与传染病疫情，尤其是呼吸道及肠道传染病多发的主要场所。

3. 事件的发生时间比较集中　学校与托幼机构的公共卫生事件往往与我国每年呼吸道及肠道传染病高发时间一致，集中在 3~6 月及 10~12 月多发。

4. 事件的社会关注度高和影响面广　孩子的健康问题总是很容易被社会聚焦和扩大，因此学校突发公共卫生事件的有效防控与及时处置已成为各部门共同的重要任务。

二、学校及托幼机构突发公共卫生事件分级

根据《国家突发公共卫生事件应急预案》(2006)，按照突发公共卫生事件性质、危害程度、涉及范围，结合教育行政部门实际，学校、托幼机构突发公共卫生事件按严重程度，从高至低划分为特别重大（Ⅰ级）、重大（Ⅱ级）、较大（Ⅲ级）和一般（Ⅳ级）四级。

预案没有对Ⅱ级、Ⅲ级、Ⅳ级突发公共卫生事件做出界定，但指出，国务院有关部门根据需要和本预案的规定，制定本部门职责范围内的具体工作预案。

教育部《教育系统突发公共事件应急预案》对Ⅱ级、Ⅲ级、Ⅳ级突发公共卫生事件的界定标准如下：

1. 重大突发公共卫生事件（Ⅱ级）　标准包括：①学校发生集体食物中毒，一次中毒人数超过100人并出现死亡病例，或出现10例及以上死亡病例；②学校发生肺鼠疫、肺炭疽、腺鼠疫、霍乱等传染病病例或血吸虫急感病例，发病人数以及疫情波及范围达到省级以上卫生行政部门确定的重大突发公共卫生事件标准；③学校发生传染性非典型肺炎疑似病例；④乙类、丙类传染病在短期内暴发流行，发病人数以及疫情波及范围达到省级以上卫生行政部门确定的重大突发公共卫生事件标准；⑤群体性不明原因疾病扩散到县（市）以外的学校；⑥因预防接种或群体预防性用药造成人员死亡；⑦因学校实验室（或工厂）有毒物（药）品泄漏，造成人员急性中毒在50人以上，或者死亡5人以上；⑧发生在学校的、经省级以上卫生行政部门认定的其他重大突发公共卫生事件。

2. 较大突发公共卫生事件（Ⅲ级）　标准包括：①学校发生集体性食物中毒，一次中毒人数100人以上，或出现死亡病例；②学校发生肺鼠疫、肺炭疽、霍乱等传染病病例及血吸虫急感病例，发病人数以及疫情波及范围达到市（州）级以上卫生行政部门确定的较大突发公共卫生事件标准；③乙类、丙类传染病在短期内暴发流行，疫情局限在县（市）域内的学校，发病人数达到市（州）级以上卫生行政部门确定的较大突发公共卫生事件标准；④在一个县（市）域内学校发现群体性不明原因疾病；⑤发生在学校的因预防接种或预防性服药造成的群体心因性反应或不良反应；⑥因学校实验室（或工厂）有毒物（药）品泄漏，造成人员急性中毒，一次中毒人数在10～49人，或出现死亡病例，但死亡人员在5人以下；⑦发生在学校的，经市（州）级以上卫生行政部门认定的其他较大突发公共卫生事件。

3. 一般突发公共卫生事件（Ⅳ级）　标准包括：①学校发生集体食物中毒，一次中毒人数5～99人，无死亡病例；②学校发生腺鼠疫、霍乱病例或血吸虫急感病例，发病人数以及疫情波及范围达到县级以上卫生行政部门确定的一般突发公共卫生事件标准；③因学校实验室（或工厂）有毒物（药）品泄漏，造成人员急性中毒，一次中毒人数在10人以下，无死亡病例；④发生在学校的，经县级以上卫生行政部门认定的其他一般突发公共卫生事件。

三、学校及托幼机构突发公共卫生事件监督职责与依据

1. 监督职责　卫生行政部门及其卫生监督机构加强对学校应急体系机制建设、应急预案拟定和完善、突发公共卫生事件应急处置及应急知识、技能宣教等工作落实情况的监督检查，督促学校及托幼机构落实突发公共卫生事件相关责任，及时发现风险隐患，全力防控学校及托幼机构可能出现的突发公共卫生事件危害。

2. 监督依据　学校及托幼机构突发公共卫生事件的监督依据主要是《中华人民共和国传染病防治法》《中华人民共和国疫苗管理法》《学校卫生工作条例》《突发公共卫生事件应急条例》《生活饮用水卫生监督管理办法》《国家突发公共卫生事件应急预案》《突发公共卫生事件与传染病疫

情监测信息报告管理办法》《群体性不明原因疾病应急处置方案（试行）》《学校卫生监督工作规范》（卫监督发〔2012〕62号）等法律、法规及规范性文件。

四、学校及托幼机构突发公共卫生事件处置原则

《中华人民共和国突发事件应对法》第五条规定："突发事件应对工作实行预防为主、预防与应急相结合的原则。"《突发公共卫生事件应急条例》第五条规定："突发事件应急工作，应当遵循预防为主、常备不懈的方针，贯彻统一领导、分级负责、反应及时、措施果断、依靠科学、加强合作的原则。"

处置学校、托幼机构突发公共卫生事件中，要坚持以人为本的原则，始终把保护师生健康和生命安全放在第一位，特别是对危重患者要不惜代价地迅速组织救治。

五、学校及托幼机构突发公共卫生事件监督内容与程序

（一）学校及托幼机构突发公共卫生事件监督内容

学校、托幼机构突发公共卫生事件主要分为传染病相关卫生事件、生活饮用水相关卫生事件、教学环境与生活设施相关卫生事件等类型。卫生监督机构依照职责进行现场调查取证、制作执法文书、下达整改意见，对涉嫌违法行为的依法立案调查。

1. 学校传染病疫情暴发　在接到卫生行政部门有关学校传染病暴发的疫情处理任务后，卫生监督机构应派人员依法对学校进行监督检查和调查取证。根据监督检查的情况制作现场笔录，结合疫情防控的需要依法出具卫生监督意见书或卫生行政控制决定书，对涉嫌违反《中华人民共和国传染病防治法》《生活饮用水卫生监督管理办法》的依法立案调查。

2. 学校饮用水污染事件　在接到卫生行政部门有关学校饮用水污染事件处理任务后，卫生监督机构应派人员依法对学校的饮用水卫生管理情况，供水设施、水源的卫生安全防护情况，水质净化消毒设施及运行情况，水处理剂和消毒剂的使用情况等影响水质卫生的因素进行现场监督检查，制作现场笔录。对被污染的水源、水质异常的学校饮用水，卫生监督员应及时报告卫生行政部门，依法责令停止使用；对因饮用水净化消毒或者卫生管理不规范导致水质不合格的，下达整改意见，水质检测合格后方可恢复供水；对涉嫌违反《中华人民共和国传染病防治法》《生活饮用水卫生监督管理办法》的，依法立案调查。属于工业污染造成饮用水污染事故的，应及时报告卫生行政部门，移交环境保护行政主管部门。对涉嫌人为投毒的，应及时报告卫生行政部门，移交公安司法机关。

3. 教学环境与生活设施相关卫生事件　卫生监督机构应重点检查教室、宿舍、厕所、洗手设施等教学环境与生活设施设置情况；近期新建、改建、扩建或装修情况以及日常预防性清洁消毒制度执行情况，对发病学生所在教室和宿舍等场所重点调查其内外环境卫生状况、场所通风状况、室内空气卫生状况和按要求落实清洁消毒措施情况，排查校园周边有无垃圾处理场、生物养殖场、传染病医院、化工厂等污染源，确定其与校园的距离，指导学校、托幼机构查找可能存在的污染因素。

4. 预防接种或预防性服药的异常反应　在接到卫生行政部门有关学校预防接种或预防性服药的异常反应处理任务后，卫生监督机构应派人员对预防接种、预防性服药的组织实施单位、个人资质、接种的疫苗或预防性服药的品名、批号、生产厂家、学生的异常反应症状及程度进行调查了解，制作现场笔录并采取应急控制措施。对于引起异常反应原因的进一步调查，由药品监督管理行政部门或组织有关专家进行调查处理。

5. 学生群体心因性反应应对原则　在接到卫生行政部门有关学校学生群体心因性反应处理

任务后,卫生监督机构应派人员对事件的起因和经过进行调查,在排除确定的危害学生健康因素后,采取相应的对症处理,加强卫生知识宣传,解除学生的认识、理解误区,可建议学校开展心理咨询活动。

（二）学校及托幼机构突发公共卫生事件处理基本程序

学校及托幼机构突发公共卫生事件监督处置过程应按照掌握基本情况、现场调查准备、现场检查、现场处置、案件查处、信息发布等程序落实到位,同时按事件节点及时逐级上报事件初次报告、进程报告（多次）和结案报告。

1.接报　在接到应急事件报告时,要询问报告人并做好记录。记录内容包括事件发生的时间、地点、主要症状、涉及学生人数和报告者姓名、单位、电话。并在学校卫生应急事件报告登记本上登记。

2.报告　在接到应急事件报告后,以最快的方式和最短的时间,向分管领导及相关科室报告。报告内容为发生时间、地点、人数、症状、初步判断可能发生的原因。如领导有处理意见,要记录在应急事件报告登记本上。

3.调查处理　遇有学校卫生应急事件发生,应立即派人到达现场进行调查核实、取证、采样,进行必要的现场保护,根据有关处理原则采取预防控制措施,重点是对学校及托幼机构应对突发公共卫生事件中的违法行为进行调查取证,制作执法文书。存在违法行为的依法立案查处。

4.总结评估　学校、托幼机构卫生应急事件处理结束,应及时总结。总结包括以下内容:题目、事件经过、调查及处理（包括行政处罚、采取的措施、取得的效果）和结论。

第六节　学校卫生监督信息管理和学校卫生综合评价

一、学校卫生监督信息管理

（一）工作依据

《学校卫生监督工作规范》中明确要求:"各级卫生监督机构应当设置专（兼）职人员负责辖区学校卫生监督信息采集、报告任务,通过全国卫生监督信息报告系统及时、准确上报监督检查相关信息,及时更新学校基本信息情况。""各级卫生监督机构应当定期汇总分析学校卫生监督信息,报同级卫生行政部门和上级卫生监督机构,并抄送同级疾病预防控制机构。"

（二）学校卫生监督信息范围

卫生监督档案,是指各级卫生监督机构在卫生监督检查、卫生质量抽检、卫生行政稽查、卫生行政许可、卫生行政处罚、卫生宣教、科研培训及党政管理等活动中直接形成的,对国家和社会、本单位工作具有查考、利用保存价值的文字、图表、声像等各种载体、各种门类的历史记录。学校卫生监督档案工作是卫生监督工作的重要组成部分,是提高学校卫生监督工作质量和科学管理水平、加强规范化建设的必备条件。

学校卫生监督档案按监督对象实行分户档案和综合性业务档案管理。学校卫生分户档案范围包括学校基本情况、预防性卫生监督、经常性卫生监督等相关资料,分户档案是以一个学校为单位进行归档,实行一校一档动态管理。

综合性业务档案范围包括年度工作计划、总结、专项工作资料、卫生行政处罚、各类学校卫生报表、学校突发公共卫生事件和卫生行政稽查等相关资料。综合性业务档案按一案一档的形式进行归档,其中卫生行政处罚案件、学校突发公共卫生事件的档案应在分户档案中做简明扼要的记载,以便于工作查阅。

（三）学校卫生监督信息管理

学校卫生监督信息通过法定报表——《全国卫生健康监督调查统计制度（2021版）》（国统计制〔2021〕95号）纳入国家统计报表系统。学校卫生监督信息进入国家卫生监督信息系统，实现个案报告，信息电子化。通过"学校卫生被监督单位信息卡""学校卫生监督检查信息卡""学校卫生监督案件查处信息卡"，将学校基本情况、教学生活设施、校内辅助设施、校医院、医务室、保健室等设置情况、学校饮用水供应情况、学生体检及健康档案情况等信息以及卫生许可、日常监督检查、综合评价、行政处罚等情况纳入系统，通过信息化手段对学校卫生监督信息进行管理。

（四）学校卫生监督信息的应用

《学校卫生监督工作规范》中明确要求"各级卫生行政部门应加强学校卫生监督监测信息系统建设，组织分析辖区学校卫生监督监测信息，为制定学校卫生相关政策提供依据"。

通过国家卫生监督信息系统自动导出"学校卫生被监督单位信息卡""学校卫生监督检查信息卡""学校卫生监督案件查处信息卡"相关内容，其用途如下：①了解辖区学校基本情况：包括学校总数、男女学生数、教职工数、住宿制学校数，住宿学生数等；②了解辖区学校辅助设施情况：包括食堂、宿舍、浴场、厕所、游泳场、体育馆、图书馆、宾馆、咖啡馆、浴室、美发室、影剧院、游艺厅等；③了解辖区学校供水和饮水方式；④了解学校健康管理情况：包括学校医疗机构数、卫生人员数、保健室数、保健教师数、学生体检、有健康档案学校数、全部开展常见病学校数、部分开展常见病学校数、开展传染病地方病防控学校数、健康教育纳入计划学校数、有应急预案学校数、有生活饮用水制度学校数、有传染病制度学校数、有专人负责疫情报告学校数等；⑤了解卫生监督机构依法对学校实施监督检查、行政处罚的情况；⑥用于向教育行政部门通报：列出相应未达标或隐患的具体学校清单，如未设置卫生室或保健室学校名单、卫生室或保健室设置不符合要求学校名单、自建设施供水学校名单、分散式供水学校名单等；⑦作为双随机抽查的来源：自2016年实施国家随机抽查制度以来，学校卫生随机抽查是卫生行政部门及其卫生监督机构实施学校卫生监督的重要手段，录入信息系统的学校是实施双随机抽查的来源。

二、学校卫生综合评价

学校卫生综合评价是学校卫生工作的一种管理模式，是对学校突发公共卫生事件管理、传染病防控、常见病与多发病管理、食品安全、生活饮用水卫生、教室环境、生活环境、校内公共场所卫生等各项内容开展检查的同时，应用检验技术手段对学校卫生状况进行监测，按《学校卫生综合评价》（GB/T 18205—2012）统一的评分体系进行量化评分后，对学校整体卫生状况做出综合评价。

（一）学校卫生综合评价的对象

适用于全日制小学（含民办小学）、初级中学、高级中学（含中等职业学校、民办中学），普通高等学校（含民办高等学校、独立院校）各项卫生状况的综合评价。

（二）学校卫生综合评价的目的

通过对学校卫生状况的综合性、量化性评估，可以全面、精准地掌握学校整体卫生状况与风险等级。实施学校卫生综合评价是以保障学生身体健康为总体目的，以解决学校卫生管理、学校卫生监督、学校疾病预防控制、学校卫生教学、学校卫生科研等问题为主要目的，促进学校自身卫生管理意识的提高和卫生状况的改善，同时也为制定学校卫生政策提供科学依据。

（三）学校卫生综合评价的意义

学校卫生综合评价改变了学校卫生管理传统的工作模式，促进我国学校卫生工作迈进更加科学、规范的轨道，不仅可作为卫生行政部门开展学校卫生监管的重要工作模式，也可作为疾病预防控制机构开展学校卫生管理的有效工作方式,更可作为各级各类学校开展自身卫生管理的有力依据,为各级各类学校卫生工作者开展学校卫生监管、指导管理、科学研究、教学培训等提供了依据。

通过开展学校卫生综合评价,推动国家各项卫生法规、标准在学校内的贯彻实施,并采取依法加强监督与管理、加强对学校卫生管理人员的法律法规宣传培训、对工作中发现存在问题的学校发出整改意见书并向教育行政部门通报反馈等措施,保障学校卫生工作的开展,进一步规范学校卫生工作,增强学校自身卫生管理意识,提高自身卫生管理能力,促进学校卫生工作自律,进而保障广大学生的身心健康。

(四)学校卫生综合评价的内容与方法

学校卫生综合评价的内容包括卫生管理评价、卫生监测评价。工作的方法主要通过资料查阅、现场察看、现场快检、现场抽检、实验室检验等方式获取学校卫生各项指标的执行情况,并依据规定的标准对各指标项目进行评分,最终根据各指标项目的得分情况对学校整体卫生状况进行评价。

1. 学校卫生管理评价 包括 8 个项目 91 个指标,总分 100 分,其中 8 个项目及分值分别是突发公共卫生事件管理 10 分、传染病预防控制管理 15 分、常见病与多发病管理 10 分、学校食品安全管理 20 分、生活饮用水卫生管理 10 分、教室环境管理 15 分、生活环境卫生管理 9 分、公共场所卫生管理 11 分。

2. 学校卫生监测评价 包括 5 个项目 34 个指标,总分 100 分,其中 5 个项目及分值分别是学校食品安全(食饮具消毒)监测 10 分、生活饮用水卫生监测 10 分、教室环境卫生监测 60 分、生活环境卫生监测 8 分、公共场所卫生监测 12 分。

(五)学校卫生综合评价的结果判定

学校卫生综合评价需根据学校卫生管理评价和卫生监测评价结果进行综合判定,根据《学校卫生综合评价》(GB/T 18205—2012)规定的综合评价判定标准,对学校卫生综合评价的结果做出最终判定,凡综合评价得分在 85 分以上(含 85 分)为卫生优秀学校,60~85 分(含 60 分不含 85 分)为卫生合格学校,60 分以下(不含 60 分)为卫生不合格学校。年度内因校方责任发生传染病暴发流行、生活饮用水污染事故以及其他突发公共卫生事件的学校,独立设置的厕所与生活饮用水水源和食堂相距 30m 以内的学校,无论综合评价得分多少,直接认定为卫生不合格学校。

(六)学校卫生综合评价的结果应用

通过对学校卫生监督、监测、管理内容的综合评价,用于评估学校卫生的风险等级和信誉度。

1. 卫生行政部门等的应用 卫生行政部门、卫生监督机构、疾病预防控制机构在学校日常卫生监督监测工作中,应用学校卫生综合评价体系,得出评价结果,评估学校卫生监督、监测状况。

2. 教育行政部门的应用 教育行政部门应用学校卫生综合评价体系,得出评价结果,评估辖区内学校卫生状况。

3. 学校自身的应用 学校应用学校卫生综合评价体系自查、自评本校的卫生状况。大、中、小学校在学校日常卫生检查评定工作中,可以应用综合评价体系得出评价结果,评估自身学校卫生状况。

目前,国家尚无统一的政策文件明确如何应用学校卫生综合评价结果,各地对学校卫生综合评价结果的应用方式主要有以下几方面:一是向教育行政部门通报;二是纳入教育部门目标考核;三是运用于学校健康促进考核;四是在学校醒目位置公示;五是通过新闻媒体公告。其中向教育行政部门通报、纳入教育部门目标考核是被普遍采用的方式。随着健康中国、健康城市和健康学校等活动的开展,学校卫生综合评价工作将进一步深入推进,学校卫生综合评价结果也将被更广泛地应用。

第七节 法 律 责 任

学校、托幼机构的卫生问题涉及面广,包括学校内的传染病防控以及生活饮用水、食品、公共场所、教学环境、生活环境等各项内容,本节仅介绍违反《学校卫生工作条例》《托儿所幼儿园卫生保健管理办法》的法律责任。

一、学校违反《学校卫生工作条例》的法律责任

1. 学校教学建筑、环境噪声、室内微小气候、采光、照明等环境质量以及黑板、课桌椅的设置不符合国家有关标准的,依据《学校卫生工作条例》第三十三条,由卫生行政部门对直接责任单位或者个人给予警告,并责令限期改进。情节严重的,可以同时建议教育行政部门给予行政处分。

2. 学校未按照有关规定为学生设置厕所和洗手设施的,依据《学校卫生工作条例》第三十三条,由卫生行政部门对直接责任单位或者个人给予警告,并责令限期改进。情节严重的,可以同时建议教育行政部门给予行政处分。

3. 寄宿制学校未为学生提供相应的洗漱、洗澡等卫生设施的,依据《学校卫生工作条例》第三十三条,由卫生行政部门对直接责任单位或者个人给予警告,并责令限期改进。情节严重的,可以同时建议教育行政部门给予行政处分。

4. 学校饮用水供应量不足或供应的饮用水不符合卫生标准的,依据《学校卫生工作条例》第三十三条,由卫生行政部门对直接责任单位或者个人给予警告,并责令限期改进。情节严重的,可以同时建议教育行政部门给予行政处分。

5. 学校体育场地和器材不符合卫生和安全要求的,依据《学校卫生工作条例》第三十三条,由卫生行政部门对直接责任单位或者个人给予警告,并责令限期改进。情节严重的,可以同时建议教育行政部门给予行政处分。

6. 学校组织学生参加劳动,让学生接触有毒有害物质或者从事不安全工种作业,致使学生健康受到损害的,依据《学校卫生工作条例》第三十四条,由卫生行政部门对直接责任单位或者个人给予警告,责令限期改进。

7. 供学生使用的文具、娱乐器具、保健用品,不符合国家有关卫生标准的,依据《学校卫生工作条例》第三十五条,由卫生行政部门对直接责任单位或者个人给予警告。情节严重的,可以会同工商行政部门没收其不符合国家有关卫生标准的物品,并处以非法所得两倍以下的罚款。

8. 拒绝或妨碍学校卫生监督员实施学校卫生监督的,依据《学校卫生工作条例》第三十六条,由卫生行政部门对直接责任单位或者个人予以警告。情节严重的,可以建议教育行政部门给予行政处分或者处以二百元以下的罚款。

二、托幼机构违反《托儿所幼儿园卫生保健管理办法》的法律责任

1. 托幼机构未按要求设立保健室、卫生室或者配备卫生保健人员的,依据《托儿所幼儿园卫生保健管理办法》第十九条第一款第(一)项,由卫生行政部门责令限期改正,通报批评;逾期不改的,给予警告;情节严重的,由教育行政部门依法给予行政处罚。

2. 托幼机构聘用未进行健康检查或者健康检查不合格的工作人员的,依据《托儿所幼儿园卫生保健管理办法》第十九条第一款第(二)项,由卫生行政部门责令限期改正,通报批评;逾期不改的,给予警告;情节严重的,由教育行政部门依法给予行政处罚。

3. 托幼机构未按要求定期组织工作人员健康检查的,依据《托儿所幼儿园卫生保健管理办法》第十九条第一款第(三)项,由卫生行政部门责令限期改正,通报批评;逾期不改的,给予警告;情节严重的,由教育行政部门依法给予行政处罚。

4. 托幼机构招收未经健康检查或健康检查不合格的儿童入托幼机构的,依据《托儿所幼儿园卫生保健管理办法》第十九条第一款第(四)项。由卫生行政部门责令限期改正,通报批评;逾期不改的,给予警告;情节严重的,由教育行政部门依法给予行政处罚。

5. 托幼机构未严格按照《托儿所幼儿园卫生保健工作规范》开展卫生保健工作的,依据《托儿所幼儿园卫生保健管理办法》第十九条第一款第(五)项,由卫生行政部门责令限期改正,通报批评;逾期不改的,给予警告;情节严重的,由教育行政部门依法给予行政处罚。

值得注意的是,托育机构如违反《托儿所幼儿园卫生保健工作规范》,应依据《中华人民共和国人口与计划生育法》第四十一条第一款"托育机构违反托育服务相关标准和规范的,由卫生健康主管部门责令改正,给予警告;拒不改正的,处五千元以上五万元以下的罚款;情节严重的,责令停止托育服务,并处五万元以上十万元以下的罚款"进行处罚。

本章小结

本章概述部分介绍了学校卫生监督的概念、目的和意义、依据、职责。学校预防性卫生监督主要包括对新建、改建、扩建的学校的选址、建筑设计审查和竣工验收。学校经常性卫生监督包括对学校传染病防治措施落实情况、饮用水卫生、学习与生活环境卫生、公共场所卫生、医疗机构或保健室设置与人员配备情况等方面的监督检查和指导。托幼机构卫生监督包括概念、目的和意义、依据、职责等。学校、托幼机构突发公共卫生事件卫生监督包括传染病疫情暴发、饮用水污染事件、预防接种或预防性服药的异常反应和学生群体心因性反应处置原则、监督内容及程序。学校卫生监督信息管理包括工作依据、范围、管理和应用。学校卫生综合评价包括对象、目的和意义、内容和方法、结果应用等。法律责任主要介绍了违反学校、托幼机构卫生法律法规的行政责任。

思考题

1. 为什么要开展学校与托幼机构卫生监督?
2. 中小学教室的采光和照明有什么要求?

(赵灿林)

第十八章　生活饮用水及涉水产品卫生监督

生活饮用水及涉水产品的安全和人民群众的生活息息相关，依法对各类生活饮用水制供水单位以及涉水产品生产、经营和使用单位实施监督管理，是卫生监督的重要内容。随着我国经济社会不断发展，城乡建设日新月异，人民群众对生活饮用水卫生安全的重视和对水质品质需求的不断提高，推动各类生活饮用水制供水工艺不断发展优化，城市二次供水范围不断加大，各类涉水产品层出不穷；与此同时，部分地区的饮用水水源污染问题尚待解决，城市老旧高层建筑二次供水水质污染事件时有发生，涉水产品质量良莠不齐等现况，均需不断加强生活饮用水及涉水产品卫生监督力度，切实保障人民群众生活饮用水卫生、健康、安全。

第一节　概　　述

一、相 关 概 念

1. 生活饮用水（drinking water）　是指供人生活的饮水和用水，即通过饮入和食物经口摄入体内的饮水和通过洗漱、洗涤物品、沐浴等接触皮肤和呼吸摄入人体的生活用水。该水的水质必须确保居民终身饮用安全。

2. 集中式供水（central water supply）　是指自水源集中取水，通过输配水管网送到用户或者公共取水点的供水方式。为用户提供日常饮用水的供水站和为公共场所、居民社区提供的分质供水也属于集中式供水。

3. 二次供水（secondary water supply）　是指将来自集中式供水的管道水另行加压，储存，再送至水站或用户的供水方式。

4. 小型集中式供水（small central water supply）　是指日供水量在 1 000m³ 以下或供水人口在 1 万人以下的集中式供水。

5. 分散式供水（distributed water supply）　是指用户直接从水源取水，未经任何处理或仅有简易设施处理的供水方式。

6. 分质供水（dual water supply）　是指以集中式供水为原水，经深度净化处理后，另设管网，直通用户，实现生活饮水和用水分质、分流，并满足优质优用、低质低用的要求。

7. 现制现售饮用水（fresh-purified drinking water）　是指通过水质处理器现场制作饮用水并直接散装出售饮用水。

8. 涉及饮用水卫生安全的产品（products concerning hygienic safety of drinking water）　简称涉水产品，是指凡在饮用水生产和供水过程中与饮用水接触的连接止水材料、塑料及有机合成管材、管件、防护涂料、水处理剂、除垢剂、水质处理器及其他新材料和化学物质。

9. 生活饮用水卫生监督（drinking water hygiene supervision）　是指饮用水卫生监督主体对卫生监督管理相对人遵守饮用水卫生法律、法规、规章以及其他规范性文件和行政处理决定的情况进行监督检查并作出行政处理的活动。它是饮用水卫生监督整体过程的重要环节，是实现饮用水卫生监督管理职能的重要手段之一。

二、监督的依据

从事生活饮用水及涉水产品卫生监督的法律依据包括《中华人民共和国传染病防治法》《生活饮用水卫生监督管理办法》(简称《管理办法》)、《生活饮用水集中式供水单位卫生规范》《生活饮用水卫生标准》(GB 5749—2022)、《二次供水设施卫生规范》(GB 17051—1997)、《地表水环境质量标准》(GB 3838—2002)、《地下水质量标准》(GB/T 14848—2017)、《城市供水水质标准》(CJ/T 206—2005)、《饮用净水水质标准》(CJ 94—2005)、《涉及饮用水卫生安全产品生产企业卫生规范》《涉及饮用水卫生安全产品分类目录》等。

《传染病防治法》对饮用水供水单位供应的饮用水及涉及饮用水卫生安全的产品进行规范,从防治介水传染病的角度规范相关单位和个人的行为,达到杜绝或减少介水传染病发生的目标。《管理办法》是我国第一部饮用水行政规章,《管理办法》基本上体现了供水各环节的一体化法制管理,是执行生活饮用水卫生监督监测的主要法律依据。《管理办法》中明确了卫生行政部门是饮用水卫生监督机关,建设行政主管部门是饮用水管理机关,明确了相关主体的法律义务,以及违反《管理办法》及相关法律法规的法律责任。《生活饮用水卫生标准》是开展饮用水水质监督管理的重要依据,是通过法律、行政法规等手段强制执行的强制性标准。

此外,国务院办公厅下发《国务院办公厅关于加强饮用水安全保障工作的通知》(国办发〔2005〕45 号),卫生部下发《卫生部关于加强饮用水卫生安全保障工作的通知》(卫监督发〔2005〕495 号)、《全国城市饮用水卫生安全保障规划(2011—2020 年)》(卫监督发〔2011〕95 号)、《卫生部关于分质供水卫生许可证发放问题的批复》(卫监督发〔2005〕191 号)、《卫生部办公厅关于加强现制现售饮用水卫生监督管理的通知》(卫办监督函〔2011〕571 号)、《关于现制现售饮用水监管有关问题的复函》(卫法监食便函〔2003〕218 号)等文件,为进一步加强饮用水监管提供依据。

三、监督的对象及范围

凡在中华人民共和国领域内的集中式供水单位、二次供水单位、涉水产品的生产、经营单位或个人均属于生活饮用水卫生监督的对象和范围。

第二节　集中式供水卫生监督

一、预防性卫生监督

集中式供水单位预防性卫生监督是对新建、改建、扩建的供水工程项目进行监督审查。按照相关规定,上述项目应当符合卫生要求,选址和设计审查、竣工验收必须有建设、卫生行政部门参加。

(一)需要提交的材料

集中式供水单位需要提交的材料主要有:①供水单位营业执照;②有关主管部门批准建设集中式供水单位的文件资料;③水源水质与水源选择资料;④水源卫生防护说明;⑤水厂总体设计和取水构筑物图及说明(包括水厂平面布局图、卫生防护设施图);⑥水处理设计图(包括制水工艺及流程图、车间布局平面图、主要制水设备清单);⑦输配水设计(包括管网平面布局图、管网系统图等);⑧水质检验设备及拟开展检验项目;⑨拟选用涉水产品的卫生许可批件复印件等。

（二）现场审核

卫生行政部门依据国家相关法律、法规和标准，对资料和现场进行审查，审核内容包括：①厂址与周围环境情况；②水源选择是否符合要求；③水源卫生防护是否到位；④水厂总体布置和取水构筑物的情况；⑤水处理的设计情况；⑥输配水管网情况；⑦水质检验室情况等。现场审查完毕后，出具现场审查结果。

二、卫生许可

（一）申请

集中式供水单位（申请人）填报《卫生许可证申请书》并准备申请材料。申请人应向卫生行政部门提出申请，并如实提交有关材料，对材料的真实性负责，否则将承担相应的法律后果。

（二）受理

受理人员对申请者提交的申请材料的完整性、合法性、规范性进行审核。申请事项属于卫生行政部门职权范围，申请材料齐全、符合法定形式，或者申请人按照卫生行政部门的要求提交全部补正申请材料的，出具《行政许可受理通知书》。

（三）审查

受理申请后，卫生行政部门对申请材料进行核实，并进行现场审查，对符合《生活饮用水卫生标准》（GB 5749—2022）和《生活饮用水集中式供水单位卫生规范》等规定的，出具现场审查结果。

（四）许可决定

1. 许可证发放 卫生行政部门应当自受理之日起，在规定的时间内书面作出卫生行政许可决定。卫生行政部门作出准予卫生行政许可决定的，应当在作出决定后向申请人发放加盖卫生行政部门印章的《卫生许可证》，并予以公开，公众有权查阅。

2.《卫生许可证》有效期及内容 有效期为4年，具体内容应当包括单位名称、法定代表人、单位地址、卫生许可证号、发证日期、发证机关、许可项目。

三、经常性卫生监督

（一）查验卫生许可情况

集中式供水单位应持有有效《卫生许可证》，无涂改、转让、伪造、倒卖、出租、出借等行为。《卫生许可证》标注的单位名称、地址和许可项目等应与实际情况一致。

（二）水源选择和卫生防护措施的监督

集中式供水单位应选择水质良好、水量充沛、便于防护的水源，还应当在生活饮用水水源保护区地带设置固定的告示牌、落实相应的水源保护工作。

1. 地表水 取水点半径100m的水域内，严禁捕捞、网箱养殖、停靠船只、游泳和其他可能污染水源的活动；取水点上游1 000m至下游100m的水域不得排入工业废水和生活污水；其沿岸防护范围内不得堆放废渣，不得设立有毒、有害化学品仓库，不得设立装卸垃圾、粪便和有毒有害化学品的码头，不得从事放牧等有可能污染该水域水质的活动。

2. 地下水 地下水水源的卫生防护必须遵守的规定：①在单井或井群的影响半径范围内，不得使用工业废水或生活污水灌溉和施用难降解或剧毒的农药，不得修建渗水厕所、渗水坑，不得堆放废渣或铺设污水渠道，并不得从事破坏深层土层的活动；②工业废水和生活污水严禁排入渗坑或渗井，人工回灌的水质应符合生活饮用水水质要求。

（三）生活饮用水生产的卫生监督

1. 生产管理要求 集中式供水单位应建立健全生活饮用水卫生管理规章制度。应有分管领导和专职或兼职工作人员管理生活饮用水卫生工作。

2．对设备设施的要求　集中式供水单位配备的水净化处理设备、设施必须满足净水工艺要求，必须有消毒设施，并保证正常运转。生活饮用水的输水、蓄水和配水等设施应密封，严禁与排水设施及非生活饮用水的管网相连接。

3．对使用的产品的要求　集中式供水单位使用的涉及饮用水卫生安全产品必须符合卫生安全和产品质量标准的有关规定，并持有省级以上人民政府卫生行政机关颁发的卫生许可批准文件，方可在集中式供水单位中使用。集中式供水单位在购入涉及饮用水卫生安全的产品时，应索取产品的卫生许可批准文件，并进行验收。经验收合格后方可入库待用，并按品种、批次分类贮存于原料库，避免混杂，防止污染。

4．对生产过程的要求　集中式供水单位应对取水、输水、净水、蓄水和配水等设施加强质量管理，建立放水、清洗、消毒和检修制度及操作规程，保证供水水质。定期清洗和消毒各类贮水设备；管网末梢应定期放水清洗，防止水质污染。

（四）水质检验要求

集中式供水单位必须建立水质检验室，配备与供水规模和水质检验要求相适应的检验人员和仪器设备。负责检验水源水、净化构筑物出水、出厂水和管网水的水质。城市集中式供水单位水质检验的采样点选择、检验项目和频率、合格率计算应按照《城市供水水质标准》（CJ/T 206—2005）执行。

水质检验应实行全过程的质量控制。水质检验方法应采用国家规定的生活饮用水检验法，水质检验结果应定期报送当地卫生行政部门。

（五）从业人员的卫生要求

1．健康检查　直接从事供、管水的人员必须每年进行一次健康检查，取得健康体检合格证明后方可上岗工作。凡患有有碍生活饮用水卫生的疾病或病原携带者，不得直接从事供、管水工作。

2．卫生知识培训　直接从事供、管水的人员，上岗前必须进行卫生知识培训，上岗后每年进行一次卫生知识培训，未经卫生知识培训或培训不合格者不得上岗工作。

3．卫生习惯管理　从业人员应保持良好的个人卫生习惯和行为，不得在生产场所吸烟，不得进行有碍生活饮用水卫生的活动。

第三节　二次供水卫生监督

一、预防性卫生监督

（一）二次供水单位申请及上报材料内容

二次供水管理责任单位（申请人）填写《建设项目卫生审查申请书》并上报申请材料。上报的申请材料包括：①建设项目卫生审查申请书；②二次供水设施位置图；③二次供水设施场所总平面图、水箱轴视图、水箱间所在层平面图、管道布置和透视图等；④拟选用涉水产品的卫生许可批件复印件等。

（二）审查内容

1．地址与周围环境　施工现场位置与申请管理责任单位所报资料必须相符。①蓄水池周围10m 以内不得有渗水坑和堆放的垃圾等污染源，水箱周围 2m 内不应有污水管线及污物；②高位水池宜设置水箱间，防止热污染，不得利用建筑物本体结构作为水池（箱）的壁板、底板及顶板。

2．二次供水水箱（贮水容器、蓄水池）设计卫生审查内容　设计卫生审查内容包括：①水箱的容积和类型；②水箱的使用方式；③水箱的辅助设施（透气管和罩、入孔的位置和大小、设有爬梯、放空管的位置和连通、水箱水在 48 小时内不能得到更新时设置的饮用水消毒装置);④水箱的安装(排水设施的底盘、建筑物内水箱与墙壁的距离);⑤高位水箱的进水管不得兼作出水管,溢流管宜采用水平喇叭口集水,并宜比进水管管径大一级。

3.二次供水辅助设施的安全性材料 二次供水使用的水箱,净化、软化、消毒等设备和药剂,输配水设备与防护涂料等必须有省级以上(含省级)卫生行政部门颁发的卫生许可批件或卫生安全证明。

4.二次供水输配水设施的要求 二次供水输配水设施不得与市政供水或自建供水管道直接连通,特殊情况下需要连通时,须设不承压水箱;不得与非饮用水管网相连通;供水管线出现间断供水(如变频调速、停电起泵)时,不能造成水质污染。

二、经常性卫生监督

(一)二次供水设施设备的要求

1.设施设置的要求 二次供水设施内外应保持清洁,不应存在有碍卫生的杂物和肉眼可见物;周围应保持环境整洁,便于清洗消毒,应有良好的排水条件,设施应运转正常。

2.使用材料的卫生要求 二次供水设施使用的水箱、供水管道、防护涂料和水处理设备等不得对供水水质产生污染,并要求符合相关卫生标准和规范性文件要求。选用的涉水产品应当有卫生许可批件。

3.水箱的要求 水箱应设在单独房间内,不得与消防、暖气、空调、中水等其他用水的贮水水箱混用。特殊情况下与消防用水合用时,水箱必须安装在有排水条件的底盘上,出水管管口位置设定应保证水箱内不产生死水层且开口不能向下。泄水管应设在水箱的底部,阀门位置便于操作。泄水管与溢水管均不得直接与下水道连通,防止倒虹吸作用的发生。溢水管和泄水管不能相连通,各开一口。

4.周围环境卫生要求 蓄水池周围 10m 以内不得有渗水坑和堆放的垃圾等污染源。水箱周围 2m 内不应有污水管线及污染物;供水管线周围 2m 内不得有污水管道。二次供水设施房间应有安全防护条件的防盗门窗,室内地面应铺设防滑瓷砖,墙壁喷涂卫生无毒防霉涂料,室内设有排风设施。地面有便于排水的水沟和集水坑,且设有自动提升污水设备。

(二)日常管理卫生要求

1.设施设备的管理要求 二次供水设施的管理部门负责二次供水设施的日常运转、维护、清洗和消毒工作,制定和落实设施卫生管理制度,并应有专职或兼职经过培训的饮用水卫生管理人员。

2.设施设备的清洗要求 二次供水设施的管理部门每年应对设施进行一次以上的全面清洗、消毒和水质检验,清洗、消毒后,饮水水质经检验合格后方可供水。

(三)从业人员的卫生要求

管理人员每年进行一次健康检查和卫生知识培训,合格者方可上岗。

第四节　管道分质供水及现制现售饮用水卫生监督

一、管道分质供水的卫生监督

管道分质供水是集中供水的一种形式,因此需要按照集中供水的监督要求对管道分质供水进行卫生监督。

（一）预防性卫生监督

管道分质供水预防性卫生监督是对新建、改建、扩建的管道分质供水单位进行监督审查。

1. 建设单位需要提交的材料　主要包括：①建设项目卫生审查申请书；②分质供水设施所在地区位置图及周围环境图；③设备总平面布置图、制水间、检验室、更衣室平面图及卫生设施和装修说明等；④水处理设备工艺流程简述及简图；⑤供水系统管网图；⑥供水系统中与水接触的主要材料及可能对人体有危害的材料卫生安全合格证明等。

审查内容主要包括分质供水设施的总体布局、制水间选址、设施、制水设备及管网、成品水贮水器、设备和材料等方面必须符合卫生规范要求。

2. 卫生许可　管道分质供水单位需向卫生行政部门提出许可申请，申报相应资料后，经卫生行政部门审查，在规定的时限内发放卫生许可证。

卫生许可申请材料主要包括：①卫生许可申请书；②申请报告；③水质检验合格报告；④饮用水卫生质量保证体系的有关资料及卫生管理机构（或组织）、专（兼）职卫生管理人员配置情况；⑤岗位管理制度；⑥所用涉水产品安全性证明材料；⑦从业人员名单及预防性健康体检和卫生知识培训合格证明等。

（二）经常性卫生监督

1. 管道分质供水设施、设备、材料使用情况

（1）管道分质供水制水间：管道分质供水制水间应独立设置，不得与污水处理、有污染物品堆放的房间相邻，不得有与制水无关的管道通过，不得设置卫生间；面积应满足生产工艺的卫生要求，应有更换材料的清洗消毒设施和场所。

制水间的地面、墙壁、天花板应使用防水、防腐、防霉，易消毒、易清洗的材料铺设，应有废水排放系统，应安装防蚊蝇、防尘、防鼠等设施。门窗应有上锁装置。

制水间应配备机械通风设备和空气消毒装置。

（2）管道分质供水制水相关设备和材料：管道分质供水单位应建立和落实制水设备、消毒设备（剂）、输配水管材、管件、涂料和内衬、水处理材料等与饮用水接触的设备和材料的索证与验收制度，并做好记录。

上述产品应持有涉水产品卫生许可批件，产品的名称、型号、生产企业、发证日期和有效期、产品标识标签说明书中的技术参数应与卫生许可批件相符。

（3）管道分质供水管路：在制水间内应设有回水管且能达到动态循环，循环回水应经过消毒处理后进入供水系统。管道分质供水系统应设置放空排水阀，排水口应有防污染措施，排气阀应设有滤菌、防尘装置。饮水供水管路不得与市政或自建供水系统直接相连。

（4）管道分质供水消毒措施：采用紫外线消毒的、紫外线强度应大于 $70\mu W/cm^2$，采用臭氧消毒的，出水中臭氧残留浓度应大于或等于 0.05mg/L。

2. 管道分质供水卫生管理情况

（1）卫生管理制度：管道分质供水单位应建立卫生管理、设备维护、水质检验等规章制度并予以落实。

（2）水质检验制度：管道分质供水单位的检验记录应包括对每个独立供水系统的水质检验结果，取样点分别在原水、成品水、用户点、回流（折返）处，检验项目应按照国家卫生规范和企业标准确定。

（3）卫生管理人员：管道分质供水单位应配有经培训合格的专（兼）职卫生管理、生产和检验人员，负责管道分质供水系统的管理、日常保养维护、分质供水生产和水质检验等工作。

（4）检验设备：管道分质供水单位检验室应配备与供水规模相适应的检验设备、仪器，开展水质检验工作。

（5）检验记录和维护记录制度：管道分质供水单位应建立水质检验记录和日常维护记录，检验记录内容应包括检验时间、对象、结果、检验人员等信息，维护记录内容至少应包括更换过滤、吸附材料等的内容。

3. 管道分质供水从业人员卫生情况

（1）健康检查：直接从事供、管水的人员必须每年进行一次健康检查。取得预防性健康体检合格证后方可上岗工作。凡患有痢疾、伤寒、甲型病毒性肝炎、戊型病毒性肝炎、活动性肺结核、化脓性或渗出性皮肤病及其他有碍生活饮用水卫生的疾病或病原携带者，不得直接从事供、管水工作。

（2）卫生培训情况：直接从事供、管水的人员，上岗前须进行卫生知识培训，上岗后每年进行一次卫生知识培训，未经卫生知识培训或培训不合格者不得上岗工作。

二、现制现售饮用水的卫生监督

（一）现制现售饮用水从业人员卫生要求

1. 健康检查 直接从事饮用水供应、卫生管理工作的人员应当按照国家有关规定，进行健康检查，取得健康检查合格证明后方可上岗工作，并每年进行一次健康检查，凡是患有影响生活饮用水卫生安全的疾病的人员和病原携带者，不得直接从事供、管水工作。

2. 从业人员卫生知识培训 现制现售饮用水经营单位应建立卫生培训制度，每年至少组织一次从业人员卫生知识培训，并进行考核；对考核不合格的，不得安排上岗工作。

（二）现制现售饮用水使用产品情况

现制现售饮用水经营单位不得使用未取得卫生许可批准文件或者不符合国家卫生标准和规范要求的涉水产品，不得购买或者使用未经许可的企业生产或者没有卫生安全评价报告的消毒产品；在购买涉水产品时应当查验其卫生许可批准文件和产品检验合格证明，并做好记录，在购买消毒产品时，应当查验消毒产品生产企业卫生许可证和产品卫生安全评价报告，并做好记录；在使用消毒产品时，必须严格按照产品使用说明书的要求使用。

（三）现制现售饮用水水质检验情况

现制现售饮用水经营单位应建立水质检测室，配备相应的水质检测仪器、设备和检验人员，开展定期的水质检测，做好水质检测记录。经营单位的水质自检记录应完整清晰，不得随意涂改、伪造。

（四）现制现售饮用水管理情况

1. 卫生管理人员 现制现售饮用水经营单位必须配备专职或兼职的卫生管理人员负责日常管理。

2. 档案管理 现制现售饮用水经营单位应建立卫生管理档案。卫生管理档案应包括卫生管理制度和生活饮用水污染事件应急处置预案；卫生管理人员的配备情况；水质检测记录；供水设备、设施的巡查、保养、维护情况，以及储水设备、设施的清洗、消毒记录；水质处理器（材料）的使用、维护、更换等情况；涉水产品、消毒产品的进货查验记录；从业人员健康检查和培训考核记录等。

第五节　涉水产品卫生监督

《管理办法》第四条规定，国家对涉水产品实行卫生许可制度。2003 年，国家颁布了《中华人民共和国行政许可法》，涉水产品属于法律、行政法规以外行政规章设定的许可，因此，国务院于2004 年 6 月 29 日发布了《国务院对确需保留的行政审批项目设定行政许可的决定》（国务院令第412 号），确定对涉水产品的卫生行政许可予以保留。卫生行政部门根据涉水产品生产企业的申请进行审查,发放卫生许可批件。卫生行政部门对涉水产品进行经常性卫生监督,包括对涉水产品生产企业的卫生监督和对涉水产品经营(使用)单位的卫生监督。

一、卫 生 许 可

(一)涉水产品许可范围及分工规定

1. 由国家卫生行政部门负责审批的涉水产品　是指利用新材料、新工艺和新化学物质生产的涉及饮用水卫生安全产品。

2. 由省级卫生行政部门负责审批的涉水产品　是指《涉及饮用水卫生安全产品分类目录》中所列的除利用新材料、新工艺和新化学物质之外生产的,由省级卫生行政部门负责审批的国产或进口涉水产品。

3. 不需审批实行市场监督的涉水产品　包括矿化水器和矿化水剂、陶瓷和水泥类蓄水容器、液氯和氯气、石英砂、水泵、阀门、水表、水处理剂加入器等机械部件。

(二)省级卫生行政部门负责审批的涉水产品卫生许可

1. 申请与受理　申请单位应当向实际生产企业或在华责任单位所在地省级卫生行政部门提出卫生行政许可申请,按照要求提交有关材料,并对申请材料的真实性负责,承担相应的法律责任。省级卫生行政部门在接收卫生许可申请材料时,对申请材料是否齐全、是否符合法定形式等进行核对,并作出是否受理的书面决定。涉水产品卫生许可批件有效期4年,到期应申请延续。申请延续、变更、注销和补发卫生许可批件的,应当由批件上注明的申请单位向原发证部门提出申请。

2. 审查与决定　首次申请省级卫生行政许可的涉水产品,省级卫生行政部门受理后,应当在30日内组织对申请材料进行技术审查,并通知综合监督执法机构在技术审查前进行生产现场审核;综合监督执法机构在接到省级卫生行政部门通知后,应当指派2名以上卫生监督员在5日内完成生产现场审核。省级卫生行政部门应当自受理之日起20日内作出是否批准的决定,技术审查所需时间不计算在本期限内。生产现场审核应当核查生产企业是否符合《涉及饮用水卫生安全产品生产企业卫生规范》规定的卫生要求,核实申报产品生产与申报材料的一致性,并出具审核意见。申请延续、变更实际生产企业或生产地的涉水产品,省级卫生行政部门受理后,应当重新进行生产现场审核。

3. 检验　申请单位应当按照《卫生部涉及饮用水卫生安全产品检验规定》要求的检验所需样品数量及规格,在现场随机抽取采集足量的同一批号样品,填写检验样品采样单,并按照国家卫生标准和卫生规范要求对产品自行检验或委托有关机构进行检验。检验报告应当注明产品名称、性状、规格、批号、数量、生产企业和检验项目、检验方法及评价依据、检验结果、检验结论等,并附检验样品采样单。

4. 申请卫生行政许可应提交的材料　包括:①卫生行政许可申请表;②产品生产有关材料;③产品检验报告;④样品1件。

二、经常性卫生监督

根据《传染病防治法》和《管理办法》的规定,县级以上人民政府卫生行政部门主管本行政区域内涉水产品卫生监督工作,任何单位和个人不得生产、销售和使用无卫生许可批准文件的涉水产品,任何用于传染病防治的涉水产品,都应当符合国家卫生标准和卫生规范。

涉水产品的经常性卫生监督包括对涉水产品生产企业的卫生监督和对涉水产品经营(使用)单位的卫生监督。

（一）对涉水产品生产企业的经常性卫生监督

根据《管理办法》《涉水产品生产企业卫生规范》和卫生部《健康相关产品命名规定》等规定，对涉水产品生产企业进行监督。

1. 涉水产品的卫生许可　涉水产品卫生许可批准文件真实、有效，产品现行标识标签（说明书）符合许可核准的内容。

2. 生产企业布局　企业布局符合许可审核的内容，保持厂区周围无污染源；生产场所内布局合理，做到人物分流、清洁区与污染区分开。

3. 生产企业生产管理情况　企业是否有产品的生产记录；生产设备、消毒设备能否正常使用；生产涉水产品的设备不得与其他非涉水产品生产设备混用。

4. 生产企业的质量控制　涉水产品生产企业对生产使用的原辅材料有索证记录（含检验报告），使用的原辅材料符合许可审核的内容；生产企业有健全的卫生管理制度及检验制度；有卫生管理人员和经过专业培训的检验员；检验设备能正常使用；企业有完整的产品和生产环境的自检记录，检验按照卫生标准要求进行；有完整的投诉举报和退回产品登记（退回产品的品种、数量等）。

5. 生产企业的原材料、成品贮存　涉水产品生产企业专用的原材料、成品贮存场所环境条件良好，有防四害、防尘、防潮和通风等措施；产品分类贮存，标志明显，与非涉水产品分开，不得与有毒、有害物品或易燃、易爆物品共同存放；待检产品、合格产品、不合格产品分开存放，并有易于识别的明显标记。

6. 生产企业的从业人员　涉水产品生产企业直接从事生产的从业人员应经过岗前培训，直接从事水质处理器（材料）生产的人员应持有效的预防性健康体检合格证明，凡体检不合格者，必须调离生产岗位；生产人员进入生产场所时，个人卫生状况符合卫生规范要求；采购人员应具有简易鉴别原材料质量和卫生性能的知识和技能；生产场所禁止吸烟、进食及进行其他有碍涉水产品卫生的活动。

7. 标签和说明书　涉水产品的标签和说明书应符合《涉及饮用水卫生安全产品标签说明书管理规范》的要求。标签和说明书应当采用中文标识，如有外文标识的，其内容应当符合国家有关法律法规及标准规范的规定；标注的计量单位应当采用国家法定的计量单位；标注的执行标准应当符合国家有关规定的要求；标注生产企业信息时，应当同时标注产品责任单位和产品实际生产企业的信息（两者相同时，不必重复标注）；进口涉水产品还应当标注原产国或地区；对储存、运输条件安全性等有特殊要求的，应当明确注明。

涉水产品标签和说明书中不得标注下列内容：①明示或暗示具有防治疾病作用的内容；②虚假、夸大、使消费者误解或者欺骗性的文字、图形以及与生活饮用水无关的内容；③"酸性水""碱性水""活化水""小分子团水""功能水""能量水""富氧水"等内容；④法律法规及标准规范禁止标注的内容。

（二）对涉水产品经营（使用）单位的卫生监督检查

根据《管理办法》《生活饮用水卫生标准》和《健康相关产品命名规定》的要求，对涉水产品经营（使用）单位进行监督。

1. 卫生许可情况　经营（使用）的涉水产品应有有效的卫生许可批准文件，产品的生产日期应该在卫生许可批准文件有效期内；核查产品的名称、型号及主要参数与卫生许可批件及其附件的内容一致。

2. 产品质量　对经营（使用）单位经营和使用的涉水产品抽样开展卫生安全性检测。

3. 标签和说明书　涉水产品标签和说明书应符合《涉及饮用水卫生安全产品标签说明书管理规范》的要求。

第六节　法　律　责　任

一、行　政　责　任

1. 集中式供水单位安排未取得体检合格证的人员从事直接供、管水工作或安排患有有碍饮用水卫生疾病的或病原携带者从事直接供、管水工作的,县级以上地方人民政府卫生行政部门应当责令限期改进,并可对供水单位处以20元以上1 000元以下的罚款。

2. 违反《管理办法》规定,有下列情形之一的,县级以上地方人民政府卫生行政部门应当责令限期改进,并可处以20元以上5 000元以下的罚款:①在饮用水水源保护区修建危害水源水质卫生的设施或进行有碍水源水质卫生的作业的;②新建、改建、扩建的饮用水供水项目未经卫生行政部门参加选址、设计审查和竣工验收而擅自供水的;③供水单位未取得卫生许可证而擅自供水的;④供水单位供应的饮用水不符合国家规定的生活饮用水卫生标准的。

3. 生产或者销售无卫生许可批准文件的涉及饮用水卫生安全的产品的,县级以上地方人民政府卫生行政部门应当责令改进,并可处以违法所得3倍以下的罚款,但最高不超过3万元,或处以500元以上1万元以下的罚款。

4. 违反《管理办法》规定,生产或者销售无卫生许可批准文件的涉及饮用水卫生安全的产品的,县级以上地方人民政府卫生行政部门应当责令改进,并可处以违法所得3倍以下的罚款,但最高不超过3万元,或处以500元以上1万元以下的罚款。

5. 城市自来水供水企业和自建设施对外供水的企业,有下列行为之一的,由住房和城乡建设主管部门责令限期改进,并可处以违法所得3倍以下的罚款,但最高不超过3万元,没有违法所得的可处以1万元以下罚款:①新建、改建、扩建的饮用水供水工程项目未经住房和城乡建设主管部门设计审查与竣工验收而擅自建设并投入使用的;②未按规定进行日常性水质检验工作的。

6. 违反《传染病防治法》规定,有下列情形之一,导致或者可能导致传染病传播、流行的,由县级以上人民政府卫生行政部门责令限期改正,没收违法所得,可以并处5万元以下的罚款;已取得许可证的,原发证部门可以依法暂扣或者吊销许可证:①饮用水供水单位供应的饮用水不符合国家卫生标准和卫生规范的;②涉及饮用水卫生安全的产品不符合国家卫生标准和卫生规范的。

二、民　事　责　任

因生活饮用水不符合国家标准,造成他人身体伤害或中毒的,应当依法承担相应的民事责任。

三、刑　事　责　任

《中华人民共和国刑法》第三百三十条规定,违反传染病防治法的规定,有下列情形之一,引起甲类传染病以及依法确定采取甲类传染病预防、控制措施的传染病传播或者有传播严重危险的,处3年以下有期徒刑或者拘役;后果特别严重的,处3年以上7年以下有期徒刑:①供水单位供应的饮用水不符合国家规定的卫生标准的;②拒绝按照疾病预防控制机构提出的卫生要求,对传染病病原体污染的污水、污物、场所和物品进行消毒处理的。

本章小结

　　生活饮用水及涉水产品的卫生监督是各级卫生行政部门对供水单位和涉水产品生产者、经营（使用）者遵守相关卫生法律、法规、规章以及其他规范性文件和行政处理决定的情况进行的监督和检查活动。本章主要介绍了对生活饮用水和涉水产品的预防性卫生监督、卫生行政许可、经常性卫生监督的程序和内容以及相关的法律责任。

思考题

　　1. 如何加强对二次供水单位的卫生监督，保障二次供水的安全？
　　2. 现制现售饮用水的主要监管难点在哪里，如何加强卫生监督？
　　3. 涉水产品卫生监督的重点有哪些？

（画宝勇）

第十九章　食品安全监督

食品安全与人民群众的身体健康和生命安全息息相关。食品安全监督作为卫生监督的重要组成部分，是有关卫生监督主体为保证食品安全，防止食品污染和有害因素对人体的危害，保障人民身体健康和生命安全，对食品生产经营单位和个人在食品生产、销售、消费等过程中执行食品安全法律、法规、规章和标准的情况进行监督管理的执法活动。食品生产安全监督、食品经营安全监督，特殊食品安全监督、食品安全风险监测和评估以及食品安全事故处置等构成了我国食品安全监督的基本制度体系。

第一节　概　　述

一、食品安全监督的概念

食品安全监督（food safety supervision），是指食品安全监督主体为保证食品安全，防止食品污染和有害因素对人体的危害，保障人民身体健康和生命安全，依据食品安全法律法规的规定，对食品生产、销售、消费等全过程行使监督管理职能的行政执法活动。

二、食品安全监督的意义

食品安全监督是卫生监督的重要组成部分。尽管近年来我国食品安全工作成效显著，但随着时代的发展，我国食品安全与新时代人民日益增长的美好生活需要相比仍存在不小差距。依法开展食品安全监督，对于严格规范食品生产经营行为，督促食品生产经营者依据食品安全法律法规和标准从事生产经营活动，从而改善食品安全状况，提高食品安全水平，保障人民群众的身体健康和生命安全，保障和促进食品国际贸易，促进改革开放和国民经济的发展均具有重要意义。

三、食品安全监督的依据

（一）食品安全法律法规

食品安全法律法规分成三个层次：①法律，其中《中华人民共和国食品安全法》（简称《食品安全法》）是我国食品安全基础性法律，是食品安全监督的基本法律依据。与食品安全有关的法律还有《中华人民共和国农产品质量安全法》《中华人民共和国动物防疫法》《中华人民共和国国境卫生检疫法》《中华人民共和国进出境动植物检疫法》《中华人民共和国产品质量法》等。②法规，包括行政法规和地方性法规。行政法规包括《中华人民共和国食品安全法实施条例》（简称《食品安全法实施条例》）以及《乳品质量安全监督管理条例》《生猪屠宰管理条例》《农业转基因生物安全管理条例》《食盐专营办法》《中华人民共和国国境卫生检疫法实施细则》《农药管理条例》《兽药管理条例》等。③规章，包括部门规章和地方政府规章。部门规章方面，2018年之前国家食品药品监督管理总局先后出台一系列配套规章制度,涉及食品生产许可、食品经营许可、保健食品注册与备案、特殊医学用途配方食品注册、婴幼儿配方乳粉产品配方注册、食品生产经营监督检查、食品抽样检验、网络食品安全违法行为查处、网络餐饮服务食品安全监督管理、投诉举报、行政处罚等多方面。此外,原国家卫生和计划生育委员会、原农业部、原国家质量监督检验检疫总局等部门也依据自身职责出台了与食品安全相关的部门规章。2018 年国务院机构改革后,国家市场监督管理总局发布了《保健食品原料目录与保健功能目录管理办法》《食盐质量安全监督管理办法》,修订了《食品安全抽样检验管理办法》《食品生产许可管理办法》,联合教育部、国家卫生健康委员会出台了《学校食品安全与营养健康管理规定》等。

(二) 食品安全标准

食品安全标准分为食品安全国家标准和食品安全地方标准。食品安全国家标准由国家卫生健康委员会会同国家市场监督管理总局制定、公布。食品安全地方标准由省级人民政府卫生健康行政部门制定并公布,报国家卫生健康委员会备案。国家鼓励食品生产企业制定严于食品安全国家标准或者地方标准的企业标准,在本企业适用,并报省级人民政府卫生健康行政部门备案。

食品安全标准是强制执行的标准。截至 2021 年 12 月 31 日,我国发布的食品安全国家标准共有 1 419 项,其中"十三五"期间制定发布的食品安全国家标准有 628 项。此外,各省级卫生健康行政部门也制定了一批食品安全地方标准。食品安全标准目前已经形成包括通用标准、产品标准以及生产经营规范标准、检验方法标准等标准体系框架,涉及上万项食品安全指标和参数,基本覆盖了从农田到餐桌的食品生产经营各个主要环节及食品安全控制要求。

食品安全标准的内容包括:食品、食品添加剂、食品相关产品中的致病性微生物,农药残留、兽药残留、生物毒素、重金属等污染物质以及其他危害人体健康物质的限量规定;食品添加剂的品种、使用范围、用量;专供婴幼儿和其他特定人群的主辅食品的营养成分要求;对与卫生、营养等食品安全要求有关的标签、标志、说明书的要求;食品生产经营过程的卫生要求;与食品安全有关的质量要求;与食品安全有关的食品检验方法与规程;其他需要制定为食品安全标准的内容。

四、食品安全监督体制

(一) 国务院食品安全委员会的职责

国务院食品安全委员会是国务院食品安全工作的议事协调机构。《食品安全法》规定:国务院设立食品安全委员会,其职责由国务院规定。2010 年,国务院食品安全委员会正式组建。截至 2020 年 12 月,成员单位为 23 个,国家市场监督管理总局承担国务院食品安全委员会日常工作。国务院食品安全委员会主要职责为:分析食品安全形势,研究部署、统筹指导食品安全工作;提出食品安全监督的重大政策措施;督促落实食品安全监督责任。

国务院食品安全委员会下设食品安全委员会办公室,承担食品安全委员会的日常工作。

(二) 国务院有关部门的职责

《食品安全法》规定,国务院食品安全监督管理部门依照《食品安全法》和国务院规定的职责,对食品生产经营活动实施监督管理。国务院卫生健康行政部门依照《食品安全法》和国务院规定的职责,组织开展食品安全风险监测和风险评估,会同国务院食品安全监督管理部门制定并公布食品安全国家标准。国务院其他有关部门依照《食品安全法》和国务院规定的职责,承担有关食品安全工作。

2018 年 3 月,国务院进行新一轮机构改革,组建国家市场监督管理总局和国家卫生健康委员会。国家市场监督管理总局负责对生产、销售、消费环节的食品安全和食品相关产品实施统一监督管理。国家卫生健康委员会组织开展食品安全风险监测和风险评估,会同国家市场监督管理总局制定并公布食品安全国家标准。国务院其他有关部门依照《食品安全法》和国务院规定的职责，承担有关食品安全工作。

（三）县级以上地方人民政府的职责

1. 统一领导、组织、协调本行政区域的食品安全监督管理工作　县级以上地方人民政府对本行政区域的食品安全监督管理工作负责，统一领导、组织、协调本行政区域的食品安全监督管理工作以及食品安全突发事件应对工作，建立健全食品安全全程监督管理工作机制和信息共享机制。

2. 确定有关部门的职责　县级以上地方人民政府依照《食品安全法》和国务院的规定，确定本级市场监督管理部门、卫生健康行政部门和其他有关部门的职责。有关部门在各自职责范围内负责本行政区域的食品安全监督管理工作。

3. 实行食品安全监督管理责任制　县级以上地方人民政府实行食品安全监督管理责任制。上级人民政府负责对下一级人民政府的食品安全监督管理工作进行评议、考核。县级以上地方人民政府负责对本级食品安全监督管理部门和其他有关部门的食品安全监督管理工作进行评议、考核。

第二节　食品生产安全监督

一、食品生产许可

《食品安全法》规定对食品生产实施许可制度。2020年，国家市场监督管理总局等部门和机构发布了重新修订的《食品生产许可管理办法》和《关于修订公布食品生产许可分类目录的公告》等部门规章和其他规范性文件。

（一）食品生产许可程序

1. 申请

（1）申请主体：申请食品生产许可，应当先行取得营业执照等合法主体资格。企业法人、合伙企业、个人独资企业、个体工商户、农民专业合作社等，以营业执照载明的主体作为申请人。

（2）许可范围：从事食品和食品添加剂生产活动，应当依法取得食品生产许可。

（3）申请条件：①具有与生产的食品品种、数量相适应的食品原料处理和食品加工、包装、贮存等场所，保持该场所环境整洁，并与有毒、有害场所以及其他污染源保持规定的距离；②具有与生产的食品品种、数量相适应的生产设备或者设施，有相应的消毒、更衣、盥洗、采光、照明、通风、防腐、防尘、防蝇、防鼠、防虫、洗涤以及处理废水、存放垃圾和废弃物的设备或者设施；保健食品生产工艺有原料提取、纯化等前处理工序的，需要具备与生产的品种、数量相适应的原料前处理设备或者设施；③有专职或者兼职的食品安全专业技术人员、食品安全管理人员和保证食品安全的规章制度；④具有合理的设备布局和工艺流程，防止待加工食品与直接入口食品、原料与成品交叉污染，避免食品接触有毒物、不洁物；⑤法律、法规规定的其他条件。

（4）申请材料：申请食品生产许可，应当提交下列材料：①食品生产许可申请书；②食品生产设备布局图和食品生产工艺流程图；③食品生产主要设备、设施清单；④专职或者兼职的食品安全专业技术人员、食品安全管理人员信息和食品安全管理制度。

申请保健食品、特殊医学用途配方食品、婴幼儿配方食品等特殊食品的生产许可，还应当提交与所生产食品相适应的生产质量管理体系文件以及相关注册和备案文件。

2. 受理　市场监督管理部门对申请人提出的食品生产许可申请，应当根据情况分别作出处理。决定予以受理的，应当出具受理通知书；决定不予受理的，应当出具不予受理通知书，说明不予受理的理由。

3. 审查与决定

（1）审查与现场核查：市场监督管理部门应当对申请人提交的申请材料进行审查。需要对申请材料的实质内容进行核实的，应当进行现场核查。可以委托下级市场监督管理部门对受理的食品生产许可申请进行现场核查，但特殊食品生产许可的现场核查原则上不得委托下级市场监督管理部门实施。

（2）许可决定：根据申请材料审查和现场核查等情况，对符合条件的，市场监督管理部门应当作出准予生产许可的决定，向申请人颁发食品生产许可证；对不符合条件的，作出不予许可的书面决定并说明理由。

（二）食品生产许可证

食品生产许可证分为正本、副本。

食品生产许可证应当载明生产者名称、社会信用代码、法定代表人（负责人）、住所、生产地址、食品类别、许可证编号、有效期、发证机关、发证日期和二维码；副本还应当载明食品明细。生产保健食品、特殊医学用途配方食品、婴幼儿配方食品的，还应当载明产品或者产品配方的注册号或者备案登记号；接受委托生产保健食品的，还应当载明委托企业名称及住所等相关信息。

食品生产许可证发证日期为许可决定作出的日期，有效期为5年。

食品生产许可电子证书与印制的食品生产许可证书（包括正本、副本）具有同等法律效力。

食品生产者应当妥善保管食品生产许可证，并在生产场所的显著位置悬挂或者摆放食品生产许可证正本。

食品生产许可证不得伪造、涂改、倒卖、出租、出借、转让。

（三）食品生产许可的变更与延续

1. 食品生产许可的变更 食品生产许可证有效期内，需要变更食品生产许可证载明的许可事项的，以及现有设备布局和工艺流程、主要生产设备设施等事项发生变化的，食品生产者应当向原发证的市场监督管理部门提出变更申请，由原发证部门对变更申请材料进行审查，并对申请材料需要核实的实质内容进行现场核查。

食品生产许可证副本载明的同一食品类别内的事项发生变化的，食品生产者应当向原发证的市场监督管理部门报告。

市场监督管理部门应当对变更食品生产许可的申请材料进行审查，并按照生产许可工作程序实施审查与决定。申请人声明生产条件未发生变化的，可以不再进行现场核查。申请人的生产条件及周边环境发生变化，可能影响食品安全的，应当就变化情况进行现场核查。

2. 食品生产许可的延续 食品生产者需要延续依法取得的食品生产许可的有效期的，应当在该食品生产许可有效期届满30个工作日前，向原发证的市场监督管理部门提出申请。

市场监督管理部门应当根据被许可人的延续申请，在该食品生产许可有效期届满前作出是否准予延续的决定。

（四）食品生产许可的注销、撤销与吊销

1. 注销 食品生产者终止食品生产，食品生产许可被撤回、撤销，应当向原发证的市场监督管理部门申请办理注销手续。有下列情形之一，食品生产者未按规定申请办理注销手续的，原发证的市场监督管理部门应当依法办理食品生产许可注销手续，并在网站进行公示：①食品生产许可有效期届满未申请延续的；②食品生产者主体资格依法终止的；③食品生产许可依法被撤回、撤销或者食品生产许可证依法被吊销的；④因不可抗力导致食品生产许可事项无法实施的；⑤法律法规规定的应当注销食品生产许可的其他情形。

食品生产许可被注销的，许可证编号不得再次使用。

2. 撤销 作出食品生产许可的市场监督管理部门或者其上级行政机关，根据利害关系人的请求或者依据职权，在符合法定情形时可以撤销食品生产许可。但撤销可能对公共利益造成重

大损害的,不予撤销。

3.吊销 对于食品生产过程中涉及的非法添加、使用超过保质期的食品原料、虚假标注生产日期、未按照注册要求生产特殊食品、生产添加药品的食品等违法行为,情节严重的,吊销食品生产许可证。

二、食品生产风险分级管理

(一)食品生产风险分级管理定义和依据

食品生产风险分级管理(food production risk graded management),是指食品安全监督管理部门以风险分析为基础,结合食品生产者的食品类别、生产规模、食品安全管理能力和监督管理记录情况,按照风险评价指标,划分食品生产者风险等级,并结合当地监督资源和监督能力,对食品生产者实施的不同程度的监督管理。食品生产风险分级管理是有效提升监督资源利用率,强化监督效能,促进食品生产企业落实食品安全主体责任的重要手段,也是国际通行做法。

《食品安全法》第一百零九条规定:"县级以上人民政府食品安全监督管理部门根据食品安全风险监测、风险评估结果和食品安全状况等,确定监督管理的重点、方式和频次,实施风险分级管理。"2016年9月,国家食品药品监督管理总局发布《食品生产经营风险分级管理办法(试行)》,推行基于风险管理的分级分类监督模式。

(二)食品生产者风险等级与评定

1.食品生产者风险等级 食品生产者风险等级从低到高分为A、B、C、D四个等级。风险等级的确定采用评分方法进行,即静态风险因素量化分值与动态风险因素量化分值之和,以百分制计算。分值越高,风险等级越高。风险分值之和为0~30(含)分的,为A级风险;风险分值之和为30~45(含)分的,为B级风险;风险分值之和为45~60(含)分的,为C级风险;风险分值之和为60分以上的,为D级风险。

根据国家市场监督管理总局制定的《食品、食品添加剂生产者静态风险因素量化分值表》,食品生产的静态风险因素量化分值分为低(Ⅰ档)、较低(Ⅱ档)、中等(Ⅲ档)、高(Ⅳ档)共四个风险等级。生产多类别食品的,应当选择风险较高的食品类别确定静态风险等级。省级市场监督管理部门可根据本辖区实际情况,对《食品、食品添加剂生产者静态风险因素量化分值表》进行调整,并在本辖区内组织实施。

动态风险因素的评价应当考虑食品生产者资质、进货查验、生产过程控制、出厂检验等情况;特殊食品还应当考虑注册、质量管理体系运行等情况。省级市场监督管理部门参照食品生产经营日常监督检查要点表制定《食品生产经营动态风险因素评价量化分值表》,并组织实施。

2.食品生产者风险等级评定的基本程序 食品生产者风险等级评定的基本程序为:①调取食品生产者的许可档案,根据静态风险因素量化分值表所列的项目逐项计分,累加确定食品生产者静态风险因素量化分值;②结合对食品生产者日常监督检查结果或者组织人员进入生产现场,按照《动态风险评价表》进行打分评价,确定动态风险因素量化分值;③根据量化评价结果,填写《食品生产经营者风险等级确定表》,确定食品生产者风险等级;④将食品生产者风险等级评定结果记入食品安全监督档案;⑤应用食品生产者风险等级结果开展有关工作;⑥根据当年日常监督检查、监督抽检、违法行为查处等食品安全监督管理记录情况,对食品生产者下一年度风险等级进行动态调整。

(三)食品生产者风险等级的应用

市场监督管理部门根据食品生产者风险等级,结合当地监督资源和监督水平,合理确定食品生产企业的监督检查频次、监督检查内容、监督检查方式以及其他管理措施,作为制定年度监督检查计划的依据。另外,风险分级的结果也可用于确定监督重点区域、重点行业、重点企业,排查食品安全风险隐患；建立食品生产者的分类系统及数据平台，记录、汇总、分析食品生产风险分级信息，实行信息化管理；确定基层检查力量及设施配备等，合理调整检查力量分配等方面。

三、食品生产监督检查

（一）食品生产监督检查依据

2016年3月，国家食品药品监督管理总局发布《食品生产经营日常监督检查管理办法》。2021年12月，国家市场监督管理总局发布了新的《食品生产经营监督检查管理办法》，旨在加强食品生产经营活动的监督管理，规范监督检查工作程序，督促食品生产经营者落实企业主体责任，保障食品质量安全，防范食品安全风险。

（二）食品生产监督检查的方式

地方各级市场监督管理部门在监督检查全覆盖的基础上，对一般风险企业实施按比例"双随机"抽查，对高风险企业实施重点检查，对问题线索企业实施飞行检查，督促企业生产过程持续合规。

按照《市场监管总局关于全面推进"双随机、一公开"监管工作的通知》（国市监信〔2019〕38号）要求，各级市场监督管理部门可以根据监督实际情况采取现场检查、书面检查、网络检查、委托专业机构检查等方式。委托专业机构实施抽查检查的，市场监督管理部门应加强业务指导和监督。抽查检查中可以依法利用其他政府部门检查结论、司法机关生效文书和专业机构作出的专业结论。

（三）食品生产监督检查的内容和频次

1. 食品生产监督检查的内容　食品生产环节监督检查要点应当包括食品生产者资质、生产环境条件、进货查验、生产过程控制、产品检验、贮存及交付控制、不合格食品管理和食品召回、标签和说明书、食品安全自查、从业人员管理、信息记录和追溯、食品安全事故处置等情况。

为落实《食品生产经营监督检查管理办法》，明确监督检查的主要内容，国家市场监督管理总局制定印发《食品生产经营监督检查要点表》和《食品生产经营监督检查结果记录表》，适用于各级市场监督管理部门开展的食品生产经营日常监督检查、飞行检查、体系检查工作。

2. 食品生产监督检查的频次　市场监督管理部门按照本级人民政府食品安全年度监督管理计划，编制年度监督检查计划。应当每两年对本行政区域内所有食品生产经营者至少进行一次覆盖全部检查要点的监督检查。应当对特殊食品生产者，风险等级为C级、D级的食品生产者，风险等级为D级的食品经营者以及中央厨房、集体用餐配送单位等高风险食品生产经营者实施重点监督检查，并可以根据实际情况增加日常监督检查频次。可以根据工作需要，对通过食品安全抽样检验等发现问题线索的食品生产经营者实施飞行检查，对特殊食品、高风险大宗消费食品生产企业和大型食品经营企业等的质量管理体系运行情况实施体系检查。

（四）食品生产监督检查的程序

食品生产监督检查的程序为：①根据监督检查计划确定检查事项、抽检内容。②检查组由2名及以上人员组成，必要时可以邀请相关领域专业技术人员参与，检查时应当现场出示有效证件。③检查人员采取规定的措施，按照确定的检查项目、抽检内容开展监督检查与抽检。④检查人员根据实际检查情况确定监督检查结果，并对检查结果进行综合判定。⑤检查人员和食品生产经营者在日常监督检查结果记录表及抽样检验等文书上签字或者盖章确认。⑥对检查结果进行处理，提出限期整改要求，被检查单位按期进行整改并报告。⑦公开监督检查结果，检查结果应当于检查结果信息形成后20个工作日内向社会公开。检查结果对消费者有重要影响的，食品生产经营者应当按照规定在食品生产经营场所醒目位置张贴或者公开展示监督检查结果记录表，并保持至下次监督检查。

第三节　食品经营安全监督

一、食品经营许可

从事食品销售和餐饮服务活动,应当依法取得食品经营许可。2015年8月,国家食品药品监督管理总局发布《食品经营许可管理办法》,并于2017年11月进行了修订。

（一）食品经营许可程序

1.申请

（1）申请主体:申请食品经营许可,应当先行取得营业执照等合法主体资格,以营业执照载明的主体作为申请人。机关、事业单位、社会团体、民办非企业单位、企业等申办单位食堂,以机关或者事业单位法人登记证、社会团体登记证或者营业执照等载明的主体作为申请人。

（2）许可范围:申请食品经营许可,应当按照食品经营主体业态和经营项目分类提出:①食品经营主体业态分为食品销售经营者、餐饮服务经营者、单位食堂;②食品经营项目分为预包装食品销售、散装食品销售、特殊食品销售、其他类食品销售;热食类食品制售、冷食类食品制售、生食类食品制售、糕点类食品制售、自制饮品制售、其他类食品制售等。

（3）申请条件:申请食品经营许可,应当符合下列条件:①具有与经营的食品品种、数量相适应的食品原料处理和食品加工、销售、贮存等场所,保持该场所环境整洁,并与有毒、有害场所以及其他污染源保持规定的距离;②具有与经营的食品品种、数量相适应的经营设备或者设施,有相应的消毒、更衣、盥洗、采光、照明、通风、防腐、防尘、防蝇、防鼠、防虫、洗涤以及处理废水、存放垃圾和废弃物的设备或者设施;③有专职或者兼职的食品安全管理人员和保证食品安全的规章制度;④具有合理的设备布局和工艺流程,防止待加工食品与直接入口食品、原料与成品交叉污染,避免食品接触有毒物、不洁物;⑤法律、法规规定的其他条件。

（4）申请材料:申请食品经营许可,应当提交下列材料:①食品经营许可申请书;②除营业执照外其他主体资格证明文件复印件;③与食品经营相适应的主要设备设施布局、操作流程等文件;④食品安全自查、从业人员健康管理、进货查验记录、食品安全事故处置等保证食品安全的制度。

2.受理　县级以上地方市场监督管理部门为食品经营许可申请的受理机关。申请材料齐全、符合法定形式,或者申请人按照要求提交全部补正材料的,应当受理。

3.审查与决定

（1）审查与现场核查:县级以上地方市场监督管理部门对申请人提交的许可申请材料进行审查。需要对申请材料的实质内容进行核实的,应当进行现场核查。现场核查由符合要求的核查人员进行。核查人员应当出示有效证件,填写食品经营许可现场核查表,制作现场核查记录,经申请人核对无误后,由核查人员和申请人在核查表与记录上签名或者盖章。市场监督管理部门可以委托下级市场监督管理部门进行现场核查。

（2）许可决定:根据申请材料审查和现场核查等情况,对符合条件的,许可机关应当作出准予经营许可的决定,并向申请人颁发食品经营许可证;对不符合条件的,作出不予许可的书面决定并说明理由。

食品经营许可的变更、延续、注销、撤销与吊销的程序性要求与食品生产许可相同。

（二）食品经营许可证

食品经营许可证分为正本、副本,正本、副本具有同等法律效力。

食品经营许可证应当载明:经营者名称、社会信用代码（个体经营者为身份证号码）、法定代表人（负责人）、住所、经营场所、主体业态、经营项目、许可证编号、有效期、日常监督管理机构、日常监督管理人员、投诉举报电话、发证机关、签发人、发证日期和二维码。

食品经营许可证发证日期为许可决定作出的日期,有效期为 5 年。

食品经营许可电子证书与印制的食品经营许可证书具有同等法律效力。

食品经营者应当妥善保管食品经营许可证,并在经营场所的显著位置悬挂或者摆放食品经营许可证正本。食品经营许可证不得伪造、涂改、倒卖、出租、出借、转让。

二、食品经营监督检查

(一)食品经营监督检查依据

实施食品经营监督检查,主要依据《食品安全法》《食品安全法实施条例》以及《国务院关于加强和规范事中事后监管的指导意见》《食品生产经营监督检查管理办法》《食用农产品市场销售质量安全监督管理办法》《学校食品安全与营养健康管理规定》《网络餐饮服务食品安全监督管理办法》《食品生产经营风险分级管理办法(试行)》《市场监管总局办公厅关于开展食品经营风险分级管理工作的指导意见》《餐饮服务食品安全操作规范》《餐饮服务食品安全监督检查操作指南》《食品销售者食品安全主体责任指南》《食品销售安全监督检查指南(试行)》等法律、法规、规章和规范性文件。

(二)食品经营监督检查的主要内容

1. 日常监督检查 重点对食品经营许可条件持续、监督检查结果公示、食品安全管理制度建立及落实、人员管理、食品安全自查、进货查验、销售过程控制、贮存过程控制、运输与装卸过程控制、现场制售过程控制、召回销毁过程控制等情况进行检查;对食品集中交易市场、食品展销会、柜台出租者等开办方应当重点对报告、审查及检查等管理要求落实情况进行检查;对自动售货设备食品销售者,应当重点对信息公示、放置位置、食品安全相关制度建立和落实、卫生情况、过程控制要求、禁止销售的食品等情况进行检查。

在日常监督检查中,应当首先检查食品销售者及开办方的食品安全自查(检查)情况,主要检查内容包括食品安全自查(检查)制度的建立情况以及自查(检查)开展情况,重点检查是否按照制度定期开展食品安全自查(检查),对自查(检查)发现的问题,是否逐项分析原因并进行整改,是否记录自查(检查)的相关情况、发现的问题及整改情况等方面。此外,还应当注重对食品销售者过程控制合规性、人员管理等情况进行检查,对企业食品安全管理人员随机进行监督抽查考核。

2. 风险分级动态管理 食品经营安全监督实行风险分级动态管理,主要依据是《食品生产经营风险分级管理办法》和《市场监管总局办公厅关于开展食品经营风险分级管理工作的指导意见》。内容包括:①明确风险因素:结合食品经营风险特点,将风险因素分为静态风险因素和动态风险因素。其中,静态风险因素强调经营规模、经营项目、经营类别等情况;动态风险因素强调自查情况、经营条件保持、经营过程控制、管理制度建立及运行、日常监督检查等情况,同时综合考虑区域位置等情况,合理确定食品经营风险等级。②风险等级评定:食品经营者风险等级从低到高划分为 A、B、C、D 四个风险等级。风险等级采用评分方式确定。风险等级得分为静态风险因素量化分值与动态风险因素量化分值之和。风险等级得分分值越高,风险等级越高。学校及校园周边食品经营者一律列为 D 级风险。③强化风险动态管理:将食品销售风险等级评定与日常监督检查相结合、与"双随机、一公开"检查相结合、与推进"互联网+监管"相结合,强化风险动态管理。市场监督管理部门应根据不同风险等级合理确定监督检查频次,风险等级越高,检查频次越高,特别是对 D 级风险的食品销售者,应当实现全年多次全覆盖检查;应根据日常监督检查情况及时调整食品销售者风险等级,特别是对存在 7 种需调高风险等级情形之一的及时上调风险等级,并相应加大监督检查频次和检查力度;应加快推进智慧化、信息化分级,根据风险分级情况,合理分配监督资源,科学指导食品经营者合规经营。

3. 强化食品安全主体责任落实　为督促食品销售者严格落实食品安全主体责任,2020 年 9 月,国家市场监督管理总局制定了《食品销售者食品安全主体责任指南(试行)》,共梳理出 47 大项食品安全主体责任,涉及 105 个要求、195 项内容。

食品安全主体责任划分为"重点责任""食品销售者基本责任""其他主体责任"三大部分:①在"重点责任"中,对食品安全自查、追溯体系建设等予以了强调;②在"食品销售者基本责任"中,主要强化食品销售者的"过程控制"要求,同时兼顾"许可""制度""人员""标签说明书""温度"等要素控制要求;③在"其他相关主体责任"中,主要是明确从事食品贮存运输业务的非食品生产经营者、食品集中交易市场开办者、展销会举办者、柜台出租者、网络食品交易第三方平台提供者等主体应当落实的主要责任,强化"备案""能力要求""过程管理""场所及设施设备""配合义务""报告""禁止行为"等要素控制要求。

三、餐饮具集中消毒服务单位监督

(一)餐饮具集中消毒服务单位监督依据

餐饮具集中消毒服务单位,是指具有消毒服务的条件和能力,能够为餐饮服务者提供餐饮具集中消毒服务的机构或单位。《食品安全法》对餐饮具集中消毒服务单位经营活动提出了基本要求,并规定有违反《食品安全法》规定行为的,由卫生健康行政部门依法给予处罚。2010 年 2 月,卫生部、国家工商行政管理总局、国家食品药品监督管理局共同印发《关于加强餐饮具集中消毒单位监督管理的通知》。2015 年 12 月,国家卫生和计划生育委员会办公厅发布《餐具、饮具集中消毒服务单位卫生监督工作规范》。此外,《消毒管理办法》《消毒服务机构卫生规范》和《食品安全国家标准　消毒餐(饮)具》(GB14934—2016)等也是餐饮具集中消毒服务单位监督的依据。

(二)餐饮具集中消毒服务单位监督职责分工

卫生健康行政部门负责对餐饮具集中消毒服务单位实施日常卫生监督管理,对餐饮具集中消毒服务单位的餐饮具进行卫生监督抽检,依法查处不符合卫生规范的行为。市场监督管理部门负责依法核发营业执照,将已掌握的餐饮具集中消毒服务单位的登记情况,定期通报同级卫生健康行政部门,并负责餐饮服务单位使用集中消毒餐饮具的索证管理,加强对餐饮服务单位餐饮具的监督检查,查处违法行为。

(三)餐饮具集中消毒服务单位监督检查

1. 检查内容　卫生健康行政部门依法开展餐饮具集中消毒单位的日常监督检查。检查内容为:①作业场所;②清洗消毒设备或者设施;③生产用水和使用的洗涤剂、消毒剂;④餐具、饮具的出厂检验;⑤餐具、饮具的包装标识。

2. 检查措施　卫生健康行政部门有权采取下列措施:①查阅有关资料;②询问有关情况;③核查生产经营情况;④开展抽样检验。

3. 检查计划制定和频率　省级卫生健康行政部门制定本行政区域餐饮具集中消毒服务单位年度随机抽查计划。市、县级卫生健康行政部门按照《餐具、饮具集中消毒服务单位卫生监督检查表》,对餐具、饮具集中消毒服务单位每年至少开展 1 次覆盖全项目的检查。对发现问题的,应当责令被检查单位进行整改,并对整改落实情况跟踪监督检查。

4. 检查结果的公开　卫生健康行政部门在抽样检验中发现餐具、饮具检验不合格的,应当向当地市场监督管理部门通报,向社会公布。

四、食品经营重点监督检查

在做好食品经营日常监督检查的同时,针对食品经营重点区域、重点单位、重点时段、重点产品,加大监督检查力度,适时开展突出问题专项检查和治理,有利于及时发现、纠正和查处食品经营违法违规行为,防范食品经营安全风险。

(一)重点区域监督检查

学校及其周边、旅游景区、交通枢纽、繁华商业街区、农村地区、城乡接合部等重点区域具有人员数量多、密度高、食品销售或餐饮消费量大等特点,食品安全风险高,是食品经营安全监督检查的重点区域。

(二)重点单位监督检查

学校食堂、集体用餐配送单位、中央厨房、大型宾馆饭店、连锁餐饮服务企业、大型商场超市、食品批发市场、食品集贸市场、食用农产品批发市场、农贸市场等为食品经营安全监督检查的重点单位。

根据日常监督、监督抽检、投诉举报、重大舆情等反映的线索,市场监督管理部门对可能存在重大风险隐患的食品经营者也应该开展重点监督检查。

(三)重点时段监督检查

春秋季开学、中高考、传统节假日、重大活动期间等特殊时段,是食品经营安全监督的重点时段。

(四)重点产品监督检查

乳制品、肉及肉制品、食用油、水产品、米面及制品、调味料等大宗食品,是百姓的生活必需品。元宵、粽子、月饼等节令性食品,是传统节日期间百姓餐桌上的重要食品和中华饮食文化的重要内容。婴幼儿配方乳粉和婴幼儿辅助食品直接关系婴幼儿身体健康与生命安全。这些食品是食品经营监督检查的重点产品。

五、网络食品经营安全监督

网络食品经营安全监督,是指食品安全监督管理部门为了保证网络食品经营安全,防止食品污染和有害因素对人体的危害,保障人民身体健康和生命安全,依法对网络食品经营活动行使监督管理职能的行政执法活动。

近年来,随着网络购物和餐饮外卖的不断发展,人们足不出户即可以通过网络购买种类丰富、价格优惠的食品或餐饮,满足消费需求。但由于网络食品生产经营者的良莠不齐,并受到网络购物不确定性、虚拟性等特点与网络食品购物安全管理立法、监管相对滞后和缺失等因素的影响,网络食品安全问题频繁发生,现状并不乐观。完善网络食品安全立法,加强网络食品生产经营安全监督,对于改善食品安全状况、提高食品安全水平、保障人民群众的身体健康和生命安全具有重要意义。

(一)网络食品经营安全监督的依据

网络食品安全监督依据包括《食品安全法》等法律,《食品安全法实施条例》等行政法规,《网络食品安全违法行为查处办法》《网络餐饮服务食品安全监督管理办法》《网络交易监督管理办法》等部门规章以及一系列相关的食品安全标准和卫生规范。

2018年12月修订的《食品安全法》规定,网络食品交易第三方平台提供者对入网食品经营者承担相关法定管理义务,如实名登记、食品安全管理、审查许可证等,并规定了网络食品交易第三方平台提供者未履行相关义务所应承担的法律责任。

2019年3月修订的《食品安全法实施条例》进一步强化了网络食品交易第三方平台提供者的责任,规定多次出现入网食品经营者违法经营或者入网食品经营者的违法经营行为造成严重后果的,县级以上食品安全监督管理部门可以对网络食品交易第三方平台提供者的法定代表人或者主要负责人进行责任约谈。

2016 年 3 月，国家食品药品监督管理总局颁布《网络食品安全违法行为查处办法》，明确网络食品交易第三方平台提供者和通过自建网站交易的食品生产经营者承担备案、保障网络食品交易数据和资料的可靠性、安全性以及记录保存交易信息等义务；规定网络食品交易第三方平台提供者应建立登记审查等制度、建立入网食品生产经营者档案、检查经营行为、发现入网食品生产经营者严重违法行为时停止提供平台服务等；明确了网络食品交易第三方平台提供者未按要求建立食品生产经营者审查登记、食品安全自查等制度以及未在网络平台上公开的法律责任。

2017 年 9 月，国家食品药品监督管理总局颁布《网络餐饮服务食品安全监督管理办法》，在资质审查、信息公示、原料控制、餐食加工制作、配送管理等方面对网络餐饮服务第三方平台和入网餐饮服务提供者提出具体要求。要求入网餐饮服务提供者应当具有实体经营门店并依法取得食品经营许可证，按照食品经营许可证载明的主体业态、经营项目从事经营活动，不得超范围经营。规定网络餐饮服务第三方平台提供者需要履行建立食品安全相关制度、设置专门的食品安全管理机构、配备专职食品安全管理人员、审查登记并公示入网餐饮服务提供者的许可信息、如实记录网络订餐的订单信息、对入网餐饮服务提供者的经营行为进行抽查和监测等义务。规定送餐人员应当保持个人卫生，使用安全、无害的配送容器，保证配送过程食品不受污染。

2019 年 12 月，国家市场监督管理总局办公厅印发《食品销售安全监督检查指南（试行）》，指导地方市场监督管理部门督促包括入网食品销售者在内的各类食品销售者全面落实主体责任，合法合规开展经营活动。

2019 年 12 月，国家市场监督管理总局办公厅印发《市场监管总局办公厅关于开展食品经营风险分级管理工作的指导意见》，将网络销售赋予较高静态风险因素量化分值，提高入网销售者食品安全风险等级，增加监督检查频次；鼓励各省、自治区、直辖市市场监督管理部门将网络食品交易第三方平台提供者纳入风险分级管理，对其加强日常监督。

2020 年 10 月，国家市场监督管理总局办公厅印发《食品销售者食品安全主体责任指南（试行）》，指导包括入网食品销售在内的各类食品销售者开展食品安全自查和建立食品安全追溯体系，依法合规开展经营活动，并细化了网络食品交易第三方平台提供者应履行的食品安全管理责任。

2021 年 3 月，国家市场监督管理总局发布《网络交易监督管理办法》，对相关法律规定进行细化完善，制定了一系列规范交易行为、压实平台主体责任、保障消费者权益的具体规则。《网络交易监督管理办法》明确了网络交易监督坚持鼓励创新、包容审慎、严守底线、线上线下一体化监督原则，提出推动完善多元参与、有效协同、规范有序的网络交易市场治理体系，对网络经营主体登记、新业态监督、平台经营者主体责任、消费者权益保护、个人信息保护等重点问题作出了明确规定。

（二）网络食品经营安全监督的主要内容

1. 推行网络食品安全和管理信息公开　对网络食品生产经营者实行实名制管理。网络食品生产经营主体应当具备食品生产经营的基本条件，持证经营。推行网络食品安全和管理信息公开。所有网络食品经营主体必须采用技术手段建立网络食品监督台账并对其销售的食品开展索证索票。规范网络食品信息发布内容，在食品的相关页面必须根据《中华人民共和国产品质量法》和《食品安全法》的规定如实明示食品的生产厂家、地址、电话、商品保质期、许可证号等必要的标签、标识、说明书和相关检验报告书等信息。

2. 开展网络食品经营安全监督检查　立足于既往抽检情况，结合舆情热点、部门通报的食品安全重点问题，市场监督管理部门制定年度食品安全抽检计划，对抽检发现的问题食品进行核查处置，对检出的不合格产品按程序进行公开。以学校和居民小区周边、城乡接合部等为重点区域，以小餐饮店、无牌匾标识餐饮店为重点对象，开展入网餐饮服务提供者线下检查与无证餐饮综合治理,规范餐饮加工制作和配送等行为,查处无证餐饮服务提供者,消除线上无证经营源头。加强网络餐饮配送环节食品安全管理,督促网络餐饮服务第三方平台和入网餐饮服务提供者加强送餐人员的食品安全培训和管理,确保送餐过程中食品不受污染。针对网络经营、网络集中促销等活动中存在的突出问题,适时对相关网络交易平台开展行政指导工作,督促网络交易平台落实法定责任。

3. 督促食品交易平台依法合规经营 通过日常监督、行政指导等各种方式,督促网络食品交易平台按照《食品安全法》等法律法规的要求,严格落实主体责任,加强审查登记、线上信息公示、强化配送过程管理,强化分支机构、代理商、合作商等管理;严格按照《网络餐饮服务食品安全监督管理办法》的规定,建立并执行入网餐饮服务提供者审查登记、食品安全违法行为制止及报告、严重违法行为平台服务停止、食品安全事故处置等制度;对入网餐饮服务提供者经营行为进行抽查和监测,对涉及消费者食品安全的投诉举报及时处理。着力营造合法经营、公平竞争的市场环境。

4. 打击网络食品交易违法行为 加大网络监测力度,着力规范网络市场经营秩序。鼓励消费者举报线上公示信息不实、线下实体店经营不规范等问题。鼓励外卖骑手举报配送过程中发现的无证、实际取餐地址与公示地址不一致的餐饮店铺。严厉打击网络食品生产经营者虚假宣传产品功能、欺诈和误导消费者等违法行为。

第四节 特殊食品安全监督

2015年修订后的《食品安全法》确立了特殊食品的法律概念,规定对保健食品、特殊医学用途配方食品和婴幼儿配方食品等特殊食品实行严格监督管理。围绕贯彻落实《食品安全法》,我国形成了较为完备的特殊食品安全监督制度体系。

一、特殊食品注册与备案

根据法律规定,我国对特殊食品实施严格的产品或产品配方注册审查把关。其中特殊食品中的保健食品实行注册和备案双轨制,特殊医学用途配方食品和婴幼儿配方乳粉的产品配方实施严格的注册制。

(一)保健食品注册与备案

保健食品(health food),是指声称具有保健功能或者以补充维生素、矿物质等营养物质为目的的食品。即适宜于特定人群食用,具有调节机体功能,不以治疗疾病为目的,并且对人体不产生任何急性、亚急性或慢性危害的食品。

保健食品注册和备案的依据是原国家食品药品监督管理总局发布的《保健食品注册与备案管理办法》和《保健食品原料目录与保健功能目录管理办法》。

1. 保健食品注册

(1)申请人资质:国产保健食品注册申请人应当是在中国境内登记的法人或者其他组织,进口保健食品注册申请人应当是上市保健食品的境外生产厂商。

(2)注册程序:保健食品注册程序包括申请受理、技术审评、行政审批和制证送达。予以注册的,作出准予注册决定,颁发注册证书;不予注册的,说明理由并发出不予注册决定。

2. 保健食品备案 首次进口的保健食品中属于补充维生素、矿物质等营养物质的,应当报国家市场监督管理总局备案。其他保健食品应当报省级市场监督管理部门备案。国产保健食品备案人应当是保健食品生产企业,进口保健食品备案人应当是上市保健食品境外商。

（二）特殊医学用途配方食品注册

特殊医学用途配方食品（food for special medical purpose），是指为满足进食受限、消化吸收障碍、代谢紊乱或者特定疾病状态人群对营养素或者膳食的特殊需要，专门加工配制而成的配方食品，包括适用于 0～12 月龄的特殊医学用途婴儿配方食品和适用于 1 岁以上人群的特殊医学用途配方食品。

特殊医学用途配方食品应当经国家市场监督管理总局注册。注册时，应当提交产品配方、生产工艺、标签、说明书以及表明产品安全性、营养充足性和特殊医学用途临床效果的材料。

1.申请人资质　特殊医学用途配方食品注册申请人应为拟在我国境内生产并销售特殊医学用途配方食品的生产企业和拟向我国境内出口特殊医学用途配方食品的境外生产企业。

2.注册程序　特殊医学用途配方食品注册程序包括申请与受理、技术审查、行政决定等环节。国家市场监督管理总局作出准予注册决定的，颁发《特殊医学用途配方食品注册证书》；作出不予注册决定的，说明理由并发出不予注册决定。

（三）婴幼儿配方乳粉产品配方注册

婴幼儿配方食品（infant formula food），是指以乳类及乳蛋白制品、大豆及大豆蛋白制品为主要原料，加入适量的维生素、矿物质或其他成分，仅用物理方法生产加工制成的液态或粉状，适用于婴幼儿食用，其营养成分能满足婴儿的正常营养需要或较大婴儿和幼儿的部分营养需要的配方食品。目前，我国婴幼儿配方食品的主要类型是婴幼儿配方乳粉。婴幼儿配方乳粉，是指符合相关法律法规和食品安全国家标准要求，以乳类及乳蛋白制品为主要原料，加入适量的维生素、矿物质和 / 或其他成分，仅用物理方法生产加工制成的粉状产品，适用于正常婴幼儿食用。婴幼儿配方乳粉产品配方，是指生产婴幼儿配方乳粉使用的食品原料、食品添加剂及其使用量，以及产品中营养成分的含量。

婴幼儿配方乳粉产品配方应当经国家市场监督管理总局注册。注册时，应当提交配方研发报告和其他表明配方科学性、安全性的材料。

1.申请人资质　申请人应为拟在我国境内生产并销售婴幼儿配方乳粉的生产企业或者拟向我国出口婴幼儿配方乳粉的境外生产企业，具备应有的研发能力、生产能力和检验能力。

2.注册程序　婴幼儿配方乳粉产品配方注册程序包括申请与受理、技术审评、行政决定等环节。国家市场监督管理总局作出准予注册或者不予注册的决定后，受理机构向申请人发出注册证书或者不予注册决定。

二、特殊食品生产许可

（一）保健食品生产许可

2015 年修订的《食品安全法》实施后，原国家食品药品监督管理总局将保健食品生产纳入食品生产许可的管理范畴。

1.许可条件　保健食品生产许可申请人应当是取得营业执照的合法主体，符合《食品生产许可管理办法》《食品生产许可审查通则》《保健食品生产许可审查细则》的相关要求。

2.许可程序　保健食品生产许可程序包括申请受理、技术审查、行政审批以及变更、延续、补办与注销。

（二）特殊医学用途配方食品生产许可

特殊医学用途配方食品的生产许可由省级市场监督管理部门负责，许可工作程序与普通食品生产许可相同。

1.许可条件　申请特殊医学用途配方食品生产许可，申请人应先行取得《特殊医学用途配方食品注册证书》。申请人除应当符合《食品生产许可管理办法》《食品生产许可审查通则》规定的条件外,还应当符合《特殊医学用途配方食品生产许可审查细则》的相关要求。

2. 许可程序 特殊医学用途配方食品生产许可程序包括申请与受理、材料审查与现场核查、行政审批以及变更、延续和注销。

(三)婴幼儿配方乳粉生产许可

婴幼儿配方乳粉的生产许可,由省级市场监督管理部门负责。

1. 许可条件 申请婴幼儿配方乳粉生产许可,申请人应先行取得婴幼儿配方乳粉产品配方注册证书。申请人除应当符合《食品生产许可管理办法》《食品生产许可审查通则》规定的条件外,还应当符合《婴幼儿配方乳粉生产许可审查细则》的相关要求。

2. 许可程序 婴幼儿配方乳粉生产许可程序包括申请与受理、材料审查与现场核查、行政审批以及变更、延续和注销。

三、特殊食品经营许可

特殊食品经营许可并非独立的一类许可,只是食品经营许可的项目之一。特殊食品经营许可应符合《食品安全法》《食品安全法实施条例》《食品经营许可管理办法》《食品经营许可审查通则(试行)》等法律、法规、规章和规范性文件的要求。特殊食品经营许可的食品经营主体业态为食品销售经营者,食品经营项目为特殊食品销售。

特殊食品经营许可办理程序适用《食品经营许可管理办法》,与普通食品经营许可一致。

特殊食品经营许可审查要求适用《食品经营许可审查通则(试行)》。申请特殊食品销售,除符合食品销售许可审查的一般要求外,还应当符合特殊要求和例外要求。

四、特殊食品监督检查

(一)特殊食品生产经营日常监督检查

特殊食品生产经营日常监督检查主要依据为《食品安全法》《食品安全法实施条例》《食品生产经营监督检查管理办法》等。

1. 生产监督检查 除了食品生产监督检查的一般内容之外,特殊食品生产监督检查的内容还包括按照注册与备案要求组织生产情况、按照良好生产规范(GMP)的要求建立生产质量管理体系运行情况、自查报告情况、原辅料供应商审核情况等。保健食品生产环节的监督检查内容还应包括委托加工情况等。婴幼儿配方乳粉、特殊医学用途配方食品生产环节的监督检查内容还应包括产品追溯情况。

2. 销售监督检查 除了食品销售监督检查的一般内容之外,特殊食品销售监督检查的内容还包括经营者执行专柜专区销售情况、消费提示、产品标签和说明书等。

(二)特殊食品生产企业体系检查

体系检查是食品安全监督管理部门以风险防控为导向开展的系统性监督检查,主要评估生产企业落实食品安全法律、法规、规章、食品安全标准以及相关技术规范和文件要求,履行自身食品安全主体责任的情况。体系检查范围涉及企业从原料采购、生产过程控制、产品检验、出厂销售直至不安全食品追溯与召回等生产活动的全过程。

特殊食品生产企业体系检查的依据包括:《食品安全法》《食品安全法实施条例》《乳品质量安全监督管理条例》等法律法规,《食品生产许可管理办法》《婴幼儿配方乳粉产品配方注册管理办法》《食品生产经营监督检查管理办法》等规章,《食品安全国家标准 粉状婴幼儿配方食品良好生产规范》(GB 23790—2010)、《食品安全国家标准 乳制品良好生产规范》(GB 12693—2010)等食品安全标准,以及《婴幼儿配方乳粉生产许可审查细则(2013 版)》《特殊医学用途配方食品生产企业检查指南》等技术规范和工作文件。

2020 年 7 月，国家市场监督管理总局特殊食品安全监督管理司印发《市场监管总局特殊食品司关于开展特殊食品生产企业体系检查工作的指导意见》《保健食品生产企业体系检查工作指南》《婴幼儿配方乳粉生产企业体系检查工作指南》，指导省级市场监督管理部门建立特殊食品生产企业体系检查常态化机制，组织开展检查工作。2021 年 12 月，国家市场监督管理总局发布的《食品生产经营监督检查管理办法》对特殊食品等食品生产者实行体系检查作了明确规定。

体系检查坚持"依法监管、科学监管、公平公正、寓管于服"原则，督促生产企业落实食品安全主体责任，按照良好生产规范、危害分析与关键控制点（HACCP）体系等建立与所生产特殊食品相适应的生产质量管理体系并有效运行。体系检查通常由 3 名以上检查员组成检查组，检查内容包括：厂区环境，厂房和车间，设施与设备，卫生管理，食品原料、食品添加剂和食品相关产品的要求，生产过程的食品安全控制，检验，食品的贮存和运输，产品追溯和召回，培训，管理机构和人员，记录和文件的管理 13 个方面，着重检查企业按照良好生产规范建立的生产质量管理体系的有效运行情况，以及按注册的产品、产品配方和生产工艺等技术要求组织生产的情况。

第五节　食品安全风险监测和评估

《食品安全法》规定，国家建立食品安全风险监测和评估制度。2021 年 11 月 4 日，国家卫生健康委员会发布了经商有关部门后修订的《食品安全风险监测管理规定》和《食品安全风险评估管理规定》。

一、食品安全风险监测

（一）食品安全风险监测定义和依据

食品安全风险监测（food safety risk monitoring），是指系统持续收集食源性疾病、食品污染以及食品中有害因素的监测数据及相关信息，并综合分析、及时报告和通报的活动。

食品安全风险监测的基本依据是《食品安全法》《食品安全法实施条例》和《食品安全风险监测管理规定》。建立食品安全风险监测制度，有利于为食品安全风险评估、食品安全标准制定修订、食品安全风险预警和交流、监督管理等提供科学支持，对于提高食品安全水平、保障公众的生命健康权利发挥着重要作用。

（二）食品安全风险监测管理制度

1. 食品安全风险监测计划的制定　国家卫生健康委员会会同国务院有关部门制定国家食品安全风险监测计划。

食品安全风险监测应当将以下情况作为优先监测内容：①健康危害较大、风险程度较高以及风险水平呈上升趋势的；②易于对婴幼儿、孕产妇等重点人群造成健康影响的；③以往在国内导致食品安全事故或者受到消费者关注的；④已在国外导致健康危害并有证据表明可能在国内存在的；⑤新发现的可能影响食品安全的食品污染和有害因素；⑥食品安全监督管理及风险监测相关部门认为需要优先监测的其他内容。

国家食品安全风险监测计划应当规定监测的内容、任务分工、工作要求、组织保障、质量控制、考核评价措施等。

2. 有关部门的职责　省级卫生健康行政部门会同同级食品安全监督管理等部门，根据国家食品安全风险监测计划，制定本行政区域的食品安全风险监测方案，报国家卫生健康委员会备案并实施。县级以上卫生健康行政部门会同同级食品安全监督管理等部门，落实风险监测工作任务,建立食品安全风险监测会商机制,收集、汇总、分析本辖区食品安全风险监测数据,研判食品安全风险,形成食品安全风险监测分析报告,报本级人民政府和上一级卫生健康行政部门。

卫生健康行政部门重点对食源性疾病、食品污染物和有害因素基线水平、标准制定修订和风险评估专项实施风险监测。海关、市场监督管理、粮食和储备部门根据各自职责,配合开展不同环节风险监测。各部门风险监测结果数据共享、共用。

县级以上地方卫生健康行政部门负责制定本辖区食源性疾病监测报告工作制度,建立健全食源性疾病监测报告工作体系,组织协调疾病预防控制机构开展食品安全事故的流行病学调查。涉及食品安全的突发公共卫生事件相关信息,除按照突发公共卫生事件的报告要求报告突发公共卫生事件管理信息系统外,还应当及时向同级食品安全监督管理部门通报,并向上级卫生健康行政部门报告,其中重大事件信息应当向国家卫生健康委员会报告。

县级以上卫生健康行政部门、农业行政部门应当及时相互通报食品、食用农产品安全风险监测信息。

3. 食品安全风险监测计划的实施　国家食品安全风险监测计划由具备相关监测能力的技术机构承担。技术机构应当根据食品安全风险监测计划和监测方案开展监测工作,保证监测数据真实、准确,并按照食品安全风险监测计划和监测方案的要求及时报送监测数据和分析结果。国家食品安全风险评估中心负责汇总分析国家食品安全风险监测计划结果数据。

县级以上疾病预防控制机构确定本单位负责食源性疾病监测报告工作的部门及人员,建立食源性疾病监测报告管理制度,对辖区内医疗机构食源性疾病监测报告工作进行培训和指导。县级以上卫生健康行政部门应当委托具备条件的技术机构,及时汇总分析和研判食品安全风险监测结果,发现可能存在食品安全隐患的,及时将已获悉的食品安全隐患相关信息和建议采取的措施等通报同级食品安全监督管理、相关行业主管等有关部门。

县级以上卫生健康行政部门接到医疗机构或疾病预防控制机构报告的食源性疾病信息,应当组织研判,认为与食品安全有关的,应当及时通报同级食品安全监督管理部门,并向本级人民政府和上一级卫生健康行政部门报告。

二、食品安全风险评估

(一) 食品安全风险评估定义和依据

食品安全风险评估(food safety risk assessment),是指对食品、食品添加剂、食品相关产品中的生物性、化学性和物理性危害对人体健康造成不良影响的可能性及其程度进行定性或定量估计的过程,包括危害识别、危害特征描述、暴露评估和风险特征描述等。

食品安全风险评估的基本依据是《食品安全法》《食品安全法实施条例》和《食品安全风险评估管理规定》。评估结果是制定、修订食品安全国家和地方标准,规定食品中有害物质的临时限量值,以及实施食品安全监督管理的科学依据。

(二) 食品安全风险评估管理制度

1. 国家食品安全风险评估专家委员会的组建和管理　国家卫生健康委员会负责组建和管理国家食品安全风险评估专家委员会,制定委员会章程,完善风险评估工作制度,统筹风险评估体系能力建设,组织实施国家食品安全风险评估工作。

国家食品安全风险评估中心承担国家食品安全风险评估专家委员会秘书处工作,负责拟定风险评估计划和规划草案,研究建立完善风险评估技术和方法,收集国家食品安全风险评估科学信息数据,构建和管理信息数据库,对相关风险评估技术机构进行指导培训和技术支持。

国家食品安全风险评估专家委员会应当与农产品质量安全风险评估专家委员会建立沟通机制,对于涉及跨部门职责的食品安全问题,应当加强协同联合开展风险评估。

2.食品安全风险评估计划的制定　国家食品安全风险评估计划草案由国家食品安全风险评估中心组织起草,经国家食品安全风险评估专家委员会审议通过后,报国家卫生健康委员会审定后下达执行,同时将国家风险评估计划告知其他相关部门。国家食品安全风险评估项目应当列入风险评估计划。

有下列情形需要开展风险评估的,可列入国家食品安全风险评估计划:①通过食品安全风险监测或者接到举报发现食品、食品添加剂、食品相关产品可能存在安全隐患的;②为制定或者修订食品安全国家标准的;③为确定监督管理的重点领域、重点品种需要进行风险评估的;④发现新的可能危害食品安全因素的;⑤需要判断某一因素是否构成食品安全隐患的;⑥国家卫生健康委员会认为需要进行风险评估的其他情形。

3.食品安全风险评估计划的实施　承担风险评估项目的技术机构根据风险评估任务组建工作组,制定工作方案,组织开展评估工作,接受国家食品安全风险评估专家委员会和国家食品安全风险评估中心的技术指导、监督以及对结果的审核。

承担风险评估项目的技术机构应当在规定的时限内向国家食品安全风险评估中心提交风险评估报告草案及相关科学数据、技术信息、检验结果的收集、处理和分析的结果,保存与风险评估实施相关的档案资料备查。

风险评估结果由国家食品安全风险评估专家委员会审议通过后,报送国家卫生健康委员会。国家食品安全风险评估中心每年向国家卫生健康委员会报告风险评估计划实施情况。

对作出不予评估决定和因缺乏数据信息难以作出评估结论的,卫生健康行政部门应当向有关方面说明原因和依据。

国家食品安全风险评估结果由国家卫生健康委员会通报相关部门,并委托国家食品安全风险评估中心分级分类有序向社会公布。国家食品安全风险评估结果公布后,国家食品安全风险评估专家委员会、国家食品安全风险评估中心及承担风险评估项目的技术机构对风险评估结果进行解释和风险交流。

4.省级食品安全风险评估的开展　省级卫生健康行政部门负责组建管理本级食品安全风险评估专家委员会,制定委员会章程,完善风险评估工作制度,统筹风险评估能力建设,组织实施辖区食品安全风险评估工作。

省级按照危害识别、危害特征描述、暴露评估和风险特征描述等步骤组织开展的风险评估,主要为制定或修订食品安全地方标准提供科学依据。

省级以制定、修订食品安全地方标准为目的组织开展食品安全风险评估前,应当与国家食品安全风险评估中心沟通。对于国家或其他省份的风险评估已有结论的,国家食品安全风险评估中心应当提出相应的工作建议。

第六节　食品安全事故处置

一、食品安全事故概述

(一)食品安全事故的定义和分类
1.定义　食品安全事故(food safety accident),是指食源性疾病、食品污染等源于食品,对人体健康有危害或者可能有危害的事故。

2.分类

(1)食品污染(food contamination):是指食品在种植或饲养、生长、收割或宰杀、加工、贮存、运输、销售到食用前的各环节中,由于环境或人为因素的作用,使食品受到有毒有害物质的侵袭而造成污染,使食品的营养价值和卫生质量降低。

(2)食源性疾病(foodborne diseases):是指通过摄食而进入人体的有毒有害物质(包括生物性病原体)等致病因子所造成的疾病。

(二)食品安全事故处置的依据

《食品安全法》专章规定了食品安全事故处置制度。除《食品安全法》外,《中华人民共和国突发事件应对法》《中华人民共和国农产品质量安全法》《食品安全法实施条例》《突发公共卫生事件应急条例》《国家食品安全事故应急预案》等也是食品安全事故处置的依据。

(三)食品安全事故分级

依据《食品安全法实施条例》规定,按照事故的危害程度、可控性和影响范围等因素,食品安全事故由高到低分为特别重大、重大、较大和一般四级。

二、食品安全事故预防

(一)食品安全事故防控原则

1. 以人为本、减少危害 把保障公众健康和生命安全作为首要任务,最大限度地降低食品安全风险、减少食品安全事故造成的人员伤亡和危害。

2. 统一领导、协调联动 在各级人民政府统一领导下,建立健全统一指挥、反应灵敏、上下联动、部门协同、平战结合的食品安全应急管理体制。

3. 分级负责、属地管理 中央统筹指导,协调国家资源予以支持。事发地人民政府全面负责组织应对工作,及时启动应急响应,就近指挥、统一调度使用应急资源。

4. 居安思危、预防为主 坚持预防与应急相结合,常态与非常态相结合,做好应急准备,落实各项防范措施,防患于未然。建立健全日常管理制度,加强食品安全风险监测、评估和预警;加强宣教培训,提高公众自我防范和应对食品安全事故的意识与能力。

5. 依法规范、科技支撑 严格落实相关法律法规,确保食品安全事故应对处置工作规范化、制度化、法治化。加强相关科学研究和技术开发,充分发挥专家队伍和专业人员作用,提高应急处置能力水平。

(二)食品安全事故防控措施

1. 风险防控 县级以上地方人民政府组织实施食品安全风险防控、隐患排查和专项治理,建立信息共享机制,及时分析食品安全形势;组织相关部门制定本地区食品安全年度监督计划,向社会公布并组织实施。各级市场监督管理部门根据食品安全风险监测、评估结果和食品安全状况等,实施风险分级管理。

2. 风险监测和评估 国家建立食品安全风险监测制度,对食源性疾病、食品污染以及食品中的有害因素进行监测。建立食品安全风险评估制度,对食品、食品添加剂、食品相关产品中生物性、化学性和物理性危害因素进行风险评估。

(三)食品安全事故预案管理

国务院组织制定国家食品安全事故应急预案。县级以上地方人民政府根据有关法律、法规的规定和上级人民政府的食品安全事故应急预案,制定本行政区域的食品安全事故应急预案,报上一级人民政府备案。

食品安全事故应急预案应当对食品安全事故分级、事故处置组织指挥体系与职责、预防预警机制、处置程序、应急保障措施等作出规定。

食品生产经营企业应当制定食品安全事故处置方案,定期检查各项食品安全防范措施的落实情况,及时消除事故隐患。

预案编制单位应根据实际情况组织开展应急演练。在规定情形出现时,应及时修订预案。

三、食品安全事故应急处置

（一）食品安全事故分级应对

食品安全事故应当遵循分级负责、属地管理为主的原则。初判发生特别重大和重大食品安全事故时，由省级人民政府负责应对。当食品安全事故涉及跨省级行政区域的，或超出事发地省级人民政府应对能力的特别重大和重大食品安全事故，必要时由国务院或国务院食品安全委员会办公室负责应对。初判发生较大食品安全事故时，由设区的市级人民政府负责应对。初判发生一般食品安全事故时，由县级人民政府负责应对。当食品安全事故涉及跨设区的市级、县级行政区域的，或超出属地人民政府的应对能力时，由上一级人民政府提供支援或负责应对。

（二）食品安全事故应急工作机构

国务院食品安全委员会是国家层面防范和应对食品安全事故的领导指挥机构。国务院食品安全委员会办公室负责组织、指导、协调风险防控、应急准备、监测预警、应急处置与救援、善后处置等工作，组织对特别重大食品安全事故开展事故调查。国务院食品安全委员会各成员单位及有关部门按照各自职责做好食品安全事故防范和应对工作。

地方各级人民政府根据各地实际，设立或明确食品安全事故应急处置工作机构。食品产销密切的地方人民政府应建立应急联动机制，鼓励成立联合指挥机构，共同做好区域性食品安全事故防范和应对工作。

（三）食品安全事故应急组织指挥机制

1.中央指导组　启动食品安全事故一级、二级响应后，根据工作需要成立中央指导组，组织、协调、指导事发地应急处置工作。启动食品安全事故三级、四级应急响应后，由国务院食品安全委员会办公室根据工作需要，参照中央指导组成立工作组，指导事发地应急处置工作。

2.现场指挥部　食品安全事故发生后，事发地人民政府设立现场指挥部，组织、指挥、协调食品安全事故应急处置工作。特别重大、重大食品安全事故发生后，省级人民政府应设立现场指挥部；较大食品安全事故发生后，设区的市级人民政府可设立现场指挥部；一般食品安全事故发生后，县级人民政府视情况设立现场指挥部。

（四）食品安全事故应急处置措施

1.信息报告　发生食品安全事故的单位应当及时向所在地县级市场监督管理部门报告。接收病人进行治疗的单位应当及时向事故发生地县级卫生健康行政部门、市场监督管理部门报告。接到报告的县级市场监督管理部门应当按照应急预案的规定向本级人民政府和上一级市场监督管理部门报告。县级人民政府和上一级市场监督管理部门应当按照应急预案的规定上报。

医疗机构发现其接收的病人属于食源性疾病病人或者疑似病人的，应当按照规定及时将相关信息向所在地县级卫生健康行政部门报告。卫生健康行政部门认为与食品安全有关的，应当及时通报同级市场监督管理部门。

报告食品安全事故信息时，应当包括事故发生时间、地点、单位、危害程度、伤亡人数、信息来源、已采取措施、事故简要经过等内容，并随时通报或者续报工作进展、事故认定结论。

2.处置措施　县级以上市场监督管理部门接到食品安全事故的报告后，应当立即会同同级卫生健康行政、农业行政等部门进行调查处理，并采取下列措施，防止或者减轻社会危害：①开展应急救援工作，组织救治因食品安全事故导致人身伤害的人员；②封存可能导致食品安全事故的食品及其原料，并立即进行检验；对确认属于被污染的食品及其原料，责令食品生产经营者依法召回或者停止经营；③封存被污染的食品相关产品，并责令进行清洗消毒；④做好信息发布工作，依法对食品安全事故及其处理情况进行发布，并对可能产生的危害加以解释、说明。

发生食品安全事故需要启动应急预案的，县级以上人民政府应当立即成立事故处置指挥机构，启动应急预案，依照《食品安全法》和应急预案的规定进行处置。

发生食品安全事故，县级以上疾病预防控制机构应当对事故现场进行卫生处理，并对与事故有关的因素开展流行病学调查，有关部门应当予以协助。县级以上疾病预防控制机构应当向同级市场监督管理、卫生健康行政部门提交流行病学调查报告。

3. 责任调查 发生食品安全事故，设区的市级以上市场监督管理部门应当立即会同有关部门进行事故责任调查，向本级人民政府和上一级市场监督管理部门提出事故责任调查处理报告。调查食品安全事故，除了查明事故单位的责任，还应当查明有关监督管理部门、食品检验机构、认证机构及其工作人员的责任。

第七节 法律责任

一、行政责任

（一）食品生产经营者的行政责任

食品生产经营者违反《食品安全法》规定，有未取得食品生产经营许可从事食品生产经营活动、违法从事食品生产经营活动等违法行为的，应承担相应法律责任。其责任形式有警告，没收违法所得，没收违法生产经营的食品，没收用于违法生产经营的工具、设备、原料等物品，罚款，责令停产停业，吊销许可证，行政拘留等。

（二）食品检验机构及人员的行政责任

食品检验机构、食品检验人员有违反《食品安全法》规定的违法行为的，承担撤销检验资质、没收所收取的检验费用、罚款、行政处分等法律责任。

（三）认证机构的行政责任

认证机构有违反《食品安全法》规定的违法行为的，承担没收认证费用、罚款、责令停业、撤销认证机构批准文件、撤销直接负责的主管人员和负有直接责任的认证人员执业资格等法律责任。

（四）市场监督管理、卫生健康行政、农业行政等部门及其工作人员的行政责任

市场监督管理、卫生健康行政、农业行政等部门在食品安全事故处置、食品生产经营许可、食品安全信息通报和公布、食品生产经营监督检查、行政强制等执法过程中有违法行为的，对直接负责的主管人员和其他直接责任人员，给予警告、记过、记大过、降级、撤职、开除等行政处分。造成严重后果的，上述部门主要负责人还应当引咎辞职。

市场监督管理等部门在履行食品安全监督管理职责过程中，违法实施检查、强制等执法措施，给生产经营者造成损失的，依法予以赔偿，对直接负责的主管人员和其他直接责任人员依法给予行政处分。

（五）地方政府及其工作人员的行政责任

县级以上地方人民政府没有履行职责或履职不力的，对直接负责的主管人员和其他直接责任人员，给予警告、记过、记大过、降级、撤职、开除等行政处分。造成严重后果的，主要负责人还应当引咎辞职。

二、民事责任

食品生产经营者违反《食品安全法》规定，造成人身、财产或者其他损害的，依法承担赔偿责任。生产经营者财产不足以同时承担民事赔偿责任和缴纳罚款、罚金时，先承担民事赔偿责任。生产不符合食品安全标准的食品或者经营明知是不符合食品安全标准的食品，消费者除要求赔

偿损失外，还可以向生产者或者经营者要求支付价款10倍或者损失3倍的赔偿金；增加赔偿的金额不足1000元的，为1000元。但是，食品的标签、说明书存在不影响食品安全且不会对消费者造成误导的瑕疵的除外。

三、刑 事 责 任

食品生产经营者有违反《食品安全法》规定的违法行为，构成《中华人民共和国刑法》（简称《刑法》）规定的犯罪的，依法承担刑事责任。

国家机关工作人员不履行食品安全监督职责，或者滥用职权、玩忽职守、徇私舞弊，构成《刑法》规定的犯罪的，依法承担刑事责任。

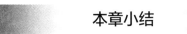

本章小结

食品安全监督是食品安全监督主体为保证食品安全，防止食品污染和有害因素对人体的危害，保障人民身体健康和生命安全，依法对食品生产经营单位和个人在食品生产、销售、消费等全过程中行使监督管理职能的行政执法活动。食品安全监督是卫生监督的重要组成部分，由食品生产安全监督、食品经营安全监督，特殊食品安全监督、食品安全风险监测和评估以及食品安全事故处置等构成，对于规范食品生产经营行为，督促食品生产经营者依据食品安全法律法规和标准从事生产经营活动，从而改善食品安全状况，提高食品安全水平，保障人民群众的身体健康和生命安全具有重要意义。

思考题

1. 食品安全监督的主要法律依据有哪些？
2. 我国食品安全监督体制经历了哪些主要变化？
3. 食品生产监督检查的依据和主要内容有哪些？
4. 完善网络食品经营安全监督需做好哪些方面的工作？

（陈仕学）

第二十章　药品监督管理

药品是防病治病、康复保健的特殊物质。药品与人们的生命和健康有着密切的关系。为加强药品管理，保证药品质量，保障公众用药安全和合法权益，保护和促进公众健康，国家通过立法，政府通过施行相关法律进行宏观与微观药品监督管理，履行宪法和法律赋予的责任，保护公众健康利益。

第一节　概　　述

一、药品概念

药品（drug），是指用于预防、治疗、诊断人的疾病，有目的地调节人的生理机能并规定有适应证或者功能主治、用法和用量的物质，包括中药、化学药和生物制品等。

二、药品监督管理及意义

药品监督管理，是指药品监督管理行政机关依照法定职权，对药品的研制、生产、经营、使用活动、价格、广告等各环节的监督管理活动。

药品监督管理的意义在于保护公民健康，国家通过立法与执法所进行的药品监督管理活动，履行了宪法和法律赋予的责任。药品管理法律法规和规章制度的制定，为药品监督管理提供法律依据、法定标准和程序。

三、药品监督管理法律依据

1984年9月第六届全国人民代表大会常务委员会通过、2019年8月第十三届全国人民代表大会常务委员会第二次修订的《中华人民共和国药品管理法》（简称《药品管理法》），是我国药品监督管理领域最基本的法律，是开展药品监督管理的主要法律依据。同时，《中华人民共和国中医药法》（简称《中医药法》）、《中华人民共和国疫苗管理法》（简称《疫苗管理法》）、《中华人民共和国行政许可法》《中华人民共和国药品管理法实施条例》等法律、行政法规，也是开展药品监督的重要法律依据。凡在中华人民共和国境内从事药品的研制、生产、经营、使用和监督管理活动的单位或者个人，必须遵守《药品管理法》等法律法规。

四、药品监督管理主体

国务院药品监督管理部门主管全国药品监督管理工作。国务院有关部门在各自职责范围内负责与药品有关的监督管理工作。省、自治区、直辖市人民政府药品监督管理部门负责本行政区域内的药品监督管理工作。设区的市级、县级人民政府承担药品监督管理职责的部门（以下称药品监督管理部门)负责本行政区域内的药品监督管理工作。县级以上地方人民政府有关部门在各自职责范围内负责与药品有关的监督管理工作。县级以上地方人民政府对本行政区域内的药品监督管理工作负责,统一领导、组织、协调本行政区域内的药品监督管理工作以及药品安全突发事件应对工作,建立健全药品监督管理工作机制和信息共享机制。

药品监督管理部门设置或者指定的药品专业技术机构,承担依法实施药品监督管理所需的审评、检验、核查、监测与评价等工作。

五、药品监督管理原则

1.目的性原则 药品监督的目的是保证药品质量,保障人体用药安全,维护人民身体健康和用药的合法权益。

2.法治性原则 药品监督是国家依据宪法并通过立法,利用政府行政力量和国家机器,对有关药事活动施行的强制性监督管理。

3.限制性原则 药品监督必须依法、守法,不允许超越法律授权执法,不允许侵害有关药事组织或公众的合法权益。

4.方法性原则 药品监督必须目的性与有效性统一;监督管理手段与司法手段并重;管理效率与管理成本兼顾;必要的高效的事前监督管理与经常、广泛、有效的事后监督结合;监督管理与改革发展相互促进。

六、药品监督管理主要内容

药品监督管理主要内容包括药品研制监督管理、药品注册监督管理、药品上市许可持有人监督管理、药品生产监督管理、药品经营监督管理、医疗机构药事监督管理、药品上市后监督、药品价格和广告监督、药品储备和供应监督。药品监督管理部门对药品上市许可持有人、药品生产企业、药品经营企业和药物非临床安全性评价研究机构、药物临床试验机构等遵守《药品生产质量管理规范》(good manufacturing practice of medical products,GMP)、《药品经营质量管理规范》(good supplying practice,GSP)、《药物非临床研究质量管理规范》(non-clinical good laboratory practice,GLP)、《药物临床试验质量管理规范》(good clinical practice,GCP)等情况进行检查,监督其持续符合法定要求。

第二节 药品研制和注册监督管理

一、药品研制监督管理

(一)药物非临床研究质量监督管理

药物非临床研究质量监督管理是国务院药品监督管理部门依照法定职权,对有关非临床安全性评价研究机构运行管理和非临床安全性评价研究项目试验方案设计、组织实施、执行、检查、记录、存档和报告等全过程的质量监督管理。药品监督管理部门根据国家有关规定,对开展药物非临床研究进行监督检查。开展药物非临床研究应当有与研究项目相适应的人员、场地、设备、仪器和管理制度,保证有关数据、资料和样品的真实性。

(二)药物临床试验质量监督管理

药物临床试验质量监督管理是国务院药品监督管理部门对药物临床试验全过程的质量标

准,包括方案设计、组织实施、监查、稽查、记录、分析、总结和报告等内容的质量监督管理。国务院药品监督管理部门负责药物临床试验监督管理。药物临床试验应符合《世界医学大会赫尔辛基宣言》原则及相关伦理要求,受试者的权益和安全是考虑的首要因素,优先于对科学和社会的获益。伦理审查与知情同意是保障受试者权益的重要措施。

二、药品注册监督管理

药品注册是指药品注册申请人(以下简称申请人)依照法定程序和相关要求提出药物临床试验、药品上市许可、再注册等申请以及补充申请,药品监督管理部门基于法律法规和现有科学认知进行安全性、有效性和质量可控性等审查,决定是否同意其申请的活动。

(一)监督主体

药品监督管理部门依照法定职权对药品研制活动进行监督检查,必要时可以对为药品研制提供产品或者服务的单位和个人进行延伸检查。

1.国家药品监督管理局 主管全国药品注册管理工作,负责建立药品注册管理工作体系和制度,制定药品注册管理规范,依法组织药品注册审评审批以及相关的监督管理工作。国家药品监督管理局药品审评中心负责药物临床试验申请、药品上市许可申请、补充申请和境外生产药品再注册申请等的审评。中国食品药品检定研究院、国家药典委员会、国家药品监督管理局食品药品审核查验中心、国家药品监督管理局药品评价中心、国家药品监督管理局行政事项受理服务和投诉举报中心、国家药品监督管理局信息中心等药品专业技术机构,承担依法实施药品注册管理所需的药品注册检验、通用名称核准、核查、监测与评价、制证送达以及相应的信息化建设与管理等相关工作。

2.省、自治区、直辖市药品监督管理部门 负责本行政区域内以下药品注册相关管理工作:①境内生产药品再注册申请的受理、审查和审批;②药品上市后变更的备案、报告事项管理;③组织对药物非临床安全性评价研究机构、药物临床试验机构的日常监管及违法行为的查处;④参与国家药品监督管理局组织的药品注册核查、检验等工作;⑤国家药品监督管理局委托实施的药品注册相关事项。

省、自治区、直辖市药品监督管理部门设置或者指定的药品专业技术机构依照法定职权实施药品监督管理所需的审评、检验、核查、监测与评价等工作。

(二)监督内容

1.基本制度和要求

(1)国家药品监督管理部门依照法定职权对从事药物研制和药品注册活动进行监督检查,使其遵守有关法律、法规、规章、标准和规范;参照相关技术指导原则,采用其他评价方法和技术的,应证明其科学性、适用性;应保证全过程信息真实、准确、完整和可追溯。

(2)药品应符合国家药品标准和经国家药品监督管理局核准的药品质量标准。经国家药品监督管理局核准的药品质量标准,为药品注册标准。药品注册标准应当符合《中华人民共和国药典》通用技术要求。

(3)申请药品注册,应提供真实、充分、可靠的数据、资料和样品,证明药品的安全性、有效性和质量可控性。

(4)申请人取得药品注册证书后,为药品上市许可持有人(以下简称持有人)。

(5)药品注册按照中药、化学药和生物制品等进行分类注册管理。

2.药品上市注册监督

(1)药物临床试验:药物临床试验是指以药品上市注册为目的,为确定药物安全性与有效性在人体开展的药物研究。药物临床试验分为Ⅰ期临床试验、Ⅱ期临床试验、Ⅲ期临床试验、Ⅳ期临床试验以及生物等效性试验。根据药物特点和研究目的,研究内容包括临床药理学研究、探索性临床试验、确证性临床试验和上市后研究。

（2）调整临床试验方案、暂停或者终止临床试验:药物临床试验期间,发现存在安全性问题或者其他风险的,申办者应当及时调整临床试验方案、暂停或者终止临床试验,并向药品审评中心报告。

第三节　药品上市许可持有人监督管理

药品上市许可持有人依法对药品研制、生产、经营、使用全过程中药品的安全性、有效性和质量可控性负责。药品上市许可持有人的法定代表人、主要负责人对药品质量全面负责。

一、药品上市许可监督

（一）上市许可申请

1. 申请必备条件　申请人在完成支持药品上市注册的药学、药理毒理学和药物临床试验等研究,确定质量标准,完成商业规模生产工艺验证,并做好接受药品注册核查检验的准备后,提出药品上市许可申请,按照申报资料要求提交相关研究资料。

2. 直接提出非处方药上市许可申请条件　符合以下情形之一的,可以直接提出非处方药上市许可申请:①境内已有相同活性成分、适应证(或者功能主治)、剂型、规格的非处方药上市的药品;②经国家药品监督管理局确定的非处方药改变剂型或者规格,但不改变适应证(或者功能主治)、给药剂量以及给药途径的药品;③使用国家药品监督管理局确定的非处方药的活性成分组成的新的复方制剂;④其他直接申报非处方药上市许可的情形。

（二）药品上市许可申请审评

1. 审评过程　药品审评中心组织药学、医学和其他技术人员,按要求对已受理的药品上市许可申请进行审评。

2. 综合审评和药品适宜性审查　药品审评中心根据药品注册申报资料、核查结果、检验结果等,对药品的安全性、有效性和质量可控性等进行综合审评,非处方药还应转药品评价中心进行非处方药适宜性审查。

3. 生产工艺和质量标准的细化与实施　药品批准上市后,持有人应按照国家药品监督管理局核准的生产工艺和质量标准生产药品,并按照GMP要求进行细化和实施。

（三）关联审评审批

药品审评中心在审评药品制剂注册申请时,对药品制剂选用的化学原料药、辅料及直接接触药品的包装材料和容器进行关联审评。

（四）药品注册核查

药品注册核查,是指为核实申报资料的真实性、一致性以及药品上市商业化生产条件,检查药品研制的合规性、数据可靠性等,对研制现场和生产现场开展的核查活动,以及必要时对药品注册申请所涉及的化学原料药、辅料及直接接触药品的包装材料和容器生产企业、供应商或者其他受托机构开展的延伸检查活动。

（五）药品注册检验

药品注册检验,包括标准复核和样品检验。标准复核,是指对申请人申报药品标准中设定项目的科学性、检验方法的可行性、质控指标的合理性等进行的实验室评估。样品检验,是指按照申请人申报或者药品审评中心核定的药品质量标准对样品进行的实验室检验。

二、药品加快上市注册程序监督

（一）突破性治疗药物程序

药物临床试验期间，用于防治严重危及生命或者严重影响生存质量的疾病，且尚无有效防治手段或者与现有治疗手段相比有足够证据表明具有明显临床优势的创新药或者改良型新药等，申请人可以申请适用突破性治疗药物程序。

（二）附条件批准程序

药物临床试验期间，符合以下情形的药品，可以申请附条件批准：①治疗严重危及生命且尚无有效治疗手段的疾病的药品，药物临床试验已有数据证实疗效并能预测其临床价值的；②公共卫生方面急需的药品，药物临床试验已有数据显示疗效并能预测其临床价值的；③应对重大突发公共卫生事件急需的疫苗或者国家卫生健康委员会认定急需的其他疫苗，经评估获益大于风险的。

（三）优先审评审批程序

药品上市许可申请时，以下具有明显临床价值的药品，可以申请适用优先审评审批程序：①临床急需的短缺药品、防治重大传染病和罕见病等疾病的创新药和改良型新药；②符合儿童生理特征的儿童用药品新品种、剂型和规格；③疾病预防、控制急需的疫苗和创新疫苗；④纳入突破性治疗药物程序的药品；⑤符合附条件批准的药品；⑥国家药品监督管理局规定的其他优先审评审批情形。

（四）特别审批程序

1. 适用条件 在发生突发公共卫生事件的威胁时以及突发公共卫生事件发生后，国家药品监督管理局可以依法决定对突发公共卫生事件应急所需防治药品实行特别审批。

2. 审批的原则 对实施特别审批的药品注册申请，国家药品监督管理局按照统一指挥、早期介入、快速高效、科学审批的原则，组织加快并同步开展药品注册受理、审评、核查、检验工作。特别审批的情形、程序、时限、要求等按照药品特别审批程序规定执行。

3. 期限和范围 对纳入特别审批程序的药品，可以根据疾病防控的特定需要，限定其在一定期限和范围内使用。

三、药品上市后变更和再注册监督

（一）药品上市后研究和变更

持有人应主动开展药品上市后研究，对药品的安全性、有效性和质量可控性进行进一步确证，加强对已上市药品的持续管理。药品上市后的变更，按照其对药品安全性、有效性和质量可控性的风险与产生影响的程度，实行分类管理，分为审批类变更、备案类变更和报告类变更。境外生产药品发生上述变更的，应在变更实施前报药品审评中心备案。

（二）药品再注册

1. 申请再注册 持有人应当在药品注册证书有效期届满前6个月申请再注册。境内生产药品再注册申请由持有人向其所在地省、自治区、直辖市药品监督管理部门提出，境外生产药品再注册申请由持有人向药品审评中心提出。

2. 不予再注册情形 有下列情形之一的，不予再注册：①有效期届满未提出再注册申请的；②药品注册证书有效期内持有人不能履行持续考察药品质量、疗效和不良反应责任的；③未在规定时限内完成药品批准证明文件和药品监督管理部门要求的研究工作且无合理理由的；④经上市后评价，属于疗效不确切、不良反应大或者因其他原因危害人体健康的；⑤法律、行政法规规定的其他不予再注册情形。

对不予再注册的药品，药品注册证书有效期届满时予以注销。

（三）注销药品注册证书

具有下列情形之一的，由国家药品监督管理局注销药品注册证书，并予以公布：①持有人自行提出注销药品注册证书的；②按照《药品注册管理办法》规定不予再注册的；③持有人药品注册证书、药品生产许可证等行政许可被依法吊销或者撤销的；④按照《药品管理法》规定，疗效不确切、不良反应大或者因其他原因危害人体健康的；⑤按照《疫苗管理法》规定，经上市后评价，预防接种异常反应严重或者其他原因危害人体健康的；⑥按照《疫苗管理法》规定，经上市后评价发现该疫苗品种的产品设计、生产工艺、安全性、有效性或者质量可控性明显劣于预防、控制同种疾病的其他疫苗品种的；⑦违反法律、行政法规规定，未按照药品批准证明文件要求或者药品监督管理部门要求在规定时限内完成相应研究工作且无合理理由的；⑧其他依法应注销药品注册证书的情形。

第四节 药品生产经营监督管理

为加强药品生产经营监督管理，规范药品生产经营活动，根据《药品管理法》《中医药法》《疫苗管理法》《行政许可法》《药品管理法实施条例》等法律法规，国家市场监督管理总局自 2020 年7 月 1 日起施行《药品生产监督管理办法》、国家食品药品监督管理总局于 2016 年 7 月 13 日公布《药品经营质量管理规范》、国家市场监督管理总局自 2022 年 12 月 1 日起施行《药品网络销售监督管理办法》。在中国境内上市药品的生产及监督管理活动，应遵守《药品生产监督管理办法》，药品经营企业应严格执行《药品经营质量管理规范》。

一、药品生产监督管理

药品监督管理部门依照法定职权对从事药品生产活动进行监督检查。从事药品生产活动应遵守法律、法规、规章、标准和规范，保证全过程信息真实、准确、完整和可追溯。从事药品生产活动，应经所在地省、自治区、直辖市药品监督管理部门批准，依法取得药品生产许可证，严格遵守 GMP，确保生产过程持续符合法定要求。药品上市许可持有人应建立药品质量保证体系，履行药品上市放行责任，对其取得药品注册证书的药品质量负责。中药饮片生产企业应履行药品上市许可持有人的相关义务，确保中药饮片生产过程持续符合法定要求。原料药生产企业应按照核准的生产工艺组织生产，严格遵守 GMP，确保生产过程持续符合法定要求。

（一）生产许可

1. 药品生产条件 药品监督管理部门对从事药品生产进行监督检查，药品生产应符合以下条件：①有依法经过资格认定的药学技术人员、工程技术人员及相应的技术工人，法定代表人、企业负责人、生产管理负责人（以下称生产负责人）、质量管理负责人（以下称质量负责人）、质量受权人及其他相关人员符合《药品管理法》《疫苗管理法》规定的条件；②有与药品生产相适应的厂房、设施、设备和卫生环境；③有能对所生产药品进行质量管理和质量检验的机构、人员；④有能对所生产药品进行质量管理和质量检验的必要的仪器设备；⑤有保证药品质量的规章制度，并符合 GMP 要求。

2. 疫苗生产条件 药品监督管理部门对从事疫苗生产活动进行监督检查，从事疫苗生产活动还应具备下列条件：①具备适度规模和足够的产能储备；②具有保证生物安全的制度和设施、设备；③符合疾病预防、控制需要。

3.制剂、原料药、中药饮片生产 从事制剂、原料药、中药饮片生产活动,申请人应按照《药品生产监督管理办法》和国家药品监督管理局规定的申报资料要求,向所在地省、自治区、直辖市药品监督管理部门提出申请。

《药品生产许可证》有效期为5年。有效期届满,需要继续生产药品的,持证企业应在许可证有效期届满前6个月,按照国务院药品监督管理部门的规定申请换发《药品生产许可证》。

（二）生产管理

1.药品生产 从事药品生产活动,应遵守GMP,按照国家药品标准、经药品监督管理部门核准的药品注册标准和生产工艺进行生产,按照规定提交并持续更新场地管理文件,对质量体系运行过程进行风险评估和持续改进,保证药品生产全过程持续符合法定要求。

2.疫苗生产 疫苗上市许可持有人应具备疫苗生产、检验必需的厂房设施设备,配备具有资质的管理人员,建立完善质量管理体系,具备生产出符合注册要求疫苗的能力,超出疫苗生产能力确需委托生产的,应经国家药品监督管理局批准。

3.药品质量管理体系 药品上市许可持有人的法定代表人、主要负责人应对药品质量全面负责,履行以下职责:①配备专门质量负责人独立负责药品质量管理;②配备专门质量受权人独立履行药品上市放行责任;③监督质量管理体系正常运行;④对药品生产企业、供应商等相关方与药品生产相关的活动定期开展质量体系审核,保证持续合规;⑤按照变更技术要求,履行变更管理责任;⑥对委托经营企业进行质量评估,与使用单位等进行信息沟通;⑦配合药品监督管理部门对药品上市许可持有人及相关方的延伸检查;⑧发生与药品质量有关的重大安全事件,应及时报告并按持有人制定的风险管理计划开展风险处置,确保风险得到及时控制;⑨其他法律法规规定的责任。

（三）监督检查

省、自治区、直辖市药品监督管理部门负责对本行政区域内药品上市许可持有人,制剂、化学原料药、中药饮片生产企业的监督管理。

二、药品经营监督管理

从事药品批发活动,应经所在地省级药品监督管理部门批准,取得《药品经营许可证》。从事药品零售活动,应经所在地县级以上地方人民政府药品监督管理部门批准,取得《药品经营许可证》。《药品经营许可证》有效期为5年。有效期届满,需要继续经营药品的,持证企业应在许可证有效期届满前6个月,按照国务院药品监督管理部门的规定申请换发《药品经营许可证》。

（一）药品批发的监督管理

1.质量管理体系 应依据有关法律法规及GSP的要求建立质量管理体系,制定质量管理体系文件,开展质量策划、质量控制、质量保证、质量改进和质量风险管理等活动。

2.组织机构与质量管理职责 应设立与其经营活动和质量管理相适应的组织机构或者岗位,明确规定其职责、权限及相互关系。确保企业实现质量目标并按照GSP要求经营药品。

3.人员与培训 从事药品经营和质量管理工作的人员,应按照有关法律法规及GSP规定的资格要求,不得有相关法律法规禁止从业的情形。企业质量管理部门负责人应具有执业药师资格和3年以上药品经营质量管理工作经历,能独立解决经营过程中的质量问题。

4.质量管理体系文件 包括质量管理制度、部门及岗位职责、操作规程、档案、报告、记录和凭证等。文件的起草、修订、审核、批准、分发、保管,以及修改、撤销、替换、销毁等应按照文件管理操作规程进行,并保存相关记录。

5.设施与设备 应对具有与其药品经营范围、经营规模相适应的经营场所和库房进行监督检查。包括库房的选址、设计、布局、建造、改造和维护应符合药品储存的要求,防止药品的污染、交叉污染、混淆和差错。

6．校准与验证　应按照国家有关规定，对计量器具、温湿度监测设备等定期进行校准或者检定。企业应对冷库、储运温湿度监测系统以及冷藏运输等设施设备进行使用前验证、定期验证及停用时间超过规定时限的验证。

7．计算机系统　应建立能够符合经营全过程管理及质量控制要求的计算机系统，实现药品可追溯。

8．采购　采购活动应符合以下要求：①确定供货单位的合法资格；②确定所购入药品的合法性；③核实供货单位销售人员的合法资格；④与供货单位签订质量保证协议。对首营企业的审核，应当查验加盖其公章原印章的以下资料，确认真实、有效：①《药品生产许可证》或者《药品经营许可证》复印件；②营业执照、税务登记、组织机构代码的证件复印件，以及上一年度企业年度报告公示情况；③《药品生产质量管理规范》认证证书或者《药品经营质量管理规范》认证证书复印件；④相关印章、随货同行单（票）样式；⑤开户户名、开户银行及账号。

9．收货与验收　应按照规定的程序和要求对到货药品逐批进行收货、验收，防止不合格药品入库。药品到货时，收货人员应核实运输方式是否符合要求，并对照随货同行单（票）和采购记录核对药品，做到票、账、货相符。

10．储存与养护　应根据药品的质量特性对药品进行合理储存。企业应采用计算机系统对库存药品的有效期进行自动跟踪和控制，采取近效期预警及超过有效期自动锁定等措施，防止过期药品销售。

11．销售　应将药品销售给合法的购货单位，并对购货单位的证明文件、采购人员及提货人员的身份证明进行核实，保证药品销售流向真实、合法。

12．出库　出库时应对照销售记录进行复核。药品出库复核应建立记录，包括购货单位、药品的通用名称、剂型、规格、数量、批号、有效期、生产厂商、出库日期、质量状况和复核人员等内容。

13．运输与配送　应按照质量管理制度的要求，严格执行运输操作规程，并采取有效措施保证运输过程中的药品质量与安全。

14．售后管理　应加强对退货的管理，保证退货环节药品的质量和安全，防止混入假冒药品。应配备专职或者兼职人员负责售后投诉管理，协助药品生产企业履行召回义务，承担药品不良反应监测和报告工作。

15．药品网络交易第三方平台提供者　应按照国务院药品监督管理部门的规定，向所在地省、自治区、直辖市人民政府药品监督管理部门备案。

（二）药品零售的监督管理

1．质量管理与职责　应按照有关法律法规及《药品经营质量管理规范》的要求制定质量管理文件，开展质量管理活动，确保药品质量。

2．人员管理　从事药品经营和质量管理工作的人员，应当符合有关法律法规及《药品经营质量管理规范》规定的资格要求，不得有相关法律法规禁止从业的情形。

3．文件　应按照有关法律法规及《药品经营质量管理规范》规定，制定符合企业实际的质量管理文件。文件包括质量管理制度、岗位职责、操作规程、档案、记录和凭证等，并对质量管理文件定期审核、及时修订。

4．设施与设备　营业场所应当与其药品经营范围、经营规模相适应，并与药品储存、办公、生活辅助及其他区域分开。

5．采购与验收　应当符合本节"二、药品经营监督管理（一）药品批发的监督管理8.采购"的相关规定。

6．陈列与储存　对营业场所温度进行监测和调控，以使营业场所的温度符合常温要求。

7. 销售管理 在营业场所放置《药品经营许可证》、营业执照、《执业药师注册证》等。

8. 售后管理 包括：①除药品质量原因外，药品一经售出，不得退换；②企业应在营业场所公布食品药品监督管理部门的监督电话，及时处理顾客对药品质量的投诉；③企业应当按照国家有关药品不良反应报告制度的规定，收集、报告药品不良反应信息；④企业发现已售出药品有严重质量问题，应及时采取措施追回药品并做好记录，同时向药品监督管理部门报告；⑤企业应当协助药品生产企业履行召回义务，并建立药品召回记录。

（三）药品网络销售监督管理

国家药品监督管理局主管全国药品网络销售的监督管理工作。省级药品监督管理部门负责本行政区域内药品网络销售的监督管理工作，负责监督管理药品网络交易第三方平台以及药品上市许可持有人、药品批发企业通过网络销售药品的活动。设区的市级、县级承担药品监督管理职责的部门负责本行政区域内药品网络销售的监督管理工作，负责监督管理药品零售企业通过网络销售药品的活动。

从事药品网络销售、提供药品网络交易平台服务，应当遵守药品法律、法规、规章、标准和规范，依法诚信经营，保障药品质量安全。从事药品网络销售、提供药品网络交易平台服务，应当采取有效措施保证交易全过程信息真实、准确、完整和可追溯，并遵守国家个人信息保护的有关规定。

第五节　医疗机构药事监督管理

医疗机构购进药品，应建立并执行进货检查验收制度，验明药品合格证明和其他标识。医疗机构应有与所使用药品相适应的场所、设备、仓储设施和卫生环境，制定和执行药品保管制度，采取必要的冷藏、防冻、防潮、防虫、防鼠等措施，保证药品质量。药品监督管理部门和卫生健康主管部门依据各自职责，分别对使用环节的药品质量和药品使用行为进行监督管理。

一、医疗机构制剂监督

1. 制剂的许可 医疗机构设立制剂室，应当向所在地省、自治区、直辖市人民政府卫生健康主管部门提出申请，经审核同意后，报同级人民政府药品监督管理部门审批；省、自治区、直辖市人民政府药品监督管理部门验收合格的，予以批准，发给《医疗机构制剂许可证》。《医疗机构制剂许可证》有效期为5年。有效期届满，需要继续配制制剂的，医疗机构应当在许可证有效期届满前6个月，按照国务院药品监督管理部门的规定申请换发《医疗机构制剂许可证》。

2. 制剂的配制 医疗机构配制制剂，必须按照国务院药品监督管理部门的规定报送有关资料和样品，经所在地省、自治区、直辖市人民政府药品监督管理部门批准，并发给制剂批准文号后，方可配制。

3. 制剂的使用 医疗机构配制的制剂不得在市场上销售或者变相销售，不得发布医疗机构制剂广告。

二、医疗机构购进、审核和调配药品监督

1. 医疗机构购进药品监督管理 医疗机构购进药品，必须有真实、完整的药品购进记录。药品购进记录必须注明药品的通用名称、剂型、规格、批号、有效期、生产厂商、供货单位、购货数量、购进价格、购货日期以及国务院药品监督管理部门规定的其他内容。

2. 医疗机构审核和调配药品监督管理　医疗机构应当配备依法经过资格认定的药师或者其他药学技术人员，负责本单位的药品管理、处方审核和调配、合理用药指导等工作。医疗机构向患者提供的药品应当与诊疗范围相适应，并凭执业医师或者执业助理医师的处方调配。计划生育技术服务机构采购和向患者提供药品，其范围应当与经批准的服务范围相一致，并凭执业医师或者执业助理医师的处方调配。医疗机构审核和调配处方的药剂人员必须是依法经资格认定的药学技术人员。

个人设置的门诊部、诊所等医疗机构不得配备常用药品和急救药品以外的其他药品。常用药品和急救药品的范围与品种，由所在地的省、自治区、直辖市人民政府卫生健康主管部门会同同级人民政府药品监督管理部门规定。

三、药品不良反应报告和监测监督管理

1. 药品不良反应（adverse drug reaction，ADR）　是指合格药品在正常用法用量下出现的与用药目的无关的有害反应。

2. 严重药品不良反应　是指因使用药品引起以下损害情形之一的反应：①导致死亡；②危及生命；③致癌、致畸、致出生缺陷；④导致显著的或者永久的人体伤残或者器官功能的损伤；⑤导致住院或者住院时间延长；⑥导致其他重要医学事件，如不进行治疗可能出现上述所列情况的。

3. 药品不良反应报告和监测　是指药品不良反应的发现、报告、评价和控制的过程。

4. 药品群体不良事件　是指同一药品在使用过程中，在相对集中的时间、区域内，对一定数量人群的身体健康或者生命安全造成损害或者威胁，需要予以紧急处置的事件。

同一药品，是指同一生产企业生产的同一药品名称、同一剂型、同一规格的药品。

5. 监督主体　国家药品监督管理局主管全国药品不良反应报告和监测工作，地方各级药品监督管理部门主管本行政区域内的药品不良反应报告和监测工作。各级卫生健康主管部门负责本行政区域内医疗机构与实施药品不良反应报告制度有关的管理工作。国家实行药品不良反应报告制度。

6. 实施主体　药品生产企业（包括进口药品的境外制药厂商）、药品经营企业、医疗机构应当按照规定报告所发现的药品不良反应。

第六节　特殊药品监督管理

一、概　　述

特殊管理药品的特殊性在于这类药品虽然与一般药品都具有医疗上的价值，但因其具有特殊的药理、生理作用，管理、使用不当将严重危害病人及公众的生命健康乃至社会的利益。世界各国对这类药品采取了更为严格的监管措施。

根据《药品管理法》和国际公约，国务院制定了《医疗用毒性药品管理办法》《放射性药品管理办法》《麻醉药品和精神药品管理条例》等法规。

麻醉药品、精神药品、医疗用毒性药品、放射性药品的标签，必须印有规定的标志（文末彩图 20-1）。

二、麻醉药品和精神药品监督管理

（一）麻醉药品和精神药品目录

麻醉药品（narcotic drug）和精神药品（psychotropic drug），是指列入麻醉药品目录、精神药品目录的药品和其他物质。精神药品分为第一类精神药品和第二类精神药品。

2013年11月，国家食品药品监督管理总局、公安部和国家卫生和计划生育委员会联合发布了《麻醉药品品种目录》（2013年版）和《精神药品品种目录》（2013年版）。

（二）生产监督

从事麻醉药品、精神药品生产的企业，应当经所在地省、自治区、直辖市人民政府药品监督管理部门批准。定点生产企业生产麻醉药品和精神药品，应当依照药品管理法的规定取得药品批准文号。

（三）经营监督

国家对麻醉药品和精神药品实行定点经营制度。国务院药品监督管理部门应当根据麻醉药品和第一类精神药品的需求总量，确定麻醉药品和第一类精神药品的定点批发企业布局，并应当根据年度需求总量对布局进行调整、公布。药品经营企业不得经营麻醉药品原料药和第一类精神药品原料药。但是，供医疗、科学研究、教学使用的小包装的上述药品可以由国务院药品监督管理部门规定的药品批发企业经营。

麻醉药品和精神药品定点批发企业除应当具备《药品管理法》规定的药品经营企业的开办条件外，还应当具备下列条件：①有符合《麻醉药品和精神药品管理条例》规定的麻醉药品和精神药品储存条件；②有通过网络实施企业安全管理和向药品监督管理部门报告经营信息的能力；③单位及其工作人员2年内没有违反有关禁毒的法律、行政法规规定的行为；④符合国务院药品监督管理部门公布的定点批发企业布局。麻醉药品和第一类精神药品的定点批发企业，还应当具有保证供应责任区域内医疗机构所需麻醉药品和第一类精神药品的能力，并具有保证麻醉药品和第一类精神药品安全经营的管理制度。

（四）使用监督

1. 药品生产企业使用监督管理 药品生产企业需要以麻醉药品和第一类精神药品为原料生产普通药品的，应当向所在地省、自治区、直辖市人民政府药品监督管理部门报送年度需求计划，由省、自治区、直辖市人民政府药品监督管理部门汇总报国务院药品监督管理部门批准后，向定点生产企业购买。

药品生产企业需要以第二类精神药品为原料生产普通药品的，应当将年度需求计划报所在地省、自治区、直辖市人民政府药品监督管理部门，并向定点批发企业或者定点生产企业购买。

食品、食品添加剂、化妆品、油漆等非药品生产企业需要使用咖啡因作为原料的，应当经所在地省、自治区、直辖市人民政府药品监督管理部门批准，向定点批发企业或者定点生产企业购买。

科学研究、教学单位需要使用麻醉药品和精神药品开展实验、教学活动的，应当经所在地省、自治区、直辖市人民政府药品监督管理部门批准，向定点批发企业或者定点生产企业购买。需要使用麻醉药品和精神药品的标准品、对照品的，应当经所在地省、自治区、直辖市人民政府药品监督管理部门批准，向国务院药品监督管理部门批准的单位购买。

2. 医疗机构使用监督管理 医疗机构需要使用麻醉药品和第一类精神药品的，应当经所在地设区的市级人民政府卫生健康主管部门批准，取得麻醉药品、第一类精神药品购用印鉴卡（以下称印鉴卡）。医疗机构应当凭印鉴卡向本省、自治区、直辖市行政区域内的定点批发企业购买麻醉药品和第一类精神药品。

设区的市级人民政府卫生健康主管部门发给医疗机构印鉴卡时，应当将取得印鉴卡的医疗机构情况抄送所在地设区的市级药品监督管理部门，并报省、自治区、直辖市人民政府卫生健康主管部门备案。省、自治区、直辖市人民政府卫生健康主管部门应当将取得印鉴卡的医疗机构名单向本行政区域内的定点批发企业通报。

医疗机构取得印鉴卡应当具备下列条件：①有专职的麻醉药品和第一类精神药品管理人员；②有获得麻醉药品和第一类精神药品处方资格的执业医师；③有保证麻醉药品和第一类精神药品安全储存的设施和管理制度。

医疗机构应当按照国务院卫生健康主管部门的规定，对本单位执业医师进行有关麻醉药品和精神药品使用知识的培训、考核，经考核合格的，授予麻醉药品和第一类精神药品处方资格。执业医师取得麻醉药品和第一类精神药品的处方资格后，方可在本医疗机构开具麻醉药品和第一类精神药品处方，但不得为自己开具该种处方。医疗机构应当对麻醉药品和精神药品处方进行专册登记，加强管理。麻醉药品处方至少保存3年，精神药品处方至少保存2年。

医务人员应当根据国务院卫生健康主管部门制定的临床应用指导原则，使用麻醉药品和精神药品。

三、医疗用毒性药品监督

（一）医疗用毒性药品和毒品

1. 医疗用毒性药品（toxic drugs for medical use） 是指毒性剧烈、治疗剂量与中毒剂量很相近，使用不当会致人中毒或死亡的药品。主要包括毒性中药和毒性西药两大类。毒性中药品种（包括原药材和饮片）主要有砒石（红砒、白砒）、砒霜、生川乌等27种；毒性西药品种主要有阿托品、洋地黄毒苷、三氧化二砷等11种。

2. 毒品 是指非教学、科研、医疗用途而使用的麻醉药品和精神药品。毒物是指具有剧烈毒性，不能用于临床的物质。

（二）生产和销售的监督管理

省、自治区、直辖市药品监督管理部门根据医疗需要制定毒性药品年度生产、收购、供应和配制计划，计划由省、自治区、直辖市卫生健康主管部门审核并下达给指定的毒性药品生产、收购、供应单位，同时抄报国家药品监督管理局和国家中医药管理局。

四、放射性药品监督

（一）放射性药品及其监督管理部门

1. 放射性药品（radioactive drug） 是指用于临床诊断或者治疗的放射性核素制剂或者其标记药物。

2. 监督管理主体 国务院药品监督管理部门负责全国放射性药品监督管理工作。国务院国防科技工业主管部门依据职责负责与放射性药品有关的管理工作。国务院环境保护主管部门负责与放射性药品有关的辐射安全与防护的监督管理工作。

（二）放射性新药的研制、临床研究和审批监督管理

1. 临床试验或者验证前监督管理 研制单位研制的放射性新药，在进行临床试验或者验证前，应当向国务院药品监督管理部门提出申请，按规定报送资料及样品，经国务院药品监督管理部门审批同意后，在国务院药品监督管理部门指定的药物临床试验机构进行临床研究。

2. 临床研究结束后监督管理 研制单位在放射性新药临床研究结束后，向国务院药品监督管理部门提出申请，经国务院药品监督管理部门审核批准，发给新药证书。国务院药品监督管理

部门在审核批准时,应当征求国务院国防科技工业主管部门的意见。

3.放射性新药投入生产监督管理 放射性新药投入生产,需由生产单位或者取得放射性药品生产许可证的研制单位,凭新药证书(副本)向国务院药品监督管理部门提出生产该药的申请,并提供样品,由国务院药品监督管理部门审核发给批准文号。

(三)放射性药品的生产、经营和进出口监督管理

1.放射性药品的生产、经营监督管理 开办放射性药品生产、经营企业,必须具备《药品管理法》规定的条件,符合国家有关放射性同位素安全和防护的规定与标准,并履行环境影响评价文件的审批手续;开办放射性药品生产企业,经所在省、自治区、直辖市国防科技工业主管部门审查同意,所在省、自治区、直辖市药品监督管理部门审核批准后,由所在省、自治区、直辖市药品监督管理部门发给《放射性药品生产企业许可证》;开办放射性药品经营企业,经所在省、自治区、直辖市药品监督管理部门审核并征求所在省、自治区、直辖市国防科技工业主管部门意见后批准的,由所在省、自治区、直辖市药品监督管理部门发给《放射性药品经营企业许可证》。无许可证的生产、经营企业,一律不准生产、销售放射性药品。

《放射性药品生产企业许可证》《放射性药品经营企业许可证》的有效期为5年。期满前6个月,放射性药品生产、经营企业应当分别向原发证的药品监督管理部门重新提出申请,按《放射性药品管理办法》第十条审批程序批准后,换发新证。

2.放射性药品的进出口监督管理 进口的放射性药品品种,必须符合我国的药品标准或者其他药用要求,并依照《药品管理法》的规定取得进口药品注册证书。

(四)放射性药品的使用监督管理

医疗单位使用放射性药品,必须符合国家有关放射性同位素安全和防护的规定。所在地的省、自治区、直辖市药品监督管理部门,应当根据医疗单位和医疗技术人员的水平、设备条件,核发相应等级的《放射性药品使用许可证》,无许可证的医疗单位不得临床使用放射性药品。

《放射性药品使用许可证》有效期为5年。期满前6个月,医疗单位应当向原发证的行政部门重新提出申请,经审核批准后,换发新证。医疗单位配制、使用放射性制剂,应当符合《药品管理法》及其实施条例的相关规定。

第七节　疫苗监督管理

一、概　述

(一)疫苗及相关概念

1.疫苗(vaccine) 是指为预防、控制疾病的发生、流行,用于人体免疫接种的预防性生物制品,包括免疫规划疫苗和非免疫规划疫苗。

2.免疫规划疫苗 是指居民应当按照政府的规定接种的疫苗,包括国家免疫规划确定的疫苗,省、自治区、直辖市人民政府在执行国家免疫规划时增加的疫苗,以及县级以上人民政府或者其卫生健康主管部门组织的应急接种或者群体性预防接种所使用的疫苗。

3.非免疫规划疫苗 是指由居民自愿接种的其他疫苗。

4.疫苗上市许可持有人 是指依法取得疫苗药品注册证书和药品生产许可证的企业。

(二)疫苗监督法律依据

在中国境内从事疫苗研制、生产、流通和预防接种及其监督管理活动,适用《疫苗管理法》。《疫苗管理法》未作规定的,适用《药品管理法》《传染病防治法》等法律、行政法规的规定。

二、疫苗研制、注册、生产和批签发监督管理

（一）疫苗研制和注册监督

1.疫苗研制监督管理　国家根据疾病流行情况、人群免疫状况等因素,制定相关研制规划,安排必要资金,支持多联多价等新型疫苗的研制。国家组织疫苗上市许可持有人、科研单位、医疗卫生机构联合攻关,研制疾病预防、控制急需的疫苗。

2.疫苗注册监督管理　在中国境内上市的疫苗应经国务院药品监督管理部门批准,取得药品注册证书;申请疫苗注册,应当提供真实、充分、可靠的数据、资料和样品。

对疾病预防、控制急需的疫苗和创新疫苗,国务院药品监督管理部门应当予以优先审评审批。应对重大突发公共卫生事件急需的疫苗或者国务院卫生健康主管部门认定急需的其他疫苗,经评估获益大于风险的,国务院药品监督管理部门可以附条件批准疫苗注册申请。

（二）疫苗生产和批签发监督

1.疫苗生产应具备的条件　从事疫苗生产活动,应当经省级以上人民政府药品监督管理部门批准,取得药品生产许可证。从事疫苗生产活动,除符合《药品管理法》规定的从事药品生产活动的条件外,还应当具备下列条件:①具备适度规模和足够的产能储备;②具有保证生物安全的制度和设施、设备;③符合疾病预防、控制需要。疫苗应当按照经核准的生产工艺和质量控制标准进行生产和检验,生产全过程应当符合GMP的要求。

2.疫苗批签发　国家实行疫苗批签发制度。每批疫苗销售前或者进口时,应当经国务院药品监督管理部门指定的批签发机构按照相关技术要求进行审核、检验。

三、疫苗流通、预防接种、异常反应监测和处理的监督管理

（一）疫苗流通监督管理

1.国家免疫规划疫苗监督管理　国家免疫规划疫苗由国务院卫生健康主管部门会同国务院财政部门等组织集中招标或者统一谈判,形成并公布中标价格或者成交价格,各省、自治区、直辖市实行统一采购。

2.其他免疫规划疫苗和非免疫规划疫苗监督管理　国家免疫规划疫苗以外的其他免疫规划疫苗、非免疫规划疫苗,由各省、自治区、直辖市通过省级公共资源交易平台组织采购。

3.疫苗价格监督管理　疫苗的价格由疫苗上市许可持有人依法自主合理制定。疫苗的价格水平、差价率、利润率应当保持在合理幅度。

4.采购合同约定监督管理　疫苗上市许可持有人应当按照采购合同约定,向疾病预防控制机构供应疫苗。疾病预防控制机构应当按照规定向接种单位供应疫苗。疾病预防控制机构以外的单位和个人不得向接种单位供应疫苗,接种单位不得接收该疫苗。

5.储存、运输条件监督管理　疫苗在储存、运输全过程中应当处于规定的温度环境,冷链储存、运输应当符合要求,并定时监测、记录温度。

疾病预防控制机构、接种单位在接收或者购进疫苗时,应当索取规定的证明文件,并保存至疫苗有效期满后不少于5年备查。

（二）预防接种监督管理

国务院卫生健康主管部门制定国家免疫规划;免疫规划疫苗种类由国务院卫生健康主管部门会同国务院财政部门拟订,报国务院批准后公布。省、自治区、直辖市人民政府在执行国家免疫规划时,可以根据本行政区域疾病预防、控制需要,增加免疫规划疫苗种类,报国务院卫生健

康主管部门备案并公布。国务院卫生健康主管部门应当制定、公布国家免疫规划疫苗的免疫程序和非免疫规划疫苗的使用指导原则。

（三）异常反应监测和处理监督管理

1. 预防接种异常反应 是指合格的疫苗在实施规范接种过程中或者实施规范接种后造成受种者机体组织器官、功能损害，相关各方均无过错的药品不良反应。

2. 不属于预防接种异常反应的情形 包括：①因疫苗本身特性引起的接种后一般反应；②因疫苗质量问题给受种者造成的损害；③因接种单位违反预防接种工作规范、免疫程序、疫苗使用指导原则、接种方案给受种者造成的损害；④受种者在接种时正处于某种疾病的潜伏期或者前驱期，接种后偶合发病；⑤受种者有疫苗说明书规定的接种禁忌，在接种前受种者或者其监护人未如实提供受种者的健康状况和接种禁忌等情况，接种后受种者原有疾病急性复发或者病情加重；⑥因心理因素发生的个体或者群体的心因性反应。

3. 预防接种异常反应监测制度 国家加强预防接种异常反应监测。预防接种异常反应监测方案由国务院卫生健康主管部门会同国务院药品监督管理部门制定。

4. 预防接种异常反应报告制度 接种单位、医疗机构等发现疑似预防接种异常反应的，应当按照规定向疾病预防控制机构报告。

5. 预防接种异常反应补偿制度 国家实行预防接种异常反应补偿制度。实施接种过程中或者实施接种后出现受种者死亡、严重残疾、器官组织损伤等损害，属于预防接种异常反应或者不能排除的，应当给予补偿。

（四）疫苗上市后监督管理

疫苗上市许可持有人应当建立健全疫苗全生命周期质量管理体系，制定并实施疫苗上市后风险管理计划，开展疫苗上市后研究，对疫苗的安全性、有效性和质量可控性进行进一步确证。上市许可持有人应当根据疫苗上市后研究、预防接种异常反应等情况持续更新说明书、标签，并按照规定申请核准或者备案。上市许可持有人应当对疫苗进行质量跟踪分析，持续提升质量控制标准，改进生产工艺，提高生产工艺稳定性。上市许可持有人应当建立疫苗质量回顾分析和风险报告制度，每年将疫苗生产流通、上市后研究、风险管理等情况按照规定如实向国务院药品监督管理部门报告。国务院药品监督管理部门可以根据实际情况，责令上市许可持有人开展上市后评价或者直接组织开展上市后评价。

（五）疫苗责任强制保险制度

疫苗上市许可持有人应当按照规定投保疫苗责任强制保险。因疫苗质量问题造成受种者损害的，保险公司在承保的责任限额内予以赔付。

四、有关部门和机构的职责

药品监督管理部门、卫生健康主管部门按照各自职责对疫苗研制、生产、流通和预防接种全过程进行监督管理，监督上市许可持有人、疾病预防控制机构、接种单位等依法履行义务。药品监督管理部门依法对疫苗研制、生产、储存、运输以及预防接种中的疫苗质量进行监督检查。卫生健康主管部门依法对免疫规划制度的实施、预防接种活动进行监督检查。药品监督管理部门应当加强对疫苗上市许可持有人的现场检查；必要时，可以对为疫苗研制、生产、流通等活动提供产品或者服务的单位和个人进行延伸检查；有关单位和个人应当予以配合，不得拒绝和隐瞒。国家建设中央和省级两级职业化、专业化药品检查员队伍，加强对疫苗的监督检查。疫苗质量管理存在安全隐患，上市许可持有人等未及时采取措施消除的，药品监督管理部门可以采取责任约谈、限期整改等措施。疫苗存在或者疑似存在质量问题的，上市许可持有人、疾病预防控制机构、接种单位应当立即停止销售、配送、使用，必要时立即停止生产，按照规定向县级以上人民政府药品监督管理部门、卫生健康主管部门报告。

五、国家实行疫苗安全信息统一公布制度

国务院药品监督管理部门会同国务院卫生健康主管部门等建立疫苗质量、预防接种等信息共享机制。疫苗安全风险警示信息、重大疫苗安全事故及其调查处理信息和国务院确定需要统一公布的其他疫苗安全信息，由国务院药品监督管理部门会同有关部门公布。全国预防接种异常反应报告情况，由国务院卫生健康主管部门会同国务院药品监督管理部门统一公布。

六、疫苗安全事件应急管理

县级以上人民政府应当制定疫苗安全事件应急预案，对疫苗安全事件分级、处置组织指挥体系与职责、预防预警机制、处置程序、应急保障措施等作出规定。上市许可持有人应当制定疫苗安全事件处置方案，定期检查各项防范措施的落实情况，及时消除安全隐患。发生疫苗安全事件，上市许可持有人应当立即向国务院药品监督管理部门或者省、自治区、直辖市人民政府药品监督管理部门报告；疾病预防控制机构、接种单位、医疗机构应当立即向县级以上人民政府卫生健康主管部门、药品监督管理部门报告。

第八节　法律责任

一、未取得药品生产许可证、药品经营许可证或者医疗机构制剂许可证生产、销售药品的法律责任

未取得药品生产许可证、药品经营许可证或者医疗机构制剂许可证生产、销售药品的，责令关闭，没收违法生产、销售的药品和违法所得，并处以罚款。

二、生产、销售、使用假药、劣药的法律责任

（一）生产、销售假药的法律责任

生产、销售假药的，没收违法生产、销售的药品和违法所得，责令停产停业整顿，吊销药品批准证明文件，并处以罚款；情节严重的，吊销药品生产许可证、药品经营许可证或者医疗机构制剂许可证，十年内不受理其相应申请；药品上市许可持有人为境外企业的，十年内禁止其药品进口。

（二）生产、销售劣药的法律责任

生产、销售劣药的，没收违法生产、销售的药品和违法所得，并处以罚款；情节严重的，责令停产停业整顿直至吊销药品批准证明文件、药品生产许可证、药品经营许可证或者医疗机构制剂许可证。

（三）药品使用单位使用假药、劣药的法律责任

药品使用单位使用假药、劣药的，按照销售假药、零售劣药的规定处罚；情节严重的，法定代表人、主要负责人、直接负责的主管人员和其他责任人员有医疗卫生人员执业证书的，还应当吊销执业证书。

三、违法生产、进口、销售药品的法律责任

违反《药品管理法》规定,有下列行为之一的,没收违法生产、进口、销售的药品和违法所得以及专门用于违法生产的原料、辅料、包装材料和生产设备,责令停产停业整顿,并处罚款:①未取得药品批准证明文件生产、进口药品;②使用采取欺骗手段取得的药品批准证明文件生产、进口药品;③使用未经审评审批的原料药生产药品;④应当检验而未经检验即销售药品;⑤生产、销售国务院药品监督管理部门禁止使用的药品;⑥编造生产、检验记录;⑦未经批准在药品生产过程中进行重大变更。

四、未经批准开展药物临床试验和开展生物等效性试验未备案的法律责任

1. 违反《药品管理法》规定,有下列行为之一的,没收违法生产、销售的药品和违法所得以及包装材料、容器,责令停产停业整顿,并处罚款,十年直至终身禁止从事药品生产经营活动:①未经批准开展药物临床试验;②使用未经审评的直接接触药品的包装材料或者容器生产药品,或者销售该类药品;③使用未经核准的标签、说明书。

2. 违反《药品管理法》规定,有下列行为之一的,责令限期改正,给予警告;逾期不改正的,处十万元以上五十万元以下的罚款:①开展生物等效性试验未备案;②药物临床试验期间,发现存在安全性问题或者其他风险,临床试验申办者未及时调整临床试验方案、暂停或者终止临床试验,或者未向国务院药品监督管理部门报告;③未按照规定建立并实施药品追溯制度;④未按照规定提交年度报告;⑤未按照规定对药品生产过程中的变更进行备案或者报告;⑥未制定药品上市后风险管理计划;⑦未按照规定开展药品上市后研究或者上市后评价。

五、药品网络交易第三方平台提供者未履行相关义务的法律责任

违反《药品管理法》规定,药品网络交易第三方平台提供者未履行资质审核、报告、停止提供网络交易平台服务等义务的,责令改正,没收违法所得,并处二十万元以上二百万元以下的罚款;情节严重的,责令停业整顿,并处二百万元以上五百万元以下的罚款。

六、药品上市许可持有人、药品经营企业、医疗机构未按照规定开展药品不良反应监测或者报告的法律责任

药品上市许可持有人未按照规定开展药品不良反应监测或者报告疑似药品不良反应的,责令限期改正,给予警告;逾期不改正的,责令停产停业整顿,并处十万元以上一百万元以下的罚款。

七、药品监督管理部门或者其设置、指定的药品检验机构在药品监督检验中的法律责任

(一)药品监督管理部门及其工作人员的法律责任

1. 违反《药品管理法》规定,药品监督管理部门有下列行为之一的,应当撤销相关许可,对直接负责的主管人员和其他直接责任人员依法给予处分:①不符合条件而批准进行药物临床试验;②对不符合条件的药品颁发药品注册证书;③对不符合条件的单位颁发药品生产许可证、药品经营许可证或者医疗机构制剂许可证。

2.违反《药品管理法》规定，药品监督管理等部门有下列行为之一的，对直接负责的主管人员和其他直接责任人员给予记过或者记大过处分；情节较重的，给予降级或者撤职处分；情节严重的，给予开除处分：①瞒报、谎报、缓报、漏报药品安全事件；②对发现的药品安全违法行为未及时查处；③未及时发现药品安全系统性风险，或者未及时消除监督管理区域内药品安全隐患，造成严重影响；④其他不履行药品监督管理职责，造成严重不良影响或者重大损失。

3.药品监督管理人员滥用职权、徇私舞弊、玩忽职守的，依法给予处分。查处假药、劣药违法行为有失职、渎职行为的，对药品监督管理部门直接负责的主管人员和其他直接责任人员依法从重给予处分。

（二）药品检验机构的法律责任

药品检验机构出具虚假检验报告的，责令改正，给予警告，对单位并处二十万元以上一百万元以下的罚款；对直接负责的主管人员和其他直接责任人员依法给予降级、撤职、开除处分，没收违法所得，并处五万元以下的罚款；情节严重的，撤销其检验资格。药品检验机构出具的检验结果不实，造成损失的，应当承担相应的赔偿责任。

八、县级以上地方人民政府药品监督管理相关法律责任

违反《药品管理法》规定，县级以上地方人民政府有下列行为之一的，对直接负责的主管人员和其他直接责任人员给予记过或者记大过处分；情节严重的，给予降级、撤职或者开除处分：①瞒报、谎报、缓报、漏报药品安全事件；②未及时消除区域性重大药品安全隐患，造成本行政区域内发生特别重大药品安全事件，或者连续发生重大药品安全事件；③履行职责不力，造成严重不良影响或者重大损失。

九、违反《药品管理法》的刑事责任

违反《药品管理法》规定，构成犯罪的，依法追究刑事责任。

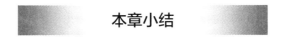

本章小结

药品监督管理是药品监督管理机构依照法定职权，对药品的研制、注册、上市许可持有人、生产、经营、医疗机构药事、药品上市后、药品价格和广告、药品抽查检验等各个环节的监督管理活动。本章主要介绍了药品和药品监督的概念、药品研制和注册监督管理、药品上市许可持有人监督管理、药品生产和经营监督管理、医疗机构药事监督管理、特殊药品监督管理、疫苗监督管理和法律责任。

思考题

1. 简要回答药品监督管理原则。
2. 从事药品生产活动应符合哪些生产许可条件？
3. 疫苗上市后监督管理的主要内容有哪些？

（周　令）

第二十一章　健康相关产品监督

健康相关产品与人类生活质量及健康密切相关,随着经济的快速发展及生活水平的提高,人们对健康相关产品的需求与日俱增。由于健康相关产品的市场容量及利润空间较大,违法违规生产、经营健康相关产品的现象时有发生,对人体健康带来潜在的影响,难以发挥健康相关产品调节人体功能、促进人体健康和预防疾病的作用。为确保健康相关产品的安全性和有效性,保障消费者的身体健康和公共卫生安全,促进相关产业发展,既要加强健康相关产品的法律制度建设,也要切实落实监督管理工作。

第一节　概　　述

一、相关概念

(一)健康相关产品的概念

健康相关产品涉及范围非常广泛,与人类生活衣、食、住、行、用有关的一切产品都可以理解为健康相关产品。从卫生监督的角度出发,健康相关产品(health related products),是指由相关部门依法审批的食品、化妆品、涉及饮用水卫生安全产品、消毒药剂和消毒器械等其他与人体健康相关的产品。

健康相关产品主要依据相关法律法规进行分类,如依据《化妆品监督管理条例》,化妆品作为一种健康相关产品;又如依据《消毒管理办法》,消毒产品包括消毒药剂和消毒器械也是一种健康相关产品。随着法律法规的不断增加,健康相关产品的种类可随之调整。

(二)健康相关产品监督的概念

健康相关产品监督(supervision of health related products),是指健康相关产品监督主体依据消毒产品、医疗器械、化妆品等健康相关产品的法律法规规定,对从事健康相关产品研制、生产经营、使用活动的单位和个人在产品许可、生产、经营和使用等过程中执行法律规范的情况进行监督检查,并对其行为作出处理的行政执法活动。

本章将着重介绍消毒产品、医疗器械和化妆品监督管理。

二、健康相关产品监督管理的法律规定

(一)健康相关产品命名的法律规定

为保证健康相关产品命名的科学和规范,保护消费者权益,卫生部于 2001 年发布了《健康相关产品命名规定》,该规定第二条规定:"本规定适用于保健食品、化妆品、涉及饮用水卫生安全产品、消毒产品等由卫生部审批的健康相关产品。"2010 年国家食品药品监督管理局发布了《化妆品命名规定》,对化妆品命名又进行了规定。具体要求如下。

1. 健康相关产品命名原则和名称组成　健康相关产品命名应符合国家有关法律、法规、规章、标准、规范的规定;能反映产品的真实属性,简明易懂,符合中文语言习惯;名称由商标名、

通用名、属性名三部分组成,器械类产品名称还应当有产品型号。化妆品命名还不得误导、欺骗消费者;约定俗成、习惯使用的化妆品名称可省略通用名、属性名。

2. 商标名、通用名和属性名的使用　商标名应当符合国家有关法规的规定,不得使用有夸大功能或误导消费者的商标;通用名应当准确、科学、客观,可以是表明主要原料、主要功效成分或产品功能的文字,但不得使用明示或暗示治疗作用的文字;属性名应当表明产品的客观形态,不得使用抽象名称,化妆品的属性名应当表明产品真实的物理性状或外观形态;产品型号应当反映该产品的特点。

3. 同一配方不同剂型健康相关产品的命名　在命名时可采用同一商标名和通用名,但需标明不同的属性名;健康相关产品商标名、通用名、属性名相同,但具有不同口味或为特定人群生产,具有不同颜色、气味、适用人群的化妆品,应在属性名后标识以示区别,包括颜色或色号、防晒指数、气味、适用发质、肤质或特定人群等内容。

4. 健康相关产品命名的词语禁止规定　禁止使用消费者不易理解的专业术语及地方方言;禁止使用虚假、夸大和绝对化的词语;禁止使用庸俗或带有封建迷信色彩的词语;禁止使用已经批准的药品名;禁止使用外文字母、汉语拼音、符号等。其中,化妆品命名还禁止使用下列内容:①医疗术语、明示或暗示医疗作用和效果的词语;②医学名人的姓名。

5. 进口健康相关产品的中文名称使用　应尽量与外文名称相对应。可采用意译、音译或意、音合译,一般以意译为主。

（二）健康相关产品国家质量监督抽检规定

健康相关产品国家监督抽检是健康相关产品上市后监管的重要手段,对及时发现产品安全风险,依法查处产品违法行为具有重要的意义。

针对消毒产品,主要依据卫生部于 2005 年发布的《健康相关产品国家卫生监督抽检规定》,对健康相关产品及其生产经营场所进行卫生监督抽检和抽查。通常由国家卫生健康委员会组织开展消毒产品国家随机监督抽查工作。

针对医疗器械和化妆品,主要分别依据《医疗器械质量抽查检验管理办法》和《化妆品抽样检验管理办法》,由国家药品监督管理局组织抽检工作。

尽管各类健康相关产品国家监督抽检依据的规定不同,但抽检均应遵循科学、规范、合法、公正、公开、利益回避等原则;被抽检单位或产品质量相关单位和个人均应对抽检工作予以配合;均应明确各级监管部门抽检工作职责和要求;抽检计划方案制定、检查抽样、检验管理和报告送达、复检流程、抽检结果公开、抽检数据的利用等均应依照规定执行。同时根据健康相关产品监管工作需要,监管部门可适时组织开展专项抽查检验,相关工作亦可参照上述规定执行。

第二节　消毒产品卫生监督

一、概　　述

（一）消毒产品的概念

消毒（disinfection）,是指用化学、物理、生物的方法杀灭或消除环境中的病原微生物。灭菌（sterilization）,是指杀灭或者消除传播媒介上的一切微生物,包括致病微生物和非致病微生物,也包括细菌芽孢和真菌孢子。以消毒或灭菌为目的而使用的物品或器械都可称之为消毒产品（disinfection product）。《消毒管理办法》指出,消毒产品包括消毒剂、消毒器械（含生物指示物、化学指示物和灭菌物品包装物）和卫生用品。

（二）消毒产品的分类

消毒产品的分类方法较多，为了便于监管，《消毒产品卫生监督工作规范》第三条规定，按照消毒产品用途、使用对象的风险程度，将消毒产品分成以下三类进行管理（即分类管理）。

第一类是具有较高风险，需要严格管理以保证安全、有效的消毒产品，包括用于医疗器械的高水平消毒剂和消毒器械、灭菌剂和灭菌器械、皮肤黏膜消毒剂，生物指示物和灭菌效果化学指示物。

第二类是具有中度风险，需要加强管理以保证安全、有效的消毒产品，包括除第一类产品外的消毒剂、消毒器械，以及抗（抑）菌制剂。

第三类是风险程度较低，实行常规管理可以保证安全、有效的除抗（抑）菌制剂外的卫生用品。同一个消毒产品涉及不同类别时，应当以较高风险类别进行管理。

二、消毒产品卫生监督依据

（一）法律法规

《传染病防治法》第二十九条规定，用于传染病防治的消毒产品应当符合国家卫生标准和卫生规范。《食品安全法》第五十八条规定，餐具、饮具集中消毒服务单位使用的洗涤剂、消毒剂应当符合相关食品安全国家标准和其他国家标准、卫生规范。《国务院关于加强食品等产品安全监督管理的特别规定》对消毒产品的生产经营、销售和进口等都进行了规定。《无证无照经营查处办法》规定了对消毒产品无证无照经营的查处。国家卫生和计划生育委员会2017年修订的《消毒管理办法》对从事消毒产品生产、经营活动的单位和个人生产、经营和使用消毒产品等进行了规定。《医院感染管理办法》对医疗机构按照《消毒管理办法》采购和使用消毒产品进行了要求。

为进一步深化卫生行政许可改革，贯彻落实国务院简政放权、放管结合、优化服务的要求，加快推进政府职能转变，切实加强消毒产品监管，国家卫生健康行政部门出台一系列规范性文件和技术规范，主要包括：《关于一次性使用医疗用品不再纳入〈消毒管理办法〉管理的公告》《卫生部关于调整消毒产品监管和许可范围的通知》《国家卫生计生委关于进一步加强消毒产品事中事后监管的通知》《国家卫生健康委办公厅关于全国消毒产品网上备案信息服务平台上线的通知》《消毒产品标签说明书管理规范》《消毒产品生产企业卫生规范（2009年版）》《消毒产品生产企业卫生许可规定》《新消毒产品和新涉水产品卫生行政许可管理规定》《消毒产品卫生安全评价规定》《消毒产品卫生监督工作规范》等。

（二）卫生标准

国家卫生健康行政部门组织编写了一系列消毒和消毒产品的卫生标准，包括各类消毒剂卫生要求（标准）、检验方法、卫生安全评价技术要求、消毒器械安全与卫生标准等，为消毒产品监管建立了标准体系。

上述法律、行政法规、规章以及国家卫生健康行政部门出台的技术规范和卫生标准等，构成了消毒产品卫生监督的依据。

三、消毒产品的卫生监督

（一）消毒产品卫生监督机构及其职责

县级以上卫生健康行政部门及其综合监督执法机构对消毒产品行使监督管理职权。包括：对消毒产品生产企业执行《消毒产品生产企业卫生规范》情况进行监督检查；对消毒产品的卫生质量进行监督检查；对违反《消毒管理办法》的行为采取行政控制措施和给予行政处罚。

（二）消毒产品卫生监督对象

《消毒管理办法》规定，从事消毒产品生产、经营活动的单位和个人，均为消毒产品卫生监督的对象，包括国产消毒产品生产企业和委托方（委托生产加工时）、进口消毒产品在华责任单位以及消毒产品的经营、使用单位和个人。

（三）消毒产品生产企业的卫生监督

1. 消毒产品生产企业和新消毒产品的卫生许可

（1）生产企业卫生许可资质：按照《消毒产品生产企业卫生许可规定》，检查生产企业是否依法取得消毒产品生产企业卫生许可证，核查生产企业实际生产地址、生产方式、生产项目、生产类别以及法定代表人或负责人、注册地址是否与生产企业卫生许可证注明的一致；检查卫生许可证是否在有效期限内，核查卫生许可证有无涂改、转让、伪造、出租、出借等情况。

（2）新消毒产品卫生许可：新消毒产品是指利用新材料、新工艺技术和新杀菌原理生产的消毒剂和消毒器械，可根据《利用新材料、新工艺技术和新杀菌原理生产消毒剂和消毒器械判定依据》进行判定。生产新消毒产品要取得国家卫生健康行政部门颁发的新消毒产品卫生许可。检查新消毒产品是否具有新消毒产品卫生许可或已经国家卫生健康行政部门新消毒产品许可公告，列入公告的产品不再按新消毒产品进行许可。

2. 消毒产品生产企业生产条件和生产过程

（1）生产条件：检查生产企业的厂区布局、生产区、生产设备和检验设备等生产条件是否符合《消毒产品生产企业卫生规范》的要求；核查是否擅自改变已核准的生产工艺、生产车间布局等。必要时对生产环境、生产用水的卫生质量进行现场采样、检测。

（2）生产过程：检查生产过程中是否执行标准操作规程和管理制度，是否添加国家规定禁用的物质。生产过程各项记录是否完整，保证溯源，并妥善保存至产品有效期后3个月。

3. 消毒产品使用原料卫生质量　检查内容包括：①新消毒产品中消毒剂主要有效成分的原料名称是否与新消毒产品许可或国家卫生健康行政部门新消毒产品许可公告一致；②需要进行卫生安全评价的消毒剂、抗（抑）菌制剂所用原料名称、单一化学物质的CAS编码、商品名称、含量、等级及其所用量是否与该产品《卫生安全评价报告》相同；③除抗（抑）菌制剂以外的卫生用品有无相应原料供应商提供的原料无毒、无害、无污染检验报告或证明材料，原料是否与生产产品的配方成分、规格、等级要求相符；④消毒产品原（材）料库有无国家规定禁用的物质；⑤消毒产品原（材）料采购记录、出入库登记是否完整。

4. 消毒产品和物料仓储条件　检查消毒产品和物料仓储条件是否符合《消毒产品生产企业卫生规范》的要求。

5. 消毒产品从业人员管理　检查内容包括：①企业是否配备专职或兼职卫生管理人员、质量管理人员；②生产操作人员和质量检验人员岗前培训资料与检验人员学历证明；③生产过程中人员的卫生状况是否符合《消毒产品生产企业卫生规范》的要求。

6. 消毒产品卫生质量

（1）卫生安全评价报告：检查需要进行卫生安全评价的消毒剂、消毒器械和抗（抑）菌制剂（新消毒产品除外）是否具有符合《消毒产品卫生安全评价规定》的卫生安全评价报告，以及是否备案；是否及时更新《消毒产品卫生安全评价报告》相关内容或期满后重新进行卫生安全评价和备案，可在全国消毒产品网上备案信息服务平台查询卫生安全评价报告是否备案。第一类消毒产品卫生安全评价报告有效期为4年，第二类消毒产品卫生安全评价报告长期有效。

（2）卫生质量出厂检验报告：查阅消毒产品投放市场前的卫生质量出厂检验报告，核查检验项目、检验频次、检验结果是否符合《消毒产品生产企业卫生规范》的要求；对委托检验的企业，还应检查检验机构的合法资质及委托检验协议书。

（3）消毒产品的标签、说明书：对于新消毒产品和需要进行卫生安全评价的消毒产品，检查其标签、说明书标注的内容是否分别与新消毒产品卫生许可一致或与消毒产品卫生安全评价备案提交的相符;其他消毒产品则重点核查标签、说明书是否标注了禁止标注的内容、是否违法宣传疗效。

(4)企业标准和消毒产品监督抽检:检查企业标准是否依法备案且在有效期内;必要时对消毒产品进行监督抽检。消毒产品卫生监督抽检方法包括:①消毒产品样品采集应当具有代表性,在有效期或保质期内,包装完好。同一批次样品数量应当满足卫生质量检验、标签(铭牌)和说明书判定、留样的需要。②抽检的消毒产品样品要进行产品确认、检验结果告知并附检验报告;对抽检结果有异议的样品,按照程序进行复检;县级以上地方卫生健康行政部门负责向社会公布抽检结果。③综合监督执法机构应当设置留样贮存场所、设施和设备,并按照样品标识的保存条件进行保存。对不合格样品,留样保存至抽查结果公告后3个月。

(四)消毒产品在华责任单位的卫生监督

在华责任单位,是指需要进行卫生安全评价的进口消毒产品在境内依法登记注册、具有独立法人资格的责任单位。

1. 工商营业执照 核查工商营业执照的营业范围、进口产品生产国(地区)允许生产销售的证明文件及报关单是否与所经销的消毒产品相符。

2. 新消毒产品卫生许可批件 核查进口的新消毒产品卫生许可批件是否与所经销的消毒产品相符。

3. 卫生安全评价报告 检查需要进行卫生安全评价的进口消毒剂和消毒器械以及抗(抑)菌制剂是否具有符合《消毒产品卫生安全评价规定》的卫生安全评价报告。

4. 进口消毒产品卫生质量 监督检查方法同前述消毒产品卫生质量的监督,其中产品质量标准应当符合消毒产品相关标准、规范的要求,并与备案提交的相符;检查销售的进口消毒产品是否在有效期内。必要时对进口消毒产品进行监督抽检。

(五)消毒产品经营和使用单位监督

1. 进货查验索证制度情况 检查消毒产品经营、使用单位是否建立消毒产品进货检查验收制度,索取国产消毒产品生产企业卫生许可证复印件、新消毒产品卫生许可批件或卫生安全评价报告复印件,有效证件的复印件是否加盖原件持有者的印章;核查经营、使用的国产消毒产品与新消毒产品卫生许可或卫生安全评价报告、生产企业卫生许可证标注的生产企业名称、产品类别是否一致,进口消毒产品与新消毒产品卫生许可批件或卫生安全评价报告标注的在华责任单位名称、产品类别是否一致;核查销售的国产消毒产品生产企业卫生许可证或进口消毒产品在华责任单位营业执照、新消毒产品卫生许可或消毒产品卫生安全评价报告和备案是否合法、有效。

2. 消毒产品使用情况 检查消毒产品进货记录和有效期,对使用中的手消毒剂还应检查是否在启封后使用有效期内使用;检查是否将消毒产品作为药品治疗患者疾病。

3. 消毒产品标签(铭牌)、说明书 核对消毒产品名称、生产企业或在华责任单位名称以及消毒产品标签(铭牌)、说明书,检查方法同前述消毒产品卫生质量的监督。

4. 消毒产品监督抽检 必要时对消毒产品进行监督抽检。

四、法 律 责 任

(一)行政责任
1. 消毒产品生产经营单位
(1)消毒产品生产经营单位违反《传染病防治法》规定,用于传染病防治的消毒产品不符合国家卫生标准和卫生规范的;第一类、第二类消毒产品首次上市前未进行卫生安全评价的、出具虚假卫生安全性评价报告的、消毒产品有效期过期的均属于不符合国家卫生标准和卫生规范的情形，导致传染病传播、流行的，应承担没收违法所得、罚款、暂扣或者吊销许可证等责任。

（2）消毒产品生产经营单位违反《消毒管理办法》规定，有下列情形者，应承担罚款责任：①消毒产品的命名、标签（含说明书）不符合国家卫生健康行政部门的有关规定；消毒产品的标签和宣传内容不真实，出现或暗示对疾病的治疗效果。②生产经营下列消毒产品：无生产企业卫生许可证或新消毒产品卫生许可批准文件的；卫生安全评价不合格或产品卫生质量不符合要求的。

（3）消毒产品生产经营单位违反《国务院关于加强食品等产品安全监督管理的特别规定》，有下列情形者，应承担没收违法所得、罚款、暂扣或者吊销许可证等责任：①不按照法定条件、要求，从事消毒产品生产经营活动或者生产、销售不符合法定要求的消毒产品；②已取得生产企业卫生许可证的消毒产品生产企业不再符合法定条件、要求，继续从事生产经营活动；③消毒产品生产企业未取得生产企业卫生许可证从事消毒产品生产经营活动；④生产的消毒产品添加国家规定禁用的抗生素、激素、抗真菌药物等物质；⑤消毒产品生产企业发现其生产的消毒产品存在安全隐患，可能对人体健康和生命安全造成损害的，未履行主动召回产品等义务；⑥消毒产品经营单位发现其销售的消毒产品存在安全隐患，可能对人体健康和生命安全造成损害的，未履行立即停止销售产品等义务。

2.医疗卫生机构　医疗卫生机构违反《消毒管理办法》规定，购进的消毒产品未建立并执行进货检查验收制度，未执行国家有关规范、标准和规定的，应承担罚款责任。

（二）民事责任

违反《消毒管理办法》规定造成他人人身损害的，应依法承担相应的民事责任。

（三）刑事责任

用于传染病防治的消毒产品不符合国家卫生标准和卫生规范，导致传染病传播、流行，构成犯罪的，依法追究刑事责任。

第三节　医疗器械监督管理

一、概　　述

（一）医疗器械的概念

医疗器械（medical device），是指直接或者间接用于人体的仪器、设备、器具、体外诊断试剂及校准物、材料以及其他类似或者相关的物品，包括所需要的计算机软件。其效用主要通过物理等方式获得，不是通过药理学、免疫学或者代谢的方式获得，或者虽然有这些方式参与但是只起辅助作用。其目的包括：①疾病的诊断、预防、监护、治疗或者缓解；②损伤的诊断、监护、治疗、缓解或者功能补偿；③生理结构或者生理过程的检验、替代、调节或者支持；④生命的支持或者维持；⑤妊娠控制；⑥通过对来自人体的样本进行检查，为医疗或者诊断目的提供信息。

（二）医疗器械的分类

1.按风险程度分类　《医疗器械监督管理条例》规定，国家对医疗器械按照风险程度实行分类管理。评价医疗器械风险程度，主要考虑医疗器械的预期目的、结构特征、使用方法等因素。按风险程度可将医疗器械分成三类：①第一类风险程度低，实行常规管理可以保证其安全、有效的医疗器械，如外科用手术器械（刀、剪、钳、镊、钩）、刮痧板、X射线胶片、绷带、引流袋等。②第二类具有中度风险，需要严格控制管理以保证其安全、有效的医疗器械，如缝合针、电子血压计、体温计、心电图机、脑电图机、裂隙灯显微镜、针灸针、生化分析仪、助听器、不可吸收缝合线等。③第三类具有较高风险，需要采取特别措施严格控制管理以保证其安全、有效的医疗器械,如植入式心脏起搏器、角膜接触镜、人工晶状体、肿瘤聚焦超声治疗系统、血液透析装置、植入器材、麻醉机、医用可吸收缝合线、血管造影导管等。

2. 按影响医疗器械风险程度的因素分类 《医疗器械分类规则》还依据影响医疗器械风险程度的因素,将医疗器械根据结构特征的不同、是否接触人体等分为若干情形,如无源接触人体器械、无源非接触人体器械、有源接触人体器械,医疗器械的分类判定应当根据《医疗器械分类判定表》进行。

3. 体外诊断试剂分类 《体外诊断试剂分类规则》规定,体外诊断试剂的管理类别应当根据产品风险程度进行判定。体外诊断试剂根据风险程度由低到高,管理类别依次分为:①第一类体外诊断试剂:是指具有较低的个人风险,没有公共健康风险,实行常规管理可以保证其安全、有效的体外诊断试剂,通常为检验辅助试剂。②第二类体外诊断试剂:是指具有中等的个人风险和 / 或公共健康风险,检验结果通常是几个决定因素之一,出现错误的结果不会危及生命或导致重大残疾,需要严格控制管理以保证其安全、有效的体外诊断试剂。③第三类体外诊断试剂:是指具有较高的个人风险和 / 或公共健康风险,为临床诊断提供关键的信息,出现错误的结果会对个人和 / 或公共健康安全造成严重威胁,需要采取特别措施严格控制管理以保证其安全、有效的体外诊断试剂。

二、医疗器械监督依据

(一)法律法规

2000 年颁布的《医疗器械监督管理条例》是医疗器械监督的主要依据,2015 年以来,《国务院关于改革药品医疗器械审评审批制度的意见》、中共中央办公厅、国务院办公厅《关于深化审评审批制度改革鼓励药品医疗器械创新的意见》等重要文件先后发布,要求深入推进医疗器械审评审批改革,在鼓励创新的同时,加强医疗器械全生命周期管理,落实企业主体责任,夯实属地监管责任。2021 年 3 月,国务院发布新修订的《医疗器械监督管理条例》,于当年 6 月 1 日起实施,以法规形式巩固改革成果,完善监管制度,加大对违法行为惩处力度。

此后,国家市场监督管理总局和国家药品监督管理局相继发布了《医疗器械注册与备案管理办法》《体外诊断试剂注册与备案管理办法》《医疗器械注册自检管理规定》《体外诊断试剂分类规则》《医疗器械应急审批程序》《第一类医疗器械产品目录》《禁止委托生产医疗器械目录》《医疗器械临床试验质量管理规范》《医疗器械生产监督管理办法》和《医疗器械经营监督管理办法》等规章或规范,为保证医疗器械安全、有效,保障人体健康和生命安全,促进医疗器械产业发展起到了积极的作用。此外,为确保医疗器械使用规范,国家卫生健康委员会制定了《医疗器械临床使用管理办法》,国家药品监督管理局制定了《大型医用设备配置与使用管理办法(试行)》,并印发《甲类大型医用设备配置许可管理实施细则》等。

(二)标准

根据《医疗器械标准管理办法》规定,医疗器械标准按照效力分为强制性标准和推荐性标准。医疗器械研制机构、生产经营企业和使用单位应当严格执行医疗器械强制性标准。医疗器械产品应当符合医疗器械强制性国家标准;尚无强制性国家标准的,应当符合医疗器械强制性行业标准。医疗器械推荐性标准被法律法规、规范性文件及经注册或者备案的产品技术要求引用的内容应当强制执行。医疗器械产品技术要求,应当与产品设计特性、预期用途和质量控制水平相适应,并不得低于产品适用的强制性国家标准和强制性行业标准。

《最高人民法院、最高人民检察院关于办理生产、销售伪劣商品刑事案件具体应用法律若干问题的解释》明确规定:"没有国家标准、行业标准的医疗器械,注册产品标准可视为保障人体健康的行业标准。"医疗器械的研制、生产、经营和使用应符合相应的国家标准、行业标准或注册产品标准。生产和使用以提供具体量值为目的的医疗器械,应当符合国家计量法的规定。无相应标准的医疗器械,不得生产、经营和使用。

三、医疗器械的监督管理

(一)医疗器械监督管理机构及其职责

目前,我国医疗器械的主要监管机构是国务院药品监督管理部门和县级以上地方人民政府负责药品监督管理的部门。其中,国务院药品监督管理部门的主要职责包括组织制定和发布医疗器械标准、注册管理制度、生产经营和使用质量管理规范、监督检查制度以及依法查处医疗器械注册环节的违法行为等;省级药品监督管理部门的主要职责包括贯彻执行国家医疗器械标准、负责医疗器械生产许可管理、依法监督实施医疗器械生产经营和使用质量管理规范以及依法查处医疗器械生产环节的违法行为等;县级地方人民政府负责药品监督管理的部门其主要职责包括监督实施医疗器械标准和分类管理制度及医疗器械经营质量管理规范,组织开展医疗器械不良事件监测、评价和处置工作,监督实施问题产品召回和处置制度,负责组织实施医疗器械监督检查以及依法查处医疗器械经营和使用环节违法行为等。

国家建立职业化专业化检查员制度,加强对医疗器械的监督检查。检查员应当熟悉医疗器械法律法规,具备医疗器械专业知识和检查技能。

(二)医疗器械监督管理对象

在中华人民共和国境内从事医疗器械的研制、生产、经营、使用活动的单位和个人,包括医疗器械注册人、备案人、生产经营企业、进口以及使用单位和个人等,均为医疗器械监督管理对象。

(三)医疗器械备案或注册与临床试验的监督管理

《医疗器械监督管理条例》规定,第一类医疗器械实行产品备案管理,第二类、第三类医疗器械实行产品注册管理。医疗器械注册人、备案人(本节以下简称注册人、备案人)应当加强医疗器械全生命周期质量管理,对研制、生产、经营、使用全过程中医疗器械的安全性、有效性依法承担责任。医疗器械产品注册、备案,除了免于临床评价的情形,应当进行临床评价。按照国务院药品监督管理部门的规定,进行医疗器械临床评价时,已有临床文献资料、临床数据不足以确认产品安全、有效的医疗器械,应当开展临床试验。医疗器械临床试验,是指在经资质认定的医疗器械临床试验机构中,对拟申请注册的医疗器械在正常使用条件下的安全性和有效性进行确认或者验证的过程。

1.备案　检查第一类医疗器械是否依法进行产品备案,备案时提交的资料是否合法、真实、准确、完整和可追溯。可在国务院药品监督管理部门在线政务服务平台向社会公布的备案有关信息中查询医疗器械是否备案。检查备案资料载明的事项发生变化的,备案人是否向原备案部门变更备案。

2.注册　检查第二类、第三类医疗器械是否依法获得医疗器械注册证并在有效期内。医疗器械注册证有效期为5年,可在国务院药品监督管理部门在线政务服务平台向社会公布的注册有关信息中查询医疗器械是否准予注册;检查已注册的第二类、第三类医疗器械产品,其设计、原材料、生产工艺、适用范围、使用方法等发生实质性变化,有可能影响该医疗器械安全、有效的,注册人是否向原注册部门申请办理变更注册手续,发生其他变化的,是否按照国务院药品监督管理部门的规定备案或者报告;检查是否在有效期届满6个月前向原注册部门提出延续注册的申请。

3.临床试验　开展医疗器械临床试验,包括医疗器械临床试验的方案设计、实施、监查、稽查、检查以及数据的采集、记录、保存、分析,总结和报告等,应当按照《医疗器械临床试验质量管理规范》的要求,在具备相应条件的临床试验机构进行,并向临床试验申办者所在地省、自治区、直辖市人民政府药品监督管理部门备案。接受临床试验备案的药品监督管理部门应将备案情况通报临床试验机构所在地同级药品监督管理部门和卫生健康行政部门。主要检查内容包括：①临床试验机构是否是备案系统备案的医疗器械临床试验机构。②临床试验申办者对人体具有较高风险的第三类医疗器械临床试验，是否经国务院药品监督管理部门批准且在符合要求的三级甲等医疗机构实施临床试验。可通过临床试验机构所在地省、自治区、直辖市人民政府药品监督管理部门和卫生健康行政部门核实。③开展临床试验，是否按照规定进行伦理审查，获得受试者或其监护人的书面知情同意。④开展临床试验，是否向受试者收取与临床试验有关的费用。⑤临床试验的研究者、申办者、临床试验方案和试验报告、多中心临床试验和记录是否符合《医疗器械临床试验质量管理规范》要求。⑥临床试验机构是否出具虚假报告。

（四）医疗器械生产的监督管理

注册人、备案人可自行生产或采取委托生产方式生产医疗器械。药品监督管理部门依据产品和企业的风险程度，对医疗器械注册人、备案人、受托生产企业实行分级管理并动态调整。

1. 生产许可与备案

（1）从事医疗器械生产活动应当具备的条件：包括：①有与生产的医疗器械相适应的生产场地、环境条件、生产设备以及专业技术人员；②有能对生产的医疗器械进行质量检验的机构或者专职检验人员以及检验设备；③有保证医疗器械质量的管理制度；④有与生产的医疗器械相适应的售后服务能力；⑤符合产品研制、生产工艺文件规定的要求。

（2）医疗器械生产许可证：检查从事第二类、第三类医疗器械生产活动，是否经所在地省、自治区、直辖市药品监督管理部门批准，依法取得医疗器械生产许可证并在有效期内，医疗器械生产许可证有效期为5年。可查看医疗器械生产许可证及有关内容，核查医疗器械生产许可证载明的企业名称、统一社会信用代码、法定代表人（企业负责人）、住所等项目是否与营业执照中载明的相关内容一致；检查医疗器械生产企业跨省、自治区、直辖市设立生产场地的，是否向新设生产场地所在地省、自治区、直辖市药品监督管理部门申请医疗器械生产许可。

检查医疗器械生产许可证是否按照规定进行及时变更和延续：①生产地址变更或者生产范围增加的，是否向原发证部门申请医疗器械生产许可变更；②企业名称、法定代表人（企业负责人）、住所变更或者生产地址文字性变更，以及生产范围核减等登记事项变更的，是否按照规定办理相关登记事项变更手续；③医疗器械生产许可证有效期届满延续的，是否在有效期届满前90个工作日至30个工作日期间提出延续申请。

检查是否存在伪造、变造、买卖、出租、出借医疗器械生产许可证现象。

（3）生产备案：检查从事第一类医疗器械生产活动，是否向所在地设区的市级负责药品监督管理的部门办理生产备案，获取备案编号；备案内容发生变化的，是否在10个工作日内向原备案部门提交符合规定的与变化有关的材料。备案人自行生产第一类医疗器械的，可以在办理产品备案时一并办理生产备案，应检查已经备案的资料是否符合要求。

2. 生产质量管理 检查注册人、备案人、受托生产企业是否按照《医疗器械生产质量管理规范》的要求，建立健全与所生产医疗器械相适应的质量管理体系并保持其有效运行，严格按照经注册或者备案的产品技术要求组织生产，保证出厂的医疗器械符合强制性标准以及经注册或者备案的产品技术要求。注册人、备案人委托生产的，是否按照国家药品监督管理局制定的委托生产质量协议指南要求，与受托方签订质量协议以及委托协议，监督受托方履行有关协议约定的义务。受托生产企业是否按照法律、法规、规章、《医疗器械生产质量管理规范》、强制性标准、产品技术要求、委托生产质量协议等要求组织生产，对生产行为负责，并接受医疗器械注册人、备案人的监督。

（1）质量管理体系及运行：检查注册人、备案人和受托生产企业是否依照《医疗器械生产监督管理办法》履行其在医疗器械质量安全方面的义务，进行人员培训、厂房设施与设备管理、原材料采购验收、生产过程管理、产品上市放行管理等生产质量管理。

（2）产品追溯制度：检查注册人、备案人是否建立并实施产品追溯制度，受托生产企业是否协助注册人、备案人实施产品追溯。注册人、备案人、受托生产企业是否按照国家实施医疗器械唯一标识的有关要求，开展赋码、数据上传和维护更新，保证信息真实、准确、完整和可追溯。

（3）风险控制：检查注册人、备案人、受托生产企业是否建立预防措施程序和纠正措施程序，采取有效措施，防止问题发生和再次发生。具体内容包括：对可能影响产品安全性和有效性的原材料、生产工艺等变化进行识别和控制；新的强制性标准实施后，注册人、备案人应当及时识别产品技术要求和强制性标准的差异，需要进行注册变更或者备案变更的，应当按照注册备案管理的规定办理相关手续。

（4）生产报告制度：检查增加生产产品品种报告、重新生产报告、生产条件变化报告和质量管理体系运行情况自查报告的执行情况：①生产企业是否向药品监督管理部门报告所生产的产品品种情况。增加生产产品品种的，是否按规定向原生产许可或者生产备案部门报告，涉及委托生产的，还应当提供委托方、受托生产产品、受托期限等信息。医疗器械生产企业增加生产产品涉及生产条件变化，可能影响产品安全、有效的，是否在增加生产产品30个工作日前向原生产许可部门报告，原生产许可部门应当及时开展现场核查。属于许可事项变化的，是否按照规定办理相关许可变更。②生产企业连续停产一年以上且无同类产品在产的，重新生产时，是否进行必要的验证和确认，并书面报告药品监督管理部门。③注册人、备案人、受托生产企业的生产条件发生变化，不再符合医疗器械质量管理体系要求的，是否立即采取整改措施；可能影响医疗器械安全、有效的，是否立即停止生产活动，并向原生产许可或者生产备案部门报告，受托生产企业是否及时将变化情况告知注册人、备案人。④注册人、备案人、受托生产企业是否每年对质量管理体系的运行情况进行自查，并于次年3月31日前向所在地药品监督管理部门提交自查报告。进口医疗器械注册人、备案人由其代理人向代理人所在地省、自治区、直辖市药品监督管理部门提交自查报告。

3. 说明书和标签　检查医疗器械是否有说明书和标签，核查其内容是否与经注册或者备案的相关内容一致，标明的事项是否符合《医疗器械生产监督管理办法》规定；第二类、第三类医疗器械还应当标明医疗器械注册证编号，由消费者个人自行使用的医疗器械应当具有安全使用的特别说明。

（五）医疗器械经营的监督管理

1. 经营许可与备案　注册人、备案人可以自行销售，也可以委托医疗器械经营企业销售其注册、备案的医疗器械。按照医疗器械风险程度，医疗器械经营实施分类管理。经营第三类医疗器械实行许可管理，经营第二类医疗器械实行备案管理，经营第一类医疗器械不需要许可和备案。其中注册人、备案人在其住所或者生产地址销售其注册、备案的医疗器械，无须办理经营许可或备案，但应当符合规定的经营条件；在其他场所贮存并销售医疗器械的，应当按照规定办理经营许可或备案。

（1）从事医疗器械经营活动应当具备的条件：包括：①与经营范围和经营规模相适应的质量管理机构或者质量管理人员，质量管理人员应当具有相关专业学历或者职称；②与经营范围和经营规模相适应的经营场所；③与经营范围和经营规模相适应的贮存条件；④与经营的医疗器械相适应的质量管理制度；⑤与经营的医疗器械相适应的专业指导、技术培训和售后服务的质量管理机构或者人员。从事第三类医疗器械经营的企业还应当具有符合医疗器械经营质量管理制度要求的计算机信息管理系统，保证经营的产品可追溯。鼓励从事第一类、第二类医疗器械经营的企业建立符合经营质量管理制度要求的计算机信息管理系统。

（2）经营许可：检查从事第三类医疗器械经营的（不包括从事非营利的避孕医疗器械贮存、调拨和供应的机构）经营企业是否经所在地设区的市级负责药品监督管理的部门批准，依法取得医疗器械经营许可证。该证有效期为5年，核查其有效期及有关内容，载明的事项包括许可证编号、企业名称、统一社会信用代码、法定代表人、企业负责人、住所、经营场所、经营方式、经营范围、库房地址、发证部门、发证日期和有效期限等。经营企业新设立独立经营场所的,是否依法单独申请医疗器械经营许可。

检查经营场所、经营方式、经营范围、库房地址变更的,医疗器械经营许可证是否及时变更,医疗器械经营许可证有效期届满需要延续的,经营企业是否在有效期届满前90个工作日至30个工作日期间提出延续申请;检查是否存在伪造、变造、买卖、出租、出借医疗器械经营许可证现象。

(3)经营备案:检查从事第二类医疗器械经营的(不包括从事非营利的避孕医疗器械贮存、调拨和供应的机构)经营企业是否向所在地设区的市级负责药品监督管理的部门完成经营备案,获取经营备案编号。对产品安全性、有效性不受流通过程影响的第二类医疗器械,可以免予经营备案。具体产品名录由国家药品监督管理局制定、调整并公布。

2. 经营质量管理 检查从事医疗器械经营,是否按照法律法规和《医疗器械经营质量管理规范》的要求,建立覆盖采购、验收、贮存、销售、运输、售后服务等全过程的质量管理制度和质量控制措施,并做好相关记录,保证经营条件和经营活动持续符合要求。

(1)产品追溯制度:检查经营企业是否建立并实施产品追溯制度,保证产品可追溯,是否按照国家有关规定执行医疗器械唯一标识制度。

(2)进货查验记录制度:检查经营企业是否从具有合法资质的注册人、备案人、生产企业购进医疗器械;购进医疗器械时是否查验供货企业的资质,以及医疗器械注册证和备案信息、合格证明文件。核查进货查验记录是否真实、准确、完整和可追溯,记录保存期限是否符合要求,其中植入类医疗器械进货查验记录是否永久保存。

(3)运输与贮存:检查经营企业是否采取有效措施,确保医疗器械运输、贮存符合医疗器械说明书或者标签标识要求,并做好相应记录;注册人、备案人和经营企业委托其他单位运、贮存医疗器械的,委托方和受托方是否依法签订委托协议并依法履行各自的义务,受托方是否具有与产品运输、贮存条件和规模相适应的设备设施,是否具备与委托方开展实时电子数据交换和实现产品经营质量管理全过程可追溯的信息管理平台和技术手段。

(4)销售记录制度:检查注册人、备案人委托销售的,是否委托符合条件的医疗器械经营企业,并签订委托协议;注册人、备案人和经营企业是否加强对销售人员的培训和管理,对销售人员以本企业名义从事的医疗器械购销行为承担法律责任。检查从事第二类、第三类医疗器械批发业务以及第三类医疗器械零售业务的经营企业是否建立销售记录制度,包括销售记录信息是否真实、准确、完整和可追溯,销售记录内容和保存期限符合规定。

(5)售后服务:检查经营企业是否配备专职或者兼职人员负责售后管理;约定由供货者或者其他机构提供售后服务的,经营企业是否加强管理,保证医疗器械售后的安全使用。

(6)经营报告制度:检查经营状况变化报告、重新经营报告和质量管理自查制度的执行情况:①注册人、备案人、经营企业经营条件发生重大变化,不再符合医疗器械经营质量管理体系要求的,是否立即采取整改措施,可能影响医疗器械安全、有效的,是否立即停止经营活动,并向原经营许可或者备案部门报告;②第三类医疗器械经营企业停业1年以上,恢复经营前是否进行必要的验证和确认,并书面报告所在地设区的市级负责药品监督管理的部门;③经营企业是否建立质量管理自查制度,按照《医疗器械经营质量管理规范》要求进行自查并报告。

3. 禁止经营的医疗器械 检查从事医疗器械经营活动的,是否经营未依法注册或者备案、无合格证明文件以及过期、失效、淘汰的医疗器械。

4. 网络销售管理 检查从事医疗器械网络销售的,是否注册人、备案人或者经营企业;检查网络销售经营者是否将从事第二类、第三类医疗器械网络销售的相关信息告知所在地设区的市级人民政府负责药品监督管理的部门,但按照国务院药品监督管理部门的规定,对产品安全性、有效性不受流通过程影响的第二类医疗器械的除外。

检查为医疗器械网络交易提供服务的电子商务平台经营者是否履行以下义务：对入网医疗器械经营者进行实名登记，审查其经营许可、备案情况和所经营医疗器械产品注册、备案情况，并对其经营行为进行管理；发现入网医疗器械经营者有违反《医疗器械监督管理条例》规定行为的，及时制止并立即报告医疗器械经营者所在地设区的市级人民政府负责药品监督管理的部门；发现严重违法行为的，立即停止提供网络交易平台。

5. 医疗器械广告 检查广告的内容是否真实合法，以经负责药品监督管理的部门注册或者备案的医疗器械说明书为准，是否含有虚假、夸大、误导性的内容；检查广告发布前是否由省、自治区、直辖市人民政府确定的广告审查机关对广告内容进行审查，并取得医疗器械广告批准文号；核查省级以上人民政府药品监督管理部门责令暂停生产、进口、经营和使用的医疗器械，在暂停期间是否发布涉及该医疗器械的广告。

（六）进口医疗器械的监督管理

1. 注册或者备案 检查医疗器械是否依照《医疗器械监督管理条例》规定已注册或者已备案；是否是过期、失效、淘汰等已使用过的医疗器械。检查向我国境内出口第一类医疗器械的境外备案人，第二类、第三类医疗器械的境外注册申请人，是否由其指定的我国境内企业法人向国务院药品监督管理部门提交备案或注册资料和备案人或注册人所在国（地区）主管部门准许该医疗器械上市销售的证明文件。未在境外上市的创新医疗器械，可以不提交备案人或注册人所在国（地区）主管部门准许该医疗器械上市销售的证明文件。

2. 说明书和标签 检查医疗器械是否有中文说明书、中文标签，且是否符合《医疗器械监督管理条例》规定以及相关强制性标准的要求，并在说明书中载明医疗器械的原产地以及境外注册人、备案人指定的我国境内企业法人的名称、地址、联系方式。没有中文说明书、中文标签或者说明书、标签不符合规定的，不得进口。

3. 检验 国务院药品监督管理部门应当及时向国家出入境检验检疫部门通报进口医疗器械的注册和备案情况。检查医疗器械是否依法经出入境检验检疫机构检验并检验合格。

（七）医疗器械使用的监督管理

1. 贮存场所和条件 检查医疗器械使用单位是否有与在用医疗器械品种、数量相适应的贮存场所和条件；是否加强对工作人员的技术培训和按照产品说明书、技术操作规范等要求使用医疗器械。

2. 大型医用设备配置许可证 检查医疗器械使用单位配置大型医用设备，是否符合国务院卫生健康行政部门制定的大型医用设备配置规划，并经省级以上人民政府卫生健康行政部门批准，取得大型医用设备配置许可证。

3. 建立并执行进货查验记录制度 检查使用单位购进医疗器械时，是否查验供货企业的资质、医疗器械注册证和备案信息、合格证明文件；是否使用未依法注册或者备案、无合格证明文件以及过期、失效、淘汰的医疗器械；进货查验记录是否真实、准确、完整和可追溯，记录内容和保存期限是否符合《医疗器械经营监督管理办法》规定。

4. 使用过程 检查使用行为是否符合以下规定：对重复使用的医疗器械，应当按照国务院卫生健康行政部门制定的消毒和管理的规定进行处理；一次性使用的医疗器械（目录由国务院药品监督管理部门会同国务院卫生健康行政部门制定、调整并公布）不得重复使用，对使用过的应当按照国家有关规定销毁并记录；医疗器械使用单位之间转让在用医疗器械，转让方应当确保所转让的医疗器械安全、有效，不得转让过期、失效、淘汰以及检验不合格的医疗器械。发现使用的医疗器械存在安全隐患的，应当立即停止使用，并通知注册人、备案人或者其他负责产品质量的机构进行检修，经检修仍不能达到使用安全标准的医疗器械，不得继续使用。

5. 使用记录 主要检查使用记录是否符合以下规定：对使用期限长的大型医疗器械，应当逐台建立使用档案，记录其使用、维护、转让、实际使用时间等事项，记录保存期限不得少于医疗器械规定使用期限终止后 5 年;应当妥善保存购入第三类医疗器械的原始资料,并确保信息具有可追溯性;使用大型医疗器械以及植入和介入类医疗器械的,应当将医疗器械的名称、关键性技术参数等信息以及与使用质量安全密切相关的必要信息记载到病历等相关记录中。

（八）医疗器械检验机构的监督

检查医疗器械检验机构是否是经国务院认证认可监督管理部门会同国务院药品监督管理部门认定的检验机构;检查检验机构是否出具虚假检验报告;检查是否违反《医疗器械监督管理条例》规定使用禁止从事医疗器械生产经营活动、检验工作的人员。

（九）医疗器械不良事件的处理与召回

1. 不良事件监测　检查:①注册人、备案人、受托生产企业是否按照医疗器械不良事件监测相关规定落实不良事件监测责任,开展不良事件监测并按要求报告;②生产经营企业、使用单位是否协助注册人、备案人对所生产经营或者使用的医疗器械开展不良事件监测并按规定报告;③注册人、备案人、生产经营企业、使用单位是否对医疗器械不良事件监测技术机构、负责药品监督管理的部门、卫生健康行政部门开展的医疗器械不良事件调查予以配合;④检查医疗器械不良事件监测技术机构、国务院药品监督管理部门和卫生健康行政部门是否依法履行不良事件监测、调查和处理责任及义务。

2. 医疗器械上市后管理　检查注册人、备案人针对下列情形之一的,是否主动开展已上市医疗器械再评价:①根据科学研究的发展,对医疗器械的安全、有效有认识上的改变;②医疗器械不良事件监测、评估结果表明医疗器械可能存在缺陷;③国务院药品监督管理部门规定的其他情形。检查注册人、备案人和省级以上人民政府药品监督管理部门是否根据再评价结果,采取相应控制措施并保证有效实施,如注册变更或者备案变更、注销医疗器械注册证或者取消备案等。医疗器械生产经营过程中存在产品质量安全隐患,未及时采取措施消除的,负责药品监督管理的部门可以采取告诫、责任约谈、责令限期整改等措施。

3. 医疗器械的召回　检查注册人、备案人发现生产的医疗器械不符合强制性标准、经注册或者备案的产品技术要求,或者存在其他缺陷的,是否立即停止生产,通知相关经营企业、使用单位和消费者停止经营和使用,召回已经上市销售的医疗器械,采取补救、销毁等措施,并将医疗器械召回和处理情况向负责药品监督管理的部门和卫生健康行政部门报告。检查受托生产企业、经营企业发现生产、经营的医疗器械不符合强制性标准、经注册或者备案的产品技术要求,或者存在其他缺陷的,是否立即停止生产、经营并通知注册人、备案人,后者是否立即召回属于规定需要召回的医疗器械。

四、法 律 责 任

（一）行政责任

1. 医疗器械生产经营和使用者

（1）生产经营和使用许可的违法行为:医疗器械生产经营和使用者违反《医疗器械监督管理条例》,在医疗器械注册或者备案及生产经营使用许可或者备案中存在违法行为,如生产经营未取得医疗器械注册证的第二类、第三类医疗器械,未经许可从事第二类、第三类医疗器械生产活动,未经许可从事第三类医疗器械经营活动,擅自配置使用大型医用设备的,应由负责药品监督管理的部门或卫生健康行政部门等,视情形追究下列行政责任,主要包括:没收违法所得、违法生产经营的医疗器械和相关原料及设备等物品,处以罚款;情节严重,责令停产停业,或不予许可、撤销行政许可、取消备案或者吊销医疗器械许可证件,规定年限内不受理相关责任人以及单位提出的医疗器械许可申请;对违法单位的相关责任人(包括法定代表人、主要负责人、直接负责的主管人员和其他责任人员,下同)没收有关收入并处罚款,规定年限内甚至终身禁止其从事医疗器械生产经营活动；构成违反治安管理行为的，由公安机关依法予以治安管理处罚。

（2）生产经营质量管理和使用的违法行为：医疗器械生产经营使用者违反《医疗器械监督管理条例》规定，在医疗器械生产经营质量管理和使用中存在违法行为，如生产、经营、使用不符合强制性标准或者不符合经注册或者备案的产品技术要求的医疗器械；未按照经注册或者备案的产品技术要求组织生产、未依照《医疗器械监督管理条例》规定建立并执行医疗器械进货查验记录制度；医疗器械使用单位违规使用大型医用设备等，由负责药品监督管理的部门或卫生健康行政部门等，视情形追究下列行政责任，主要包括：没收违法生产经营使用的医疗器械，并处罚款；情节严重的，责令停产停业，吊销医疗器械注册证、医疗器械生产经营许可证件或相关执业许可；对违法单位的相关责任人没收有关收入并处罚款，或依法给予处分；规定年限内禁止其从事医疗器械生产经营活动等。

2. 电子商务平台经营者　为医疗器械网络交易提供服务的电子商务平台经营者违反《医疗器械监督管理条例》规定，未履行对入网医疗器械经营者进行实名登记，审查许可、注册、备案情况，制止并报告违法行为，停止提供网络交易平台服务等管理义务的，由负责药品监督管理的部门依照《中华人民共和国电子商务法》的规定给予处罚。

3. 医疗器械临床试验机构和检验机构　医疗器械临床试验机构和检验机构违反《医疗器械监督管理条例》规定，在临床试验和检验中存在违法行为，如未进行医疗器械临床试验机构备案开展临床试验、未经批准开展对人体具有较高风险的第三类医疗器械临床试验、医疗器械检验机构出具虚假检验报告等，由负责药品监督管理的部门或其他主管部门等，视情形追究下列行政责任，主要包括：罚款，造成严重后果的，规定年限内禁止其开展相关业务或不受理医疗器械临床试验等申请，对违法单位的相关责任人没收有关收入并处罚款，依法给予处分等。

4. 医疗器械技术审评机构和不良事件监测技术机构　医疗器械技术审评机构、医疗器械不良事件监测技术机构未依照《医疗器械监督管理条例》规定履行职责，致使审评、监测工作出现重大失误的，由负责药品监督管理的部门通报批评，给予警告；造成严重后果的，对违法单位的相关责任人，依法给予处分。

5. 负责药品监督管理的部门或者其他有关部门工作人员　负责药品监督管理的部门或者其他有关部门工作人员违反《医疗器械监督管理条例》规定，滥用职权、玩忽职守、徇私舞弊的，依法给予处分。

（二）民事责任

违反《医疗器械监督管理条例》规定，造成人身、财产或者其他损害的，依法承担赔偿责任。

（三）刑事责任

违反《医疗器械监督管理条例》和《刑法》规定，构成犯罪的，依法追究刑事责任。

第四节　化妆品监督管理

一、概　　述

（一）化妆品的概念

化妆品（cosmetics），是指以涂擦、喷洒或者其他类似的方法，施用于皮肤、毛发、指甲、口唇等人体表面，以清洁、保护、美化、修饰为目的的日用化学工业产品。如洗面奶、护肤膏霜、眼影、沐浴露、洗发液等。

（二）化妆品的分类

化妆品种类繁多，分类方法也比较繁杂。我国《化妆品监督管理条例》按照风险程度将化妆品分为特殊化妆品和普通化妆品。用于染发、烫发、祛斑美白、防晒、防脱发的化妆品以及宣称新功效的化妆品为特殊化妆品。特殊化妆品以外的化妆品为普通化妆品。牙膏参照《化妆品监督管理条例》有关普通化妆品的规定进行管理。我国境内生产经营化妆品的分类可参照依据《化妆品监督管理条例》制定的《化妆品分类规则和分类目录》，化妆品注册人、备案人申请特殊化妆品注册或者进行普通化妆品备案时，亦应当据此填报产品分类编码。

另外，依据《儿童化妆品监督管理规定》，儿童化妆品是指适用于年龄在 12 岁以下（含 12 岁）儿童，具有清洁、保湿、爽身、防晒等功效的化妆品。

二、化妆品监督依据

（一）法律法规

2020 年 6 月国务院令第 727 号公布的《化妆品监督管理条例》（本节以下简称《条例》）是我国化妆品监督的主要依据。依据《条例》，2021 年以来，国家市场监督管理总局和国家药品监督管理局先后发布《化妆品注册备案管理办法》《化妆品生产经营监督管理办法》《化妆品标签管理办法》《儿童化妆品监督管理规定》《化妆品不良反应监测管理办法》等，是我国化妆品监督的主要规章。

（二）化妆品卫生规范

国家药品监督管理局还组织制定并发布了《化妆品新原料注册备案资料管理规定》《化妆品注册备案资料管理规定》《化妆品分类规则和分类目录》《化妆品功效宣称评价规范》《化妆品安全评估技术导则（2021 年版）》《化妆品生产质量管理规范》等，构成新时代我国化妆品监督的重要规范。

《化妆品安全技术规范》对化妆品提出了安全通用要求，包括一般要求、配方要求、微生物学指标要求、有害物质限值要求、包装材料要求、标签要求、儿童用化妆品要求和原料要求。

三、化妆品的监督管理

（一）化妆品监督管理机构及其职责

目前，化妆品监管的主要机构是国务院药品监督管理部门和县级以上地方人民政府负责药品监督管理的部门。其中，国务院药品监督管理部门主要职责包括：组织拟订化妆品标准，制定化妆品注册管理制度，制定化妆品生产、经营和使用质量管理规范，负责化妆品上市后风险管理以及依法查处化妆品注册环节的违法行为等；省级药品监督管理部门的主要职责包括贯彻执行国家化妆品标准，负责化妆品生产许可管理，监督实施化妆品生产、经营和使用质量管理规范，负责化妆品上市后风险管理以及依法查处化妆品生产环节的违法行为等；县级地方人民政府负责药品监督管理的部门其主要职责包括监督实施化妆品标准和分类管理制度，监督实施化妆品经营和使用卫生标准及技术规范，组织开展化妆品不良反应的监测、评价和处置工作，监督实施问题产品召回和处置制度，负责组织实施化妆品监督检查，依法查处化妆品经营和使用环节违法行为等。

（二）化妆品监督管理对象

依照《条例》，化妆品注册人、备案人对化妆品的质量安全和功效宣称负责；化妆品生产经营者应当依照法律、法规、强制性国家标准、技术规范从事生产经营活动，加强管理，诚信自律，保证化妆品质量安全，因此化妆品注册人、备案人（本节以下简称注册人、备案人）和化妆品生产经营单位及个人是化妆品监督管理对象。

（三）化妆品新原料与产品的注册或者备案管理监督

1. 新原料的注册或备案 我国境内首次使用于化妆品的天然或者人工原料为化妆品新原料。检查新原料的注册或备案管理是否符合以下规定：①具有防腐、防晒、着色、染发、祛斑美白功能的新原料应当实行注册管理,其他新原料应当实行备案管理。可在国务院药品监督管理部门向社会公布注册、备案的有关信息中查看新原料是否注册或备案。②经注册、备案的新原料投入使用后 3 年内,新原料注册人、备案人应当每年向国务院药品监督管理部门报告新原料的使用和安全情况。

2.化妆品的注册或备案　检查特殊化妆品生产、进口前是否经国务院药品监督管理部门注册,可查看特殊化妆品注册证;已经注册的特殊化妆品在生产工艺、功效宣称等方面发生实质性变化的,注册人是否向原注册部门申请变更注册。

检查国产普通化妆品是否在上市销售前向备案人所在地省、自治区、直辖市人民政府药品监督管理部门备案;进口普通化妆品是否在进口前向国务院药品监督管理部门备案。境外注册人、备案人是否指定我国境内的企业法人办理化妆品注册、备案,可查看省级以上人民政府药品监督管理部门向社会公布的注册、备案有关信息。

检查化妆品的功效宣称是否有充分的科学依据。注册人、备案人是否在国务院药品监督管理部门规定的专门网站公布功效宣称所依据的文献资料、研究数据或者产品功效评价资料的摘要,接受社会监督。

对《条例》施行前已经注册的用于育发、脱毛、美乳、健美、除臭的化妆品,自 2021 年 1 月 1 日起设置 5 年的过渡期,过渡期内可以继续生产、进口、销售,过渡期满后不得生产、进口、销售该化妆品。

(四)化妆品生产企业的监督管理

1.生产许可

(1)从事化妆品生产活动应当具备的条件:包括:①是依法设立的企业;②有与生产的化妆品品种、数量和生产许可项目等相适应的生产场地,且与有毒、有害场所以及其他污染源保持规定的距离;③有与生产的化妆品品种、数量和生产许可项目等相适应的生产设施设备且布局合理,空气净化、水处理等设施设备符合规定要求;④有与生产的化妆品品种、数量和生产许可项目等相适应的技术人员;⑤有与生产的化妆品品种、数量相适应,能对生产的化妆品进行检验的检验人员和检验设备;⑥有保证化妆品质量安全的管理制度。

(2)化妆品生产许可证:检查化妆品生产企业是否有化妆品生产许可证,且该证是否在有效期内。可查看化妆品生产许可证及载明内容,内容包括许可证编号、生产企业名称、住所、生产地址、统一社会信用代码、法定代表人或者负责人、生产许可项目、有效期、发证机关、发证日期等。核查具备儿童护肤类、眼部护肤类化妆品生产条件的,是否在生产许可项目中特别标注。

检查化妆品生产许可证是否按照规定进行及时变更和延续:生产许可证有效期内,申请人的许可条件发生变化,或者需要变更许可证载明事项的,应当向原发证的药品监督管理部门申请变更。申请人应当在生产许可证有效期届满前 90 个工作日至 30 个工作日期间向所在地省级药品监督管理部门提出延续许可申请。

2.生产质量管理　注册人、备案人可以自行生产化妆品,也可以委托其他取得相应化妆品生产许可的企业生产化妆品。监督检查注册人、备案人、受托生产企业是否按照《化妆品生产质量管理规范》要求组织生产化妆品,建立化妆品生产质量管理体系,建立并执行供应商遴选、原料验收、生产过程及质量控制、设备管理、产品检验及留样等管理制度。

(1)机构与人员:主要检查企业以下内容:①是否建立与生产的化妆品品种、数量和生产许可项目等相适应的组织机构,配备与生产的化妆品品种、数量和生产许可项目等相适应的技术人员和检验人员。尤其是具备化妆品质量安全相关专业知识,且具有 5 年以上化妆品生产或者质量安全管理经验的质量安全负责人。②是否建立并执行从业人员健康管理制度:包括直接从事化妆品生产活动的人员应当在上岗前和上岗后每年接受健康检查,不得患有国务院卫生健康行政部门规定的有碍化妆品质量安全的疾病,以及建立从业人员健康档案并至少保存 3 年。

（2）质量保证与控制：主要检查企业以下内容：①是否建立健全化妆品生产质量管理体系文件，包括建立并执行文件管理制度、记录管理制度、追溯管理制度、质量管理体系自查制度、检验管理制度和留样管理制度；②是否建立与生产的化妆品品种、数量和生产许可项目等相适应的实验室，至少具备菌落总数、霉菌和酵母菌总数等微生物检验项目的检验能力，并保证检验所需要的检测环境、人员以及设施等。

（3）原料和产品：检查化妆品原料、直接接触化妆品的包装材料是否符合强制性国家标准、技术规范；是否使用超过使用期限、废弃、回收的化妆品或者化妆品原料生产化妆品；检查注册人、备案人、受托生产企业是否按照化妆品注册或者备案资料载明的技术要求生产化妆品；是否建立并执行原料以及直接接触化妆品的包装材料进货查验记录制度、产品销售记录制度。进货查验记录和产品销售记录应当真实、完整，保证可追溯，保存期限不得少于产品使用期限届满后1年；产品使用期限不足1年的，记录保存期限不得少于2年。化妆品经出厂检验合格后方可上市销售。检查注册人、备案人、受托生产企业是否建立并执行产品贮存和运输管理制度、退货记录制度、产品质量投诉管理制度。

（4）委托生产：化妆品委托生产的，委托方应当是所生产化妆品的注册人或者备案人。检查受托生产企业是否是持有有效化妆品生产许可证的企业，且在其生产许可范围内接受委托；是否依照法律法规、强制性国家标准、技术规范以及合同约定进行生产，对生产活动负责，并接受化妆品注册人、备案人的监督。

3. 化妆品标签　化妆品最小销售单元应当有标签。检查标签是否符合《化妆品标签管理办法》等相关法律法规、强制性国家标准，内容是否真实、完整、准确，并与化妆品注册或者备案的相关内容一致。重点检查化妆品标签有无标注下列禁止的内容：①明示或者暗示具有医疗作用的内容；②虚假或者引人误解的内容；③违反社会公序良俗的内容；④法律、行政法规禁止标注的其他内容。

（五）化妆品经营的监督管理

1. 化妆品销售

（1）进货查验记录制度：检查化妆品经营者是否建立并执行进货查验记录制度，如查验供货者的市场主体登记证明、化妆品注册或者备案情况、产品出厂检验合格证明等，如实记录并保存相关凭证。记录和凭证保存期限是否不少于产品使用期限届满后1年，产品使用期限不足1年的，记录保存期限是否不少于2年。检查化妆品经营者是否遵守不得自行配制化妆品的规定。

（2）贮存和运输：检查化妆品生产经营者是否依照有关法律、法规的规定和化妆品标签标识的要求贮存、运输化妆品，定期检查并及时处理变质或者超过使用期限的化妆品。

（3）检查化妆品集中交易等经营主体的义务履行情况

1）化妆品集中交易市场开办者、展销会举办者的义务履行：是否审查入场化妆品经营者的市场主体登记证明，承担入场化妆品经营者管理责任，定期对入场化妆品经营者进行检查；发现入场化妆品经营者有违反《条例》规定行为的，是否及时制止并报告所在地县级人民政府负责药品监督管理的部门。

2）电子商务平台经营者的义务履行：是否对平台内化妆品经营者进行实名登记，承担平台内化妆品经营者管理责任，发现平台内化妆品经营者有违反《条例》规定行为的，是否及时制止并报告电子商务平台经营者所在地省、自治区、直辖市人民政府药品监督管理部门；发现严重违法行为的，是否立即停止向违法的化妆品经营者提供电子商务平台服务。

3）美容美发机构、宾馆等在经营中使用化妆品或者为消费者提供化妆品的，是否履行《条例》规定的化妆品经营者义务。

4）以免费试用、赠予、兑换等形式向消费者提供化妆品的，是否履行《条例》规定的化妆品经营者义务。

2. 化妆品广告　检查化妆品广告的内容是否真实、合法。化妆品广告是否明示或者暗示产品具有医疗作用,是否含有虚假或者引人误解的内容,是否欺骗、误导消费者。

3. 进口化妆品　检查进口的化妆品是否符合下列规定:①进口的化妆品应当经出入境检验检疫机构检验并合格。②进口商应当对拟进口的化妆品是否已经注册或者备案以及是否符合《条例》和强制性国家标准、技术规范进行审核,审核不合格的,不得进口。③进口商应当如实记录进口化妆品的信息,记录保存期限是否不少于产品使用期限届满后 1 年;产品使用期限不足 1 年的,记录保存期限是否不少于 2 年。④进口化妆品加贴中文标签的,中文标签内容应当与原标签内容一致。

(六)化妆品检验机构的监督

检查化妆品检验机构从事化妆品检验活动,是否按照《检验检测机构资质认定管理办法》《检验检测机构监督管理办法》等规定取得相关资质认定。对可能掺杂掺假或者非法使用禁用、限用物质的化妆品,按照现有化妆品国家标准规定的检验项目和检验方法无法检验的,国务院药品监督管理部门可以制定补充检验项目和检验方法。

(七)化妆品不良反应监测及化妆品召回

1. 不良反应监测　化妆品不良反应是指正常使用化妆品所引起的皮肤及附属器官的病变,以及人体局部或者全身性的损害。检查化妆品生产经营者是否履行下列责任:①注册人、备案人应当监测其上市销售化妆品的不良反应,及时开展评价,并向化妆品不良反应监测机构报告;②受托生产企业、化妆品经营者和医疗机构发现可能与使用化妆品有关的不良反应的,应当报告化妆品不良反应监测机构;③化妆品生产经营者应当配合开展化妆品不良反应调查。

2. 化妆品召回　检查化妆品生产经营者是否履行下列责任:注册人、备案人发现化妆品存在质量缺陷或者其他问题,可能危害人体健康的,应当立即停止生产,召回已经上市销售的化妆品,通知相关经营者和消费者停止经营、使用,并记录召回和通知情况,对召回的化妆品采取补救、无害化处理、销毁等措施,并将化妆品召回和处理情况向所在地省级药品监督管理部门报告。受托生产企业、经营者发现其生产、经营的化妆品存在质量缺陷或者其他问题,可能危害人体健康的,应当立即停止生产、经营,通知相关注册人、备案人,后者应当立即实施召回,受托生产企业和经营者应当予以配合。

(八)联合惩戒等奖惩方式

负责药品监督管理的部门对有不良信用记录的化妆品生产经营者增加监督检查频次,对严重不良信用记录者,按照规定实施联合惩戒。化妆品生产经营过程中存在安全隐患,未及时采取措施消除的,生产经营者的法定代表人或者主要负责人将被负责药品监督管理的部门责任约谈和要求整改,责任约谈情况和整改情况应当纳入生产经营者信用档案。负责药品监督管理的部门应当公布本部门的网站地址、电子邮件地址或者电话,接受咨询、投诉、举报,并及时答复或者处理。对查证属实的举报,按照国家有关规定给予举报人奖励。

四、法 律 责 任

(一)行政责任

1. 化妆品新原料和化妆品注册人或备案人　化妆品新原料和化妆品注册人、备案人违反《条例》规定,有在注册或备案时提供虚假资料或者采取其他欺骗手段、未按规定公布化妆品功效宣称依据的摘要、未报告化妆品新原料使用和安全情况等行为的,应承担相应的法律责任。其责任形式包括:警告;罚款;责令停产停业;吊销注册证或者取消备案等。

2. 化妆品生产经营者　化妆品生产者包括自行生产化妆品的化妆品注册人、备案人违反《条例》规定,有未经许可从事化妆品生产活动、生产经营或者进口未经注册的特殊化妆品、使用禁止用于化妆品生产的原料、未按照化妆品生产质量管理规范的要求组织生产等行为的,化妆品经营者擅自配制化妆品和化妆品注册人、备案人未履行委托生产监督责任等行为的,应承担相应的法律责任。其责任形式包括:没收违法所得、违法生产经营的化妆品和专门用于违法生产经营的原料、包装材料、工具、设备等物品;警告;罚款;责令停产停业;吊销化妆品许可证件;规定年限内不予办理其提出的化妆品备案或者受理其提出的化妆品行政许可申请;规定年限内或终身禁止其从事化妆品生产活动等;构成违反治安管理行为的,由公安机关依法给予治安管理处罚。

3. 化妆品集中交易市场开办者和展销会举办者 化妆品集中交易市场开办者、展销会举办者和电子商务平台经营者违反《条例》规定,未履行审查、检查、制止、报告等管理义务的,应承担相应的法律责任,其责任形式有罚款、责令停业。

4. 化妆品检验和技术审评机构等机构 化妆品检验机构出具虚假检验报告的,承担吊销检验机构资质证书、10 年内不受理其资质认定申请、没收所收取的检验费用并处罚款、对其有关责任人罚款和行政处分以及 10 年内禁止其从事化妆品检验工作等法律责任;化妆品技术审评机构、化妆品不良反应监测机构和负责化妆品安全风险监测的机构违反《条例》规定,未能履行职责,应承担责令改正、警告、通报批评和其有关责任人行政处分的法律责任。

5. 负责药品监督管理的部门工作人员 负责药品监督管理的部门工作人员违反《条例》规定,滥用职权、玩忽职守、徇私舞弊的,应承担警告和记过、降级、撤职或者开除等行政处分。

(二)民事责任

违反《条例》规定,造成人身、财产或者其他损害的,依法承担赔偿责任。

(三)刑事责任

违反《条例》规定,构成犯罪的,依法追究刑事责任。

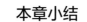

本章小结

消毒产品、医疗器械和化妆品作为主要的健康相关产品,具有调节人体功能、促进人体健康和预防疾病的作用,对其进行监督管理,旨在预防或减少违法违规生产、经营健康相关产品的现象发生,保障消费者的身体健康和公共卫生安全,促进相关产业发展。本章主要介绍了健康相关产品、消毒产品、医疗器械和化妆品的概念与分类,消毒产品、医疗器械和化妆品监督的依据、监督机构、监督对象、监督管理的主要内容以及违反相关法律法规应承担的法律责任。

思考题

1. 消毒产品、医疗器械和化妆品是如何实行分类管理的?
2. 如何进行医疗器械和化妆品的广告内容管理?
3. 医疗器械使用的监督管理可从哪些方面开展?

(张冬梅)

推 荐 阅 读

[1] 菲尔德. 美国卫生服务监管概述：复杂 对抗 妥协 [M]. 陈刚, 张帆, 译. 上海：复旦大学出版社, 2014.

[2] 沃尔什. 卫生服务监管：抑或是提高绩效的妙药良方 [M]. 陈刚, 张帆, 译. 上海：复旦大学出版社, 2014.

[3] 赵延配, 胡光. 卫生执法监督法律基础 [M]. 北京：人民卫生出版社, 2019.

[4] 国家卫生计生委卫生和计划生育监督中心. 卫生监督现场快速检测技术指南 [M]. 北京：人民卫生出版社, 2019.

[5] 中华人民共和国国家卫生和计划生育委员会. 卫生监督现场快速检测通用技术指南. WS/T 458—2014[S]. 北京：中国标准出版社, 2014.

[6] 胡兵, 刘瑾奕. 卫生监督信息管理 [M]. 上海：上海交通大学出版社, 2018.

[7] 马费成, 宋恩梅, 赵一鸣. 信息管理学基础 [M]. 3 版. 武汉：武汉大学出版社, 2018.

[8] 陈志华. 医疗安全核心制度及案例精析 [M]. 北京：人民卫生出版社, 2016.

[9] 王绍鑫. 传染病防治卫生监督 [M]. 上海：上海交通大学出版社, 2018.

[10] 赵延配, 胡光. 职业卫生监督基础 [M]. 北京：人民卫生出版社, 2020.

[11] 赵延配, 胡光. 职业卫生监督实务 [M]. 北京：人民卫生出版社, 2020.

[12] 杨艰萍. 学校与托幼机构卫生监督 [M]. 上海：上海交通大学出版社, 2018.

[13] 北京市卫生健康监督所. 学校传染病防控卫生监督工作指南 [M]. 北京：人民卫生出版社, 2021.

[14] 沈立荣, 孔村光. 水资源保护：饮水安全与人类健康 [M]. 北京：中国轻工业出版社, 2014.

[15] 国家市场监督管理总局. 食品安全监管 [M]. 北京：中国工商出版社, 2021.

[16] 张庆生, 王钢力.《化妆品安全技术规范》读本 [M]. 北京：人民卫生出版社, 2018.

[17] 张锦. 医疗器械管理手册 [M]. 2 版. 北京：人民卫生出版社, 2020.

[18] 陈仕学. 卫生监督学案例与实训教程 [M]. 杭州：浙江大学出版社, 2016.

[19] 赵延配, 陈锐. 卫生计生监督执法案例评析汇编（2015）[M]. 北京：中国协和医科大学出版社, 2016.

[20] 胡光, 高小蔷. 卫生计生监督员培训教材—卫生计生监督基础分册 [M]. 北京：人民卫生出版社, 2018.

[21] 胡光, 高小蔷. 卫生计生监督员培训教材—医疗卫生监督分册 [M]. 北京：人民卫生出版社, 2018.

[22] 胡光, 高小蔷. 卫生计生监督员培训教材—计划生育监督分册 [M]. 北京：人民卫生出版社, 2018.

[23] 胡光, 高小蔷. 卫生计生监督员培训教材—职业卫生监督分册 [M]. 北京：人民卫生出版社, 2018.

[24] 胡光, 高小蔷. 卫生计生监督员培训教材—学校卫生监督分册 [M]. 北京：人民卫生出版社, 2018.

[25] 胡光, 高小蔷. 卫生计生监督员培训教材—公共场所卫生监督分册 [M]. 北京：人民卫生出版社, 2018.

[26] 胡光, 高小蔷. 卫生计生监督员培训教材—生活饮用水卫生监督分册 [M]. 北京：人民卫生出版社, 2018.

[27] 胡光, 高小蔷. 卫生计生监督员培训教材—传染病防治卫生监督分册 [M]. 北京：人民卫生出版社, 2018.

[28] 胡光, 高小蔷. 卫生计生监督员培训教材—放射卫生监督分册 [M]. 北京：人民卫生出版社, 2018.

[29] WHO. Guide to hygiene and sanitation in aviation[M]. 3rd ed. Geneva: World Health Organization, 2009.

[30] WHO. Guide to ship sanitation[M]. 3rd ed. Geneva: World Health Organization, 2011.

[31] WHO. International health regulations[M]. Geneva: World Health Organization, 2005.

中英文名词对照索引

麻醉药品

精神药品

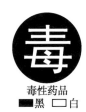

毒性药品
■黑 □白

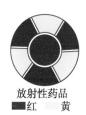

放射性药品
■红 ■黄

彩图 20-1 特殊管理药品标志